普通高等学校“新形态”规划教材

医学高等数学教程

主　编　崔金超　周　越　唐国平
编　委　尹　玲　李　星　欧雄辉
梅周胜　黄莉茸　丛平平
蔡　洁　张位全　陈凤霞

本书资源使用说明

北京邮电大学出版社
·北京·

内 容 简 介

本书共8章，可分为4个部分：(1)微积分(函数与极限、一元函数微分学、一元函数积分学、多元函数微积分基础)；(2)概率论基本知识和数理统计初步；(3)线性代数初步；(4)微分方程初步。

为了更好地适应现代医学应用的需求和培养应用型人才的国家战略，在本书编写过程中，将近代数学理论、科学技术软件和数学建模思想融入了各章节，同时编排了数学在医学等领域的应用实例，让数学知识变得更加触手可及。另外，为了贯彻立德树人的教育方针，本书增加了与数学相关的中国文化和课程思政内容，让数学课堂也不乏趣味性、哲理性，让数学的学习之旅有了“诗和远方”的浓郁气息。

本书适用于医科大学、大中专院校非理工科专业，可以作为学生的学习参考书，也可以作为医学工作者开展科学研究的参考书。另外，完成本书全部内容的教学大约需要80个学时，除前3章之外，其他各章相对独立，可按照专业需求选择其中若干章进行教学。

图书在版编目(CIP)数据

医学高等数学教程 / 崔金超，周越，唐国平主编. 北京 ：北京邮电大学出版社，2024. -- ISBN 978-7-5635-7352-3

Ⅰ. R311

中国国家版本馆 CIP 数据核字第 2024WN3187 号

策划编辑：张　赞　　**责任编辑**：杜　立　　**封面设计**：赫　健

出版发行：北京邮电大学出版社
社　　址：北京市海淀区西土城路10号(100876)
电话传真：010-82333010　62282185(发行部)　010-82333009　62283578(传真)
网　　址：www.buptpress3.com
电子信箱：buptpress3@163.com
经　　销：各地新华书店
印　　刷：鸿博睿特(天津)印刷科技有限公司
开　　本：787 mm×1 092 mm　1/16
印　　张：18
字　　数：448千字
版　　次：2024年9月第1版
印　　次：2024年9月第1次印刷

ISBN 978-7-5635-7352-3　　**定价**：53.60元

如有质量问题请与发行部联系

前　言
PREFACE

数学是研究现实世界空间形式和数量关系的学科。早在 150 多年前，马克思就曾说过：“一门科学只有当它成功地运用数学时，才算达到了真正完善的地步。”已故美国数学家、数学史学家和科普作家 E. T. 贝尔(E. T. Bell)称数学是“科学的女王和仆人”。数学的地位和作用一直备受推崇。数学研究的成果也往往是重大科学发现的催生剂，如 19—20 世纪的流体力学、电磁理论、相对论、量子力学、计算机技术、信息论、控制论、生物学、现代经济学等均是如此。随着计算机技术的发展，数学成了台前幕后、线上线下的“大英雄”，数学应用广泛，其应用于航空航天、高铁、高科技武器、医疗卫生、生物制药、电子产品等众多领域，数学和工程技术之间有了更深层次的融合，大大推动了科学和工程技术的发展。因此，时至今日，高新技术本质上是一种数学技术，已经成为大家普遍认可的观点。

2018 年全国教育大会明确提出“坚持把立德树人作为教育的根本任务”“要把立德树人融入思想道德教育、文化知识教育、社会实践教育各环节”。高等数学作为不少专业的学生的必修课，有责任、有义务在传播知识、传播思想、传播真理的同时，尽最大可能兼顾塑造灵魂、塑造生命、塑造人的时代重任。为此，编者在编写本书的过程中，力求构筑“知识、能力、创新、计算机、文化”五维框架，力争做到基础知识体系明晰。学生除了学习教材知识，还应该具备灵活应用所学知识以及学习新知识的能力、基本的创新能力和双向翻译能力[即可以将实际问题用数学语言表述出来，同时也能把由数学建模(或数学推理)得到的结果用普通人能够理解的语言表达出来]。为此，本书引入了灵活多样的数学建模案例和形式多样的例题，旨在起到一定的示范引领作用。相比同类教材，本书有以下几个明显特点：第一，加入了基于国产科学计算软件 Baltamatica 解决数学问题的例子，让学生知道中国有了自己的科学计算软件，未来中国将不会在此领域受制于人，让学生明白计算机不仅可以用于娱乐，更可以成为学习数学的好帮手；第二，紧扣教材知识点，深挖知识点背后蕴藏的中华经典文化和课程思政内容，联系史实，学以致用，让数学知识变得更加生动而丰满；第三，以知识为纽带介绍了部分数学家的故事，让学生了解数学家做人做事的态度，让数学家的宝贵精神指引学生成长。编者在编写本书的过程中，始终本着一个初心:将中国文化内涵融入数学课堂,拓展学习知识的趣味性,提升学生的文化素养,开阔学生认识问题的视野,让数学变得更加真实,富有灵性而不古板枯燥,逻辑严谨而不失活泼。

本书的统稿、审稿工作由唐国平完成,本书的主要内容共分为8章,其中第1章由唐国平编写,第2～4章由周越、梅周胜、欧雄辉、李星、蔡洁和张位全编写,第5～6章由尹玲、唐国平和丛平平编写,第7章由唐国平和崔金超编写,第8章由黄莉茸和唐国平编写,附录1和附录2由陈凤霞编写,习题参考答案由所有编者一起编写。崔金超承担了二次校稿工作。唐国平负责撰写和修改本书中涉及的课程思政内容,并由崔金超进行了审核、校阅。

在广东医科大学教务处的大力支持和生物医学工程学院的鼎力协助下,经过各位一线老师在教学改革中不断探索、总结,终成此书。

由于编者水平有限,书中难免存在疏漏和不当之处,敬请读者批评指正,不胜感激。

编　者

2024年5月

目　录
CONTENTS

第1章

函数与极限

高等数学研究的对象是变动的量(简称变量),而函数恰是表达变量之间关系的一种基本的数学形式,极限则动态刻画了变量的运动和演进的趋势,是深入研究函数的重要方法,也是高等数学(微积分)的根基所在,本章主要介绍函数、极限、函数的连续性等基本概念以及它们的一些基本性质.

1.1 函 数

1.1.1 函数的概念

1. 常量和变量

事物的发展和变化，本质上是量的演变，在所讨论的问题或者过程中，如果一个量始终保持同一数值，这样的量就称为**常量**(constant)，如圆周率 π、重力加速度 g. 如果可以取不同的数值，这样的量就称为**变量**(variable)，如儿童服药的剂量一般视儿童的体重等因素不同而不同. 注意：通常把常量看作一种特殊的变量.

2. 函数

定义 1-1 设 x 和 y 是同一个变化过程中的两个变量，如果对于变量 x 的每一个允许的取值，按照一定的对应法则，变量 y 总有一个确定的值与之对应，则称变量 y 是变量 x 的函数(function)，变量 x 称为**自变量**(independent variable)，变量 y 称为**因变量**(dependent variable)，记为

$$y = f(x), x \in D$$

其中 D 是自变量 x 所有允许取值的集合，称为函数的**定义域**(domain)，而因变量 y 的所有对应值的集合称为函数的**值域**(range).

从上述定义中不难看出：函数的定义域和对应法则是决定函数的关键因素，当它们确定以后，函数的值域自然也就确定了. 因此，常把函数的定义域和对应法则称为函数的两个要素.

函数定义域的确定通常有两种情形：一种是有实际背景的函数，这种函数的定义域根据实际背景中变量的实际意义来确定；另一种是抽象地用等式表达的函数，通常约定这种函数的定义域是使等式有意义的一切实数组成的集合，这种定义域通常称为自然定义域(natural domain). 例如，在自由落体运动中，设物体下落时间为 t，下落的距离为 s，开始下落的时刻 $t=0$，落地的时刻为 $t=T$，则 s 与 t 之间有函数关系：

$$s = \frac{1}{2}gt^2, t \in [0, T]$$

即该函数的定义域是区间 $[0,T]$，若抽象地考察函数 $y=\frac{1}{2}gx^2$(其中 g 是常数)，则其定义域就是所有实数的集合. 因此，在给出函数时可用“$y=f(x)$”表达，而不必再指出其定义域 D.

表示函数的记号可以是英文字母，如“f”“h”“g”“F”“G”等，或者加下标，如“f_1”“f_2”等，以及部分希腊字母“φ”“ψ”等. 函数与所使用的记号没有关系，但要注意的是，若在讨论同一个问题时要用到几个不同的函数，为了表示区别，需要用不同的记号来表示它们.

3. 区间和邻域

假设 a 和 b 都是实数，且 $a<b$，那么数集 $\{x \mid a<x<b\}$ 称为**开区间**(open interval)，记作 (a,b)，即 $(a,b)=\{x \mid a<x<b\}$.

数集 $\{x \mid a \leqslant x \leqslant b\}$ 称为**闭区间**(closed interval)，记作 $[a,b]$，即 $[a,b]=\{x \mid a \leqslant x \leqslant b\}$.

类似地：

$$[a,b)=\{x \mid a \leqslant x < b\},(a,b]=\{x \mid a < x \leqslant b\}$$

都称为**半开半闭区间**(semi open interval).

以上这些区间均称为**有限区间**(finite interval)，a 和 b 称为开区间的**端点**(endpoint)，$b-a$ 称为区间的长度.此外，还有**无限区间**(infinite interval)，例如

$$[a,+\infty)=\{x \mid x \geqslant a\},(-\infty,a]=\{x \mid x \leqslant a\}$$

$$(-\infty,+\infty)=\{x \mid -\infty < x < +\infty\}$$

邻域(neighborhood)是高等数学中一个很常用的概念.我们称以点 a 为中心的开区间为点 a 的邻域，记作 $U(a,\delta)$ 或 $\delta(a)$，即 $U(a,\delta)=\{x \mid a-\delta < x < a+\delta\}$，又称点 a 的 δ 邻域.其中 δ 是一个正常数，叫作**邻域的半径**(radius of neighborhood)，点 a 叫作**邻域的中心**(center of neighborhood).

$\mathring{U}(a,\delta)$[或 $\mathring{\delta}(a)$] $=\{x \mid 0 < |x-a| < \delta\}$ 称为点 a 的**去心 δ 邻域**(deleted δ neighborhood).

例 1-1 确定下列函数的定义域：

(1) $y=\sqrt{x^2-1}+\dfrac{4}{x-1}$； (2) $y=2$.

解：(1) 要使函数有意义，只要

$$\begin{cases} x^2-1 \geqslant 0 \\ x-1 \neq 0 \end{cases} \Rightarrow \begin{cases} x \geqslant 1 \text{ 或 } x \leqslant -1 \\ x \neq 1 \end{cases}$$

因此函数的定义域可表示为

$$(-\infty,-1] \cup (1,+\infty)$$

(2) 显然所有实数都能使函数有意义，因此函数的定义域可表示为 $(-\infty,+\infty)$.

函数的表达方式通常有公式法、图形法和表格法.有时也会用一段文字来描述.

例 1-2 2003 年，非典型肺炎流行时，感染人数随时间而变化的规律通过实际观测数据来表示，我们用最引人关注的时间段里公布的全国疫情报告的 8 组数据来反映新增病例数 N 与时间 t 的关系，如表 1-1 所示.

表 1-1

报告日期(月-日)	4-28	5-1	5-4	5-7	5-9	5-12	5-15	5-17
标示时间 (t_i)/d	1	4	7	10	12	15	18	20
新增病例数 (N_i)	203	187	163	159	118	75	52	28

也可以将表 1-1 的数据 (t_i,N_i) 用解析式表示为 $N=N(t)$.由于影响新增病例数的因素是多方面的，绝不是一个时间变量 t 所能确定的，所以 $N=N(t)$ 这类解析式只能近似模拟这种关系.例如，用 $N(t)=\alpha+\beta t^{\gamma}$ 来拟合这一关系，其中 α、β、γ 为常数，均有具体的含义，我们可以用计算机模拟演算，以找出达到精确度要求的参考值.

4. 分段函数

在生物、医学、经济和工程技术等领域，经常会遇到这种情形：当自变量的取值范围不同时，

其解析式也不同，这种函数称为分段函数(piecewise function).

例 1-3 (火车票问题)买火车票时有人要买全票，有人只须买半票，而有人可以免票. 假定以身高 x(单位:m)来确定买全票、买半票或免票，身高为 1.60 m 及以上者买全票；身高为 1.40 m及以下者免票，其余者均买半票，且用 $p(x)=1$、$\frac{1}{2}$、0 分别表示买全票、买半票、免票，那么该问题就可以用一个分段函数来表示：

$$p(x)=\begin{cases}1, & x\geqslant 1.60\\ \frac{1}{2}, & 1.40<x<1.60\\ 0, & x\leqslant 1.40\end{cases}$$

例 1-4 狄利克雷(Dirichlet)函数为

$$D(x)=\begin{cases}1, & x\text{ 是有理数}\\ 0, & x\text{ 是无理数}\end{cases}$$

其图形如图 1-1 所示.

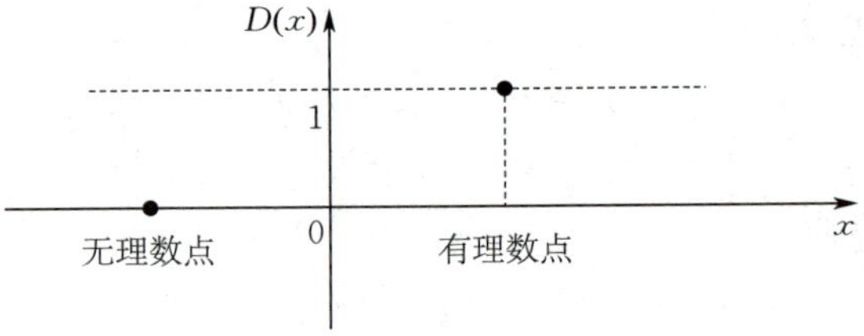

图 1-1

例 1-5 取整函数:设 x 是任意实数，不超过 x 的最大整数记为 $f(x)=[x]$，如$[\pi]=3$，$[-3.2]=-4$，$[-1]=-1$，$[2.6]=2$. 其定义域是$(-\infty,+\infty)$，值域是整数集 **Z**，它的图形是一条阶梯形曲线(step curve)(见图 1-2).

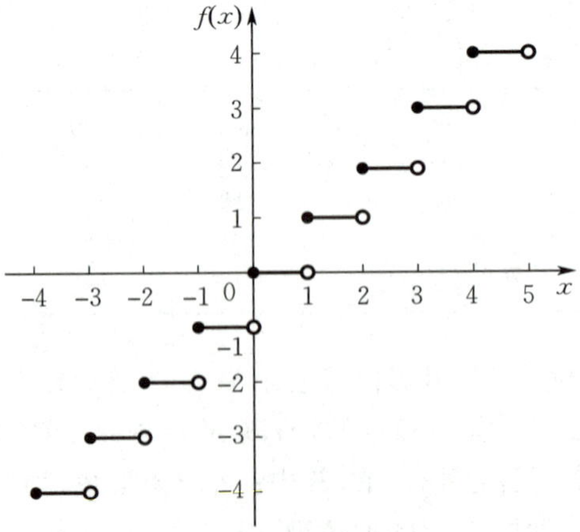

图 1-2

例 1-6 未成年人服药剂量的 Cowling(考林)公式为 $c=\frac{(a+1)d}{24}$,其中 d 是成年人的服药剂量,a 是未成年人的年龄,c 是未成年人的服药剂量,则不同年龄的人的服药剂量可表示为一个分段函数,其图形如图 1-3 所示.

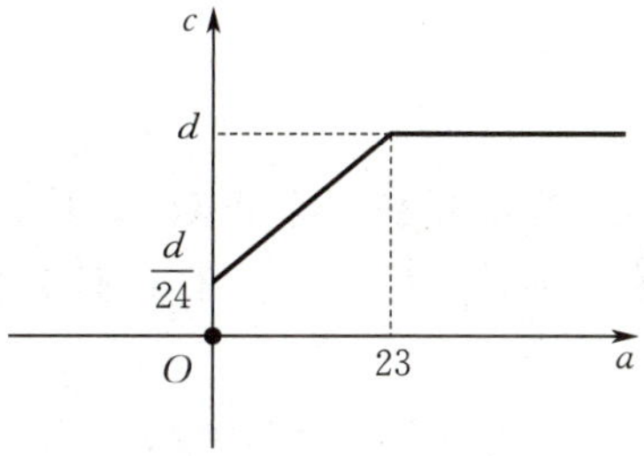

图 1-3

1.1.2 复合函数

做自由落体运动的质点的动能 $E=\frac{1}{2}mv^2$,其中 $v=gt$ 是质点的速度,g 是重力加速度,因此动能 E 实质上是 t 的函数,即 $E=\frac{1}{2}m(gt)^2$,我们常称 $E=\frac{1}{2}m(gt)^2$ 是由两个函数 $E=\frac{1}{2}mv^2$ 和 $v=gt$ 复合而成的 t 的复合函数,v 称为中间变量,t 称为自变量.

定义 1-2 设 $y=f(u)$ 和 $u=\varphi(x)$,若 x 在 $u=\varphi(x)$ 的定义域上取值时,所对应的 u 值,使得 $y=f(u)$ 有定义,则称 $y=f[\varphi(x)]$ 是由 $y=f(u)$ 和 $u=\varphi(x)$ 构成的**复合函数**(compound function),u 称为**中间变量**(intermediate variable).

例 1-7 求由 $y=e^u$,$u=\cos v+v^2$,$v=\ln x$ 构成的复合函数.

解:这里的变量 u 和 v 都是中间变量,依次代入即可得复合函数:

$$y=e^{\cos(\ln x)+\ln^2 x}$$

例 1-8 设 $f(x)=\cos x$,$g(x)=x^3$.试求:

$$f[g(x)],g[f(x)],f[f(x)],g[g(x)]$$

解:由题意可得

$$f[g(x)]=\cos x^3,g[f(x)]=\cos^3 x$$

$$f[f(x)]=\cos(\cos x),g[g(x)]=(x^3)^3=x^9$$

1.1.3 反函数

通常我们只是将因变量表示成自变量的函数,但在研究某些问题时,需要把自变量表示成因变量的函数,这便是反函数的概念.

定义 1-3 设函数 $y=f(x)$ 的定义域为 D,值域为 $\mathbf{R}$,若对于任意一个 $y\in\mathbf{R}$,都有唯一一个 $x\in D$,使得 $f(x)=y$ 成立,则 x 与 y 的对应关系在 $\mathbf{R}$ 上定义了一个新的函数,称为 $y=$

$f(x)$ 的反函数(inverse function),记为 $x=f^{-1}(y)$.

注意:若把 $y=f(x)$ 称为直接函数(direct function),则直接函数的定义域(或值域)恰好是其反函数的值域(或定义域).一般地,单调函数一定有反函数(单调函数的概念见下文).

1.1.4 函数的特性

1. 函数的有界性

设函数 $y=f(x)$ 的定义域为 D,若存在一个正数 M,使得对于 D 中某一个子区间 I 上任意一点 x,恒有 $|f(x)|\leqslant M$,则称函数 $f(x)$ 在 I 上是有界的,否则称函数 $f(x)$ 在 I 上是无界的.

例如,函数 $y=\sin x$,对于 $(-\infty,+\infty)$ 内任意一点 x,存在 $M=1$,满足 $|\sin x|\leqslant M$,当然 M 也可以取大于 1 的数,如取 $M=2$.

注意:判断一个函数是否有界,必须指明所考察的区间,如函数 $f(x)=\dfrac{1}{x}$ 在 $(0,1)$ 内无界,在 $(1,+\infty)$ 内有界.

2. 函数的单调性

设函数 $y=f(x)$ 的定义域为 D,如果在 D 中某个子区间 I 上任意取定两点 x_1 和 x_2,当 $x_1<x_2$ 时,恒有

$$f(x_1)<f(x_2) \text{ 或 } f(x_1)>f(x_2)$$

则称函数 $y=f(x)$ 在 I 上是单调增加的(monotone increasing)(见图 1-4),或单调减少的(monotone decreasing)(见图 1-5). 单调增加和单调减少的函数统称为单调函数(monotone function).

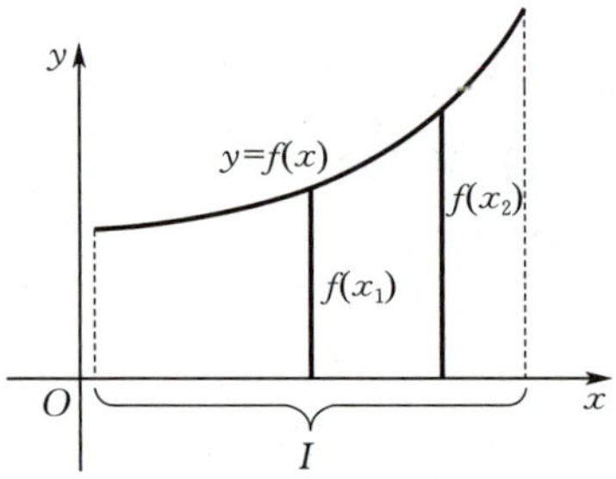

图 1-4

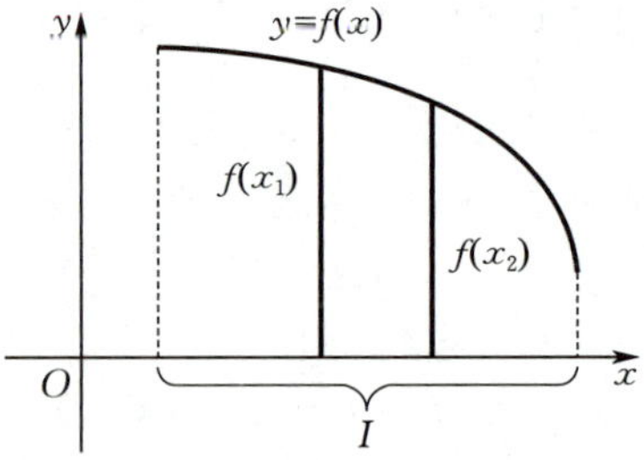

图 1-5

3. 函数的奇偶性

设函数 $f(x)$ 的定义域 D 关于原点对称(即如果 $x\in D$,则 $-x\in D$),如果对于任意 $x\in D$,恒有

$$f(-x)=f(x)$$

成立,则称函数 $f(x)$ 是偶函数(even function).如果对于任意 $x\in D$,恒有

$$f(-x)=-f(x)$$

成立,则称函数 $f(x)$ 是奇函数(odd function).

例如,$y=x^2$ 是偶函数,$y=x^3$ 是奇函数.偶函数的图形关于 y 轴对称(见图 1-6),奇函数的图形关于原点对称(见图 1-7).

注意:有些函数既不是奇函数,也不是偶函数,如 $y=\sin x+\cos x$.

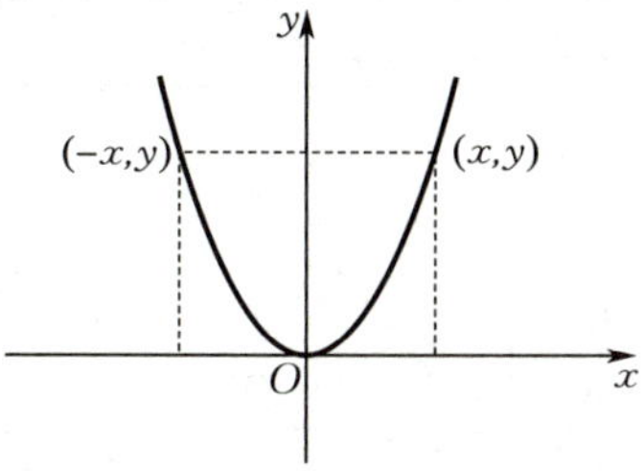

图 1-6

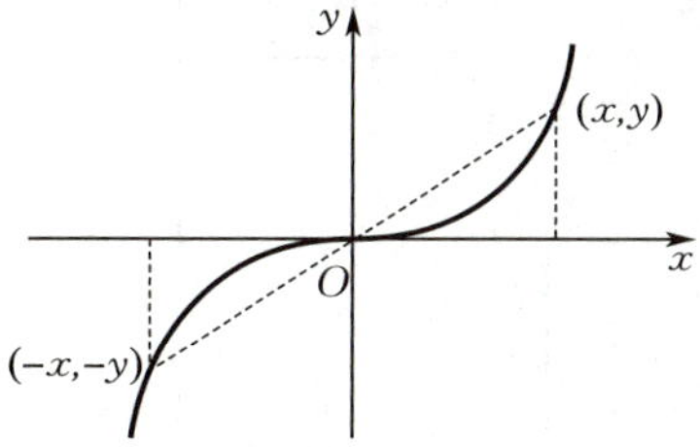

图 1-7

4. 函数的周期性

设函数 $f(x)$ 的定义域为 D,如果存在一个正数 l,使得对于任意 $x\in D$,都有 $(x\pm l)\in D$,且

$$f(x+l)=f(x)$$

恒成立,则称函数 $f(x)$ 为周期函数(periodic function),称 l 为函数 $f(x)$ 的周期(period).通常所说的周期是指**最小正周期**(minimum positive period).

例如,函数 $\sin x$、$\cos x$ 都是以 2π 为周期的函数;函数 $\tan x$ 是以 π 为周期的函数.

图 1-8 所示为周期为 l 的一个周期函数的图形.在每个长度为 l 的区间上,函数图形有相同的形状.

注意:并非所有周期函数都有最小正周期.例如,例 1-4 中的狄利克雷函数,虽然这是一个周期函数,且任何正有理数 r 都是它的周期,但它没有最小正周期.

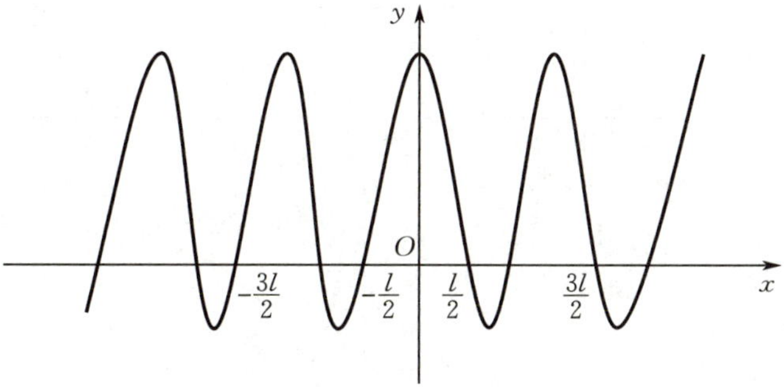

图 1-8

1.1.5 初等函数

1. 基本初等函数

通常把幂函数(power function)、指数函数(exponential function)、对数函数(logarithmic function)、三角函数(trigonometric function)和反三角函数(inverse trigonometric function)统称为**基本初等函数**(basic elementary function).

它们的解析式、定义域、图形及主要特性如表 1-2 所示.

表 1-2

名称	解析式	定义域	图形	主要特性
幂函数	$y=x^a$ $(a\neq0)$	a 取值不同，函数的定义域也不同	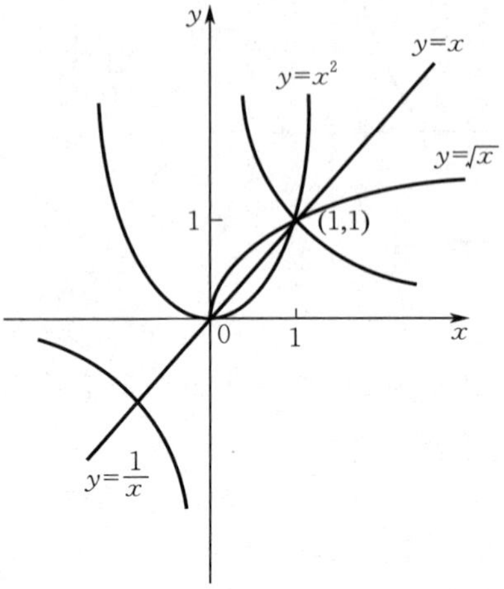	图形都经过点(1,1)，a 是偶数时，图形关于 y 轴对称，函数是偶函数；a 是奇数时，图形关于原点对称，函数是奇函数；a 是负数时，图形在原点间断
指数函数	$y=a^x$ $(a>0,a\neq1)$	$(-\infty,+\infty)$	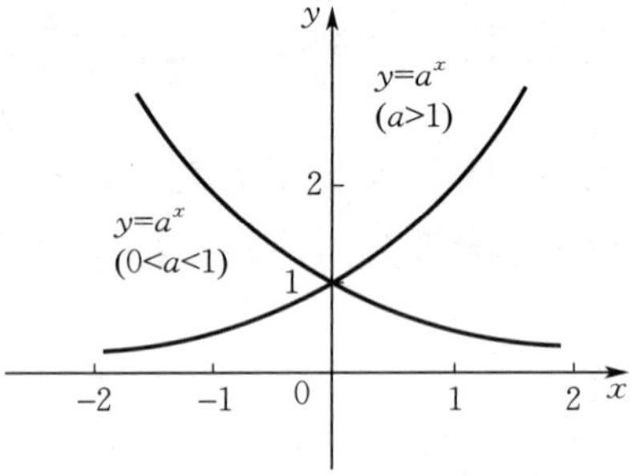	图形在 x 轴上方，且都经过点(0,1)，当 $a>1$ 时，函数单调增加；当 $0<a<1$ 时，函数单调减少
对数函数	$y=\log_a x$ $(a>0,$ $a\neq1)$	$(0,+\infty)$	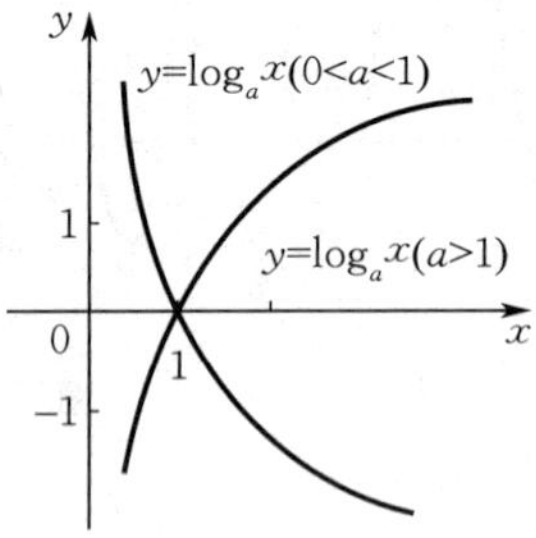	图形在 y 轴右侧，且都经过点(1,0)，当 $a>1$ 时，函数单调增加；当 $0<a<1$ 时，函数单调减少
三角函数	$y=\sin x$	$(-\infty,+\infty)$	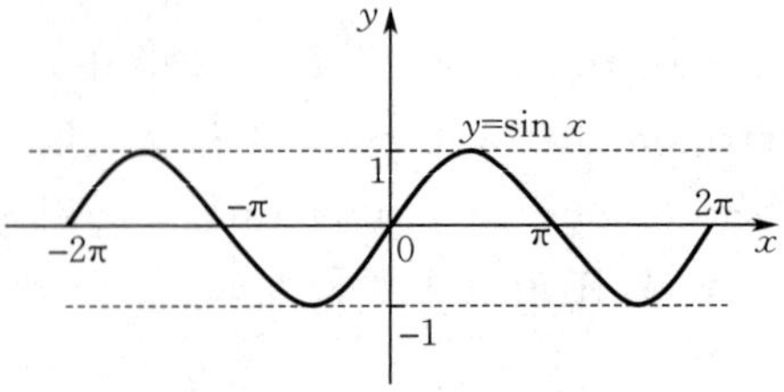	奇函数，有界函数，周期 $T=2\pi$

续表

名称	解析式	定义域	图形	主要特性
	$y=\cos x$	$(-\infty,+\infty)$	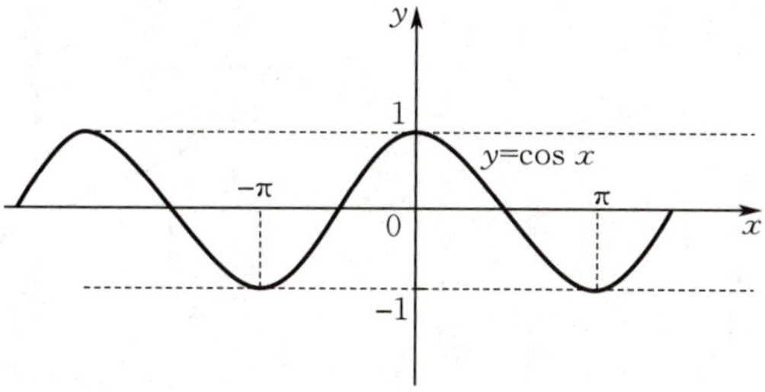	偶函数，有界函数，周期 $T=2\pi$
三角函数	$y=\tan x$	$x\in\mathbf{R}$，$x\neq k\pi+\frac{\pi}{2}$，$k\in\mathbf{Z}$	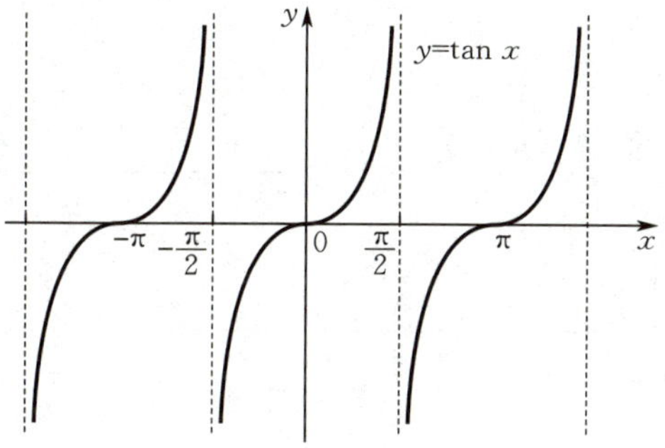	奇函数，周期 $T=\pi$，在区间 $\left(-\frac{\pi}{2},\frac{\pi}{2}\right)$ 内单调增加
	$y=\cot x$	$x\in\mathbf{R}$，$x\neq k\pi,k\in\mathbf{Z}$	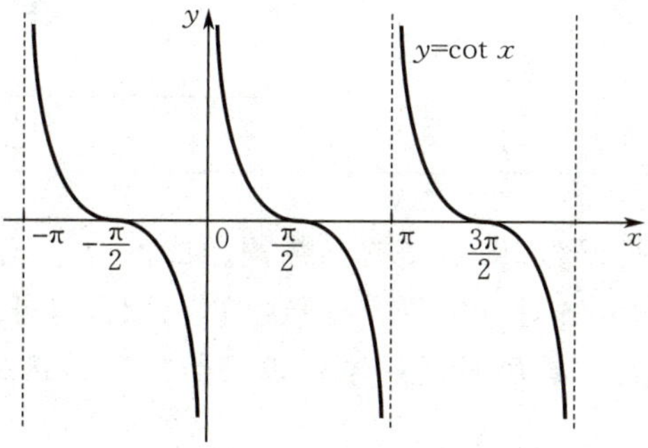	奇函数，周期 $T=\pi$，在区间 $(0,\pi)$ 内单调减少
反三角函数	$y=\arcsin x$	$[-1,1]$	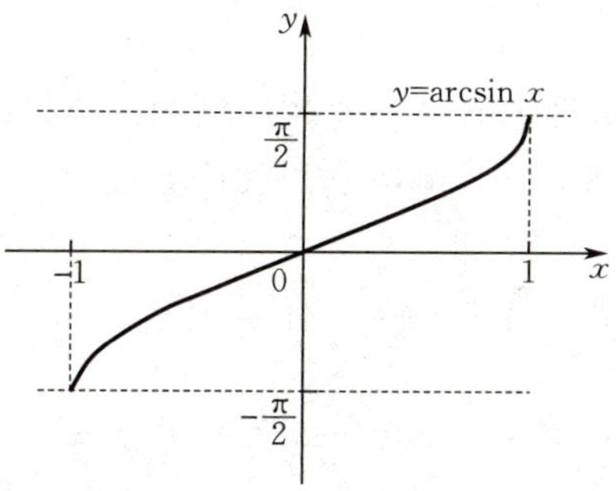	奇函数，单调增加函数，值域为 $\left[-\frac{\pi}{2},\frac{\pi}{2}\right]$

续表

名称	解析式	定义域	图形	主要特性
反三角函数	$y=\arccos x$	$[-1,1]$	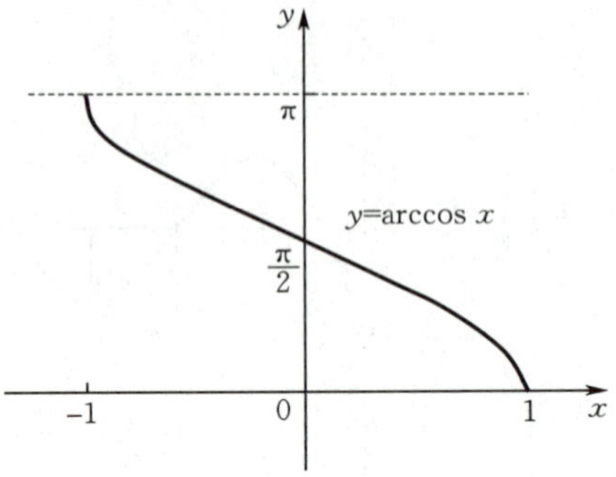	单调减少函数，有界函数，值域为$[0,\pi]$
	$y=\arctan x$	$(-\infty,+\infty)$	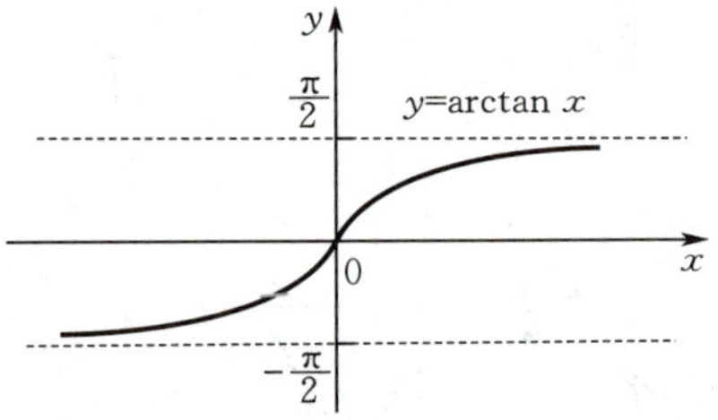	奇函数，单调增加函数，值域为$\left(-\frac{\pi}{2},\frac{\pi}{2}\right)$
	$y=\operatorname{arccot} x$	$(-\infty,+\infty)$	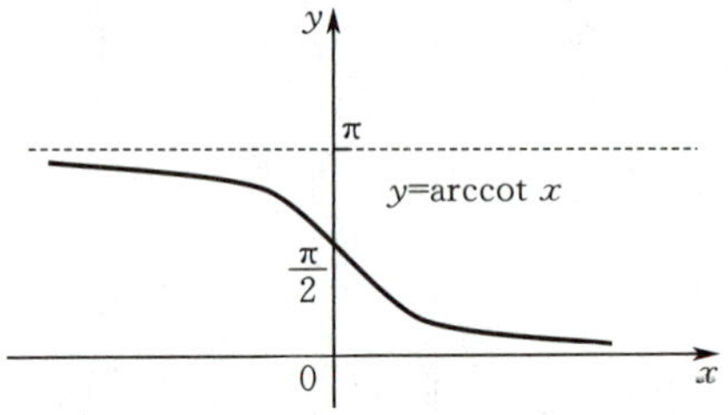	单调减少函数，有界函数，值域为$(0,\pi)$

前面介绍了复合函数，即由简单函数构造成的复杂函数，但有时需要将复杂函数分解为简单函数.复合函数的分解对以后研究导数、微分、积分等非常重要，分解的要点是：**使分解出来的每一个函数都是基本初等函数或基本初等函数经四则运算构成的函数.**

例 1-9 试把复合函数 $y=\sqrt{\operatorname{arccot}\ln(x+1)}$ 分解为简单函数.

解：$y=\sqrt{u}$，$u=\operatorname{arccot} v$，$v=\ln t$，$t=x+1$.

复合函数的分解运算还有两种比较抽象的形式，即已知 $f[\varphi(x)]$ 和 $\varphi(x)$，求 $f(x)$，或者已知 $f[\varphi(x)]$ 和 $f(x)$，求 $\varphi(x)$.解决这两类问题往往需要进行一些代数变换运算.

例 1-10 设 $f\left(\frac{1}{x}\right)=4x-\sqrt{1+x^2}$，$x\neq 0$，求 $f(x)$ 的表达式.

解：令 $u=\varphi(x)=\frac{1}{x}$，则 $x=\frac{1}{u}$，代入 $f[\varphi(x)]$，可得

$$f(u)=\frac{4}{u}-\sqrt{1+\frac{1}{u^2}}$$

因此
$$f(x)=\frac{4}{x}-\sqrt{1+\frac{1}{x^2}}$$

例 1-11 设 $f(x)=\ln(x+1)$，且已知 $f[\varphi(x)]=x^2$，求 $\varphi(x)$ 的表达式.

解：
$$f[\varphi(x)]=\ln[\varphi(x)+1]=x^2$$
所以
$$\varphi(x)+1=e^{x^2}$$
即
$$\varphi(x)=e^{x^2}-1$$

2. 初等函数

由常数和基本初等函数经过**有限次**的四则运算和有限次的函数复合运算所构成的仅用一个式子表示的函数，称为**初等函数**(elementary function).

例如，$y=\sqrt{2-x^3}$ 和 $y=\tan^2 x$ 都是初等函数.

注意：分段函数一般不是初等函数，本书中所讨论的函数除特别说明外都是初等函数.

"函数"的由来

1.2 极限

极限(limit) 的概念源于对某些问题的精确解答，它几乎贯穿了高等数学的所有内容，如函数的连续性、导数、积分以及级数等概念都是以极限为基础的. 本节主要介绍函数的极限以及它们的运算.

事实上，极限的思想在我国由来已久，早在公元 3 世纪，我国古代数学家刘徽就提出"割圆术"—— 利用圆内接正多边形来推算圆面积的方法，这正是极限思想在几何学上的应用. 这种思想直到今天仍十分有意义.

1.2.1 数列的极限

如果对于每一个 $n\in\mathbf{N}_+$，对应着一个确定的实数 x_n，这些实数依照下标 n 从小到大的顺序排列得到一个序列
$$x_1,x_2,x_3,\cdots,x_n,\cdots$$
称为**数列**(sequence of numbers)，记为$\{x_n\}$，x_n 称为数列的第 n 项，也称为**通项**(general term).

数列可以看作一种定义在正整数集上的特殊函数. 在几何上亦可看作数轴上一个动点，它依次取值 $x_1,x_2,x_3,\cdots,x_n,\cdots$.

例如：

$$1,\frac{1}{2},\frac{1}{3},\cdots,\frac{1}{n},\cdots \to \left\{\frac{1}{n}\right\}$$

$$\frac{1}{2},\frac{2}{3},\frac{3}{4},\cdots,\frac{n}{n+1},\cdots \to \left\{\frac{n}{n+1}\right\}$$

$$1,-1,1,-1,\cdots,(-1)^{n+1},\cdots \to \{(-1)^{n+1}\}$$

$$2,\frac{1}{2},\frac{4}{3},\cdots,\frac{n+(-1)^{n-1}}{n},\cdots \to \left\{\frac{n+(-1)^{n-1}}{n}\right\}$$

对于数列，人们并不满足于每给定一个n，就可以得到一个x_n，而是要知道当n无限增大，即$n\to\infty$时，数列$\{x_n\}$的变化趋势. 如x_n是否会接近于某个确定的值？如果会的话，这个值等于多少？

当$n\to\infty$时，数列$\left\{\frac{1}{n}\right\}$中$\frac{1}{n}$无限接近于0；数列$\left\{\frac{n}{n+1}\right\}$中$\frac{n}{n+1}$无限接近于1；数列$\{(-1)^{n+1}\}$中$(-1)^{n+1}$不能无限接近于任何常数.

定义 1-4 对于数列$\{x_n\}$，如果当n无限增大时，x_n无限接近于一个常数A，则称A为数列$\{x_n\}$的**极限**. 或称数列$\{x_n\}$收敛于A，记为

$$\lim_{n\to\infty} x_n = A \quad 或 \quad x_n \to A(n\to\infty)$$

否则称数列$\{x_n\}$**发散**(divergence).

数列极限的定义

例 1-12 判断数列$\{a_n\}\left[a_n=\frac{(-1)^n}{n}\right]$，$\{b_n\}\left[b_n=\frac{1+(-1)^n}{2}\right]$的极限是否存在.

解：$\lim\limits_{n\to\infty} a_n=\lim\limits_{n\to\infty}\frac{(-1)^n}{n}=0$，即数列$\{a_n\}$的极限存在；由于$\{b_n\}=\{0,1,0,1,\cdots\}$，所以$\{b_n\}$的极限不存在.

例 1-13 假设一对成年兔子一生中有两个生育期，每个生育期里可生育一对小兔子，新出生的小兔子生长一个周期(成年)后，也开始在每个生育期生育一对兔子，并且也只有两个生育期，之后便会死亡，如此繁殖下去. 如果以$f(n)$表示此兔群的数量(以对为计数单位)，则有$f(1)=1, f(2)=1, f(3)=2, f(4)=3, f(5)=5,\cdots$. 问$\{f(n)\}$的极限如何？

解：这是以意大利数学家斐波那契(Fibonacci)的名字命名的数列，当$n\geqslant 2$时显然有

$$f(n+1)=f(n)+f(n-1)$$

且当$n\to\infty$时，$f(n)\to\infty$，即数列的极限不存在.

1.2.2 函数的极限

数列作为一种特殊的函数，撇开其特殊性，便可引出函数极限的一般概念：在自变量的某个变化过程中，如果对应的函数值**无限接近**于某个**确定的常数**，那么这个确定的数就称为这一变化过程中函数的**极限**. 这个极限是与自变量的变化过程密切相关的，而自变量的变化过程不同，函数极限的表现形式就不同. 这里主要研究以下两种情形：

(1) 自变量x任意地接近于有限值x_0(即$x\to x_0$)时，对应的函数值$f(x)$的变化情况；

(2) 自变量 x 的绝对值无限增大(即 $x \to \infty$) 时，对应的函数值 $f(x)$ 的变化情况.

1. $x \to x_0$ 时，函数 $f(x)$ 的极限

定义 1-5(描述性定义) 设函数 $f(x)$ 在点 x_0 的某一邻域内有定义(在点 x_0 可以没有定义)，若当自变量 x **以任意方式无限趋近**于 x_0 时，对应的函数值 $f(x)$ 都**无限趋近于常数 A**，则称 A 为函数 $f(x)$ 当 $x \to x_0$ 时的极限，记作

$$\lim_{x \to x_0} f(x) = A \quad 或 \quad f(x) \to A(x \to x_0)$$

注意：函数 $f(x)$ 当 $x \to x_0$ 时的极限是否存在与函数在点 x_0 是否有定义无关.

例如，$\lim\limits_{x \to 1} \dfrac{1}{x^2+1} = \dfrac{1}{2}$，$\lim\limits_{x \to 0} \arcsin x = 0$.

下面给出 $x \to x_0$ 时，函数极限的 ε-δ 定义(分析性定义).

定义 1-6 设函数 $f(x)$ 在点 x_0 的某一去心邻域内有定义，如果存在常数 A，对于任意给定的正数 ε(不论 ε 有多小)，总存在正数 δ，使得当 x 满足不等式 $0 < |x - x_0| < \delta$ 时，对应的函数值 $f(x)$ 满足不等式

$$|f(x) - A| < \varepsilon$$

则称常数 A 为函数 $f(x)$ 当 $x \to x_0$ 时的极限，记作

$$\lim_{x \to x_0} f(x) = A \quad 或 \quad f(x) \to A(x \to x_0)$$

为叙述方便，引入如下记号：“$\forall$”表示“对任意给定的”或“对于每一个”；“$\exists$”表示“存在”或“至少有一个”，于是上述定义可表述为：

$$\lim_{x \to x_0} f(x) = A \Leftrightarrow \forall \varepsilon > 0, \exists \delta > 0, 当\ 0 < |x - x_0| < \delta\ 时，有\ |f(x) - A| < \varepsilon$$

$\lim\limits_{x \to x_0} f(x) = A$ 的几何意义：对于任意给定的 $\varepsilon > 0$，作平行于 x 轴的直线 $y = A + \varepsilon$ 和 $y = A - \varepsilon$，无论两直线所夹区域多么狭窄，总能找到 x_0 的一个去心 δ 邻域 $\mathring{U}(x, \delta) = (x - \delta, x_0) \cup (x_0, x_0 + \delta)$，当 $x \in \mathring{U}(x_0, \delta)$ 时，对应的函数值 $f(x)$ 满足不等式

$$|f(x) - A| < \varepsilon \quad 或 \quad A - \varepsilon < f(x) < A + \varepsilon$$

即这些 x 处的函数值全部落在直线 $y = A + \varepsilon$ 和 $y = A - \varepsilon$ 所夹的条形区域内(见图 1-9)

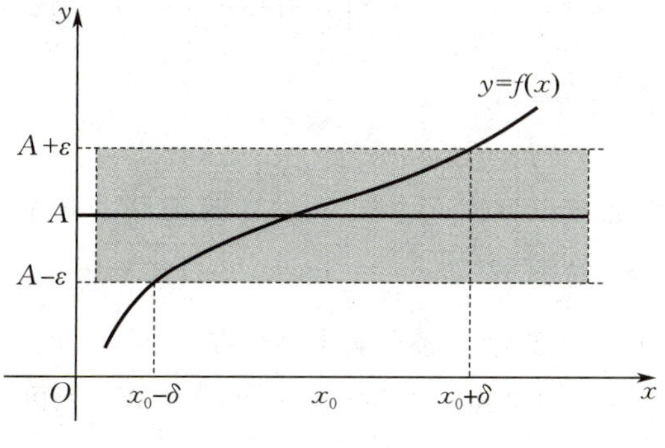

图 1-9

$x \to x_0$ 时，函数的极限

由定义不难看出，x 以任意方式趋近于 x_0 的过程中，既包括 x 从 x_0 的左侧趋近于 x_0(记作 $x \to x_0^-$)，又包括 x 从 x_0 的右侧趋近于 x_0(记作 $x \to x_0^+$).

有时只考虑 x 从 x_0 的一侧趋近于 x_0 时的极限，这便是**单侧极限**(one-sided limit).

在上述定义中，若 x 从 x_0 的左侧趋近于 x_0 时，对应的函数值 $f(x)$ 无限趋近于常数 A，则称 A 为函数 $f(x)$ 当 $x\to x_0$ 时的**左极限**(left limit)，记作

$$\lim_{x\to x_0^-}f(x)=A \quad 或 \quad f(x)\to A(x\to x_0^-) \quad 或 \quad f(x_0^-)=A$$

类似可以给出**右极限**(right limit) 的定义，即

$$\lim_{x\to x_0^+}f(x)=A \quad 或 \quad f(x)\to A(x\to x_0^+) \quad 或 \quad f(x_0^+)=A$$

显然 $x\to x_0$ 时，函数 $f(x)$ 的极限存在的充分必要条件(简称充要条件) 是函数 $f(x)$ 在点 x_0 处的左、右极限存在且相等，即

$$\lim_{x\to x_0}f(x)=A\Leftrightarrow \lim_{x\to x_0^-}f(x)=\lim_{x\to x_0^+}f(x)=A$$

注意：该结论常用来讨论分段函数在分段点处的极限问题.

例 1-14 设 $f(x)=\begin{cases}x+1, x<0\\ x-1, x>0\end{cases}$，$g(x)=\begin{cases}1+x, x<0\\ 1-x, x>0\end{cases}$，试讨论当 $x\to 0$ 时，$f(x)$ 和 $g(x)$ 的极限是否存在.

解：

$$f(0^-)=\lim_{x\to 0^-}f(x)=\lim_{x\to 0}(x+1)=1$$

$$f(0^+)=\lim_{x\to 0^+}f(x)=\lim_{x\to 0^+}(x-1)=-1$$

显然，$f(0^-)\neq f(0^+)$，因此，$\lim\limits_{x\to 0}f(x)$ 不存在.

类似地，$g(0^-)=\lim\limits_{x\to 0^-}(1+x)=1$，$g(0^+)=\lim\limits_{x\to 0^+}(1-x)=1$，即 $g(0^-)=g(0^+)$，因此 $\lim\limits_{x\to 0}g(x)=1$.

例 1-15 试证明 $\lim\limits_{x\to 3}\dfrac{x^2-x-6}{x-3}=5$.

证：令 $f(x)=\dfrac{x^2-x-6}{x-3}$，$A=5$，虽然 $f(x)$ 在 $x_0=3$ 处无定义，但在 x_0 的某一去心邻域内有定义，根据函数极限的 ε-δ 定义，任意给定 $\varepsilon>0$，不妨取 $\varepsilon=\delta$，则当 $0<|x-x_0|=|x-3|<\delta$ 时，

$$|f(x)-A|=\left|\frac{x^2-x-6}{x-3}-5\right|=\left|\frac{(x-3)^2}{x-3}\right|=|x-3|<\delta=\varepsilon$$

所以，$\lim\limits_{x\to 3}f(x)=\lim\limits_{x\to 3}\dfrac{x^2-x-6}{x-3}=5$.

注意：例 1-15 中正数 δ 也可以取 $0<\delta<\varepsilon$，即 δ 的选取不是唯一的.

2. $x\to\infty$ 时，函数 $f(x)$ 的极限

定义 1-7 当自变量 x 的绝对值无限增大(即 $x\to\infty$) 时，若对应的函数值 $f(x)$ 无限趋近于一个常数 A，则称 A 为函数 $f(x)$ 当 $x\to\infty$ 时的极限，记作

$$\lim_{x\to\infty}f(x)=A \quad 或 \quad f(x)\to A(x\to\infty)$$

如果当 $x\to\infty$ 时，对应的函数值 $f(x)$ 不趋近于任何一个常数 A，则称 $x\to\infty$ 时，函数 $f(x)$ 的极限不存在.

该定义还可简单地表述为(分析性定义)：$\lim\limits_{x\to\infty}f(x)=A\Leftrightarrow\forall\varepsilon>0$，$\exists X>0$，当 $|x|>X$ 时，

$|f(x)-A|<\varepsilon$.

从几何意义上来看，$\lim\limits_{x\to\infty}f(x)=A$ 就意味着：随着$|x|$逐渐增大，曲线 $y=f(x)$ 与直线 $y=A$ 的距离越来越近，即不论 $\varepsilon>0$ 有多小，只要 X 足够大，则当$|x|>X$时，函数 $f(x)$ 的图形都会落在 $y=A-\varepsilon$ 和 $y=A+\varepsilon$ 所夹的条形区域内(见图 1-10).

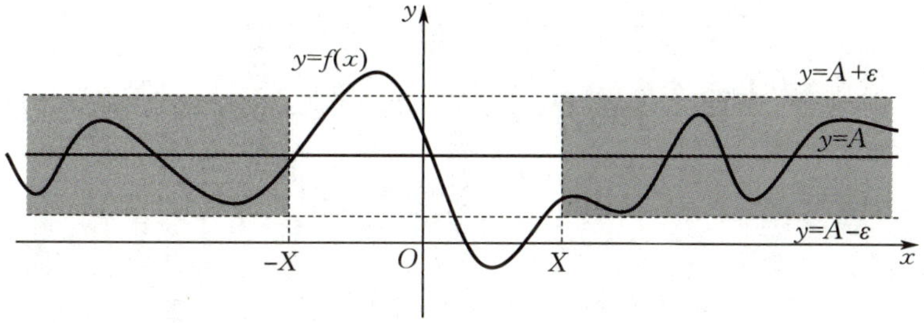

图 1-10

注意：$x\to\infty$ 同时包括了 $x\to-\infty$ 和 $x\to+\infty$ 两种情况，有时只须考虑 $x\to-\infty$ 或 $x\to+\infty$ 的情况，因此可以类似地定义：

$$\lim_{x\to+\infty}f(x)=A \quad 和 \quad \lim_{x\to-\infty}f(x)=A$$

由极限的分析性定义不难得出如下结论：

$$\lim_{x\to\infty}f(x)=A \Leftrightarrow \lim_{x\to-\infty}f(x)=\lim_{x\to+\infty}f(x)=A$$

例如，$\lim\limits_{x\to\infty}\frac{1}{x}=0$，由图 1-11 易知，$\lim\limits_{x\to+\infty}\arctan x=\frac{\pi}{2}$，$\lim\limits_{x\to-\infty}\arctan x=-\frac{\pi}{2}$，而$\lim\limits_{x\to\infty}\arctan x$ 不存在.

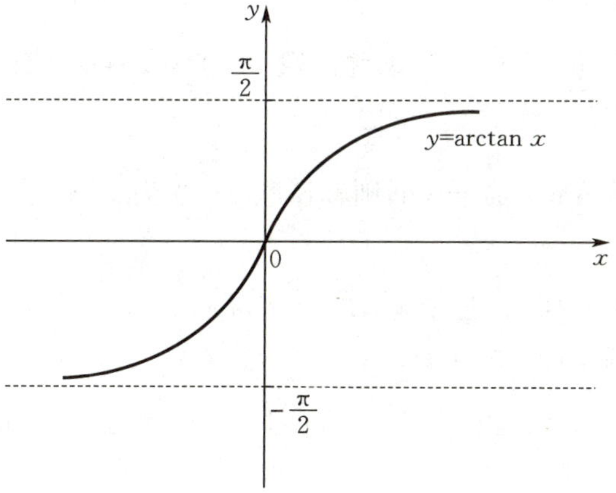

图 1-11

1.2.3 极限存在的判断准则

准则 1(夹逼准则) 若在同一极限过程中，三个函数 $f(x)$、$f_1(x)$、$f_2(x)$ 之间满足不等式

$$f_1(x)\leqslant f(x)\leqslant f_2(x)$$

且$\lim f_1(x)=\lim f_2(x)=A$，则$\lim f(x)=A$.

准则 2(单调有界法则) **单调有界数列一定有极限**. 即对于数列$\{x_n\}$，若有 $x_1\geqslant x_2\geqslant\cdots\geqslant x_n\geqslant\cdots$(递减数列)，或者 $x_1\leqslant x_2\leqslant\cdots\leqslant x_n\leqslant\cdots$(递增数列)，且对于一切正整数 n，都有

$|x_n| \leqslant M$(有界),则数列$\{x_n\}$的极限存在.

注意: 对于函数,准则2也是有效的.同样,准则1对数列也是有效的.

例 1-16 求 $\lim\limits_{x\to+\infty}\dfrac{x+\sin^2 x^2}{x^2}$.

解: 显然

$$\frac{x+\sin^2 x^2}{x^2} \geqslant \frac{x}{x^2} = \frac{1}{x} \to 0(x\to+\infty)$$

$$\frac{x+\sin^2 x^2}{x^2} \leqslant \frac{x+1}{x^2} < \frac{x+x}{x^2} = \frac{2}{x} \to 0(x\to+\infty)$$

所以由准则1知

$$\lim_{x\to+\infty}\frac{x+\sin^2 x^2}{x^2}=0$$

例 1-17 求 $\lim\limits_{n\to\infty}\left[1+\dfrac{(-1)^{n+1}}{\sqrt{n}}\right]$.

解: 由于

$$1-\frac{1}{\sqrt{n}} \leqslant 1+\frac{(-1)^{n+1}}{\sqrt{n}} \leqslant 1+\frac{1}{\sqrt{n}}$$

且

$$\lim_{n\to\infty}\frac{1}{\sqrt{n}}=0$$

所以

$$\lim_{n\to\infty}\left[1+\frac{(-1)^{n+1}}{\sqrt{n}}\right]=1$$

1.2.4 无穷小量及其性质

1. 无穷小量和无穷大量

定义 1-8 如果 $\lim\limits_{x\to x_0} f(x)=0$,则称函数 $f(x)$ 为 $x\to x_0$ 时的**无穷小量**(infinitesimal),简称**无穷小**.

定义 1-9 如果 $\lim\limits_{x\to x_0} f(x)=\infty$,则称函数 $f(x)$ 为 $x\to x_0$ 时的**无穷大量**(infinity),简称**无穷大**.

注意: (1) 上述定义中 $x\to x_0$ 也可换为 $x\to\infty$,$x\to\pm\infty$,$x\to x_0^+$,$x\to x_0^-$;

(2) 无穷小是一个变量,且以零为极限;

(3) 无穷小与自变量的变化过程有关,如 $f(x)=\sin x$,当 $x\to 0$ 时为无穷小,而当 $x\to\dfrac{\pi}{2}$ 时不是无穷小;

(4) 无穷小不是一个很小的数,0是唯一可以视为无穷小的常数;

(5) 逐渐增大的量也可能是无穷小,如 $\lim\limits_{n\to+\infty}\dfrac{-1}{n}=0$.

2. 无穷小定理及其性质

定理 1-1(无穷小定理) 在自变量的同一变化过程中,如 $x\to x_0$(或 $x\to\infty$ 等)时,$\lim f(x)=A$ 的充要条件是 $f(x)=A+\alpha(x)$,其中 $\lim\alpha(x)=0$.

定理1-1告诉我们,$f(x)$ 以 A 为极限与 $f(x)-A$ 为无穷小是等价的,同时也说明了极限与无穷小之间相互转化的关系.

例 1-18 已知$\lim\limits_{x\to 3} f(x)=\lim\limits_{x\to 3}\dfrac{x^2-x-6}{x-3}=5$，试验证 $f(x)=5+\alpha$，且$\lim\limits_{x\to 3}\alpha=0$.

解：
$$f(x)-5=\frac{x^2-x-6}{x-3}-5=\frac{x^2-6x+9}{x-3}$$

不妨取
$$\alpha=\frac{x^2-6x+9}{x-3}$$

则
$$f(x)=5+\alpha,\quad \lim_{x\to 3}\alpha=0$$

故得证.

性质 1　有限个无穷小的代数和或乘积仍是无穷小.

性质 1 还可表述为：若 $\lim \alpha_i=0(i=1,2,\cdots)$，则 $\lim\sum\limits_{i=1}^{n}\alpha_i=0$，$\lim\prod\limits_{i=1}^{n}\alpha_i=0$.

性质 2　有界变量或常数与无穷小的乘积仍是无穷小.

性质 2 还可表述为：若 $|f(x)|\leqslant M$，$\lim\alpha(x)=0$，则 $\lim\alpha(x)f(x)=0$.

例 1-19 求$\lim\limits_{x\to\infty}\dfrac{1}{x}\sin x$.

解：因为
$$|\sin x|\leqslant 1,\ \lim_{x\to\infty}\frac{1}{x}=0$$

所以
$$\lim_{x\to\infty}\frac{1}{x}\sin x=0$$

3. 无穷小与无穷大之间的关系

当 $x\to x_0$（或 $x\to\infty$ 时），如果 $f(x)$ 是无穷大，则$\dfrac{1}{f(x)}$是无穷小；反之，如果 $f(x)$ 是无穷小，且 $f(x)\neq 0$，则$\dfrac{1}{f(x)}$是无穷大. 因此，所有无穷大的问题也就是无穷小的问题. 例如，函数 $f(x)=x$，当 $x\to\infty$ 时，$f(x)$ 是无穷大，而$\dfrac{1}{f(x)}$是无穷小.

例 1-20 试证明$\lim\limits_{x\to 0}\sin x=0$，$\lim\limits_{x\to 0}\cos x=1$.

证：对于区间$\left(-\dfrac{\pi}{2},\dfrac{\pi}{2}\right)$内的任意实数 x，恒有下式成立：
$$0\leqslant|\sin x|\leqslant|x|$$

所以由夹逼准则知
$$\lim_{x\to 0}\sin x=0$$

又因为
$$0\leqslant|\cos x-1|=\left|2\sin^2\frac{x}{2}\right|\leqslant 2\cdot\left|\frac{x}{2}\right|^2=\frac{x^2}{2}\to 0(x\to 0)$$

由夹逼准则及定理 1-1 知
$$\lim_{x\to 0}\cos x=1$$

4. 无穷小的比较

所有无穷小的极限都是零，但是在自变量 x 的同一变化过程中，两个无穷小趋于零的快慢未必相同. 例如，当 $x\to 0$ 时，x^2 比 x 趋于零要快些. 因此，两个无穷小的商是否有极限，完全取决于两个无穷小趋于零的速率. 同时,两个无穷小的商是否有极限,以及有什么样的极限,也揭示了两个无穷小的差异.

定义 1-10 设 $\alpha=\alpha(x),\beta=\beta(x)$ 是同一变化过程中的无穷小,且 $\beta(x)\neq 0$.

(1) 若 $\lim\frac{\alpha}{\beta}=0$,则称 α 是较 β **高阶的无穷小**,记作 $\alpha=o(\beta)$;

(2) 若 $\lim\frac{\alpha}{\beta}=\infty$,则称 α 是较 β **低阶的无穷小**;

(3) 若 $\lim\frac{\alpha}{\beta}=C\neq 0$,则称 α 与 β 是**同阶无穷小**,特别地,当 $C=1$ 时,称 α 与 β 是**等价无穷小**,记为 $\alpha\sim\beta$;

(4) 若 $\lim\frac{\alpha}{\beta^k}=C\neq 0$,则称 α 是关于 β 的 k 阶无穷小.

因此,当 $x\to 0$ 时,若无穷小 $f(x)$ 与 $x^k(k>0)$ 同阶,则称 $f(x)$ 是关于 x 的 k 阶无穷小.

命题 若 $\alpha\sim\alpha',\beta\sim\beta'$,且 $\lim\frac{\alpha'}{\beta'}$ 存在,则 $\lim\frac{\alpha}{\beta}$ 存在,且 $\lim\frac{\alpha}{\beta}=\lim\frac{\alpha'}{\beta'}$.

证: 因为 $\alpha\sim\alpha'\Leftrightarrow\lim\frac{\alpha}{\alpha'}=1,\beta\sim\beta'\Leftrightarrow\lim\frac{\beta}{\beta'}=1$,所以

$$\lim\frac{\alpha}{\beta}=\lim\left(\frac{\alpha}{\alpha'}\cdot\frac{\alpha'}{\beta'}\cdot\frac{\beta'}{\beta}\right)=\lim\frac{\alpha}{\alpha'}\cdot\lim\frac{\beta'}{\beta}\cdot\lim\frac{\alpha'}{\beta'}=\lim\frac{\alpha'}{\beta'}$$

此命题表明,在求两个无穷小之比的极限时,分子及分母都可以用各自的等价无穷小代换,因此只要选择适当的无穷小代换,便可简化计算.

例 1-21 已知 $\tan x\sim x(x\to 0),\sin x\sim x(x\to 0)$,求 $\lim\limits_{x\to 0}\frac{\tan 5x}{\sin 2x}$.

等价无穷小在极限中的应用

解: 由题意知

$$\tan 5x\sim 5x(x\to 0)$$

$$\sin 2x\sim 2x(x\to 0)$$

所以

$$\lim_{x\to 0}\frac{\tan 5x}{\sin 2x}=\lim_{x\to 0}\frac{5x}{2x}=\frac{5}{2}$$

1.2.5 极限的四则运算

极限运算常见问题

定理 1-2 若 $\lim f(x)=A,\lim g(x)=B$,则

(1) $\lim[f(x)\pm g(x)]=\lim f(x)\pm\lim g(x)=A\pm B$;

(2) $\lim[f(x)\cdot g(x)]=\lim f(x)\cdot\lim g(x)=AB$;

特别地,当 c 和 k 为常数时,有

$$\lim[cf(x)]=c\cdot\lim f(x)=cA,\lim[f(x)]^k=[\lim f(x)]^k=A^k$$

(3) $\lim\frac{f(x)}{g(x)}=\frac{\lim f(x)}{\lim g(x)}=\frac{A}{B}$,其中 $B\neq 0$.

证: 仅对(2)进行证明,(1)和(3)的证明请读者自行完成. 已知 $\lim f(x)=A,\lim g(x)=B$,根据无穷小定理,不妨设

$$f(x)=A+\alpha(x),\quad g(x)=B+\beta(x)$$

其中 $\alpha(x)$ 和 $\beta(x)$ 均为同一变化过程中的无穷小,则有

$$f(x)g(x)-AB=[A+\alpha(x)][B+\beta(x)]-AB=A\beta(x)+B\alpha(x)+\alpha(x)\beta(x)$$

根据无穷小的性质可知上式右端仍为无穷小,所以 $\lim[f(x)g(x)]=AB$.

注:定理1-2对于数列极限也是成立的,且可推广到有限个函数的情形.

例 1-22 求 $\lim\limits_{x\to\infty}\dfrac{3x^2-x+1}{x^2+2}$.

解: $$\lim_{x\to\infty}\frac{3x^2-x+1}{x^2+2}=\lim_{x\to\infty}\frac{3-\frac{1}{x}+\frac{1}{x^2}}{1+\frac{2}{x^2}}=\frac{3-\lim\limits_{x\to\infty}\frac{1}{x}+\lim\limits_{x\to\infty}\frac{1}{x^2}}{1+\lim\limits_{x\to\infty}\frac{2}{x^2}}=3.$$

例 1-23 求 $\lim\limits_{x\to\infty}\dfrac{x^2-x+3}{7x^3+4}$.

解: $$\lim_{x\to\infty}\frac{x^2-x+3}{7x^3+4}=\lim_{x\to\infty}\frac{\frac{1}{x}-\frac{1}{x^2}+\frac{3}{x^3}}{7+\frac{4}{x^3}}=\frac{\lim\limits_{x\to\infty}\frac{1}{x}-\lim\limits_{x\to\infty}\frac{1}{x^2}+\lim\limits_{x\to\infty}\frac{3}{x^3}}{7+\lim\limits_{x\to\infty}\frac{4}{x^3}}=\frac{0}{7}=0.$$

例 1-24 求 $\lim\limits_{x\to\infty}\dfrac{x^3-1}{x^2+x}$.

解:由 $\lim\limits_{x\to\infty}\dfrac{x^3-1}{x^2+x}=\lim\limits_{x\to\infty}\dfrac{1-\frac{1}{x^3}}{\frac{1}{x}+\frac{1}{x^2}}$ 可知,分母极限为0,而分子极限为1,不能直接使用极限的四则运算法则,故先求其倒数的极限:

$$\lim_{x\to\infty}\frac{x^2+x}{x^3-1}=\frac{\lim\limits_{x\to\infty}\frac{1}{x}+\lim\limits_{x\to\infty}\frac{1}{x^2}}{1-\lim\limits_{x\to\infty}\frac{1}{x^3}}=\frac{0}{1}=0$$

再由无穷小与无穷大的关系可知 $$\lim_{x\to\infty}\frac{x^3-1}{x^2+x}=\infty$$

由以上三个例题不难发现,当所求极限为多项式比的极限,且分子、分母的极限都为 ∞ 时,不妨设分子、分母分别为 $a_nx^n+a_{n-1}x^{n-1}+\cdots+a_1x+a_0$,$b_mx^m+b_{m-1}x^{m-1}+\cdots+b_1x+b_0$,其中 $a_nb_m\neq0$,则有

$$\lim_{x\to\infty}\frac{a_nx^n+a_{n-1}x^{n-1}+\cdots+a_1x+a_0}{b_mx^m+b_{m-1}x^{m-1}+\cdots+b_1x+b_0}=\begin{cases}\dfrac{a_n}{b_m}, & n=m\\ 0, & n<m\\ \infty, & n>m\end{cases}$$

例 1-25 求 $\lim\limits_{x\to1}\dfrac{x^3-1}{x-1}$.

解:$x\to1$ 时分母极限为0,不能用商的运算法则,但是 $x\to1$ 时,$x\neq1$,所以

$$\lim_{x\to1}\frac{x^3-1}{x-1}=\lim_{x\to1}\frac{(x-1)(x^2+x+1)}{x-1}=\lim_{x\to1}(x^2+x+1)=3$$

例 1-26 求$\lim\limits_{x\to 3}\dfrac{\sqrt{x+1}-2}{x-3}$.

解：当 $x\to 3$ 时，分子、分母的极限都为零，可先将分子有理化，以消去分母中的零因子：

$$\lim_{x\to 3}\frac{\sqrt{x+1}-2}{x-3}=\lim_{x\to 3}\frac{(\sqrt{x+1}-2)(\sqrt{x+1}+2)}{(x-3)(\sqrt{x+1}+2)}=\lim_{x\to 3}\frac{x-3}{(x-3)(\sqrt{x+1}+2)}$$

$$=\lim_{x\to 3}\frac{1}{\sqrt{x+1}+2}=\frac{1}{4}$$

例 1-27 求 $\lim\limits_{x\to+\infty}x(\sqrt{x^2-2}-x)$.

解：当 $x\to+\infty$ 时，x 是无穷大，但还不能确定 $\sqrt{x^2-2}-x$ 是无穷大、无穷小或是有界的，因此仍须进行有理化变形，方可求解.

$$\lim_{x\to+\infty}x(\sqrt{x^2-2}-x)=\lim_{x\to+\infty}\frac{x(\sqrt{x^2-2}-x)(\sqrt{x^2-2}+x)}{\sqrt{x^2-2}+x}=\lim_{x\to+\infty}\frac{-2x}{\sqrt{x^2-2}+x}$$

$$=-\lim_{x\to+\infty}\frac{2}{\sqrt{1-\dfrac{2}{x^2}}+1}=-1$$

例 1-28 已知$\lim\limits_{x\to 1}\dfrac{x^2+ax+b}{1-x}=5$，试求 a 与 b.

解：因为当 $x\to 1$ 时，$1-x\to 0$，而 $x^2+ax+b\to 1+a+b$，又知$\lim\limits_{x\to 1}\dfrac{x^2+ax+b}{1-x}$存在，所以不妨设 $x^2+ax+b=(1-x)(k-x)$，整理可得

$$x^2+ax+b=k-(k+1)x+x^2$$

即

$$\begin{cases}a=-(k+1)\\ b=k\end{cases}$$

又因为$\lim\limits_{x\to 1}\dfrac{x^2+ax+b}{1-x}=\lim\limits_{x\to 1}\dfrac{(1-x)(k-x)}{1-x}=\lim\limits_{x\to 1}(k-x)=5$，所以 $k=6$，则

$$a=-7,b=6$$

1.2.6 两类重要极限

1. $\lim\limits_{x\to 0}\dfrac{\sin x}{x}=1$

由于$\lim\limits_{x\to 0}\dfrac{\sin x}{x}=1\Leftrightarrow\lim\limits_{x\to 0^+}\dfrac{\sin x}{x}=1$ 且 $\lim\limits_{x\to 0^-}\dfrac{\sin x}{x}=1$，而函数$\dfrac{\sin x}{x}$是偶函数，且对一切 $x\neq 0$ 都有意义，所以要证明$\lim\limits_{x\to 0}\dfrac{\sin x}{x}=1$，只须证明$\lim\limits_{x\to 0^+}\dfrac{\sin x}{x}=1$即可. 下面借助单位圆证明之(见图 1-12).

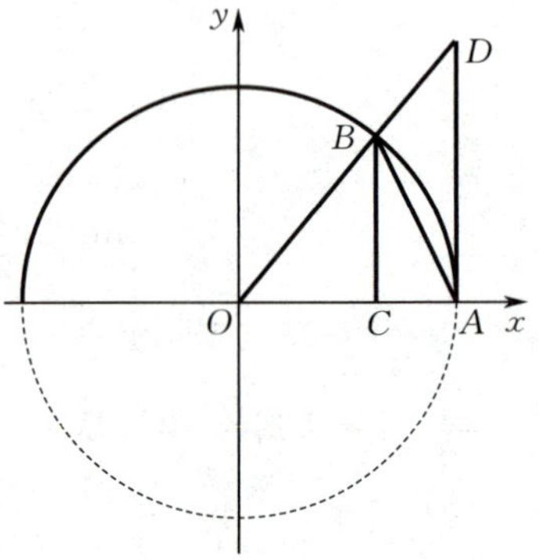

图 1-12

这里的角度用弧度来表示，不妨设 $\angle AOB=x$，过点 A 作

圆的切线 AD，与 OB 的延长线交于点 D，再过点 B 作 OA 的垂线，交 OA 于点 C，于是有下面的面积关系：

$$S_{\triangle AOB} < S_{扇形OAB} < S_{\triangle OAD}$$

而 $OA = OB = 1, BC = \sin x, \overset{\frown}{AB} = x, AD = \tan x$，所以上面的不等式可写为

$$\frac{1}{2}\sin x < \frac{1}{2}x < \frac{1}{2}\tan x$$

当 $0 < x < \frac{\pi}{2}$ 时，$\frac{1}{2}\sin x > 0$，可得

$$1 < \frac{x}{\sin x} < \frac{1}{\cos x} \quad 或 \quad \cos x < \frac{\sin x}{x} < 1$$

当 $x \to 0^+$ 时，$\cos x \to 1$，由夹逼准则可知，$\lim\limits_{x\to 0^+}\frac{\sin x}{x} = 1$；

当 $x \to 0^-$ 时，$-x \to 0^+$，则有 $\lim\limits_{x\to 0^-}\frac{\sin x}{x} = \lim\limits_{-x\to 0^+}\frac{\sin(-x)}{-x} = 1$.

故
$$\lim_{x\to 0}\frac{\sin x}{x} = 1$$

注意：(1) $\lim\limits_{x\to 0}\frac{x}{\sin x} = \lim\limits_{x\to 0}\frac{\sin x}{x} = 1$；

(2) 推广：若 $\lim f(x) = 0$，则 $\lim \frac{\sin f(x)}{f(x)} = 1$.

例如，$\lim\limits_{x\to 0} x^2 = 0$，则有 $\lim\limits_{x\to 0}\frac{\sin x^2}{x^2} = 1$.

例 1-29 求 $\lim\limits_{x\to 0}\frac{\tan x}{x}$.

解：$\lim\limits_{x\to 0}\frac{\tan x}{x} = \lim\limits_{x\to 0}\frac{\sin x}{x}\cdot\frac{1}{\cos x} = \lim\limits_{x\to 0}\frac{\sin x}{x}\cdot\lim\limits_{x\to 0}\frac{1}{\cos x} = 1\times 1 = 1$.

例 1-30 求 $\lim\limits_{x\to 0}\frac{1-\cos x}{x^2}$.

解：$\lim\limits_{x\to 0}\frac{1-\cos x}{x^2} = \lim\limits_{x\to 0}\frac{2\sin^2\frac{x}{2}}{x^2} = \frac{1}{2}\lim\limits_{x\to 0}\frac{\sin^2\frac{x}{2}}{\left(\frac{x}{2}\right)^2} = \frac{1}{2}\left(\lim\limits_{x\to 0}\frac{\sin\frac{x}{2}}{\frac{x}{2}}\right)^2 = \frac{1}{2}$.

例 1-31 求 $\lim\limits_{x\to\infty} x\sin\frac{1}{x}$.

解：$\lim\limits_{x\to\infty} x\sin\frac{1}{x} = \lim\limits_{x\to\infty}\frac{\sin\frac{1}{x}}{\frac{1}{x}} = 1$.

2. $\lim\limits_{x\to\infty}\left(1+\frac{1}{x}\right)^x = \mathrm{e}$

当 x 取正整数 n 时，随着 n 的增大，数列 $\left\{\left(1+\frac{1}{n}\right)^n\right\}$ 的变化趋势如表 1-3 所示.

表 1-3

n	1	2	3	4	5	10	100	10^3	10^4	10^5	…
$\left(1+\frac{1}{n}\right)^n$	2	2.250	2.370	2.441	2.488	2.594	2.705	2.717	2.718 1	2.718 2	…

由表 1-3 可知，n 增大时，$\left(1+\dfrac{1}{n}\right)^n$ 是单调增加的. 若记 $f(x)=\left(1+\dfrac{1}{x}\right)^x$，应用二项式定理亦可证明 $f(n)=\left(1+\dfrac{1}{n}\right)^n$ 单调增加，且容易证明 $f(n)$ 是有界的. 而单调有界数列必有极限，记此极限为 e，即 $\lim\limits_{n\to\infty}\left(1+\dfrac{1}{n}\right)^n=\mathrm{e}=2.718\ 281\ 828\ 459\ 045.$

当 n 为任意实数时，此结论仍然成立，即 $\lim\limits_{x\to\infty}\left(1+\dfrac{1}{x}\right)^x=\mathrm{e}.$

注意：(1) $\lim\limits_{t\to 0}(1+t)^{\frac{1}{t}}=\mathrm{e}$；

(2) 推广：若 $\lim f(x)=0$，则 $\lim\left[1+f(x)\right]^{\frac{1}{f(x)}}=\mathrm{e}.$

例 1-32 求 $\lim\limits_{x\to\infty}\left(1+\dfrac{3}{x}\right)^x.$

解：$\lim\limits_{x\to\infty}\left(1+\dfrac{3}{x}\right)^x=\lim\limits_{x\to\infty}\left[\left(1+\dfrac{3}{x}\right)^{\frac{x}{3}}\right]^3=\left[\lim\limits_{x\to\infty}\left(1+\dfrac{3}{x}\right)^{\frac{x}{3}}\right]^3=\mathrm{e}^3.$

例 1-33 求 $\lim\limits_{x\to\infty}\left(\dfrac{x+1}{x-1}\right)^x.$

解：
$$\lim_{x\to\infty}\left(\frac{x+1}{x-1}\right)^x=\lim_{x\to\infty}\left(1+\frac{2}{x-1}\right)^x$$
$$=\lim_{x\to\infty}\left(1+\frac{2}{x-1}\right)^{\frac{x-1+1}{2}\cdot 2}=\lim_{x\to\infty}\left\{\left[\left(1+\frac{2}{x-1}\right)^{\frac{x-1}{2}}\right]^2\cdot\left(1+\frac{2}{x-1}\right)\right\}$$
$$=\left[\lim_{x\to\infty}\left(1+\frac{2}{x-1}\right)^{\frac{x-1}{2}}\right]^2\cdot\lim_{x\to\infty}\left(1+\frac{2}{x-1}\right)=\mathrm{e}^2\cdot 1=\mathrm{e}^2$$

例 1-34 阿波罗 13 号登月失败返回地球时，空气净化器出了问题，三名宇航员利用身上的衣袜等纤维制品填充一个长 30 cm 的圆柱形容器，抽动空气以吸收 CO_2. 假设空气中的 CO_2 体积分数为 8% 时，在容器内通过 10 cm 厚度后体积分数降为 2%.

按所给条件，若要求出口处的 CO_2 体积分数为 1%，则吸收层的厚度至少为多少？

解：假设气流每通过相同厚度 Δx，便有相等比例的 CO_2 被吸收，于是将厚度 $x(0<x<30)$ 分成 n 等份，每一份上 CO_2 的吸收量与 $\dfrac{x}{n}$ 成正比，比例系数为 k. 若在 $x=0$ 处 CO_2 的物质的量为 M_0，则经过 n 层后为 $M_0\left(1-\dfrac{kx}{n}\right)^n$. 如果让每层的厚度尽可能地小，以致趋于零，即要求 $n\to\infty$，则经过 x 厚度后 CO_2 的物质的量为
$$M=M(x)=\lim_{n\to\infty}M_0\left(1-\frac{kx}{n}\right)^n=M_0\left[\lim_{n\to\infty}\left(1-\frac{kx}{n}\right)^{-\frac{n}{kx}}\right]^{-kx}=M_0\mathrm{e}^{-kx}$$
当 $x=10$ 时，CO_2 的体积分数从 8% 降至 2%，即降为初始体积分数的 $\dfrac{1}{4}$，则

$$M(10) = M_0 e^{-10k} = \frac{1}{4}M_0$$

于是得

$$k = \frac{1}{5}\ln 2$$

令 $M(x) = \frac{M_0}{8}$，可解得 $x = 15$，即经过 15 cm 的厚度后，CO_2 的体积分数降为 1%. 同理，取 $x = 30$，即容器被纤维制品填满时，舱内空气通过容器后 CO_2 的输出体积分数为 $M(30) = 0.001\ 25$，已经降至安全水平.

数学家刘徽与他的割圆术

1.3 函数的连续性

自然界中许多量的变化都是连绵不断的，如体温的升降、生物的生长、河水的流动、经验的积累等，都是随时间连续变化的，这种现象反映在数学上就是函数的连续性.

1.3.1 连续函数的概念

1. 函数的增量

许多连续变化的量都是用函数来描述的，其共同点是：当自变量的变化很小时，相应的函数的改变量也很小. 例如，胎儿的体重是孕育时间的函数，在很短的一小段时间内，胎儿体重的变化是微小的.

定义 1-11 设函数 $y = f(x)$ 在点 x_0 的某一邻域内有定义，当自变量由点 x_0 变到另一个点 x 时，称 $x - x_0$ 为自变量的**增量**(increment)，记为 $\Delta x = x - x_0$. 相应地，函数从 $f(x_0)$ 变到 $f(x)$，称 $f(x) - f(x_0)$ 为函数在点 x_0 处对应于自变量增量 Δx 的增量，记为 $\Delta y = f(x) - f(x_0)$.

由于 $x = x_0 + \Delta x$，所以函数增量亦可表示为 $\Delta y = f(x_0 + \Delta x) - f(x_0)$. 函数增量的几何意义如图 1-13 所示.

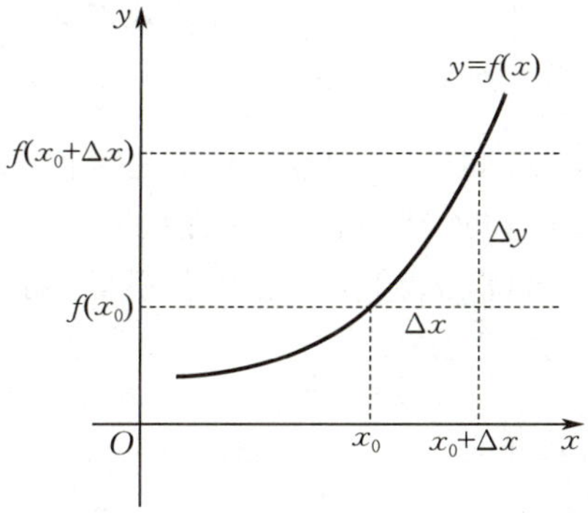

图 1-13

Δx 和 Δy 分别反映了自变量和函数变量的改变情况，因此 Δx 和 Δy 可正、可负. 如果当 $\Delta x \to 0$ 时，$\Delta y \to 0$，则函数 $y = f(x)$ 在点 x_0 处是连续的.

2. 函数连续性的定义

定义 1-12 设函数 $y = f(x)$ 在点 x_0 的某一邻域内有定义，若

$$\lim_{\Delta x \to 0} \Delta y = 0$$

则称函数 $y = f(x)$ 在点 x_0 处**连续**(continuity)，亦称点 x_0 是函数 $y = f(x)$ 的**连续点**(continuous point).

由于 $\Delta x = x - x_0$，所以当 $\Delta x \to 0$ 时，$x \to x_0$，而 $\Delta y = f(x) - f(x_0)$，所以 $\Delta y \to 0$，即 $f(x) \to f(x_0)$，故函数连续性的定义也可以表述如下.

定义 1-13 设函数 $y = f(x)$ 在点 x_0 的某一邻域内有定义，若

$$\lim_{x \to x_0} f(x) = f(x_0)$$

则称函数 $y = f(x)$ 在点 x_0 处连续.

由函数在某点连续的定义可知，$f(x)$ 在点 x_0 处连续的充要条件是：

(1) $f(x)$ 在点 x_0 处有定义，即 $f(x_0)$ 存在；

(2) $f(x)$ 在点 x_0 处极限存在，即 $\lim\limits_{x \to x_0} f(x) = A$；

(3) $f(x)$ 在点 x_0 处的极限值等于 $f(x)$ 在点 x_0 处的函数值，即 $f(x_0) = A$.

例 1-35 试讨论函数 $f(x) = \begin{cases} x^2 \sin \dfrac{1}{x}, & x \neq 0 \\ 0, & x = 0 \end{cases}$ 在 $x = 0$ 处的连续性.

解：由于 $\lim\limits_{x \to 0} f(x) = \lim\limits_{x \to 0} x^2 \sin \dfrac{1}{x} = 0 = f(0)$，所以该函数在 $x = 0$ 处连续.

前面介绍过函数在点 x_0 处的左右极限，也可类似地定义函数的左右连续性.

定义 1-14 设函数 $f(x)$ 在点 x_0 的左邻域 $(x_0 - \delta, x_0]$ 内有定义，若

$$\lim_{x \to x_0^-} f(x) = f(x_0)$$

则称函数 $f(x)$ 在点 x_0 处**左连续**(continuity from the left).

同样可定义函数 $f(x)$ 在点 x_0 处**右连续**(continuity from the right)，即 $\lim\limits_{x \to x_0^+} f(x) = f(x_0)$ 成立时，就称函数 $f(x)$ 在点 x_0 处右连续.

注意：$f(x)$ 在点 x_0 处连续 $\Leftrightarrow f(x)$ 在点 x_0 处既左连续又右连续，即

$$\lim_{x \to x_0^-} f(x) = f(x_0) = \lim_{x \to x_0^+} f(x)$$

若 $f(x)$ 在区间 (a,b) 内每一点都连续，则称 $f(x)$ 是区间 (a,b) 内的**连续函数**(continuous function)，或称 $f(x)$ 在区间 (a,b) 内连续. 若 $f(x)$ 在 (a,b) 内连续，且在 $x = a$ 处右连续，在 $x = b$ 处左连续，则称 $f(x)$ 是闭区间 $[a,b]$ 上的连续函数，或称 $f(x)$ 在闭区间 $[a,b]$ 上连续.

例 1-36 证明函数 $y = \sin x$ 在定义域 $(-\infty, +\infty)$ 内每一点都连续.

证：任取 $x_0 \in (-\infty, +\infty)$，并记 $x = x_0 + \Delta x$，则

$$\Delta y = \sin(x_0 + \Delta x) - \sin x_0 = 2\sin \frac{\Delta x}{2} \cdot \cos\left(x_0 + \frac{\Delta x}{2}\right)$$

因为 $\left|\cos\left(x_0+\frac{\Delta x}{2}\right)\right|\leqslant 1$，即 $\left|\cos\left(x_0+\frac{\Delta x}{2}\right)\right|$ 是有界量，且 $\Delta x\to 0$ 时，$\sin\frac{\Delta x}{2}$ 是无穷小，所以由无穷小的性质可知，$\lim\limits_{\Delta x\to 0}\Delta y=0$. 又由 x_0 的任意性知，$y=\sin x$ 在定义域$(-\infty,+\infty)$内每一点都连续. 类似地，可以证明 $y=\cos x$ 在定义域内也是连续函数.

例 1-37 设 $f(x)=\begin{cases}a+bx, & x\leqslant 0\\ \dfrac{\sin bx}{x}, & x>0\end{cases}$ 在 $x=0$ 处连续，则 a 和 b 应满足什么关系？

解：由题意得

$$f(0)=a+b\cdot 0=a$$

$$\lim_{x\to 0^-}f(x)=\lim_{x\to 0^-}(a+bx)=a$$

$$\lim_{x\to 0^+}f(x)=\lim_{x\to 0^+}\frac{\sin bx}{x}=b\lim_{x\to 0^+}\frac{\sin bx}{bx}=b$$

又已知 $f(x)$ 在 $x=0$ 处连续，因此有

$$\lim_{x\to 0^-}f(x)=\lim_{x\to 0^+}f(x)=f(0)=a$$

因此 a 和 b 应满足条件：$a=b$.

直观上，连续函数的图形是一条连绵不断的曲线，称为**连续曲线**(continuous curve).

由函数在一点 x_0 处连续的定义及 $\lim\limits_{x\to x_0}x=x_0$，有

$$\lim_{x\to x_0}f(x)=f(x_0)=f(\lim_{x\to x_0}x)$$

上式说明：连续函数的极限符号与函数符号可以交换次序.

例如

$$\lim_{x\to\frac{\pi}{4}}\sin x=\sin(\lim_{x\to\frac{\pi}{4}}x)=\sin\frac{\pi}{4}=\frac{\sqrt{2}}{2}$$

3. 函数的间断点

如果 $f(x)$ 在 $x=x_0$ 处不连续（即不满足连续性的定义），则称 $f(x)$ 在点 x_0 处间断，点 x_0 称为**间断点**(discontinuous point).

由函数连续性的充要条件不难知道，$f(x)$ 在点 x_0 处间断至少要满足以下三个条件之一：

(1) 在点 x_0 处 $f(x)$ 无定义；

(2) 在点 x_0 处 $f(x)$ 有定义，但极限 $\lim\limits_{x\to x_0}f(x)$ 不存在；

(3) 在点 x_0 处 $f(x)$ 有定义，且极限 $\lim\limits_{x\to x_0}f(x)$ 存在，但 $\lim\limits_{x\to x_0}f(x)\neq f(x_0)$.

函数的间断点可以分为两类. 若 $f(x)$ 在间断点 x_0 处的左右极限都存在，则称为**第一类间断点**. 若 $f(x)$ 在间断点 x_0 处的左右极限至少有一个不存在，则称为**第二类间断点**.

例 1-38 讨论函数 $f(x)=\begin{cases}x+1, & x\neq 0\\ 2, & x=0\end{cases}$ 在 $x=0$ 处的连续性.

解：易知 $\lim\limits_{x\to 0}f(x)=\lim\limits_{x\to 0}(x+1)=1\neq 2=f(0)$，所以函数 $f(x)$ 在 $x=0$ 处间断.

在例 1-38 中，如果修改函数定义，令函数 $F(x)=\begin{cases}f(x), & x\neq 0\\ 1, & x=0\end{cases}$，则函数 $F(x)$ 是连续函数. 因此，这类间断点属于第一类间断点，又称为**可去间断点**.

又如函数 $g(x)=\dfrac{x^2-1}{x-1}$ 在 $x=1$ 处无定义，但 $\lim\limits_{x\to 1}g(x)=2$，$x=1$ 也属于可去间断点，因此可以补充函数定义使之成为连续函数. 令

$$G(x)=\begin{cases}g(x), & x\neq 1\\ 2, & x=1\end{cases}$$

则函数 $G(x)$ 成为连续函数.

间断点的分类

例 1-39 讨论函数 $f(x)=\begin{cases}x+1, & x\geqslant 0\\ x-2, & x<0\end{cases}$ 在 $x=0$ 处的连续性.

解：由于 $\lim\limits_{x\to 0^+}f(x)=\lim\limits_{x\to 0^+}(x+1)=1$，$\lim\limits_{x\to 0^-}f(x)=\lim\limits_{x\to 0^-}(x-2)=-2$，$f(0)=1$，因此 $x=0$ 是函数 $f(x)$ 的间断点，且 $x=0$ 处的左右极限不相等，从图形上看 $x=0$ 处会有一个明显的跳跃，故这种间断点又称为**跳跃间断点**，属于第一类间断点.

例 1-40 讨论函数 $f(x)=\begin{cases}\dfrac{1}{x}, & x>0\\ x, & x<0\end{cases}$ 在 $x=0$ 处的连续性.

解：由于 $\lim\limits_{x\to 0^-}f(x)=\lim\limits_{x\to 0^-}x=0$，$\lim\limits_{x\to 0^+}f(x)=\lim\limits_{x\to 0^+}\dfrac{1}{x}=+\infty$，右极限不存在，因此 $x=0$ 是函数 $f(x)$ 的间断点，称为**无穷间断点**，属于第二类间断点.

例 1-41 讨论函数 $y=\begin{cases}\sin\dfrac{1}{x}, & x>0\\ x, & x<0\end{cases}$ 在 $x=0$ 处的连续性.

解：令 $t=\dfrac{1}{x}$，则有 $\lim\limits_{x\to 0^+}\sin\dfrac{1}{x}=\lim\limits_{t\to +\infty}\sin t$，该极限不存在，所以 $x=0$ 是第二类间断点.

当 $x\to 0$ 时，$\sin\dfrac{1}{x}$ 在 $-1\sim 1$ 之间无限振荡（见图 1-14）. 因此，这类间断点又称为**振荡间断点**.

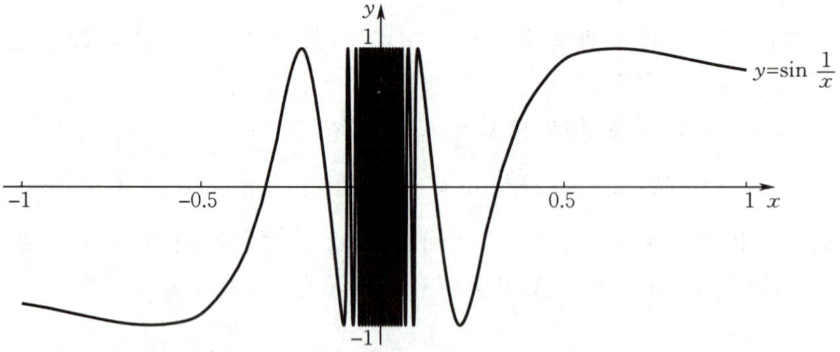

图 1-14

1.3.2 初等函数的连续性

1. 连续函数的和、差、积、商的连续性

定理 1-3 设 $f(x)$ 和 $g(x)$ 都在点 x_0 处连续，则

(1) $f(x) \pm g(x)$ 在点 x_0 处连续；

(2) $f(x) \cdot g(x)$ 在点 x_0 处连续；

(3) 当 $g(x) \neq 0$ 时，$\dfrac{f(x)}{g(x)}$ 在点 x_0 处连续.

利用连续的定义和定理 1-2 即可证明定理 1-3. 另外，(1)、(2) 对有限个函数的情形亦成立.

例 1-42 证明 $\tan x$ 与 $\cot x$ 在定义域内连续.

证：因为 $\tan x = \dfrac{\sin x}{\cos x}$，$\cot x = \dfrac{\cos x}{\sin x}$，而 $\sin x$ 和 $\cos x$ 在定义域 $(-\infty, +\infty)$ 内连续（见例 1-36），故由定理 1-3 可知，$\tan x$ 和 $\cot x$ 在定义域内连续.

2. 反函数与复合函数的连续性

定理 1-4 单调的连续函数必有单调的连续反函数.

例如，$y = \sin x$ 在 $\left[-\dfrac{\pi}{2}, \dfrac{\pi}{2}\right]$ 上单调增加且连续，故 $y = \arcsin x$ 在 $[-1, 1]$ 上也单调增加且连续；同样地，$y = \arccos x$ 在 $[-1, 1]$ 上单调减少且连续；$y = \arctan x$ 和 $y = \operatorname{arccot} x$ 在 $(-\infty, +\infty)$ 内单调且连续.

定理 1-5 若函数 $y = f(u)$ 在点 a 处连续，即 $\lim\limits_{u \to a} f(u) = f(a)$，函数 $u = \varphi(x)$ 当 $x \to x_0$ 时极限存在且等于 a，即 $\lim\limits_{x \to x_0} \varphi(x) = a$，则复合函数 $y = f[\varphi(x)]$ 当 $x \to x_0$ 时极限存在，且等于 $f(a)$，即 $\lim\limits_{x \to x_0} f[\varphi(x)] = f(a)$.

注意：在定理 1-5 的条件下，求复合函数的极限时函数符号可以与极限符号交换次序. 即

$$\lim_{x \to x_0} f[\varphi(x)] = f[\lim_{x \to x_0} \varphi(x)] = f(a)$$

在定理 1-5 中，将 $x \to x_0$ 换成 $x \to \infty$，可得类似结论.

例 1-43 求 $\lim\limits_{x \to 2} \sqrt{\dfrac{x-2}{x^2-4}}$.

解：把 $y = \sqrt{\dfrac{x-2}{x^2-4}}$ 视为由 $y = \sqrt{u}$ 与 $u = \dfrac{x-2}{x^2-4}$ 复合而成，因为 $\lim\limits_{x \to 2} \dfrac{x-2}{x^2-4} = \dfrac{1}{4}$，而 $y = \sqrt{u}$ 在 $u = \dfrac{1}{4}$ 处连续，所以

$$\lim_{x \to 2} \sqrt{\frac{x-2}{x^2-4}} = \sqrt{\lim_{x \to 2} \frac{x-2}{x^2-4}} = \sqrt{\frac{1}{4}} = \frac{1}{2}$$

定理 1-6 若函数 $y = f(u)$ 在点 a 处连续，即 $\lim\limits_{u \to a} f(u) = f(a)$，函数 $u = \varphi(x)$ 当 $x \to x_0$ 时也连续，且 $\lim\limits_{x \to x_0} \varphi(x) = \varphi(x_0) = a$，则复合函数 $y = f[\varphi(x)]$ 当 $x \to x_0$ 时连续. 即

$$\lim_{x \to x_0} f[\varphi(x)] = f[\varphi(x_0)]$$

由以上定理不难知道：基本初等函数在其定义域内都是连续的. 再由初等函数的定义以及定理 1-3 和定理 1-6 知：一切初等函数在其定义域内都是连续的. 因此，又有了一个新的求极限的方法：如果 $f(x)$ 是初等函数，且点 x_0 是 $f(x)$ 定义域内的点，则 $\lim\limits_{x \to x_0} f(x) = f(x_0)$.

例 1-44 求$\lim\limits_{x\to 0}\dfrac{e^x-1}{x}$.

解：令 $e^x-1=t$，则 $x=\ln(1+t)$，且当 $x\to 0$ 时，$t\to 0$，则

$$\lim_{x\to 0}\frac{e^x-1}{x}=\lim_{t\to 0}\frac{t}{\ln(1+t)}=\lim_{t\to 0}\frac{1}{\ln(1+t)^{\frac{1}{t}}}$$

$$=\frac{1}{\lim\limits_{t\to 0}\ln(1+t)^{\frac{1}{t}}}=\frac{1}{\ln\left[\lim\limits_{t\to 0}(1+t)^{\frac{1}{t}}\right]}=\frac{1}{\ln e}=1$$

例 1-45 求$\lim\limits_{x\to 0}e^{\frac{\sin x}{x}}$.

解：因为$\lim\limits_{x\to 0}\dfrac{\sin x}{x}=1$，而 $y=e^u$ 在 $u=1$ 处连续，所以

$$\lim_{x\to 0}e^{\frac{\sin x}{x}}=e^{\lim\limits_{x\to 0}\frac{\sin x}{x}}=e^1=e$$

例 1-46 求$\lim\limits_{x\to\frac{\pi}{2}}(1+\cot x)^{2\tan x}$.

解：因为 $x\to\dfrac{\pi}{2}$ 时，$\cot x\to 0$，且 $(1+\cot x)^{2\tan x}=(1+\cot x)^{\frac{2}{\cot x}}=\left[(1+\cot x)^{\frac{1}{\cot x}}\right]^2$，

所以$\lim\limits_{x\to\frac{\pi}{2}}(1+\cot x)^{2\tan x}=\lim\limits_{x\to\frac{\pi}{2}}\left[(1+\cot x)^{\frac{1}{\cot x}}\right]^2=\left[\lim\limits_{x\to\frac{\pi}{2}}(1+\cot x)^{\frac{1}{\cot x}}\right]^2=e^2$.

注意：在同一自变量的变化过程中，一般地，对于形如$u(x)^{v(x)}[u(x)>0,u(x)\neq 1]$的函数[称为**幂指函数**(power exponential function)]，如果

$$\lim u(x)=a>0,\quad \lim v(x)=b$$

那么

$$\lim u(x)^{v(x)}=a^b$$

例 1-47 求$\lim\limits_{x\to 0}(1-\sin x)^{\frac{1}{x}}$.

解：因为 $(1-\sin x)^{\frac{1}{x}}=[1+(-\sin x)]^{\frac{1}{-\sin x}\cdot\frac{-\sin x}{x}}=\left[(1-\sin x)^{\frac{1}{-\sin x}}\right]^{\frac{-\sin x}{x}}$

令 $$u(x)=(1-\sin x)^{\frac{1}{-\sin x}},v(x)=\frac{-\sin x}{x}$$

则有 $$\lim_{x\to 0}u(x)=e,\lim_{x\to 0}v(x)=-1$$

所以 $$\lim_{x\to 0}(1-\sin x)^{\frac{1}{x}}=\lim_{x\to 0}\left[(1-\sin x)^{\frac{1}{-\sin x}}\right]^{\frac{-\sin x}{x}}=e^{-1}$$

1.3.3 闭区间上连续函数的性质

闭区间上的连续函数有很多性质，在以后的学习中非常有用，它们的几何意义也很明显，下面只从几何角度直观上加以解释，而不予证明.

定理 1-7（最大最小值定理） 闭区间上的连续函数必有最大值和最小值.

推论 闭区间上的连续函数一定有界.

定理 1-7 及其推论表明，如果函数 $f(x)$ 在闭区间$[a,b]$上连续，那么存在常数 $M>0$，使得

对于任意 $x\in[a,b]$，都有 $|f(x)|\leqslant M$；且至少存在一点 $\xi_1\in[a,b]$，使得 $f(\xi_1)$ 是 $f(x)$ 在区间 $[a,b]$ 上的最小值；又至少存在一点 $\xi_2\in[a,b]$，使得 $f(\xi_2)$ 是 $f(x)$ 在 $[a,b]$ 上的最大值（见图 1-15）.

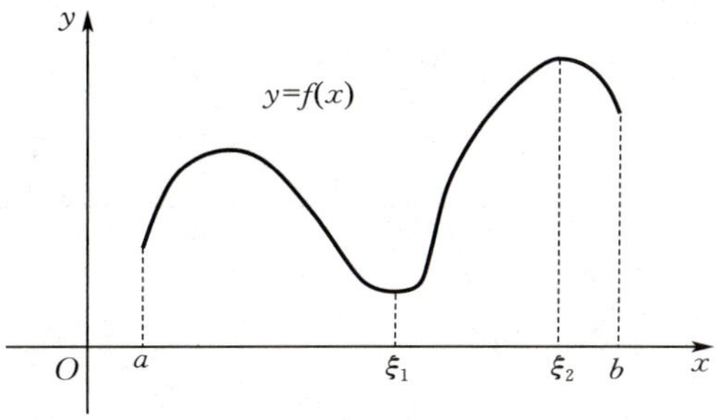

图 1-15

注意： 如果函数在开区间内连续，或者在闭区间上有间断点，那么函数不一定有界，也不一定有最大（小）值. 例如，函数 $y=\tan x$ 在 $\left(-\dfrac{\pi}{2},\dfrac{\pi}{2}\right)$ 内连续，但它在该区间内无界，也无最大（小）值；又如，函数

$$y=f(x)=\begin{cases}1-x, & 0\leqslant x<1\\ 1, & x=1\\ 3-x, & 1<x\leqslant 2\end{cases}$$

在闭区间 $[0,2]$ 上有间断点 $x=1$，函数 $f(x)$ 在 $[0,2]$ 上有界，即 $|f(x)|\leqslant 2$，但无最大（小）值.

定理 1-8（零点定理） 设函数 $y=f(x)$ 在闭区间 $[a,b]$ 上连续，且 $f(a)$ 与 $f(b)$ 异号 [即 $f(a)\cdot f(b)<0$]，那么至少存在一点 $\xi\in(a,b)$，使得 $f(\xi)=0$.

从几何上看，定理 1-8 表明，如果曲线弧 $y=f(x)$ 的两个端点位于 x 轴的上下两侧，那么该曲线弧与 x 轴至少有一个交点（见图 1-16）.

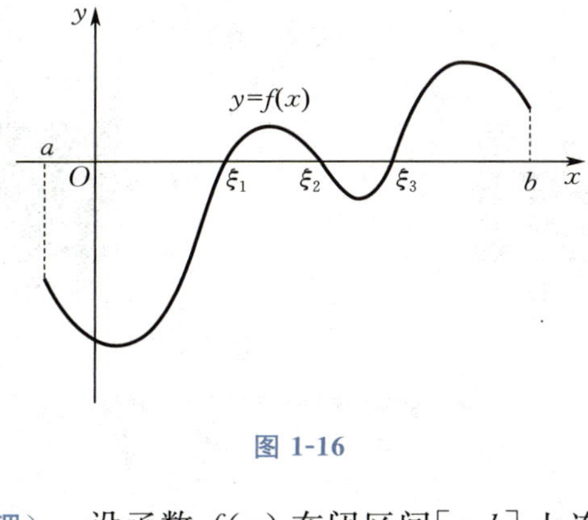

图 1-16

定理 1-9（介值定理） 设函数 $f(x)$ 在闭区间 $[a,b]$ 上连续，且在该区间的端点取不同的函数值：

$$f(a)=A,\quad f(b)=B$$

则对于 A 与 B 之间的任意一个数 C，至少存在一点 $\xi\in(a,b)$，使得 $f(\xi)=C$.

从几何上看，定理 1-9 表明，连续曲线弧 $y=f(x)$ 与水平直线 $y=C$ 至少有一个交点（见图 1-17）.

事实上，令 $\varphi(x)=f(x)-C$，利用零点定理即可证明介值定理.

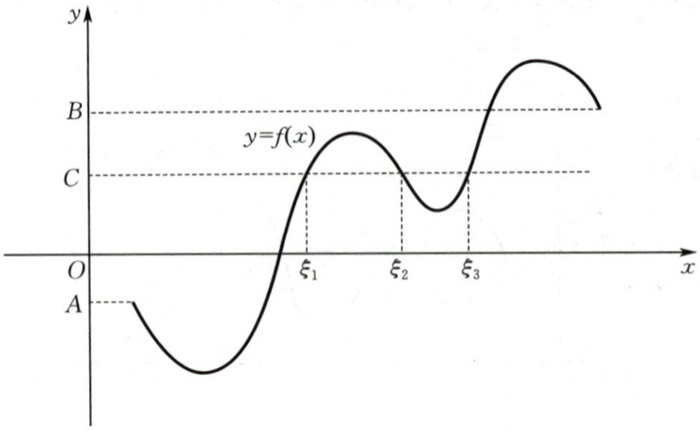

图 1-17

例 1-48 证明：方程 $x^3-3x^2+1=0$ 在区间 $(0,1)$ 内至少有一个根.

证：设函数 $f(x)=x^3-3x^2+1$，则 $f(x)$ 在闭区间 $[0,1]$ 上连续，又

$$f(0)=1>0,f(1)=-1<0$$

根据零点定理，至少存在一点 $\xi\in(0,1)$，使得 $f(\xi)=0$，即

$$\xi^3-3\xi^2+1=0,0<\xi<1$$

上式说明：方程 $x^3-3x^2+1=0$ 在区间 $(0,1)$ 内至少有一个根是 ξ. 得证.

例 1-49 设函数 $f(x)$ 在闭区间 $[a,b]$ 上连续，且 $f(a)<a,f(b)>b$，证明：至少存在一点 $\xi\in(a,b)$，使得 $f(\xi)=\xi$.

证：令 $F(x)=f(x)-x$，则函数 $F(x)$ 在闭区间 $[a,b]$ 上连续，而

$$F(a)=f(a)-a<0,F(b)=f(b)-b>0$$

由零点定理知，$\exists\xi\in(a,b)$，使得 $F(\xi)=f(\xi)-\xi=0$

即

$$f(\xi)=\xi$$

得证.

数学 生活 诗词

华罗庚

习　题

一、判断题

1. 设 $f(x)$ 是定义在 $[-a,a]$ 上的任意函数，令 $F(x)=f(x)-f(-x),G(x)=$

$f(x)+f(-x)$，则 $F(x)$ 必为奇函数，$G(x)$ 必为偶函数．（　　）

2．$y=\dfrac{1}{x+1}$ 与 $y=\dfrac{x-1}{x^2-1}$ 是同一函数．（　　）

3．函数的图形可以是一条封闭曲线．（　　）

4．$y=\ln x$ 在$(0,1)$内是单调增加且有上界的函数．（　　）

5．如果 $\lim\limits_{x\to x_0}f(x)=A$，则 $f(x_0)=A$ 一定成立．（　　）

6．在某一变化过程中逐渐减小的量一定不是无穷大．（　　）

7．若 $\lim\limits_{x\to a}f(x)=A$，则有 $\lim\limits_{x\to a}|f(x)|=|A|$．（　　）

8．若 $\lim\limits_{x\to x_0}f(x)$ 存在，则函数 $f(x)$ 在点 x_0 的有定义的邻域内有界．（　　）

9．若 $f(x)$ 在点 x_0 处间断，则 $\lim\limits_{x\to x_0}f(x)$ 一定不存在．（　　）

10．分段函数的分段点一定是间断点．（　　）

11．若 $f(x)$ 在点 x_0 处连续，而 $g(x)$ 在点 x_0 处间断，则 $f(x)+g(x)$ 在点 x_0 处必间断．（　　）

12．若 $f(u)$ 在 $u=a$ 处连续，$u=\varphi(x)$ 在点 x_0 处连续，且 $\varphi(x_0)=a$，则有 $\lim\limits_{x\to x_0}f[\varphi(x)]=f[\varphi(x_0)]$．（　　）

二、选择题

1．设 $f(x)=2^x$，$\varphi(x)=x^3$，则 $f[\varphi(x)]=$（　　）．

A．2^{3x}　　B．2^{x^3}　　C．x^{3x}　　D．$(2^x)^3$

2．$\lim\limits_{x\to 0}\dfrac{x\sin\frac{1}{x}}{\cos x}=$（　　）．

A．0　　B．1　　C．∞　　D．不存在

3．当 $x\to 0^+$ 时，下列各式中是无穷小的是（　　）．

A．$\ln x$　　B．$\dfrac{1}{x}\sin x$　　C．$\dfrac{\sqrt{1+x^2}-1}{x}$　　D．e^x

4．若函数 $f(x)$ 在点 x_0 处间断，函数 $g(x)$ 也在点 x_0 处间断，则 $f(x)+g(x)$ 在点 x_0 处（　　）．

A．必间断　　B．必连续

C．可能间断也可能连续　　D．无法判定

5．设 $f(x)=\begin{cases}3-x, & x<1\\ 2, & x=1\\ 3x-1, & x>1\end{cases}$，则 $x=1$ 是（　　）．

A．间断点　　B．不能确定

C．函数的极限不存在的点　　D．连续点

6. 方程 $x^3+x-1=0$ 至少有一个根的区间是(　　).

A. $(0,1)$　　B. $(1,2)$　　C. $(1,+\infty)$　　D. $(-3,-1)$

7. $y=\ln(16-x^2)$ 的连续区间是(　　).

A. $(-\infty,4)$　　B. $[-4,4]$　　C. $(-4,4)$　　D. $[4,+\infty)$

8. $y=\arctan x^3$ 的图形(　　).

A. 关于原点对称　　B. 关于 y 轴对称　　C. 关于 x 轴对称　　D. 无对称轴

9. 设 $f(x)$ 与 $g(x)$ 互为反函数，$\varphi(x)$ 与 $\psi(x)$ 互为反函数，则 $f[\varphi(x)]$ 的反函数是(　　).

A. $g[\psi(x)]$　　B. $g[\varphi(x)]$　　C. $\varphi[g(x)]$　　D. $\psi[g(x)]$

10. 设 $f(x)$ 与 $g(x)$ 互为反函数，则 $f\left(\frac{1-3x}{2}\right)$ 的反函数是(　　).

A. $\frac{1-3g(x)}{2}$　　B. $\frac{1-2g(x)}{3}$　　C. $\frac{1-2f(x)}{3}$　　D. 不能确定

11. $f(x)=0$ 是(　　).

A. 奇函数　　B. 既是奇函数又是偶函数

C. 偶函数　　D. 不能确定

12. $\lim\limits_{x\to x_0^+}f(x)=\lim\limits_{x\to x_0^-}f(x)$ 是 $f(x)$ 在 $x=x_0$ 处连续的(　　)条件.

A. 必要条件　　B. 充分条件　　C. 充要条件　　D. 无关条件

三、填空题

1. 设函数 $f(x)$ 的定义域是 $[0,2]$，则 $f(x^2+1)$ 的定义域是________.

2. $y=\sin\frac{x}{3}$ 的周期是________.

3. $\lim\limits_{x\to 0}\frac{\sin 3x}{\tan 4x}=$________.

4. 设 $f(x)=\begin{cases}e^{x+1}, & x<0\\ x+a, & x\geqslant 0\end{cases}$，若 $f(x)$ 在 $x=0$ 处连续，则 $a=$________.

5. $\lim\limits_{x\to\infty}\frac{\sin x}{x}=$________.

6. $\lim\limits_{n\to\infty}\frac{1+\frac{1}{2}+\frac{1}{4}+\cdots+\frac{1}{2^n}}{1+\frac{1}{3}+\frac{1}{9}+\cdots+\frac{1}{3^n}}=$________.

7. 已知 $f(e^x+1)=e^{2x}+e^x+1$，则 $f(x)=$________.

8. 设 $f(x)=\ln(1+x)$，且已知 $f[\varphi(x)]=x$，则 $\varphi(x)=$________.

9. $\lim\limits_{t\to 0}(1+\sin t)^{\frac{1}{t}}=$________.

10. $y=\left(\arcsin\frac{x-1}{5}\right)+\sqrt{25-x^2}$ 的定义域是________.

11. 设细菌原有数目为 N_0，每天的繁殖频率为 γ，则经过 x 天后，细菌的数目为________.

12. 设 $f(x)=\dfrac{e^x-e^{-x}}{e^x+e^{-x}}$，则它的反函数是________.

13. 设 $x_1=\sqrt{2}, x_{n+1}=\sqrt{2+x_n}\,(n=1,2,\cdots)$，已知数列 $\{x_n\}$ 的极限存在，则 $\lim\limits_{n\to\infty}x_n=$________.

四、解答题

1. 求下列函数的定义域.

(1) $y=\lg\dfrac{x-1}{x+1}$；　(2) $y=\sqrt{x-\sqrt{x}}$；

(3) $y=\dfrac{(1-x)x^2}{x-\sin x}$；　(4) $y=\ln\left(\dfrac{\pi}{4}-\arctan x\right)+e^{\sqrt{x-\frac{1}{3}}}$.

2. 分解下列复合函数.

(1) $y=e^{\sin^2\frac{1}{x}}$；　(2) $y=\arcsin\left(1+\dfrac{x}{2}\right)^2$；

(3) $y=\left[1-\sqrt{1+(1-x^2)}\right]^3$；　(4) $y=\sqrt{\cos e^{-\frac{1}{x}}}$.

3. 已知 $R(a)=\begin{cases}\dfrac{3a}{a+2}, & 0\leqslant a\leqslant 1\\ 0, & a>1\end{cases}$ 和 $U_g=\begin{cases}0, & B_g<0.8\\ 2B_g, & B_g\geqslant 0.8\end{cases}$.

(1) 神经脉冲信号的电压为 $v(10^{-3}\text{ V})$，神经元在节点处释放的离子数量为 a，$a=v^n$，$n>1$，脉冲信号引起肌纤维的收缩运动幅度为 $R(a)$，求 R 关于 v 的函数表达式.

(2) 血糖水平 $B_g=-I+6$ 是体内胰岛素水平 I 的函数，而尿糖水平 U_g 又是血糖水平的函数，求 U_g 关于 I 的函数表达式.

4. 肿瘤体积 V 随时间 t 变化的关系式为 $V=V_0\exp\left[(1-e^{-\alpha t})\dfrac{A}{\alpha}\right]$，亦可写为 $\alpha t=\ln B-\ln\left(\dfrac{A}{\alpha}-\ln\dfrac{V}{V_0}\right)$，即 Gompertz（冈珀茨）函数，求 B 的值.

5. 求下列极限：

(1) $\lim\limits_{n\to\infty}\left[\dfrac{1}{1\cdot 2}+\dfrac{1}{2\cdot 3}+\cdots+\dfrac{1}{n(n+1)}\right]$；

(2) $\lim\limits_{n\to\infty}\left(\dfrac{1}{n^2}+\dfrac{2}{n^2}+\cdots+\dfrac{n}{n^2}\right)$；

(3) $\lim\limits_{n\to\infty}\left(\dfrac{1}{\sqrt{n^2+1}}+\dfrac{1}{\sqrt{n^2+2}}+\cdots+\dfrac{1}{\sqrt{n^2+n}}\right)$；

(4) $\lim\limits_{n\to\infty}\left[1+\dfrac{(-1)^{n+1}}{\sqrt{n}}\right]$.

6. 求下列极限：

(1) $\lim\limits_{x\to 1}\dfrac{1-x^3}{1-x}$；

(2) $\lim\limits_{x\to 4}\dfrac{\sqrt{2x+1}-3}{\sqrt{x}-2}$；

(3) $\lim\limits_{x\to\infty}\dfrac{\sin x}{e^x+e^{-x}}$；

(4) $\lim\limits_{x\to -2}\left(\dfrac{4}{4-x^2}-\dfrac{1}{x+2}\right)$；

(5) $\lim\limits_{x\to\infty}\left(\dfrac{x}{1+x}\right)^x$；

(6) $\lim\limits_{x\to\infty}\dfrac{(2x+1)^{20}(3x-2)^{30}}{(2x-1)^{50}}$；

(7) $\lim\limits_{n\to\infty}3^n\sin\dfrac{\pi}{3^n}$；

(8) $\lim\limits_{x\to+\infty}\left[\sqrt{(x+m)(x+n)}-x\right]$；

(9) $\lim\limits_{x\to\infty}\left(\dfrac{x\sin x}{\sqrt{1+x^2}}\arctan\dfrac{1}{x}\right)$；

(10) $\lim\limits_{x\to 0}\dfrac{\sin mx}{\tan nx}$；

(11) $\lim\limits_{x\to 0}\dfrac{a^x-1}{x}(a>0,a\neq 1)$；

(12) $\lim\limits_{t\to 0}\dfrac{\sin t-\tan t}{t^3}$；

(13) $\lim\limits_{x\to 0}(1+3\sin 2x)^{\cos 2x}$；

(14) $\lim\limits_{x\to+\infty}\left(\dfrac{x}{1+x}\right)^{\sqrt{x}}$；

(15) $\lim\limits_{t\to 0^+}t^{\frac{3}{1-t}}$；

(16) $\lim\limits_{t\to 0}\dfrac{\ln(1-2t)}{\sin 3t}$；

(17) $\lim\limits_{x\to 0}\dfrac{\cos x-\cos 4x}{x^2}$；

(18) $\lim\limits_{x\to 0}\dfrac{\sqrt{1+x\sin x}-1}{1-\cos x}$；

(19) $\lim\limits_{x\to\infty}x^2\left(1-\cos\dfrac{1}{x}\right)$；

(20) $\lim\limits_{x\to+\infty}(\sin\sqrt{x+1}-\sin\sqrt{x})$.

7. 已知极限 $\lim\limits_{x\to+\infty}(3x-\sqrt{ax^2-x+1})$ 存在，试确定 a 的值，并求出此极限值.

8. 如果 $\lim\limits_{x\to a}\dfrac{f(x)-b}{x-a}=A$，求极限 $\lim\limits_{x\to a}\dfrac{\sin f(x)-\sin b}{x-a}$.

9. 下列函数在指定的变化过程中，哪个是无穷小？哪个是无穷大？

(1) $f(x)=\dfrac{2x^2}{x-3}$，当 $x\to 3$ 时；

(2) $f(x)=e^{\frac{1}{x}}-1$，当 $x\to\infty$ 时；

(3) $f(x)=\dfrac{\sin x}{1+\sec x}$，当 $x\to 0$ 时；

(4) $f(x)=\dfrac{1-\cos x}{x}$，当 $x\to 0$ 时；

(5) $f(x)=\tan x$，当 $x\to\dfrac{\pi}{2}$ 时；

(6) $f(x)=\dfrac{x}{1-\cos^3 x}$，当 $x\to 0$ 时.

10. 当 $x\to 0$ 时，将下列函数与 x 比较，哪些是高阶无穷小，哪些是低阶无穷小，哪些是同阶无穷小，哪些是等价无穷小？

(1) $\ln(1+x)$；

(2) $\sqrt{1+\tan x}-\sqrt{1-\sin x}$；

(3) $\arcsin x$；

(4) $\arctan x$；

(5) $\sqrt{1+x^2}-1$；

(6) $\csc x-\cot x$.

11. 已知 $x\to 0$ 时，$\sqrt{1+ax^2}-1$ 与 $\sin^2 x$ 是等价无穷小，试确定 a 的值.

12. 求 $f(x)=\frac{|x|}{x}$ 在 $x=0$ 处的左右极限,并指出间断点的类型.

13. 设 $f(x)=\begin{cases}\frac{2a(1-\cos x)}{x^2}, & x<0\\ 1, & x=0\\ \ln(b+x^2), & x>0\end{cases}$ 在 $x=0$ 处连续,求 a 和 b 的值.

14. 设 $f(x)=\begin{cases}e^{\frac{1}{x}}, & x<0\\ 0, & x=0\\ x^a\sin\frac{1}{x}, & x>0\end{cases}$,试确定 a 的值,使 $f(x)$ 在 $x=0$ 处连续.

15. 设 $f(x)=x^2-2^x$,证明 $f(x)=0$ 在 $(-3,3)$ 内至少有两个实根.

16. 设 $f(x)$ 在 $[0,2a]$ 上连续,且 $f(0)=f(2a)$,证明:存在 $\xi\in[0,a]$,使得 $f(\xi+a)=f(\xi)$ 成立.

17. 胚胎发育阶段,主血管分出支血管,为距主血管 a(常数)的一处组织供血,设此支血管长为 l,支血管与主血管的夹角为 θ(以血流方向为正方向,θ 表示从主血管转向支血管较小的角).

(1) 试把 l 表示成 θ 的函数;

(2) 如果供血要求的血压 p 不仅与 l 有关,还与 θ 有关,而且设 p 正比于 l 与 $(1+\theta)$ 之积,比例系数为 k,试把 p 表示成 θ 的函数.

本章习题参考答案

第 2 章

一元函数微分学

导数与微分是微分学的两个基本概念.导数用于研究函数相对于自变量变化快慢的程度,即函数的变化率;微分用于研究当自变量有微小变化时函数值的变化情况,常用于近似值的计算.微分学是从数量关系上描述物质运动的工具,它广泛应用于生理学、药理学、物理学及经济学等各个科学领域.

2.1 导数的概念

2.1.1 引例

1. 变速直线运动的瞬时速度问题

设一质点沿直线做变速运动，若初始位置为 O，记质点在时间 t 内走过的路程为 s，即 t 时刻质点在直线上的位置坐标为 s，则该质点的运动规律由函数 $s=f(t)$ 确定. 若质点在 t_0 时刻的位置坐标为 $f(t_0)$，经过 Δt 时间后位置坐标为 $f(t_0+\Delta t)$，则在这段时间内质点的平均速度为

$$\bar{v}=\frac{\text{经过的路程}}{\text{所花的时间}}=\frac{\Delta s}{\Delta t}=\frac{f(t_0+\Delta t)-f(t_0)}{\Delta t}$$

Δt 越小，平均速度就越接近于 t_0 时刻的瞬时速度，因此取极限，令 $\Delta t\to 0$，若该极限存在，就称之为 t_0 时刻的瞬时速度 $v(t_0)$，即

$$v(t_0)=\lim_{\Delta t\to 0}\frac{\Delta s}{\Delta t}=\lim_{\Delta t\to 0}\frac{f(t_0+\Delta t)-f(t_0)}{\Delta t}$$

瞬时速度反映了路程相对于时间变化的快慢程度，因此也称其为路程相对于时间的变化率.

以自由落体运动为例，路程与时间满足如下关系：

$$s=f(t)=\frac{1}{2}gt^2$$

其中，g 是重力加速度. 于是，在自由落体过程中，物体在任意时刻 t_0 的瞬时速度为

$$v(t_0)=\lim_{\Delta t\to 0}\frac{\Delta s}{\Delta t}=\lim_{\Delta t\to 0}\frac{\frac{1}{2}g(t_0+\Delta t)^2-\frac{1}{2}gt_0^2}{\Delta t}=\frac{g}{2}\cdot\lim_{\Delta t\to 0}(2t_0+\Delta t)=gt_0$$

2. 切线问题

设有曲线 C，其图形可以用函数 $y=f(x)$ 的图形表示，$M(x_0,y_0)$ 是曲线上的一个点，直线 T 是过点 M 的切线，α 是切线的倾角(见图 2-1). $N(x,y)$ 是曲线 C 上的另外一点，作割线 MN，则割线的斜率可以表示为

$$\tan\varphi=\frac{y-y_0}{x-x_0}=\frac{f(x)-f(x_0)}{x-x_0}$$

其中，φ 是割线的倾角.

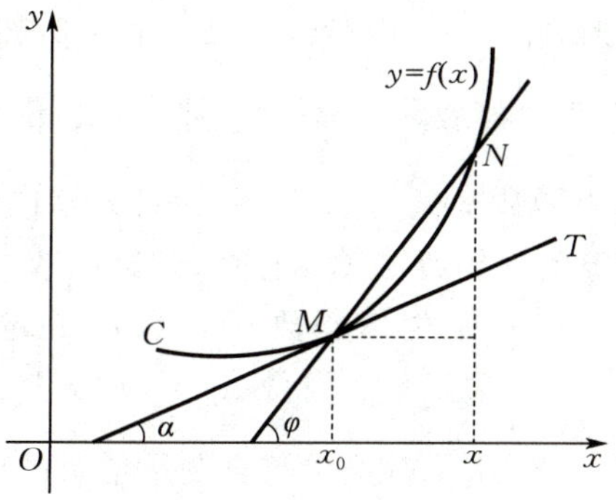

图 2-1

当点 N 沿曲线 C 逐渐趋向于点 M，即 $x\to x_0$ 时，弦长逐渐趋近于零，割线倾角逐渐趋近于切线倾角，即 $\varphi\to\alpha$，割线也就逐渐趋近于极限位置即切线 T. 因此，切线的斜率 k 可以表示为

$$k=\tan\alpha=\lim_{x\to x_0}\frac{f(x)-f(x_0)}{x-x_0}$$

2.1.2 导数的定义

对于变速直线运动的速度和切线斜率，虽然它们具体表达的意义不同，但它们的数学含义和表达形式是相同的. 从引例中抛开物理和几何背景，抽象出共同的数学结构，得到导数的定义.

定义 2-1 设函数 $y=f(x)$ 在点 x_0 的某邻域内有定义，当自变量 x 在 x_0 处有增量 Δx（点 $x_0+\Delta x$ 仍在该邻域内）时，相应的函数有增量 $\Delta y=f(x_0+\Delta x)-f(x_0)$. 若极限

$$\lim_{\Delta x\to 0}\frac{\Delta y}{\Delta x}=\lim_{\Delta x\to 0}\frac{f(x_0+\Delta x)-f(x_0)}{\Delta x} \tag{2-1}$$

存在，则称此极限值为函数 $y=f(x)$ 在点 x_0 处的**导数**（derivative），记为 $y'\big|_{x=x_0}$，$\left.\frac{\mathrm{d}y}{\mathrm{d}x}\right|_{x=x_0}$，$f'(x_0)$ 或 $\left.\frac{\mathrm{d}f(x)}{\mathrm{d}x}\right|_{x=x_0}$，并称函数 $f(x)$ 在点 x_0 处可导；否则，就称函数 $f(x)$ 在点 x_0 处不可导. 如果不可导的原因是 $\lim\limits_{\Delta x\to 0}\frac{\Delta y}{\Delta x}=\infty$，为方便起见，就称函数 $f(x)$ 在点 x_0 处的导数为无穷大.

在式(2-1)中，令 $\Delta x=x-x_0$，可得导数定义的等价形式：

$$f'(x_0)=\lim_{x\to x_0}\frac{f(x)-f(x_0)}{x-x_0} \tag{2-2}$$

一般情况下，式(2-1)在证明基本初等函数的求导公式时使用，式(2-2)常用于分段函数在分段点处的导数值计算.

显然，当自变量从小于 x_0 或大于 x_0 的方向趋近于 x_0 时，可以得到**左导数**（left derivative）和**右导数**（right derivative）的定义式：

$$f'_-(x_0)=\lim_{x\to x_0^-}\frac{f(x)-f(x_0)}{x-x_0},\quad f'_+(x_0)=\lim_{x\to x_0^+}\frac{f(x)-f(x_0)}{x-x_0}$$

由此可知，函数 $f(x)$ 在点 x_0 处可导的充要条件是：**函数 $f(x)$ 在点 x_0 处的左导数和右导数都存在且相等.**

如果函数 $y=f(x)$ 在开区间 (a,b) 内每一点都可导，则称函数 $f(x)$ 在区间 (a,b) 内可导. 这时，在 (a,b) 内对应于每一个 x 值都有一个确定的导数值，这就定义了一个新的函数，称它为 $f(x)$ 的**导函数**（为方便叙述，后文都将导函数简称为导数），记为 y'、$\frac{\mathrm{d}y}{\mathrm{d}x}$、$f'(x)$ 或 $\frac{\mathrm{d}f(x)}{\mathrm{d}x}$. 同理，如果函数 $y=f(x)$ 在开区间 (a,b) 内每一点都可导，且在左端点 a 的右导数 $f'_+(a)$ 存在，在右端点 b 的左导数 $f'_-(b)$ 存在，则称函数 $f(x)$ 在闭区间 $[a,b]$ 上可导.

综上所述，求函数 $y=f(x)$ 在定义区间内任意一点处的导数可以概括为以下三个步骤：

(1) 求函数的增量 $\Delta y=f(x+\Delta x)-f(x)$；

(2) 求函数增量与自变量增量的比值 $\frac{\Delta y}{\Delta x}=\frac{f(x+\Delta x)-f(x)}{\Delta x}$；

(3) 求比值 $\frac{\Delta y}{\Delta x}$ 的极限 $\lim\limits_{\Delta x\to 0}\frac{\Delta y}{\Delta x}$.

例 2-1 求函数 $y=x^2$ 的导数 y'，并计算 $x=2$ 处的导数值.

解：因为 $\Delta y=(x+\Delta x)^2-x^2=(2x+\Delta x)\Delta x$，所以 $\frac{\Delta y}{\Delta x}=2x+\Delta x$.

故 $y' = \lim\limits_{\Delta x \to 0} \dfrac{\Delta y}{\Delta x} = 2x, y'|_{x=2} = 2x|_{x=2} = 4.$

例 2-2 （血药浓度减少的问题）将药物进行静脉注射后，t 时刻的血药浓度有以下规律：

$$C(t) = C_0 e^{-kt}$$

其中，C_0 为静脉注射后药物达到扩散平衡时的血药浓度；k 为参数，依赖于个体和药物的特性，可由实验测定. 求血药浓度减少的瞬时速度 v.

解：

$$\Delta C = C_0 e^{-k(t+\Delta t)} - C_0 e^{-kt} = C_0 e^{-kt}(e^{-k\Delta t} - 1)$$

$$v = C'(t) = \lim_{\Delta t \to 0} \frac{\Delta C}{\Delta t} = C_0 e^{-kt} \lim_{\Delta t \to 0} \frac{e^{-k\Delta t} - 1}{\Delta t} = -kC_0 e^{-kt}$$

2.1.3 导数的几何意义

由引例中切线问题的讨论以及导数的定义可知，函数曲线在点 $M(x_0, y_0)$ 处的切线斜率就是函数 $y = f(x)$ 在点 x_0 处的导数值 $f'(x_0)$，即 $\tan\alpha = f'(x_0)$（见图 2-2）.

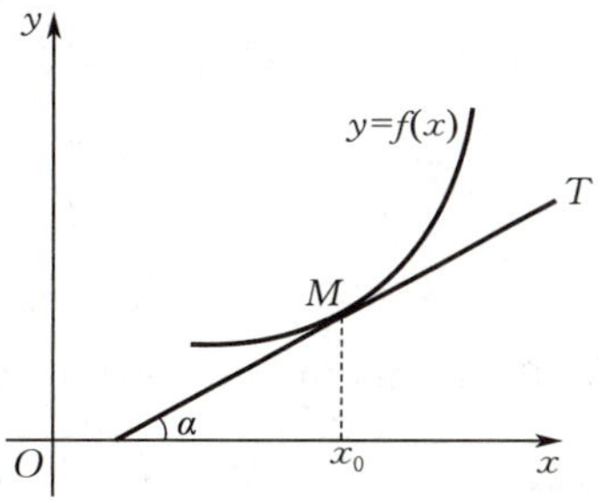

图 2-2

根据导数的几何意义，如果函数 $y = f(x)$ 在点 x_0 处可导，那么函数曲线在点 (x_0, y_0) 处的切线方程为

$$y - y_0 = f'(x_0)(x - x_0) \tag{2-3}$$

如果 $f'(x_0) \neq 0$，那么函数曲线在点 (x_0, y_0) 处的法线方程为

$$y - y_0 = -\frac{1}{f'(x_0)}(x - x_0) \tag{2-4}$$

如果 $f'(x_0) = 0$，那么函数曲线在点 (x_0, y_0) 处的法线方程为 $x = x_0$.

如果函数 $y = f(x)$ 在点 x_0 处的导数为无穷大，那么函数曲线在点 (x_0, y_0) 处的切线垂直于 x 轴，即此时切线方程为 $x = x_0$. 一般而言，在导数不存在的点处，函数曲线没有切线或有垂直于 x 轴的切线；若函数曲线在点 (x_0, y_0) 处没有切线，则函数在点 x_0 处一定不可导.

例 2-3 求曲线 $y = x^2$ 在点 (2,4) 处的切线方程和法线方程.

解：由例 2-1 可知 $y'|_{x=2} = 4$，因此曲线上点 (2,4) 处的切线方程为

$$y - 4 = 4(x - 2)$$

即

$$4x - y - 4 = 0$$

法线方程为

$$y - 4 = -\frac{1}{4}(x - 2)$$

即

$$x + 4y - 18 = 0$$

例 2-4 曲线 $y = \sqrt[3]{x}$ 在点 (0,0) 处是否有切线？函数 $y = \sqrt[3]{x}$ 在点 (0,0) 处是否可导？

解：易知，直线 $x = 0$ 与曲线 $y = \sqrt[3]{x}$ 在点 (0,0) 处相切. 因为

$$\lim_{\Delta x \to 0} \frac{\Delta y}{\Delta x} = \lim_{\Delta x \to 0} \frac{f(0 + \Delta x) - f(0)}{\Delta x} = \lim_{\Delta x \to 0} \frac{\sqrt[3]{\Delta x}}{\Delta x} = \lim_{\Delta x \to 0} (\Delta x)^{-\frac{2}{3}} = \infty$$

所以函数 $y = \sqrt[3]{x}$ 在点 (0,0) 处不可导.

2.1.4 函数的连续性与可导性的关系

如果函数 $y=f(x)$ 在某一点 x 处可导，即 $\lim\limits_{\Delta x\to 0}\dfrac{\Delta y}{\Delta x}=f'(x)$ 存在. 由无穷小定理可知

$$\frac{\Delta y}{\Delta x}=f'(x)+\alpha$$

其中，α 是 $\Delta x\to 0$ 时的无穷小. 对上式两边同时乘以 Δx，可得 $\Delta y=f'(x)\Delta x+\alpha\Delta x$，因此

$$\lim_{\Delta x\to 0}\Delta y=\lim_{\Delta x\to 0}[f'(x)\Delta x+\alpha\Delta x]=0$$

从而证明，函数 $y=f(x)$ 在点 x 处可导时必然连续.

函数在某一点处连续却不一定可导. 例如，函数 $y=|x|$ 在 $x=0$ 处是连续的，但在 $x=0$ 处的左右导数分别为 -1 和 1，即在该点处不可导. 因此，函数在某点处连续是函数在该点处可导的必要条件，而非充分条件.

例 2-5 设分段函数

$$f(x)=\begin{cases}ae^x+1, & x\geqslant 0\\ x^2+bx, & x<0\end{cases}$$

在 $x=0$ 处可导，求常数 a、b.

解：已知 $\lim\limits_{x\to 0^+}f(x)=\lim\limits_{x\to 0^+}(ae^x+1)=a+1$，$\lim\limits_{x\to 0^-}f(x)=\lim\limits_{x\to 0^-}(x^2+bx)=0$. 因为可导一定连续，故 $a+1=0$，即 $a=-1$. 又

$$f'_+(0)=\lim_{x\to 0^+}\frac{f(x)-f(0)}{x-0}=\lim_{x\to 0^+}\frac{ae^x-a}{x-0}=a=-1$$

$$f'_-(0)=\lim_{x\to 0^-}\frac{f(x)-f(0)}{x-0}=\lim_{x\to 0^-}\frac{x^2+bx-(a+1)}{x-0}=b$$

且函数在 $x=0$ 处可导，故 $b=f'_-(0)=f'_+(0)=-1$.

2.2 初等函数的导数

2.2.1 几个基本初等函数的导数

1. 常函数的导数

设函数 $y=f(x)=C$（C 为常数），则有

$$y'=\lim_{\Delta x\to 0}\frac{f(x+\Delta x)-f(x)}{\Delta x}=\lim_{\Delta x\to 0}\frac{C-C}{\Delta x}=0$$

即

$$C'=0 \tag{2-5}$$

2. 幂函数的导数

设函数 $y=f(x)=x^n$（n 为自然数），则有

$$y' = \lim_{\Delta x \to 0} \frac{f(x+\Delta x) - f(x)}{\Delta x} = \lim_{\Delta x \to 0} \frac{(x+\Delta x)^n - x^n}{\Delta x}$$

$$= \lim_{\Delta x \to 0} \frac{nx^{n-1}\Delta x + \frac{n(n-1)}{2!}x^{n-2}(\Delta x)^2 + \frac{n(n-1)(n-2)}{3!}x^{n-3}(\Delta x)^3 + \cdots + (\Delta x)^n}{\Delta x}$$

$$= \lim_{\Delta x \to 0}\left[nx^{n-1} + \frac{n(n-1)}{2!}x^{n-2}\Delta x + \frac{n(n-1)(n-2)}{3!}x^{n-3}(\Delta x)^2 + \cdots + (\Delta x)^{n-1}\right]$$

$$= nx^{n-1}$$

即

$$(x^n)' = nx^{n-1} \tag{2-6}$$

事实上,该结论对任意实数均成立,即 $(x^a)' = ax^{a-1}$(a 为实数).

3. 正弦函数和余弦函数的导数

设函数 $y = f(x) = \sin x$,则有

$$y' = \lim_{\Delta x \to 0} \frac{f(x+\Delta x) - f(x)}{\Delta x} = \lim_{\Delta x \to 0} \frac{\sin(x+\Delta x) - \sin x}{\Delta x}$$

$$= \lim_{\Delta x \to 0} \frac{2\cos\frac{2x+\Delta x}{2}\sin\frac{\Delta x}{2}}{\Delta x} = \lim_{\Delta x \to 0} \cos\frac{2x+\Delta x}{2}\frac{\sin\frac{\Delta x}{2}}{\frac{\Delta x}{2}} = \cos x$$

即

$$(\sin x)' = \cos x \tag{2-7}$$

同理可得

$$(\cos x)' = -\sin x \tag{2-8}$$

4. 对数函数的导数

设函数 $y = f(x) = \log_a x$($a > 0$ 且 $a \neq 1$),则有

$$y' = \lim_{\Delta x \to 0} \frac{f(x+\Delta x) - f(x)}{\Delta x} = \lim_{\Delta x \to 0} \frac{\log_a(x+\Delta x) - \log_a x}{\Delta x}$$

$$= \lim_{\Delta x \to 0} \frac{\log_a\left(1+\frac{\Delta x}{x}\right)}{\Delta x} = \lim_{\Delta x \to 0} \log_a\left(1+\frac{\Delta x}{x}\right)^{\frac{1}{\Delta x}}$$

$$= \lim_{\Delta x \to 0} \frac{1}{x}\log_a\left(1+\frac{\Delta x}{x}\right)^{\frac{x}{\Delta x}} = \frac{1}{x}\log_a e = \frac{1}{x\ln a}$$

即 $(\log_a x)' = \dfrac{1}{x\ln a}$. 特别地,当 $a = e$ 时,有 $(\ln x)' = \dfrac{1}{x}$ (2-9)

5. 指数函数的导数

设函数 $y = f(x) = a^x$($a > 0$ 且 $a \neq 1$),则有

$$y' = \lim_{\Delta x \to 0} \frac{f(x+\Delta x) - f(x)}{\Delta x} = \lim_{\Delta x \to 0} \frac{a^{x+\Delta x} - a^x}{\Delta x}$$

$$= a^x \lim_{\Delta x \to 0} \frac{a^{\Delta x} - 1}{\Delta x} = a^x \ln a$$

即 $(a^x)' = a^x \ln a$. 特别地,当 $a = e$ 时,有 $(e^x)' = e^x$ (2-10)

不难发现,上述几类基本初等函数的导数均是通过导数定义求得的. 一般地,对于比较复杂的函数,直接利用导数定义求导是较为复杂且困难的.

下面介绍函数的几个求导法则,借助这些法则和本小节已经得到的几个基本初等函数的导数公式,便可以较为简捷地求出一些初等函数的导数.

2.2.2 函数四则运算的求导法则

法则 1 设 $u=u(x)$，$v=v(x)$ 在点 x 处可导，则函数 $y=u\pm v$ 在点 x 处也可导，并且

$$(u\pm v)'=u'\pm v' \tag{2-11}$$

证：以 $y=u+v$ 为例，有

$$\begin{aligned}y'&=\lim_{\Delta x\to 0}\frac{\Delta y}{\Delta x}=\lim_{\Delta x\to 0}\frac{u(x+\Delta x)+v(x+\Delta x)-u(x)-v(x)}{\Delta x}\\&=\lim_{\Delta x\to 0}\left[\frac{u(x+\Delta x)-u(x)}{\Delta x}+\frac{v(x+\Delta x)-v(x)}{\Delta x}\right]\\&=\lim_{\Delta x\to 0}\frac{u(x+\Delta x)-u(x)}{\Delta x}+\lim_{\Delta x\to 0}\frac{v(x+\Delta x)-v(x)}{\Delta x}=u'+v'\end{aligned}$$

同理可证，$(u-v)'=u'-v'$.

该求导法则可推广到有限个函数的代数和情形，如 $(u+v-w)'=u'+v'-w'$.

法则 2 设 $u=u(x)$，$v=v(x)$ 在点 x 处可导，则函数 $y=uv$ 在点 x 处也可导，并且

$$(uv)'=u'v+uv' \tag{2-12}$$

证：
$$\begin{aligned}y'&=\lim_{\Delta x\to 0}\frac{\Delta y}{\Delta x}=\lim_{\Delta x\to 0}\frac{u(x+\Delta x)v(x+\Delta x)-u(x)v(x)}{\Delta x}\\&=\lim_{\Delta x\to 0}\frac{u(x+\Delta x)v(x+\Delta x)-u(x)v(x+\Delta x)+u(x)v(x+\Delta x)-u(x)v(x)}{\Delta x}\\&=\lim_{\Delta x\to 0}\left[\frac{u(x+\Delta x)-u(x)}{\Delta x}v(x+\Delta x)+u(x)\frac{v(x+\Delta x)-v(x)}{\Delta x}\right]\\&=\lim_{\Delta x\to 0}\frac{u(x+\Delta x)-u(x)}{\Delta x}\lim_{\Delta x\to 0}v(x+\Delta x)+u(x)\lim_{\Delta x\to 0}\frac{v(x+\Delta x)-v(x)}{\Delta x}\\&=u'v+uv'\end{aligned}$$

推论 1 $(Cu)'=Cu'$（C 为常数）. (2-13)

推论 2 设 $u=u(x)$，$v=v(x)$，$w=w(x)$ 在点 x 处可导，则函数 $y=uvw$ 在点 x 处也可导，并且

$$(uvw)'=u'vw+uv'w+uvw' \tag{2-14}$$

法则 3 设 $u=u(x)$，$v=v(x)$ 在点 x 处可导，且 $v(x)\neq 0$，则函数 $y=\dfrac{u}{v}$ 在点 x 处也可导，并且

$$\left(\frac{u}{v}\right)'=\frac{u'v-uv'}{v^2} \tag{2-15}$$

证：
$$\begin{aligned}y'&=\lim_{\Delta x\to 0}\frac{\Delta y}{\Delta x}=\lim_{\Delta x\to 0}\frac{u(x+\Delta x)/v(x+\Delta x)-u(x)/v(x)}{\Delta x}\\&=\lim_{\Delta x\to 0}\left[\frac{u(x+\Delta x)v(x)-u(x)v(x+\Delta x)}{v(x+\Delta x)v(x)\Delta x}\right]\\&=\lim_{\Delta x\to 0}\left[\frac{u(x+\Delta x)v(x)-u(x)v(x)+u(x)v(x)-u(x)v(x+\Delta x)}{v(x+\Delta x)v(x)\Delta x}\right]\\&=\lim_{\Delta x\to 0}\frac{\dfrac{u(x+\Delta x)-u(x)}{\Delta x}v(x)}{v(x+\Delta x)v(x)}-\lim_{\Delta x\to 0}\frac{u(x)\dfrac{v(x+\Delta x)-v(x)}{\Delta x}}{v(x+\Delta x)v(x)}\end{aligned}$$

$$= \frac{\lim\limits_{\Delta x \to 0} \frac{u(x+\Delta x)-u(x)}{\Delta x} v(x) - \lim\limits_{\Delta x \to 0} u(x) \frac{v(x+\Delta x)-v(x)}{\Delta x}}{\lim\limits_{\Delta x \to 0} v(x+\Delta x)v(x)} = \frac{u'v-uv'}{v^2}$$

例 2-6 已知 $y = 3x^2 - 2x + 10$，求 y'.

解： $y' = (3x^2 - 2x + 10)' = (3x^2)' - (2x)' + (10)' = 6x - 2$

例 2-7 已知 $y = 2^x \sin x + x\ln x$，求 y'.

解：

$$\begin{aligned} y' &= (2^x \sin x + x\ln x)' = (2^x \sin x)' + (x\ln x)' \\ &= (2^x)'\sin x + 2^x(\sin x)' + x'\ln x + x(\ln x)' \\ &= 2^x \ln 2\sin x + 2^x \cos x + \ln x + 1 \end{aligned}$$

例 2-8 已知 $y = \tan x$，求 y'.

解：

$$y' = (\tan x)' = \left(\frac{\sin x}{\cos x}\right)' = \frac{(\sin x)'\cos x - \sin x(\cos x)'}{\cos^2 x}$$

$$= \frac{\cos^2 x + \sin^2 x}{\cos^2 x} = \frac{1}{\cos^2 x} = \sec^2 x \tag{2-16}$$

同理有

$$(\cot x)' = -\frac{1}{\sin^2 x} = -\csc^2 x \tag{2-17}$$

2.2.3 反函数的求导法则

定理 2-1 如果函数 $x = f(y)$ 在某区间 I_y 内单调、可导且 $f'(y) \neq 0$，那么它的反函数 $y = f^{-1}(x)$ 在相应的区间 $I_x = \{x \mid x = f(y), y \in I_y\}$ 内也可导，且

$$[f^{-1}(x)]' = \frac{1}{f'(y)} \quad 或 \quad \frac{\mathrm{d}y}{\mathrm{d}x} = \frac{1}{\frac{\mathrm{d}x}{\mathrm{d}y}} \tag{2-18}$$

证：由于 $x = f(y)$ 在区间 I_y 内单调、可导(从而连续)，因此反函数 $y = f^{-1}(x)$ 存在，且在相应的区间 I_x 内单调、连续.

任取 $x \in I_x$，给 x 以增量 $\Delta x(\Delta x \neq 0, x + \Delta x \in I_x)$，由 $y = f^{-1}(x)$ 的单调性可知 $\Delta y = f^{-1}(x + \Delta x) - f^{-1}(x) \neq 0$，又因为 $y = f^{-1}(x)$ 连续，故 $\lim\limits_{\Delta x \to 0} \Delta y = 0$，于是有 $[f^{-1}(x)]' = \lim\limits_{\Delta x \to 0} \frac{\Delta y}{\Delta x} = \lim\limits_{\Delta x \to 0} \frac{1}{\frac{\Delta x}{\Delta y}} = \frac{1}{f'(y)}$.

例 2-9 设函数 $y = f(x) = a^x (a > 0 且 a \neq 1)$，求 y'.

解：因为 $y = a^x$ 是 $x = \log_a y$ 的反函数，而 $x = \log_a y$ 在 $(0, +\infty)$ 内单调、可导，且

$$(\log_a y)' = \frac{1}{y\ln a} \neq 0$$

于是在相应区间 $(-\infty, +\infty)$ 内，有

$$(a^x)' = \frac{1}{(\log_a y)'} = y\ln a = a^x \ln a.$$

例 2-10 求反正弦函数 $y = \arcsin x (|x| < 1)$ 的导数.

解:设 $x=\sin y, y\in\left[-\frac{\pi}{2},\frac{\pi}{2}\right]$,则 $y=\arcsin x$ 是它的反函数. 函数 $x=\sin y$ 在 $y\in I_y=\left(-\frac{\pi}{2},\frac{\pi}{2}\right)$ 内单调、可导,且 $(\sin y)'=\cos y>0$,于是在相应区间 $I_x=(-1,1)$ 内,有

$$(\arcsin x)'=\frac{1}{(\sin y)'}=\frac{1}{\cos y}=\frac{1}{\sqrt{1-\sin^2 y}}=\frac{1}{\sqrt{1-x^2}} \tag{2-19}$$

同理可得

$$(\arccos x)'=-\frac{1}{\sqrt{1-x^2}} \tag{2-20}$$

例 2-11 求反正切函数 $y=\arctan x$ 的导数.

解:设 $x=\tan y, y\in\left(-\frac{\pi}{2},\frac{\pi}{2}\right)$,则 $y=\arctan x$ 是它的反函数. 函数 $x=\tan y$ 在 $y\in I_y=\left(-\frac{\pi}{2},\frac{\pi}{2}\right)$ 内单调、可导,且 $(\tan y)'=\sec^2 y>0$,于是在相应区间 $I_x=(-\infty,+\infty)$ 内,有

$$(\arctan x)'=\frac{1}{(\tan y)'}=\frac{1}{\sec^2 y}=\frac{1}{1+\tan^2 y}=\frac{1}{1+x^2} \tag{2-21}$$

同理有

$$(\text{arccot}\, x)'=-\frac{1}{1+x^2} \tag{2-22}$$

例 2-12 借助 X 光片可以发现,在人咳嗽期间气管及支气管的直径会减小. 经过仔细研究,B. F. Visser 做出了理论推理,最后得出空气在气管内的流速 v 与气管半径 r 有如下关系:

$$v=\frac{r^2(r_0-r)}{\pi ak}$$

其中,r 是气管在压强大于 1 atm(1 atm = 101 kPa) 时的半径;r_0 是气管在压强为 1 atm 时的半径;a 和 k 是常数. 试求气管半径 r 对通过气管的空气流速 v 的变化率 $\frac{\mathrm{d}r}{\mathrm{d}v}$.

解:由 v 与 r 的关系式难以求出 r 关于 v 的显函数,不妨把 $v(r)$ 看作 $r(v)$ 的反函数,在区间 $\left(0,\frac{2r_0}{3}\right)$ 内 $v(r)$ 单调、连续,且 $\frac{\mathrm{d}v}{\mathrm{d}r}=\frac{r(2r_0-3r)}{\pi ak}>0$. 于是在相应区间内,有

$$\frac{\mathrm{d}r}{\mathrm{d}v}=\frac{1}{\frac{\mathrm{d}v}{\mathrm{d}r}}=\frac{\pi ak}{r(2r_0-3r)}$$

2.2.4 复合函数的求导法则

前面已经提到过,初等函数是由基本初等函数经过有限次四则运算和复合运算得到的,下面讨论复合函数的求导法则.

定理 2-2(链式法则) 设函数 $u=\varphi(x)$ 在点 x 处可导,即 $u'_x=\varphi'_x(x)$,函数 $y=f(u)$ 在对应点 u 处可导,即 $y'_u=f'_u(u)$,则复合函数 $y=f[\varphi(x)]$ 在点 x 处也可导,并且复合函数 $y=f[\varphi(x)]$ 的导数是

$$\frac{\mathrm{d}y}{\mathrm{d}x}=\frac{\mathrm{d}y}{\mathrm{d}u}\frac{\mathrm{d}u}{\mathrm{d}x} \quad 或 \quad f'[\varphi(x)]=f'_u(u)\cdot\varphi'_x(x) \tag{2-23}$$

证:设自变量 x 有增量 Δx,则函数 $u=\varphi(x)$ 有相应增量 $\Delta u=\varphi(x+\Delta x)-\varphi(x)$,从而函

数 $y=f(u)$ 有相应增量 $\Delta y=f(u+\Delta u)-f(u)=f(\varphi(x+\Delta x))-f(\varphi(x))$. 因为函数 $y=f(u)$ 在对应点 u 处可导,所以有

$$\lim_{\Delta u\to 0}\frac{\Delta y}{\Delta u}=f'_u(u)$$

根据无穷小定理可得

$$\frac{\Delta y}{\Delta u}=f'_u(u)+\alpha$$

其中,α 是 $\Delta u\to 0$ 时的无穷小. 于是

$$\Delta y=f'_u(u)\Delta u+\alpha\Delta u$$

当 $\Delta u=0$ 时,$\Delta y=f(u+\Delta u)-f(u)=0$,则上式依然成立. 在上式两边同时除以 $\Delta x(\Delta x\neq 0)$ 并取极限,得

$$\lim_{\Delta x\to 0}\frac{\Delta y}{\Delta x}=\lim_{\Delta x\to 0}\left[f'_u(u)\frac{\Delta u}{\Delta x}+\alpha\frac{\Delta u}{\Delta x}\right]$$

因为函数可导必连续,所以当 $\Delta x\to 0$ 时有 $\Delta u\to 0$,从而

$$\lim_{\Delta x\to 0}\alpha=\lim_{\Delta u\to 0}\alpha=0$$

由此得

$$\lim_{\Delta x\to 0}\frac{\Delta y}{\Delta x}=f'_u(u)\lim_{\Delta x\to 0}\frac{\Delta u}{\Delta x}+\lim_{\Delta x\to 0}\alpha\cdot\lim_{\Delta x\to 0}\frac{\Delta u}{\Delta x}=f'_u(u)\cdot\varphi'_x(x)$$

重复应用上述求导法则,可以将复合函数求导的链式法则推广到多层复合函数的情形. 例如,$y=f(u)$,$u=\varphi(v)$,$v=\psi(x)$ 均可导,则复合函数 $y=f(\varphi(\psi(x)))$ 对自变量 x 的导数为

$$\frac{\mathrm{d}y}{\mathrm{d}x}=\frac{\mathrm{d}y}{\mathrm{d}u}\frac{\mathrm{d}u}{\mathrm{d}v}\frac{\mathrm{d}v}{\mathrm{d}x}\quad 或\quad f'(\varphi(\psi(x)))=f'_u(u)\cdot\varphi'_v(v)\cdot\psi'_x(x)\tag{2-24}$$

例 2-13 证明:对任意的实数 a,$(x^a)'=ax^{a-1}$.

证: 设 $y=x^a=\mathrm{e}^{\ln x^a}=\mathrm{e}^{a\ln x}$,则该函数可分解为 $y=\mathrm{e}^u$,$u=a\ln x$. 于是由复合函数求导的链式法则,得

$$y'=\frac{\mathrm{d}y}{\mathrm{d}u}\cdot\frac{\mathrm{d}u}{\mathrm{d}x}=\mathrm{e}^u\cdot\frac{a}{x}=\mathrm{e}^{a\ln x}\cdot\frac{a}{x}=x^a\cdot\frac{a}{x}=ax^{a-1}$$

例 2-14 已知 $y=\sec x$,求 y'.

解:方法 1 $y=\sec x=\dfrac{1}{\cos x}$ 的导数可以利用求导公式 $\left(\dfrac{u}{v}\right)'=\dfrac{u'v-uv'}{v^2}$ 求得,$y'=(\sec x)'=\sec x\tan x$.

方法 2 $y=\sec x=\dfrac{1}{\cos x}$ 可以分解为 $y=u^{-1}$,$u=\cos x$,根据复合函数求导的链式法则,得

$$y'=(u^{-1})'\cdot(\cos x)'=-u^{-2}\cdot(-\sin x)=(\cos x)^{-2}\cdot\sin x=\sec x\tan x$$

同理可得

$$(\csc x)'=-\csc x\cot x$$

当能熟练运用复合函数的求导法则之后,只要在求导时明确中间变量的复合关系,即可直接对复合函数求导,不必列出中间变量,但必须明确每一步是“谁对谁求导”.

例 2-15 已知 $y=\sec x^2$,求 y'.

解:

$$y'=(\sec x^2)'=\sec x^2\cdot\tan x^2\cdot(x^2)'=\sec x^2\cdot\tan x^2\cdot 2x$$

例 2-16 胡奥尔韦氏定律(Hoorweg's Law):Hoorweg 研究了阈值水平时电容器放电对神经刺激的关系,他发现引起最小的肌肉收缩反应时的电压与电容器的电容 C 有关,经验公式为 $U = aR + b/C$. 其中,R 是电阻(假设为定值),a 和 b 是正的常数. 若电容的单位为 μF(微法),电容器的电压单位为 V(伏特),由物理学知识可知,与负载电荷相对应的电能 $E = 5CU^2$,将 U 的表达式代入,得 $E = 5C(aR + b/C)^2$,试求电能对电容的变化率 $\frac{\mathrm{d}E}{\mathrm{d}C}$.

解:

$$\frac{\mathrm{d}E}{\mathrm{d}C} = 5\left(aR + \frac{b}{C}\right)^2 + 10C\left(aR + \frac{b}{C}\right)\left(-\frac{b}{C^2}\right) = 5\left(a^2R^2 - \frac{b^2}{C^2}\right)$$

2.2.5 隐函数的求导法则

将函数 y 用自变量 x 直接表示,即 $y = f(x)$,这种函数称为**显函数**(explicit function),如前面的例题中的函数都是显函数. 但在实际问题中还会遇到另外一种函数,即函数 y 没有直接用自变量 x 表示,而是由一个含 x 和 y 的方程 $F(x,y) = 0$ 所确定,如 $x^2 - y + 5 = 0$,$xy - x + \mathrm{e}^x = 0$ 等,这样的函数称为**隐函数**(implicit function). 有些隐函数可以化为显函数,如 $x^2 - y = 4$ 可以化成 $y = x^2 - 4$;有些隐函数却不能够显化,如 $xy - x + \mathrm{e}^{xy} = 0$,虽然也确定了 x 和 y 之间的函数关系,但无法用自变量 x 直接表示 y. 因此,需要讨论隐函数的求导法则. 下面将通过具体的例子进行说明.

例 2-17 求 $x^2y + y^2 = 4$ 的导数 y'.

分析: 求导数 y',即求函数 y 对自变量 x 的导数,故本例中的 y 为函数而非独立的变量. 因此,函数 $f = y^2$ 是 $f = u^2$ 与 $u = y(x)$ 的复合函数,其中 u 为中间变量.

解: 将方程两边同时对 x 求导,则有

$$2xy + x^2y' + 2yy' = 0$$

当 $x^2 + 2y \neq 0$ 时,得

$$y' = \frac{-2xy}{x^2 + 2y}$$

例 2-18 已知隐函数 $x\mathrm{e}^y + y\mathrm{e}^x = 0$,求 y' 及 $y'|_{x=0}$.

解: 将方程两边同时对 x 求导,则有

$$\mathrm{e}^y + x\mathrm{e}^y y' + y'\mathrm{e}^x + y\mathrm{e}^x = 0$$

当 $x\mathrm{e}^y + \mathrm{e}^x \neq 0$ 时,得

$$y' = -\frac{\mathrm{e}^y + y\mathrm{e}^x}{x\mathrm{e}^y + \mathrm{e}^x}$$

当 $x = 0$ 时,由 $x\mathrm{e}^y + y\mathrm{e}^x = 0$ 可得 $y = 0$,因此 $y'|_{x=0} = -1$.

由例 2-18 可以看出,求隐函数的导数时,应将方程两端同时对自变量 x 求导,其他变量均视为中间变量,然后利用复合函数求导法则求导即可,最后从所得到的表达式中求解出 y'. 一般而言,不能显化的隐函数的导数依然是隐函数.

当需要对一些较为复杂的分式形式的显函数求导时,直接运用四则运算法则求导会比较复杂,此时可先将其化为可显化的隐函数,然后利用隐函数求导法则求解.

例 2-19 Logistic **曲线**(逻辑斯谛曲线)可以用来描述生物种群的生长规律,其方程为

$$W = W_0 \frac{1+b}{1+be^{-kt}}$$

其中,W 为种群总数;t 为时间;b、k、W_0 均为常数,且 $b>0$. 试求生长率函数.

解: 原函数可以表示为 $W + be^{-kt}W - W_0(1+b) = 0$,在此式两边同时对 t 求导可得

$$W' - kbe^{-kt}W + be^{-kt}W' = 0$$

因为 $1+be^{-kt} \neq 0$,所以

$$W' = \frac{kbe^{-kt}}{1+be^{-kt}}W = W_0 \frac{bk(1+b)e^{-kt}}{(1+be^{-kt})^2}$$

上式即生长率函数.

2.2.6 对数求导法则

在有些情况下直接对显函数求导会很麻烦,如由多个表达式作乘除运算或根式运算而得到的函数或幂指函数. 这时候可以通过对函数两边取对数化为隐函数后,再利用隐函数的求导法则求解其导数,这种方法称为**对数求导法**.

例 2-20 求 $y = \sqrt{\frac{x(x-1)}{(x-2)(x-3)}}$ 的导数.

解: 当 $x>3$ 时,两边同时取对数,得

$$\ln y = \frac{1}{2}[\ln x + \ln(x-1) - \ln(x-2) - \ln(x-3)]$$

方程两边同时对 x 求导,得

$$\frac{1}{y}y' = \frac{1}{2}\left(\frac{1}{x} + \frac{1}{x-1} - \frac{1}{x-2} - \frac{1}{x-3}\right)$$

所以

$$\begin{aligned} y' &= \frac{1}{2}y\left(\frac{1}{x} + \frac{1}{x-1} - \frac{1}{x-2} - \frac{1}{x-3}\right) \\ &= \frac{1}{2}\sqrt{\frac{x(x-1)}{(x-2)(x-3)}}\left(\frac{1}{x} + \frac{1}{x-1} - \frac{1}{x-2} - \frac{1}{x-3}\right) \end{aligned}$$

当 $1<x<2$ 时,$\ln y = \frac{1}{2}[\ln x + \ln(x-1) - \ln(2-x) - \ln(3-x)]$;

当 $x<0$ 时,$\ln y = \frac{1}{2}[\ln(-x) + \ln(1-x) - \ln(2-x) - \ln(3-x)]$.

用同样的方法可求得这两种情况下的 y',其结果是相同的.

例 2-21 求幂指函数 $y = u(x)^{v(x)}$ 的导数,其中 $u(x)$ 和 $v(x)$ 均为可导函数.

解: 两边先取对数,得

$$\ln y = v(x)\ln u(x)$$

上式两边同时对 x 求导,得

$$\frac{1}{y}y' = v'(x)\ln u(x) + v(x)\frac{u'(x)}{u(x)}$$

所以

$$y'=y\left[v'(x)\ln u(x)+v(x)\frac{u'(x)}{u(x)}\right]=u(x)^{v(x)}\left[v'(x)\ln u(x)+v(x)\frac{u'(x)}{u(x)}\right]$$

特别地，当 $u(x)=x$，$v(x)=a$ 为常函数时，有

$$y'=(x^a)'=x^a\left(a'\ln x+a\frac{x'}{x}\right)=x^a\left(0+\frac{a}{x}\right)=ax^{a-1}$$

2.2.7　由参数方程所确定的函数的求导法则

一般地，若参数方程

$$\begin{cases}x=\varphi(t)\\ y=\psi(t)\end{cases}\quad(\alpha\leqslant t\leqslant\beta)\tag{2-25}$$

确定了 y 与 x 之间的函数关系，则称此函数为由参数方程(2-25)所确定的函数.

在参数方程(2-25)中，若 $x=\varphi(t)$ 具有单调连续的反函数 $t=\varphi^{-1}(x)$，则由该参数方程所确定的函数可视为由 $y=\psi(t)$，$t=\varphi^{-1}(x)$ 复合而得. 若 $\varphi(t)$ 和 $\psi(t)$ 均可导，且 $\varphi'(t)\neq0$，由反函数和复合函数的求导法则，得

$$\frac{\mathrm{d}y}{\mathrm{d}x}=\frac{\mathrm{d}y}{\mathrm{d}t}\cdot\frac{\mathrm{d}t}{\mathrm{d}x}=\frac{\mathrm{d}y}{\mathrm{d}t}\cdot\frac{1}{\frac{\mathrm{d}x}{\mathrm{d}t}}=\frac{\psi'(t)}{\varphi'(t)}$$

这就是由参数方程所确定的函数的求导法则.

例 2-22　求椭圆 $\begin{cases}x=a\cos t\\ y=b\sin t\end{cases}$ 在 $t=\frac{\pi}{4}$ 的对应点处的切线方程.

解： 当 $t=\frac{\pi}{4}$ 时，$x=\frac{\sqrt{2}}{2}a$，$y=\frac{\sqrt{2}}{2}b$，所以 $t=\frac{\pi}{4}$ 在该椭圆上的对应点 M_0 的坐标为 $\left(\frac{\sqrt{2}}{2}a,\frac{\sqrt{2}}{2}b\right)$. 在该点的切线的斜率为

$$k=\left.\frac{\mathrm{d}y}{\mathrm{d}x}\right|_{x=\frac{\sqrt{2}}{2}a}=\left.\frac{(b\sin t)'}{(a\cos t)'}\right|_{t=\frac{\pi}{4}}=-\frac{b}{a}\cot\frac{\pi}{4}=-\frac{b}{a}$$

于是椭圆在点 M_0 处的切线方程为

$$y-\frac{\sqrt{2}}{2}b=-\frac{b}{a}\left(x-\frac{\sqrt{2}}{2}a\right)$$

即

$$bx+ay-\sqrt{2}ab=0$$

参数方程确定的函数的导数

2.2.8　基本导数公式

导数运算的常见问题

为了便于查阅，现将常用的导数公式及求导法则汇总如下.

基本初等函数的求导公式

(1) $C'=0$（C 为常数）；

(2) $(x^a)'=ax^{a-1}$（a 为常数）；

(3) $(a^x)'=a^x\ln a$（$a>0$，$a\neq1$）；

(4) $(\mathrm{e}^x)'=\mathrm{e}^x$；

(5) $(\log_a x)' = \dfrac{1}{x\ln a}(a > 0, a \neq 1)$;

(6) $(\ln |x|)' = \dfrac{1}{x}$;

(7) $(\sin x)' = \cos x$;

(8) $(\cos x)' = -\sin x$;

(9) $(\tan x)' = \sec^2 x$;

(10) $(\cot x)' = -\csc^2 x$;

(11) $(\sec x)' = \tan x\sec x$;

(12) $(\csc x)' = -\cot x\csc x$;

(13) $(\arcsin x)' = \dfrac{1}{\sqrt{1-x^2}}(|x| < 1)$;

(14) $(\arccos x)' = -\dfrac{1}{\sqrt{1-x^2}}(|x| < 1)$;

(15) $(\arctan x)' = \dfrac{1}{1+x^2}$;

(16) $(\operatorname{arccot} x)' = -\dfrac{1}{1+x^2}$;

四则运算求导法则

设函数 $u(x)$ 和 $v(x)$ 在点 x 处可导,则

(17) $[u(x) \pm v(x)]' = u'(x) \pm v'(x)$;

(18) $[Cu(x)]' = Cu'(x)$(C 为常数);

(19) $[u(x)v(x)]' = u'(x)v(x) + u(x)v'(x)$;

(20) $\left[\dfrac{u(x)}{v(x)}\right]' = \dfrac{u'(x)v(x) - u(x)v'(x)}{v^2(x)}[v(x) \neq 0]$;

复合函数的求导法则

(21) 设函数 $u = \varphi(x)$ 在点 x 处可导,$y = f(u)$ 在对应点 u 处可导,则函数 $y = f[\varphi(x)]$ 的导数为

$$\frac{\mathrm{d}y}{\mathrm{d}x} = \frac{\mathrm{d}y}{\mathrm{d}u}\frac{\mathrm{d}u}{\mathrm{d}x} = f'_u(u)\varphi'_x(x)$$

反函数的求导法则

(22) 设 $y = f(x)$ 为 $x = \varphi(y)$ 的反函数,$\varphi'(y) \neq 0$,则

$$y' = f'(x) = \frac{1}{\varphi'(y)} \quad 或 \quad \frac{\mathrm{d}y}{\mathrm{d}x} = \frac{1}{\dfrac{\mathrm{d}x}{\mathrm{d}y}}$$

2.2.9 高阶导数

以自由落体运动为例,路程 s 与时间 t 的函数是 $s(t) = gt^2/2$,当将路程对时间求导时,得到瞬时速度 v 与时间 t 的函数,即 $v(t) = s'(t) = gt$. 当将速度 v 对时间 t 求导时,得到加速度 a 与时间 t 的函数,即 $a(t) = v'(t) = g$,这时把 $a(t)$ 记作 $a(t) = s''(t)$,称为 s 关于 t 的二阶导数.

从上述例子中总结出一般的数学表述:如果 $y = f(x)$ 的导数 y' 存在,且 $y' = f'(x)$ 的导数

也存在，则这个导数称为 $y=f(x)$ 的**二阶导数**，记作 y''，$f''(x)$，$\frac{\mathrm{d}^2y}{\mathrm{d}x^2}$ 或 $\frac{\mathrm{d}^2f}{\mathrm{d}x^2}$.

类似地，如果 $y''=f''(x)$ 的导数存在，这个导数就称为 $y=f(x)$ 的**三阶导数**，记作 y'''，$f'''(x)$，$\frac{\mathrm{d}^3y}{\mathrm{d}x^3}$ 或 $\frac{\mathrm{d}^3f}{\mathrm{d}x^3}$. 如果 $(n-1)$ 阶导数 $y^{(n-1)}=f^{(n-1)}(x)$ 的导数存在，则这个导数就称为 $y=f(x)$ 的 **n 阶导数**，记作 $y^{(n)}$，$f^{(n)}(x)$，$\frac{\mathrm{d}^ny}{\mathrm{d}x^n}$ 或 $\frac{\mathrm{d}^nf}{\mathrm{d}x^n}$.

$y=f(x)$ 的二阶和二阶以上的导数统称为 $f(x)$ 的**高阶导数**(higher derivative). 相应地，$y'=f'(x)$ 称为 $f(x)$ 的一阶导数. $y=f(x)$ 也常称为 $f(x)$ 的零阶导数.

例 2-23 求 $y=\sin x$ 的各阶导数.

高阶导数

解：

$$y'=\cos x=\sin\left(x+\frac{\pi}{2}\right)$$

$$y''=(\cos x)'=-\sin x=\sin\left(x+2\cdot\frac{\pi}{2}\right)$$

$$y''=(-\sin x)'=-\cos x=\sin\left(x+3\cdot\frac{\pi}{2}\right)$$

$$\vdots$$

由数学归纳法可证

$$y^{(n)}=\sin\left(x+n\cdot\frac{\pi}{2}\right)$$

类似可证

$$(\cos x)^{(n)}=\cos\left(x+n\cdot\frac{\pi}{2}\right)$$

例 2-24 求 $y=x^a$(a 为常数) 的各阶导数.

解：$y'=ax^{a-1}$，$y''=a(a-1)x^{a-2}$，$y'''=a(a-1)(a-2)x^{a-3}$，…，不难得出

$$y^{(n)}=a(a-1)(a-2)\cdots(a-n+1)x^{a-n}$$

特别地，当 $a=n$ 为自然数时，

$$y^{(k)}=(x^n)^{(k)}=\begin{cases}n(n-1)\cdots(n-k+1)x^{n-k}, & 1\leqslant k\leqslant n\\ 0, & k>n\end{cases}$$

例 2-25 设 $y=1+xe^y$，求 $y''(0)$.

解：将 $x=0$ 代入原方程，得 $y=1$. 原方程两边同时对 x 求导，得

$$y'=0+e^y+xe^yy'$$

将 $x=0$ 和 $y=1$ 代入上式，得 $y'(0)=e$. 上式两边同时再对 x 求导，得

$$y''=e^yy'+e^yy'+xe^y(y')^2+xe^yy''=2e^yy'+xe^y(y')^2+xe^yy''$$

将 $x=0$，$y=1$ 和 $y'(0)=e$ 代入上式，得

$$y''(0)=2e^2$$

2.3 导数的应用

导数的几何意义是函数图形上某一点处切线的斜率，描述了函数的局部性态，本节将利用导数进一步研究函数及其曲线的其他性态.

2.3.1 微分中值定理

微分中值定理是导数应用的理论基础，其建立了函数与其导数之间的联系. 微分中值定理包括费马定理、罗尔中值定理、拉格朗日中值定理、柯西中值定理以及泰勒中值定理. 本节将列举出这些定理的内容，而不证明，有兴趣的同学可自行查阅相关资料了解学习.

定理 2-3 [费马(Fermat)定理] 设函数 $f(x)$ 在某区间 I 内有定义. 若 $f(x)$ 在该区间内的点 x_0 的某去心邻域内满足 $f(x) < f(x_0)$ [或 $f(x) > f(x_0)$]，且 $f'(x_0)$ 存在，则必有 $f'(x_0) = 0$.

定理 2-4 [罗尔(Rolle)中值定理] 若函数 $f(x)$ 满足

(1) 在闭区间 $[a,b]$ 上连续；

(2) 在开区间 (a,b) 内可导；

(3) $f(a) = f(b)$，

则至少存在一点 $\xi \in (a,b)$，使得 $f'(\xi) = 0$.

定理 2-5 [拉格朗日(Lagrange)中值定理] 若函数 $f(x)$ 满足

(1) 在闭区间 $[a,b]$ 上连续；

(2) 在开区间 (a,b) 内可导，

则至少存在一点 $\xi \in (a,b)$，使

$$f(b) - f(a) = f'(\xi)(b-a) \text{ 或 } f'(\xi) = \frac{f(b)-f(a)}{b-a} \tag{2-26}$$

对这个定理，结合几何图形进行理解. 当函数 $y = f(x)$ 满足定理的条件时，其图形是一条连续光滑的曲线，如图 2-3 所示. 已知弦 AB 的斜率是 $\frac{f(b)-f(a)}{b-a}$，如果把弦 AB 平行移动，那么在曲线上一定至少可以找到一个点 C，使得曲线在点 C 处的切线与弦 AB 平行. 记点 C 的横坐标为 ξ，则曲线在点 C 处的切线斜率为 $f'(\xi)$，即割线 AB 的斜率.

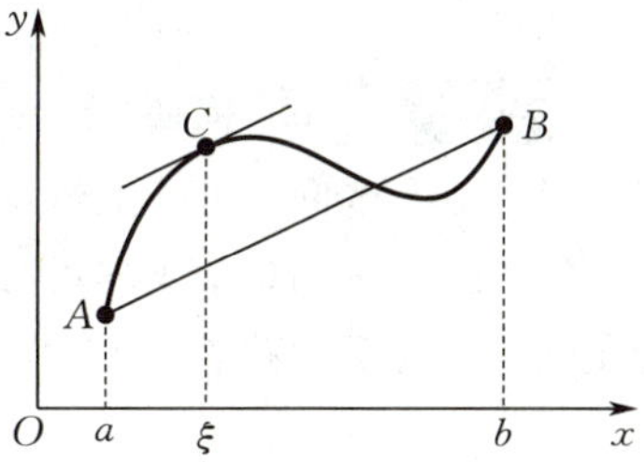

图 2-3

拉格朗日中值定理精确地表达了函数在一个区间上的增量与函数在该区间内某点处的导数之间的关系.

推论 1 若函数 $f(x)$ 在区间 (a,b) 内有 $f'(x) = 0$，则在 (a,b) 内 $f(x) = C$ (C 为常数).

证：在区间 (a,b) 内任取两点 x_1、x_2，不妨设 $x_1 < x_2$，由式(2-26)有

$$f(x_2) - f(x_1) = f'(\xi)(x_2 - x_1), x_1 < \xi < x_2$$

由条件知 $f'(x) = 0$，所以 $f(x_2) - f(x_1) = 0$，即 $f(x_2) = f(x_1)$. 它表明在区间 (a,b) 内任意

两点的函数值都相等，这就说明 $f(x)$ 在区间 (a,b) 内是一个常数，即 $f(x)=C$（C 为常数）.

推论 2 如果在区间 (a,b) 内恒有 $f'(x)=g'(x)$，则 $f(x)=g(x)+C$（C 为常数）.

证：令 $h(x)=f(x)-g(x)$，由已知条件知 $h'(x)=f'(x)-g'(x)=0$，由推论 1 知 $h(x)$ 在区间 (a,b) 内是一个常数，即 $h(x)=C$（C 为常数），从而有 $f(x)=g(x)+C$（C 为常数）.

例 2-26 证明恒等式：$\arcsin x+\arccos x=\frac{\pi}{2}$，$-1\leqslant x\leqslant 1$.

证：令 $f(x)=\arcsin x+\arccos x$，则易知

$$f(1)=\arcsin 1+\arccos 1=\frac{\pi}{2}+0=\frac{\pi}{2}$$

$$f(-1)=\arcsin(-1)+\arccos(-1)=\left(-\frac{\pi}{2}\right)+\pi=\frac{\pi}{2}$$

对任意 $x\in(-1,1)$，有

$$f'(x)=\frac{1}{\sqrt{1-x^2}}+\left(-\frac{1}{\sqrt{1-x^2}}\right)=0$$

由推论 1 知，$f(x)$ 在区间 $(-1,1)$ 内恒为常数，即 $\arcsin x+\arccos x=C$. 又因为

$$f(0)=\arcsin 0+\arccos 0=0+\frac{\pi}{2}=\frac{\pi}{2}=C$$

所以在闭区间 $[-1,1]$ 上，恒有 $\arcsin x+\arccos x=\frac{\pi}{2}$. 得证.

另外，拉格朗日中值定理也可以用来证明该恒等式.

例 2-27 证明：当 $x>0$ 时，$e^x>1+x$.

证：令 $f(x)=e^x-1-x$，可知对于任意的 $x>0$，$f(x)$ 在 $[0,x]$ 上连续，在 $(0,x)$ 内可导，且 $f'(x)=e^x-1$，由拉格朗日中值定理知，在区间 $(0,x)$ 内至少存在一个 ξ，使得

$$f(x)-f(0)=f'(\xi)(x-0),\quad 0<\xi<x$$

即

$$e^x-1-x=(e^\xi-1)x$$

由于 $\xi>0$ 且 $x>0$，因此 $(e^\xi-1)x>0$，故 $e^x-1-x>0$，即 $e^x>1+x$. 得证.

定理 2-6 [柯西(Cauchy)中值定理]* 设函数 $f(x)$、$g(x)$ 满足

(1) 在闭区间 $[a,b]$ 上连续；

(2) 在开区间 (a,b) 内可导，且 $g'(x)$ 在 (a,b) 内处处不为零，

则在 (a,b) 内至少存在一点 ξ，使得

$$\frac{f(b)-f(a)}{g(b)-g(a)}=\frac{f'(\xi)}{g'(\xi)}$$

定理 2-7 [泰勒(Taylor)中值定理]* 设函数 $f(x)$ 在 (a,b) 内具有 $n+1$ 阶导数，$x_0\in(a,b)$，则对 (a,b) 内的任意一点 x，有

$$f(x)=f(x_0)+f'(x_0)(x-x_0)+\frac{f''(x_0)}{2!}(x-x_0)^2+\cdots+\frac{f^{(n)}(x_0)}{n!}(x-x_0)^n+R_n(x)$$

其中，$R_n(x)=\frac{f^{(n+1)}(\xi)}{(n+1)!}(x-x_0)^{n+1}$（$\xi$ 介于 x_0 与 x 之间）.

可以救命的费马大定理

2.3.2 洛必达法则

如果当 $x \to a$(或 $x \to \infty$)时，$f(x)$ 与 $g(x)$ 同时趋于零或趋于无穷大，极限 $\lim\limits_{\substack{x \to a \\ (x \to \infty)}} \dfrac{f(x)}{g(x)}$ 就不能直接用极限的商的运算法则进行求解，而这个极限可能存在，也可能不存在，通常称这类极限为**未定式**，并分别记为$\dfrac{0}{0}$或$\dfrac{\infty}{\infty}$. 洛必达法则(L'Hospital rule)是计算未定式的重要工具，该法则的理论依据是柯西中值定理.

定理 2-8 $\left(\dfrac{0}{0}\text{型未定式}\right)$设 $f(x)$、$g(x)$ 满足以下条件：

(1) $\lim\limits_{x \to a} f(x) = \lim\limits_{x \to a} g(x) = 0$;

(2) $f(x)$、$g(x)$ 在点 a 的某去心邻域内均可导，且 $g'(x) \neq 0$;

(3) $\lim\limits_{x \to a} \dfrac{f'(x)}{g'(x)}$ 存在(或为 ∞)，

则
$$\lim_{x \to a} \frac{f(x)}{g(x)} = \lim_{x \to a} \frac{f'(x)}{g'(x)}$$

将定理中的条件改成 $x \to a^{+}$、$x \to a^{-}$、$x \to \infty$、$x \to -\infty$ 或 $x \to +\infty$ 时，上述定理仍然成立.

例 2-28 求$\lim\limits_{x \to 0} \dfrac{\sin ax}{\sin bx}(b \neq 0)$.

解：$\lim\limits_{x \to 0} \dfrac{\sin ax}{\sin bx} = \lim\limits_{x \to 0} \dfrac{a\cos ax}{b\cos bx} = \dfrac{a}{b}$.

例 2-29 求$\lim\limits_{x \to 1} \dfrac{x^3 - 3x + 2}{x^3 - x^2 - x + 1}$.

解：$\lim\limits_{x \to 1} \dfrac{x^3 - 3x + 2}{x^3 - x^2 - x + 1} = \lim\limits_{x \to 1} \dfrac{3x^2 - 3}{3x^2 - 2x - 1} = \lim\limits_{x \to 1} \dfrac{6x}{6x - 2} = \dfrac{3}{2}$.

注意，上式中第一次使用洛必达法则后，$\lim\limits_{x \to 1} \dfrac{3x^2 - 3}{3x^2 - 2x - 1}$ 仍然是未定式，因此可以继续使用洛必达法则，得到$\lim\limits_{x \to 1} \dfrac{6x}{6x - 2}$，它不再是一个未定式，因此不能再使用洛必达法则，而应使用极限的商的运算法则进行求解.

定理 2-9 ($\dfrac{\infty}{\infty}$型未定式) 设 $f(x)$、$g(x)$ 满足以下条件：

(1) $\lim\limits_{x \to a} f(x) = \lim\limits_{x \to a} g(x) = \infty$;

(2) $f(x)$、$g(x)$ 在点 a 的某去心邻域内均可导，且 $g'(x) \neq 0$;

(3) $\lim\limits_{x \to a} \dfrac{f'(x)}{g'(x)}$ 存在(或为 ∞)，

则

$$\lim_{x\to a}\frac{f(x)}{g(x)}=\lim_{x\to a}\frac{f'(x)}{g'(x)}$$

将定理中的条件改成 $x\to a^+$、$x\to a^-$、$x\to\infty$、$x\to-\infty$ 或 $x\to+\infty$ 时，上述定理仍然成立.

例 2-30 求 $\lim\limits_{x\to+\infty}\dfrac{\ln^2 x}{x^3+1}$.

解：$\lim\limits_{x\to+\infty}\dfrac{\ln^2 x}{x^3+1}=\lim\limits_{x\to+\infty}\dfrac{2\ln x\cdot\dfrac{1}{x}}{3x^2}=\lim\limits_{x\to+\infty}\dfrac{2\ln x}{3x^3}=\lim\limits_{x\to+\infty}\dfrac{2\cdot\dfrac{1}{x}}{9x^2}=\lim\limits_{x\to+\infty}\dfrac{2}{9x^3}=0.$

是不是所有的未定式都可以使用洛必达法则求解呢？如果求导后的极限不存在，是否说明原来所求极限也不存在呢？下面通过一个例子来回答这两个问题.

例 2-31 求 $\lim\limits_{x\to\infty}\dfrac{x+\cos x}{x}$.

解：

$$\lim_{x\to\infty}\frac{x+\cos x}{x}=\lim_{x\to\infty}\frac{1-\sin x}{1}=\lim_{x\to\infty}(1-\sin x)$$

由于 $x\to\infty$ 时，$\sin x$ 的值在 $-1\sim1$ 之间振荡变化，即 $\lim\limits_{x\to\infty}\sin x$ 不存在，从而 $\lim\limits_{x\to\infty}(1-\sin x)$ 不存在，因此不能采用这种方法求解. 但是

$$\lim_{x\to\infty}\frac{x+\cos x}{x}=\lim_{x\to\infty}\left(1+\frac{\cos x}{x}\right)$$

又由于 $|\cos x|\leqslant1$，而 $\lim\limits_{x\to\infty}\dfrac{1}{x}$ 是无穷小，因此 $\lim\limits_{x\to\infty}\dfrac{\cos x}{x}=0$，从而得到

$$\lim_{x\to\infty}\frac{x+\cos x}{x}=1+\lim_{x\to\infty}\frac{\cos x}{x}=1+0=1$$

由例 2-31 可知，并非所有的未定式都可以使用洛必达法则求解，当发现求导后的极限不存在时，不能妄下结论，断定所求极限不存在，而应该选择其他的方法尝试求出极限.

此外，有些极限看起来并不是未定式，但是可以将其转化成未定式，从而使用洛必达法则求其极限. 下面举例说明.

例 2-32 求 $\lim\limits_{x\to0^+}x\ln x$.

解：当 $x\to0^+$ 时，$x\ln x$ 是 $0\cdot\infty$ 型未定式，这种类型的极限可根据具体情况转化为 $\dfrac{0}{0}$ 或 $\dfrac{\infty}{\infty}$ 型未定式.

$$\lim_{x\to0^+}x\ln x=\lim_{x\to0^+}\frac{\ln x}{\dfrac{1}{x}}\left(\frac{\infty}{\infty}\text{型未定式}\right)=\lim_{x\to0^+}\frac{\dfrac{1}{x}}{-\dfrac{1}{x^2}}=\lim_{x\to0^+}(-x)=0$$

例 2-33 求 $\lim\limits_{x\to1}\left(\dfrac{x}{x-1}-\dfrac{1}{\ln x}\right)$.

解：当 $x\to1$ 时，$\dfrac{x}{x-1}-\dfrac{1}{\ln x}$ 是 $\infty-\infty$ 型未定式，即 $\dfrac{1}{0}-\dfrac{1}{0}$ 型未定式，可通过通分得到 $\dfrac{0}{0}$ 型未定式.

$$\lim_{x\to1}\left(\frac{x}{x-1}-\frac{1}{\ln x}\right)=\lim_{x\to1}\frac{x\ln x-x+1}{(x-1)\ln x}\left(\frac{0}{0}\text{ 型未定式}\right)=\lim_{x\to1}\frac{\ln x}{\ln x+\dfrac{x-1}{x}}\left(\frac{0}{0}\text{ 型未定式}\right)$$

$$=\lim_{x\to1}\frac{\dfrac{1}{x}}{\dfrac{1}{x}+\dfrac{1}{x^2}}=\lim_{x\to1}\frac{x}{x+1}=\frac{1}{2}$$

设$\lim\limits_{x\to a}u(x)^{v(x)}$ 是 0^0、1^∞ 或 ∞^0 型未定式，则该极限均可通过以下步骤求解：

(1) 转化成指数复合函数的形式，即$\lim\limits_{x\to a}u(x)^{v(x)}=\lim\limits_{x\to a}e^{v(x)\ln u(x)}$；

(2) 当 $x\to a$ 时，不管 $u(x)^{v(x)}$ 是何种未定式，如 0^0、1^∞ 或 ∞^0 型未定式，$v(x)\ln u(x)$ 均为 $0\cdot\infty$ 型未定式，进而可转化为$\dfrac{0}{0}$ 或$\dfrac{\infty}{\infty}$ 型未定式，从而可使用洛必达法则；

(3) 根据复合函数求极限法则，得

$$\lim_{x\to a}u(x)^{v(x)}=\lim_{x\to a}e^{v(x)\ln u(x)}=e^{\lim\limits_{x\to a}v(x)\ln u(x)}$$

例如，$\lim\limits_{x\to0^+}x^x=\lim\limits_{x\to0^+}e^{x\ln x}=e^{\lim\limits_{x\to0^+}x\ln x}=e^{\lim\limits_{x\to0^+}\frac{\ln x}{1/x}}=e^{\lim\limits_{x\to0^+}(-x)}=e^0=1.$

洛必达法则是求未定式的一种有效方法，但最好能根据具体问题结合极限四则运算、化简、等价无穷小替换、使用重要极限等其他求极限的方法一起使用，以达到简化计算的效果.

例 2-34 求$\lim\limits_{x\to0}\dfrac{x-\tan x}{x\sin^2x}$.

解：若直接使用$\dfrac{0}{0}$ 型未定式的洛必达法则，求得分母的导数为$\sin^2x+2x\sin x\cos x$，运算过程较为烦琐. 若先进行一次等价无穷小替换，再使用洛必达法则，则可简化运算过程. 由 $\sin x\sim x(x\to0)$ 和 $1+\tan^2x=\sec^2x$ 知

$$\lim_{x\to0}\frac{x-\tan x}{x\sin^2x}=\lim_{x\to0}\frac{x-\tan x}{x^3}=\lim_{x\to0}\frac{1-\sec^2x}{3x^2}=\lim_{x\to0}\frac{-\tan^2x}{3x^2}$$

$$=-\frac{1}{3}\lim_{x\to0}\left(\frac{\tan x}{x}\right)^2=-\frac{1}{3}$$

2.3.3 函数的单调性、极值与最值

1. 函数的单调性

函数 $f(x)$ 对于区间 (a,b) 内任意两点 x_1、x_2，如果当 $x_1<x_2$ 时，有 $f(x_1)<f(x_2)$，则称函数 $f(x)$ 在该区间内**单调增加**；如果当 $x_1<x_2$ 时，有 $f(x_1)>f(x_2)$，则称函数 $f(x)$ 在该区间内**单调减少**. 单调增加函数或单调减少函数统称为**单调函数**，单调函数所在的区间称为**单调区间**.

如图 2-4 所示，从图形上看，单调增加(减少) 函数的图形是一条沿着 x 轴正向上升(下降) 的曲线，曲线上各点处的切线的斜率都是正值(负值)，即 $f'(x)>0[f'(x)<0]$. 由此可知，函数的单调性与其导数的符号有着密切的联系.

定理 2-10 设函数 $y=f(x)$ 在$[a,b]$ 上连续，在 (a,b) 内可导.

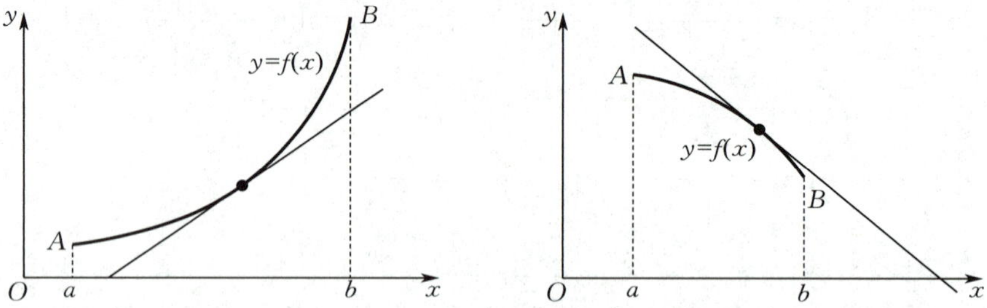

(a) 函数图形上升时切线斜率为正值　　(b) 函数图形下降时切线斜率为负值

图 2-4

(1) 如果在 (a,b) 内 $f'(x)>0$，那么函数 $y=f(x)$ 在 $[a,b]$ 上单调增加；

(2) 如果在 (a,b) 内 $f'(x)<0$，那么函数 $y=f(x)$ 在 $[a,b]$ 上单调减少.

证：在区间 (a,b) 内任取两点 x_1、x_2，不妨设 $x_1<x_2$，根据拉格朗日中值定理有

$$f(x_2)-f(x_1)=f'(\xi)(x_2-x_1),x_1<\xi<x_2$$

(1) 由于 $f'(x)>0$，所以 $f'(\xi)>0$，又根据已知条件有 $x_2-x_1>0$，从而得到 $f(x_2)-f(x_1)>0$，根据单调性定义可知函数 $f(x)$ 在 $[a,b]$ 上单调增加；

(2) 由于 $f'(x)<0$，所以 $f'(\xi)<0$，又根据已知条件有 $x_2-x_1>0$，从而得到 $f(x_2)-f(x_1)<0$，根据单调性定义可知函数 $f(x)$ 在 $[a,b]$ 上单调减少. 证毕.

如果把定理 2-10 中的闭区间换成其他各种区间(包括无穷区间)，结论也成立.

例 2-35　讨论函数 $y=e^x-x-1$ 的单调性.

解：函数的定义域是 $(-\infty,+\infty)$，函数的导数为 $y'=e^x-1$. 易知当 $x=0$ 时，$y'=0$；当 $x>0$ 时，$y'>0$；当 $x<0$ 时，$y'<0$. 故函数 $y=e^x-x-1$ 在区间 $[0,+\infty)$ 上单调增加，在区间 $(-\infty,0)$ 上单调减少.

一般地，使导数 $f'(x)=0$ 的点[即方程 $f'(x)=0$ 的实根对应的点]称为函数 $f(x)$ 的**驻点**(stationar point)，又称为**平稳点**.

例 2-36　讨论函数 $y=x^3$ 的单调性.

解：函数的定义域是 $(-\infty,+\infty)$，函数的导数为 $y'=3x^2$. 易知除了 $x=0$ 处 $y'=0$，在其他点处均有 $y'>0$，因此函数 $y=x^3$ 在区间 $(-\infty,0]$ 与 $[0,+\infty)$ 上都是单调增加的，从而在整个定义域 $(-\infty,+\infty)$ 内都是单调增加的，函数在 $x=0$ 处有一条水平切线. 函数图形如图 2-5 所示.

注意：当 $f'(x)$ 在区间 (a,b) 内的个别点处为零，在其余点处均为正(或负)时，函数 $y=f(x)$ 在这个区间上仍旧是单调增加(或单调减少)的.

例 2-37　讨论函数 $y=\sqrt[3]{x^2}$ 的单调性.

解：函数的定义域是 $(-\infty,+\infty)$，当 $x\neq0$ 时，函数的导数为

$$y'=\frac{2}{3\sqrt[3]{x}}$$

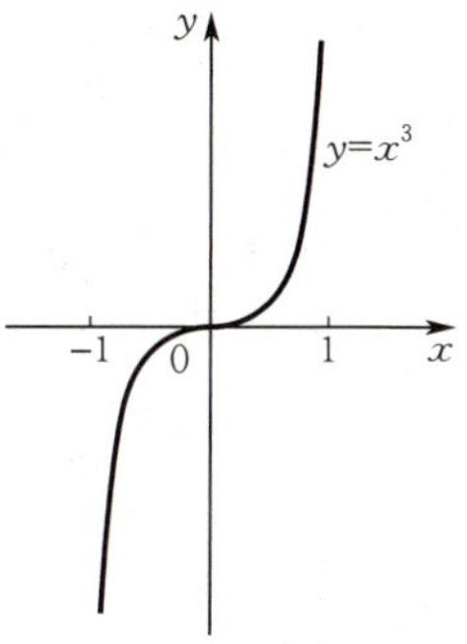

图 2-5

当 $x=0$ 时，函数的导数不存在，但是在 $(-\infty,0)$ 内，$y'<0$，因此函数在 $(-\infty,0]$ 上单调减少；在 $(0,+\infty)$ 内，$y'>0$，因此函数在 $[0,+\infty)$ 上单调增加. 函数图形如图 2-6 所示.

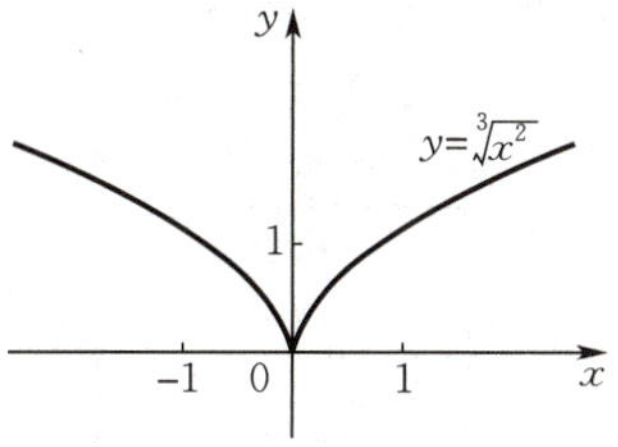

图 2-6

由以上三个例题可以看出，如果函数在定义域上连续，除有限个点外导数存在，那么只须用函数的驻点和导数不存在的点来划分定义域，然后在每一个区间上判别函数的导数 y' 的符号，继而可得到函数的单调区间.

另外，还可以利用导数结合单调性来证明不等式成立.

例 2-38 证明：当 $x>0$ 时，$e^x>1+x$.

证：令 $f(x)=e^x-1-x$，则 $f'(x)=e^x-1$，可知当 $x>0$ 时，$f'(x)>0$，即函数 $f(x)$ 在 $[0,+\infty)$ 上单调增加，从而对于任意的 $x>0$，有 $f(x)>f(0)=0$，证毕.

2. 函数的极值

定义 2-2 设函数 $f(x)$ 在区间 (a,b) 内有定义，x_0 是区间内的一个点，如果对于点 x_0 的去心邻域内的任意一点 x 均有 $f(x_0)>f(x)$，则称函数 $f(x)$ 在点 x_0 处有**极大值**(maximum)；如果 $f(x_0)<f(x)$，则称函数 $f(x)$ 在点 x_0 处有**极小值**(minimum).

函数的极大值和极小值统称为函数的**极值**(extremum)，使函数取得极值的点称为函数的**极值点**(extreme point).

函数极值的概念只是就极值点的函数值与其临近点的函数值的大小关系而言的，是函数**局部性质**的反映. 一个函数在某一个区间上可以有若干个极大值和极小值，而且极小值可能大于极大值，如图 2-7 所示.

从图 2-7 中还可以观察到，在极值点处曲线的切线是水平的，即在极值点处函数的导数等于零. 但是需要注意的是，导数为零的点不一定是极值点，如图 2-7 中的点 M.

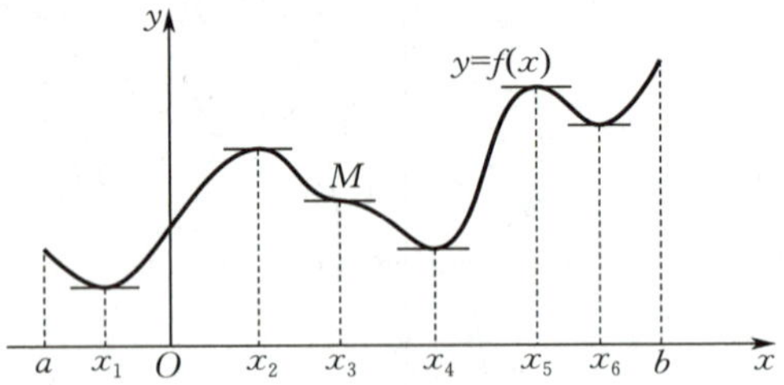

图 2-7

关于如何求解函数的极值,有以下三个定理.

定理 2-11(极值存在的必要条件) 如果函数 $y=f(x)$ 在点 x_0 处取得极值,且 $f'(x_0)$ 存在,则 $f'(x_0)=0$,即点 x_0 是驻点.

证: 函数 $f(x)$ 在点 x_0 处取得极大值或极小值的证明方法相同,不妨设函数 $f(x)$ 在点 x_0 处取得极大值,则对于点 x_0 的邻域内的任意一点 x,有

$$f(x_0)>f(x)$$

于是,当 $x>x_0$ 时,有

$$\frac{f(x)-f(x_0)}{x-x_0}<0$$

当 $x<x_0$ 时,有

$$\frac{f(x)-f(x_0)}{x-x_0}>0$$

根据极限的性质,有

$$\lim_{x\to x_0^+}\frac{f(x)-f(x_0)}{x-x_0}\leqslant 0,\ \lim_{x\to x_0^-}\frac{f(x)-f(x_0)}{x-x_0}\geqslant 0$$

因为已知 $f'(x_0)$ 存在,即左、右导数都存在且相等,结合以上两式知 $f'_+(x_0)\leqslant 0$,$f'_-(x_0)\geqslant 0$,故有 $f'(x_0)=0$. 证毕.

图 2-5 中,点 $x=0$ 为 $y=x^3$ 的一个驻点,但不是该函数的极值点;图 2-6 中,点 $x=0$ 是 $y=\sqrt[3]{x^2}$ 的不可导点,且是极小值点. 因此,要想求得函数的极值点,首先需要找到函数的可疑极值点,即找到函数的驻点和不可导点,然后判断它是不是极值点.

定理 2-12(第一判别法) 设函数 $f(x)$ 在点 x_0 处连续,在点 x_0 的某去心邻域内可导,对于点 x_0 的去心邻域内的任意一点 x:

(1) 如果 $x<x_0$ 时,$f'(x)>0$,$x>x_0$ 时,$f'(x)<0$,则函数 $f(x)$ 在点 x_0 处取得极大值;

(2) 如果 $x<x_0$ 时,$f'(x)<0$,$x>x_0$ 时,$f'(x)>0$,则函数 $f(x)$ 在点 x_0 处取得极小值;

(3) 如果 $f'(x)$ 在点 x_0 的两侧同号,则 $f(x_0)$ 不是极值.

证: 此处只证明(1). 由函数单调性知,函数 $f(x)$ 在点 x_0 的左邻域($x<x_0$)内单调增加,在点 x_0 的右邻域($x>x_0$)内单调减少,故 $f(x_0)>f(x)$. 由极值定义知,函数 $f(x)$ 在点 x_0 处取得极大值. 同理可证(2)、(3).

注意,定理 2-12 对函数在点 x_0 处是否可导不作要求. 如函数 $y=\sqrt[3]{x^2}$,如图 2-6 所示,在 $x=0$ 的邻域内满足定理 2-12 的(2),且在该点取得极小值,但在 $x=0$ 处不可导. 因此,求极值的步骤可以概括如下:

(1) 求出函数的导数 y';

(2) 求出驻点以及导数不存在的点,用这些点来划分定义区间(由此得到的区间称为部分区间);

(3) 讨论每个部分区间上 y' 的符号，如果在驻点或不可导点两侧 y' 的符号不同，那么此点是极值点，进一步确定它是极大值点还是极小值点，否则此点不是极值点；

(4) 计算各极值点的函数值，即可得到函数的全部极值.

简而言之，求函数极值首先需要找出可疑极值点，然后筛选出极值点，最后计算函数极值. 而可疑极值点共分为两类：驻点和不可导点.

例 2-39 求函数 $f(x)=(x-4)\sqrt[3]{(x+1)^2}$ 的极值.

解： 函数 $f(x)$ 在 $(-\infty,+\infty)$ 内连续，当 $x\neq -1$ 时，函数的导数为 $f'(x)=\dfrac{5(x-1)}{3\sqrt[3]{x+1}}$；

令 $f'(x)=0$，得驻点 $x=1$，同时有一个不可导点 $x=-1$，用这两个点对定义区间进行划分；

列表说明在各部分区间上 $f'(x)$ 的符号(见表 2-1).

表 2-1

x	$(-\infty,-1)$	-1	$(-1,1)$	1	$(1,+\infty)$
$f'(x)$	$+$	不存在	$-$	0	$+$
$f(x)$	↗		↘		↗

由定理 2-12 可知，极大值为 $f(-1)=0$，极小值为 $f(1)=-3\sqrt[3]{4}$.

当函数 $f(x)$ 在驻点处的二阶导数存在且不为零时，也可以用下面的定理来判定 $f(x)$ 在驻点处取得极值的情况.

定理 2-13（第二判别法） 设函数 $f(x)$ 在点 x_0 处有 $f'(x_0)=0$，且在点 x_0 处具有二阶导数.

(1) 如果 $f''(x_0)<0$，则函数 $f(x)$ 在点 x_0 处取得极大值；

(2) 如果 $f''(x_0)>0$，则函数 $f(x)$ 在点 x_0 处取得极小值；

(3) 如果 $f''(x_0)=0$，则无法判定 $f(x)$ 在点 x_0 处是否取得极值.

例 2-40 （小血管中的轴流问题）血液由血细胞和血浆组成，血细胞占的比例高于血浆，血液在血管中迅速流动时，血细胞有集中于血管中轴附近的倾向，而在靠近血管内膜的边缘部位则主要是一层血浆. 边缘部位的血液由于受到血管壁的摩擦力而流速较慢，越接近中轴，流速越快. 这种现象在流速相当高的小血管中最为显著，称为轴流. 轴流理论认为：血细胞速度与血浆速度的相对值 v_r 依赖于血细胞的直径与它通过的小血管直径之比 D_r，可表示为

$$v_r=3.33(1+D_r^2)^{-1}-0.67$$

其中

$$v_r=\frac{\text{血细胞速度}}{\text{血浆速度}},D_r=\frac{\text{血细胞直径}}{\text{小血管直径}},0<D_r<1$$

试讨论 v_r 关于 D_r 的一阶导数的极值.

解： $\dfrac{dv_r}{dD_r}=-\dfrac{6.66D_r}{(1+D_r^2)^2}$，$\dfrac{d^2v_r}{dD_r^2}=-\dfrac{6.66(1-3D_r^2)}{(1+D_r^2)^3}$. 令 $\dfrac{d^2v_r}{dD_r^2}=0$，得 $D_r=\dfrac{\sqrt{3}}{3}$. 由于

$$\left.\frac{d^3v_r}{dD_r^3}\right|_{D_r=\sqrt{3}/3}=12\times 6.66\left.\frac{D_r(1-D_r^2)}{(1+D_r^2)^4}\right|_{D_r=\sqrt{3}/3}>0$$

所以 $D_r=\dfrac{\sqrt{3}}{3}$ 时，$\dfrac{dv_r}{dD_r}$ 取得极小值，为 $-6.66\times\dfrac{3\sqrt{3}}{16}\approx-2.16$，无极大值.

3. 函数的最值

在实际工作中常常会遇到这样一类问题：在一定的条件下，怎样用料最省？产量最高或成本最低？血药浓度什么时候达到最大？某疾病的发病率在什么年龄最高？如何用药最经济，疗效最佳，毒性最小？这类问题归结到数学上就是求解函数的最大值、最小值的问题.

由闭区间上连续函数的性质可知，连续函数在闭区间上一定存在最大值和最小值. 如果函数的最大值(最小值)在它所讨论的区间内部取得，则此最大值(最小值)一定是极大值(极小值). 当然，函数的最大值(最小值)也有可能在区间的端点处取得. 因此，可以按照如下步骤求解连续函数 $f(x)$ 在闭区间$[a,b]$上的最大值和最小值.

(1) 求出函数的导数 $f'(x)$；

(2) 求出驻点以及导数不存在的点；

(3) 计算(2)中求出的点处的函数值，以及区间端点 a、b 处的函数值，比较这些值的大小，其中最大的便是 $f(x)$ 在$[a,b]$上的最大值，最小的便是 $f(x)$ 在$[a,b]$上的最小值.

简而言之，求函数最值要先找出可疑最值点，再计算这些可疑最值点的函数值，并比较其大小即可. 而可疑最值点共有两类：可疑的极值点和区间端点. 当然，可疑最值点也可以分为三类：驻点、不可导点和区间端点.

例 2-41 求 $f(x)=\sqrt[3]{x^2}-\sqrt[3]{x^2-1}$ 在$[-2,2]$上的最值.

解： 已知 $f(x)$ 在$[-2,2]$上连续，除 $x=0,\pm1$ 外处处可导，且

$$f'(x)=\frac{2}{3}x^{-\frac{1}{3}}-\frac{2x}{3}(x^2-1)^{-\frac{2}{3}}$$

令 $f'(x)=0$，得驻点 $x=\pm\dfrac{\sqrt{2}}{2}$. 计算不可导点、驻点、区间端点的函数值，得

$$f(0)=1,f\left(\pm\frac{\sqrt{2}}{2}\right)=\sqrt[3]{4},f(\pm1)=1,f(\pm2)=\sqrt[3]{4}-\sqrt[3]{3}$$

比较这些函数值可得，$f(x)$ 在驻点 $x=\pm\dfrac{\sqrt{2}}{2}$ 处取得最大值 $\sqrt[3]{4}$，在区间端点 $x=\pm2$ 处取得最小值 $\sqrt[3]{4}-\sqrt[3]{3}$.

例 2-42 按 1 mg/kg 的比例给小鼠注射某种药物后，小鼠血液中药物浓度 q(g/100 L)与时间 t(min)满足函数关系：

$$q(t)=-1.06+2.59t-0.77t^2$$

注射多长时间后，小鼠血液中该药物的浓度达到最大？

解： 易知 $q(t)$ 在区间$[0,+\infty)$上连续、可导，且

$$q'(t)=2.59-1.54t,q''(t)=-1.54<0$$

令 $q'(t)=0$，得定义域内唯一驻点 $t_0=\dfrac{37}{22}\approx1.68$. 又 $q''(t_0)=-1.54<0$，故知 t_0 为极大值点.

由函数单调性可知，函数 $q(t)$ 在 $\left[0,\dfrac{37}{22}\right)$ 上单调增加，在 $\left[\dfrac{37}{22},+\infty\right)$ 上单调减少，故 t_0 为函数的

最大值点. 即注射药物后约 1.68 min 时，小鼠血液中该药物浓度达到最大.

利用函数的单调性求最值也是常用的方法. 此外，若求得函数在定义域内只有唯一的极值点，那么可直接判定该极值点一定为最值点. 若该唯一的极值点为极小值点，则该极值点为最小值点；若该唯一的极值点为极大值点，则该极值点为最大值点.

2.3.4 函数曲线的凹凸性与拐点

研究了函数的单调性和极值后，可以知道函数所对应的曲线在相应区间是上升还是下降，但无法描述在上升或下降过程中的弯曲方向. 如图 2-8 所示，两条曲线都是上升的，但曲线却是“凹”“凸”不同的，所以还需要讨论曲线的弯曲方向及弯曲方向发生转变的点，即研究曲线的凹凸性及拐点，以便能够较为准确地描绘函数的图形.

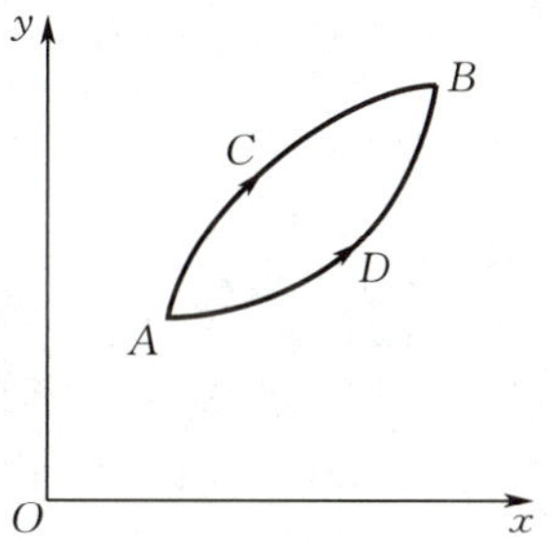

图 2-8

如图 2-9 所示，曲线的凹凸性可以用连结曲线弧上任意两点的弦的中点与曲线弧上相应点（即具有相同横坐标的点）的位置关系来进行描述.

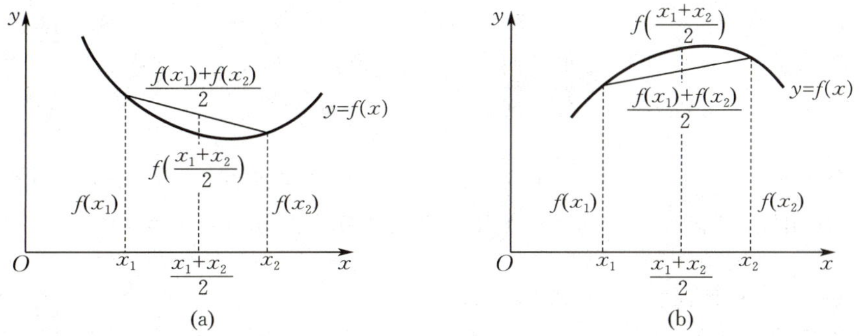

图 2-9

定义 2-3 设函数 $f(x)$ 在闭区间 $[a,b]$ 上连续，如果对于 $[a,b]$ 上的任意两点 x_1、x_2，有

$$f\left(\frac{x_1+x_2}{2}\right)<\frac{f(x_1)+f(x_2)}{2}$$

则称函数 $f(x)$ 在 $[a,b]$ 上的图形是（向下）**凹的**（concave），曲线是一段**凹弧**；如果恒有

$$f\left(\frac{x_1+x_2}{2}\right)>\frac{f(x_1)+f(x_2)}{2}$$

则称函数 $f(x)$ 在 $[a,b]$ 上的图形是（向上）**凸的**（convex），曲线是一段**凸弧**.

假设 $P(x_1,y_1)$、$Q(x_2,y_2)$ 属于图 2-9 所示函数的定义区间 $[a,b]$ 上的任意两点，如果把这两点 P、Q 用直线段相连，并称直线段 PQ 为弧 $\overset{\frown}{PQ}$ 所对的弦，那么便可用一句话概括凸弧和凹弧：**弦 PQ 在弧 $\overset{\frown}{PQ}$ 的上方即为凹弧，否则就为凸弧.**

直观来看（见图 2-10），不难发现光滑曲线的凹凸性与曲线函数的导数有关系. 图 2-10(a) 所示是一段凹弧，曲线 $y=f(x)$ 的切线都位于曲线的下方，并且随着 x 的增大，切线的斜率在增大，即 $f'(x)$ 是单调增加的，而 $f''(x)>0$ 可以保证 $f'(x)$ 单调增加. 这说明，在 $f''(x)>0$ 的区间内，曲线 $y=f(x)$ 必然是凹的. 同理，图 2-10(b) 所示是一段凸弧，曲线 $y=f(x)$ 的切线都位于曲线的上方,并且随着 x 的增大,切线的斜率在减小,即 $f'(x)$ 是单调减少的,而 $f''(x)<0$ 可以保证 $f'(x)$ 单调减少.这说明,在 $f''(x)<0$ 的区间内,曲线 $y=f(x)$ 必然是凸的.

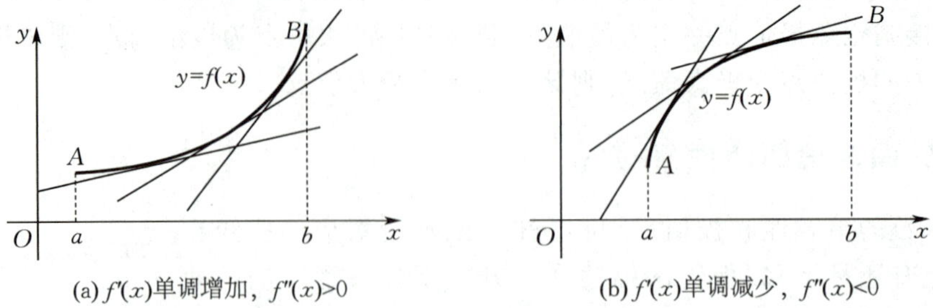

图 2-10

定理 2-14 设函数 $f(x)$ 在闭区间 $[a,b]$ 上连续,在 (a,b) 内具有一阶和二阶导数.

(1) 如果在 (a,b) 内 $f''(x)>0$,则函数 $f(x)$ 在 $[a,b]$ 上的图形是凹的;

(2) 如果在 (a,b) 内 $f''(x)<0$,则函数 $f(x)$ 在 $[a,b]$ 上的图形是凸的.

例 2-43 研究曲线 $y=x^3$ 的凹凸性.

解: 函数的定义域是 $(-\infty,+\infty)$,且 $y'=3x^2$,$y''=6x$,令 $y''=0$,可解得 $x=0$.

当 $x<0$ 时,$y''<0$,所以曲线在区间 $(-\infty,0)$ 内是凸的;

当 $x>0$ 时,$y''>0$,所以曲线在区间 $(0,+\infty)$ 内是凹的.

一般地,设函数 $y=f(x)$ 在区间 I 上连续,$x_0\in I$,如果曲线 $y=f(x)$ 在点 $(x_0,f(x_0))$ 左右两侧的凹凸性相反,则称点 $(x_0,f(x_0))$ 为该曲线的拐点(inflection point).

例 2-44 讨论曲线 $y=x^4$ 的凹凸性.

解: 函数的定义域是 $(-\infty,+\infty)$,函数的一阶和二阶导数分别为 $y'=4x^3$,$y''=12x^2$,易知除了点 $x=0$ 外,在其他点处均有 $y''>0$,因此曲线 $y=x^4$ 在区间 $(-\infty,0)$ 与 $(0,+\infty)$ 内都是凹的,从而在整个定义域 $(-\infty,+\infty)$ 内都是凹的,而点 $(0,0)$ 不是拐点.曲线如图 2-11 所示.

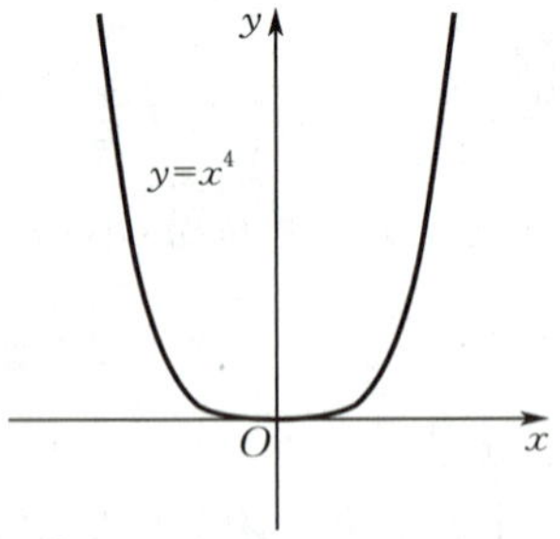

图 2-11

注意: 当 $f''(x)$ 在区间 (a,b) 内的个别点处为零,在其余点处均为正(或负)时,曲线 $y=f(x)$ 在这个区间内仍旧是凹(或凸)的.

由定理 2-14 和例 2-44 可知,如果函数 $y=f(x)$ 在点 x_0 处的二阶导数存在,且点 $(x_0,f(x_0))$ 为曲线 $y=f(x)$ 的拐点,则 $f''(x_0)=0$;但反之不一定成立.即二阶导数为零是点

$(x_0, f(x_0))$为拐点的必要条件，而非充分条件.

例 2-45 讨论曲线 $y = x^{1/3}$ 的凹凸性.

解：函数的定义域是$(-\infty, +\infty)$，当 $x \neq 0$ 时函数的二阶导数为

$$y'' = -\frac{2}{9}x^{-\frac{5}{3}}$$

当 $x = 0$ 时，函数的二阶导数不存在，但是在$(-\infty, 0)$ 内，$y'' > 0$，因此曲线在$(-\infty, 0)$ 内是凹的；在$(0, +\infty)$ 内，$y'' < 0$，因此曲线在$(0, +\infty)$ 内是凸的. 曲线如图 2-12 所示，故$(0,0)$ 为该曲线的拐点.

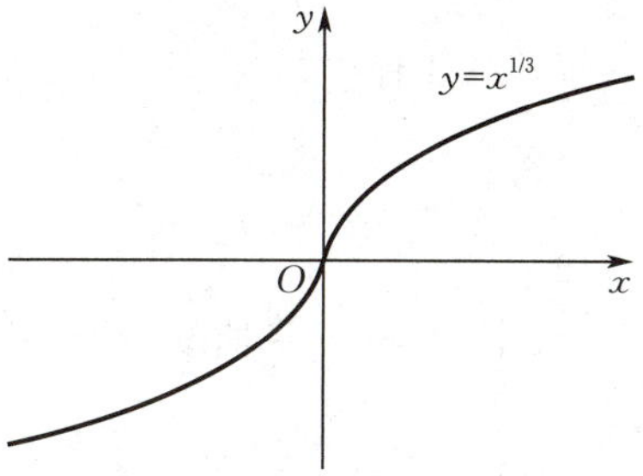

图 2-12

注意：零点和驻点刻画的是函数 $f(x)$ 的性质，是一维数轴上的点 x；而拐点则刻画了曲线(函数图形)的性质，是二维平面上的点$(x, f(x))$. 此外，极值点和拐点与一阶导数或二阶导数是否存在无必然联系.

综合上述定理和例题，不难总结出研究连续函数 $y = f(x)$ 在定义域上的凹凸性与函数图形的拐点的步骤：

(1) 求出函数的二阶导数 y''；

(2) 求出二阶导数为零以及二阶导数不存在的点，用这些点来划分定义区间；

(3) 讨论每个部分区间上 y'' 的符号，从而得到各个部分区间上的凹凸性；

(4) 如果在区间分点 x_0 的两侧二阶导数符号不同，则说明点$(x_0, f(x_0))$为拐点；否则，点$(x_0, f(x_0))$就不是拐点.

简而言之，拐点的判定与极值点的判定如出一辙，求已知函数的拐点和极值点的步骤也大同小异，只需要把求极值点时使用的一阶导数换为二阶导数即可.

2.3.5 函数曲线的渐近线

为了更好地描绘出函数的图形在无限延伸时的形态，掌握函数曲线的渐近线及其求法非常必要.

1. 水平渐近线

若 $\lim\limits_{x \to +\infty} f(x) = b$ 或 $\lim\limits_{x \to -\infty} f(x) = b$，则曲线 $y = f(x)$ 有**水平渐近线** $y = b$.

例如，对于反正切函数 $y = \arctan x$，有

$$\lim_{x \to +\infty} \arctan x = \frac{\pi}{2}, \lim_{x \to -\infty} \arctan x = -\frac{\pi}{2}$$

因此，该函数曲线有两条水平渐近线，分别是 $y = \pi/2$ 和 $y = -\pi/2$.

2. 垂直渐近线

若 $\lim\limits_{x \to x_0^+} f(x) = \infty$ 或 $\lim\limits_{x \to x_0^-} f(x) = \infty$，则曲线 $y = f(x)$ 有**垂直渐近线** $x = x_0$.

例如，对于正切函数 $y = \tan x(-\pi/2 < x < \pi/2)$，有

$$\lim_{x \to (\pi/2)^+} \tan x = +\infty, \quad \lim_{x \to (-\pi/2)^-} \tan x = -\infty$$

因此，该函数曲线有两条垂直渐近线，分别是 $x_1 = \pi/2$ 和 $x_2 = -\pi/2$.

3. 斜渐近线

若$\lim\limits_{x\to\infty}[f(x)-ax-b]=0$（$a$、$b$为常数，且$a\neq 0$），则称曲线$y=f(x)$有**斜渐近线**$y=ax+b$，并且有

$$a=\lim_{x\to\infty}\frac{f(x)}{x},b=\lim_{x\to\infty}[f(x)-ax]$$

例 2-46 求曲线$y=\dfrac{2(x-2)(x+3)}{x-1}$的渐近线.

解：$\lim\limits_{x\to\infty}\dfrac{2(x-2)(x+3)}{x-1}=\infty$，因此曲线没有水平渐近线.

$\lim\limits_{x\to 1}\dfrac{2(x-2)(x+3)}{x-1}=\infty$，因此曲线有一条垂直渐近线$x=1$.

$$\lim_{x\to\infty}\frac{2(x-2)(x+3)}{x(x-1)}=2$$

$$\lim_{x\to\infty}\left[\frac{2(x-2)(x+3)}{x-1}-2x\right]=4$$

因此，曲线有一条斜渐近线$y=2x+4$. 函数图形如图 2-13 所示.

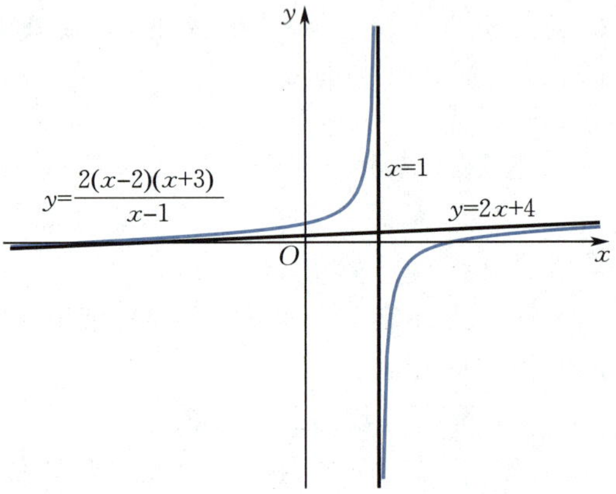

图 2-13

2.3.6 函数图形的绘制

借助函数的一阶和二阶导数的符号，可以确定函数图形在某区间上的单调性和凹凸性，以及曲线单调性和凹凸性改变的临界点（即极值点和拐点），从而可以掌握函数的性态，也能够把函数图形画得更加准确.

随着现代计算机技术的不断发展，涌现出许多数学软件，在计算机和数学软件的帮助下，已经可以很方便地画出各种函数的图形. 但是，计算机有时也是会犯错误的，如何甄别计算机作图中的误差，如何掌握函数图形上的关键点，从图形呈现效果的角度看，怎么选择合适的作图范围等，诸多问题仍然需要人的干预. 换言之，需要人们掌握运用微分学的方法描绘函数图形的基本知识.

运用微分学的方法人工描绘函数$f(x)$图形的一般步骤如下.

(1) 确定函数$f(x)$的定义域，讨论函数的基本性质：奇偶性、对称性和周期性等；

(2) 求出函数的一阶、二阶导数为零以及不存在的点，并且以这些点划分定义区间；

(3) 确定每个部分区间内$f'(x)$和$f''(x)$的正负号，从而确定函数的单调性、极值、凹凸性及拐点；

(4) 确定渐近线；

(5) 结合(2)中的点并补充一些特殊的点，如函数$f(x)$与坐标轴的交点等，描点作图.

下面用几个特殊的例子来进行说明.

例 2-47 描绘标准正态分布(standard normal distribution)的概率密度函数的图形.

解:标准正态分布的概率密度函数为 $y=\frac{1}{\sqrt{2\pi}}e^{-\frac{x^2}{2}}$,其定义域为$(-\infty,+\infty)$.

易知此函数是一个偶函数,其图形关于 y 轴对称,因此只讨论$[0,+\infty)$内的图形即可.

$y'=-\frac{1}{\sqrt{2\pi}}xe^{-\frac{x^2}{2}}$,$y''=\frac{1}{\sqrt{2\pi}}(x^2-1)e^{-\frac{x^2}{2}}$,可以得到一阶导数为零的点 $x=0$,以及二阶导数为零的点 $x=\pm1$,用这些点来划分定义区间.

只对$[0,+\infty)$进行划分并讨论,如表 2-2 所示.

表 2-2

x	0	$(0,1)$	1	$(1,+\infty)$
y'	0	$-$	$-$	$-$
y''	$-$	$-$	0	$+$
曲线性态	极大值点	↘,凸	拐点	↘,凹

$\lim\limits_{x\to\infty}\frac{1}{\sqrt{2\pi}}e^{-\frac{x^2}{2}}=0$,因此函数图形有一条水平渐近线 $y=0$.

$f(0)=\frac{1}{\sqrt{2\pi}}$,$f(1)=\frac{1}{\sqrt{2\pi e}}$,$f(2)=\frac{1}{\sqrt{2\pi}\,e^2}$,结合函数图形的对称性,便可得到函数的图形,如图 2-14 所示.

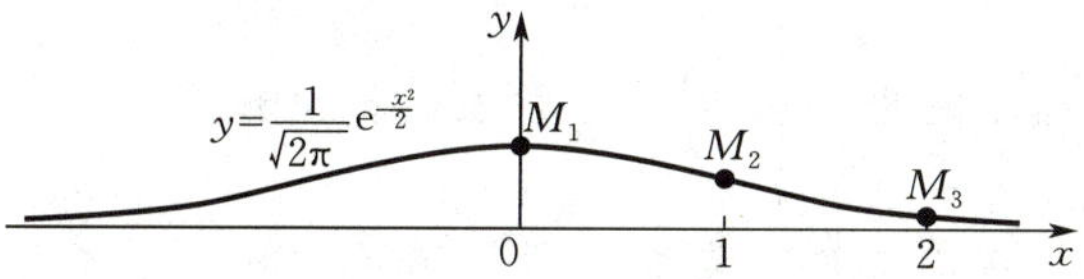

图 2-14

例 2-48 描绘例 2-19 中 Logistic 曲线的图形.

解:Logistic 曲线的函数表达式为 $W=W_0\frac{1+b}{1+be^{-kt}}$,其中 W_0、k、b 均为常数,且其定义域为$[0,+\infty)$.

函数在定义域内连续,且显然是单调增加的,无奇偶性或周期性.

$W'=\frac{W_0(1+b)bk\,e^{-kt}}{(1+be^{-kt})^2}>0$,$W''=\frac{W_0(1+b)bk^2e^{-kt}(be^{-kt}-1)}{(1+be^{-kt})^3}$,可知函数无驻点,只有一个使二阶导数为零的点,在该点处 $t=\frac{\ln b}{k}$,用这个点作为划分定义区间的点.

当 $t<\frac{\ln b}{k}$ 时,$W''>0$,说明在$\left(0,\frac{\ln b}{k}\right)$内,曲线是凹的;当 $t>\frac{\ln b}{k}$ 时,$W''<0$,说明在$\left(\frac{\ln b}{k},+\infty\right)$内,曲线是凸的.因此点 $t=\frac{\ln b}{k}$ 是拐点的横坐标.

$\lim\limits_{t\to+\infty}\frac{W_0(1+b)}{1+be^{-kt}}=W_0(1+b)$,因此曲线有一条水平渐近线 $W=W_0(1+b)$,无垂直渐近线;

$\lim\limits_{t\to+\infty}\dfrac{W_0(1+b)}{t(1+be^{-kt})}=0$，因此曲线无斜渐近线.

综上所述，可描绘出函数图形，如图 2-15 所示.

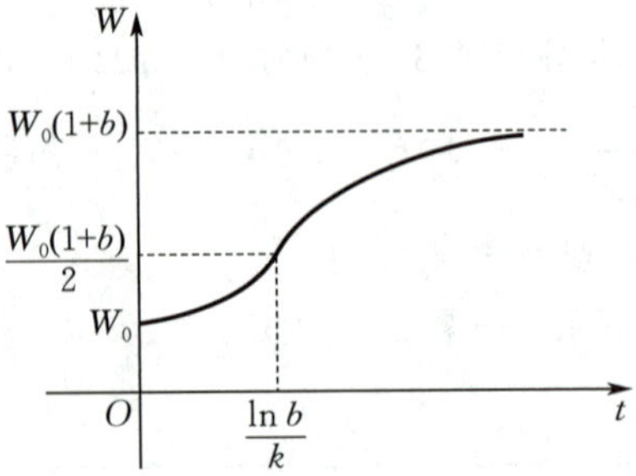

图 2-15

例 2-49 描绘 Gompertz 曲线的图形.

解： Gompertz 曲线可以用来描述肿瘤生长规律，其函数表达式为 $W=ae^{-be^{-kt}}$，其中 a、k、b 均为常数，且其定义域为$[0,+\infty)$.

函数在定义域内连续，且显然是单调增加的，无奇偶性或周期性.

$W'=abke^{-kt-be^{-kt}}>0$，$W''=-abk^2(1-be^{-kt})e^{-kt-be^{-kt}}$，可以得到函数无驻点，只有一个使得二阶导数为零的点，在该点有 $t=\dfrac{\ln b}{k}$，用这个点作为划分定义区间的点.

当 $t<\dfrac{\ln b}{k}$ 时，$W''>0$，说明在$\left(0,\dfrac{\ln b}{k}\right)$内，曲线是凹的；当 $t>\dfrac{\ln b}{k}$ 时，$W''<0$，说明在$\left(\dfrac{\ln b}{k},+\infty\right)$内，曲线是凸的. 因此，$t=\dfrac{\ln b}{k}$ 是拐点的横坐标.

$\lim\limits_{t\to+\infty}ae^{-be^{-kt}}=a$，因此曲线有一条水平渐近线 $W=a$；$\lim\limits_{t\to+\infty}\dfrac{ae^{-be^{-kt}}}{t}=0$，因此无斜渐近线；也无垂直渐近线.

综上所述，可描绘出函数图形，如图 2-16 所示.

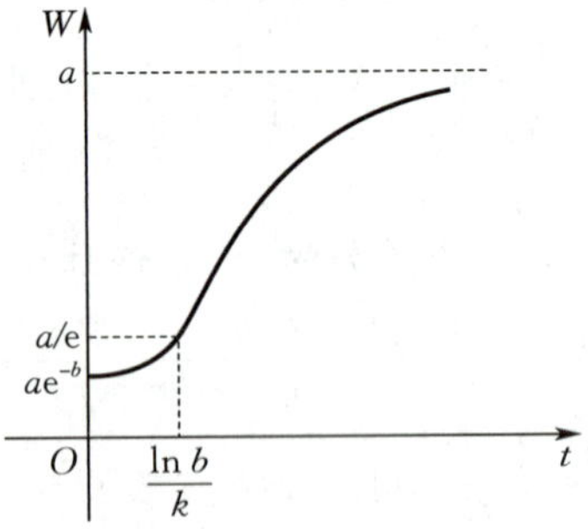

图 2-16

2.4 微 分

2.4.1 微分的定义

先分析一个例子，当一张各向同性的正方形金属薄片受热影响时，其边长由 x_0 变化到 $x_0+\Delta x$（见图 2-17），此薄片的面积改变了多少？

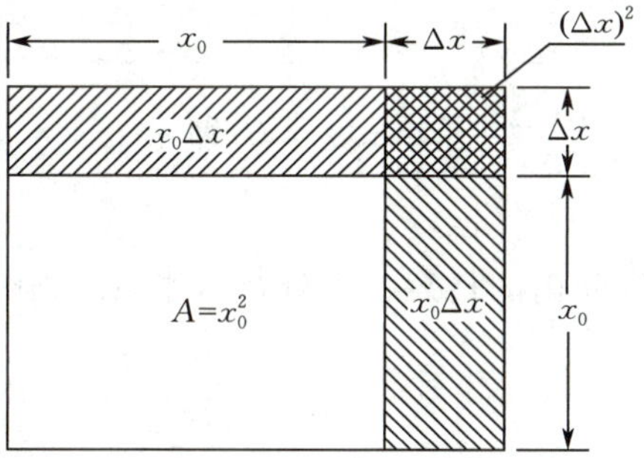

图 2-17

设正方形的边长为 x，其面积 S 是 x 的函数：$S=x^2$. 当边长 x_0 有改变量 Δx 时，相应面积的改变量是

$$\Delta S=(x_0+\Delta x)^2-x_0^2=2x_0\Delta x+(\Delta x)^2$$

从上式可以看出，ΔS 由两部分组成：第一部分 $2x_0\Delta x$ 是 Δx 的线性函数（即图 2-17 中单线阴影部分的面积），第二部分是 $(\Delta x)^2$（即图 2-17 中双线阴影部分的面积）. 当 $\Delta x\to 0$ 时，$(\Delta x)^2$ 是比 Δx 高阶的无穷小. 因此，当边长变化微小时，面积的改变量 ΔS 可以近似地用第一部分 $2x_0\Delta x$ 来代替，这一部分正是 $S=x^2$ 在点 x_0 处的导数与自变量的增量的乘积，它与函数增量仅相差一个比 Δx 高阶的无穷小，即 $\Delta S-2x_0\Delta x=o(\Delta x)$. $2x_0\Delta x$ 称为 S 的微分(differential).

从上述例子中可总结出数学函数的一般描述形式.

定义 2-4 设函数 $y=f(x)$ 在点 x_0 的某邻域内有定义，若增量 $\Delta y=f(x_0+\Delta x)-f(x_0)$ 可以表示为

$$\Delta y=A\Delta x+o(\Delta x) \tag{2-27}$$

其中，A 是不依赖于 Δx 的常数；$o(\Delta x)$ 是当 $\Delta x\to 0$ 时比 Δx 高阶的无穷小. 则称函数 $y=f(x)$ 在点 x_0 处**可微**(differentiable)，称 $A\Delta x$ 为函数 $y=f(x)$ 在点 x_0 处的**微分**，记作 $\mathrm{d}y$ 或 $\mathrm{d}f(x)$，即

$$\mathrm{d}y=A\Delta x \tag{2-28}$$

定理 2-15 函数 $y=f(x)$ 在点 x_0 处可微的充要条件是函数 $y=f(x)$ 在点 x_0 处可导，且

$$\mathrm{d}y=f'(x_0)\Delta x, A=f'(x_0)$$

证：若函数 $y=f(x)$ 在点 x_0 处可微，则 $\Delta y=A\Delta x+o(\Delta x)$，两边同时除以 Δx，得

$$\frac{\Delta y}{\Delta x}=A+\frac{o(\Delta x)}{\Delta x}$$

因此

$$f'(x_0)=\lim_{\Delta x\to 0}\frac{\Delta y}{\Delta x}=\lim_{\Delta x\to 0}\left[A+\frac{o(\Delta x)}{\Delta x}\right]=A$$

即函数 $y=f(x)$ 在点 x_0 处可导,且 $f'(x_0)=A$.

反之,如果函数 $y=f(x)$ 在点 x_0 处可导,即 $f'(x_0)=\lim\limits_{\Delta x\to 0}\frac{\Delta y}{\Delta x}$. 由极限与无穷小的关系知,

$$\frac{\Delta y}{\Delta x}=f'(x_0)+\alpha\left(\lim_{\Delta x\to 0}\alpha=0\right)$$

于是

$$\Delta y=f'(x_0)\Delta x+\alpha\cdot\Delta x$$

显然,$f'(x_0)$ 与 Δx 无关,且 $\lim\limits_{\Delta x\to 0}\frac{\alpha\cdot\Delta x}{\Delta x}=\lim\limits_{\Delta x\to 0}\alpha=0$,即 $\alpha\cdot\Delta x=o(\Delta x)$. 由可微的定义知,函数 $y=f(x)$ 在点 x_0 处可微,且 $A=f'(x_0)$.

若函数 $y=f(x)$ 在某个区间内的任意一点处都可微,则称函数 $y=f(x)$ 在该**区间内可微**,其微分为

$$dy=f'(x)\Delta x \tag{2-29}$$

通常把自变量 x 的增量 Δx 称为自变量的微分,记作 dx,即

$$dx=\Delta x$$

该等式也可理解为函数 $y=x$ 的微分. 对于函数 $y=x$,由式(2-29)可得

$$dy=dx=x'\cdot\Delta x=1\cdot\Delta x=\Delta x$$

即 $dx=\Delta x$. 从而式(2-29)可表示成

$$dy=f'(x)dx \tag{2-30}$$

因此函数 $f'(x)$ 可以看作函数的微分 dy 与自变量的微分 dx 之商,即

$$f'(x)=\frac{dy}{dx} \tag{2-31}$$

所以函数的导数又称为**微商**(differential quotient).

由式(2-30)可知,对函数 $y=f(x)$ 求微分时,只要求出函数的导数 $f'(x)$,再乘以自变量 x 的微分 dx 即可,因而求微分实际上可归结为求导数. **对一元函数来说,函数的可微性与可导性是等价的.**

2.4.2 微分的几何意义

在直角坐标系中,函数 $y=f(x)$ 的图形是一条曲线,在某固定点 x_0 处,曲线上有确定的点 $M(x_0,y_0)$,当自变量 x_0 有增量 Δx 时,得到曲线上另外一个点 $M(x_0+\Delta x,y_0+\Delta y)$(见图 2-18),并可知 $MQ=\Delta x$,$NQ=\Delta y$.

过点 $M(x_0,y_0)$ 作曲线的切线 MT,它的倾角为 α,则

$$QP=\tan\alpha\cdot MQ=f'(x_0)\cdot\Delta x=dy$$

由此可见,对可微函数 $y=f(x)$ 而言,**当 Δy 是曲线上的点的纵坐标的增量时,微分 dy 就是曲线在该点切线的纵坐标的增量**. 这就是微分的几何意义. 当 $|\Delta x|$ 很小时,$|\Delta y-dy|$ 比 $|\Delta x|$ 小得多($\Delta y-dy$ 是比 Δx 高阶的无穷小),因此在点 $M(x_0,f(x_0))$附近可用切线段近似代替曲

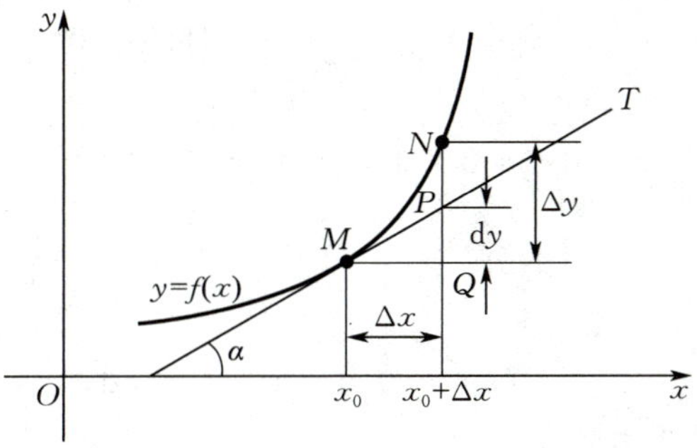

图 2-18

线段，即“以直代曲”.

2.4.3 微分的计算

一元函数 $y=f(x)$ 在点 x 处可微与可导是等价的，且 $\mathrm{d}y=f'(x)\mathrm{d}x$. 因此，求函数的微分时，只须求出函数的导数，再乘以自变量的微分即可. 为方便查阅，现将常用的微分公式汇总如下.

1. 基本初等函数的微分公式

(1) $\mathrm{d}C=0$；

(2) $\mathrm{d}x^a=ax^{a-1}\mathrm{d}x$（$a$ 为实数）；

(3) $\mathrm{d}a^x=a^x\ln a\mathrm{d}x$；

(4) $\mathrm{d}(\log_a x)=\dfrac{1}{x\ln a}\mathrm{d}x$；

(5) $\mathrm{d}(\sin x)=\cos x\mathrm{d}x$；

(6) $\mathrm{d}(\cos x)=-\sin x\mathrm{d}x$；

(7) $\mathrm{d}(\tan x)=\sec^2 x\mathrm{d}x$；

(8) $\mathrm{d}(\cot x)=-\csc^2 x\mathrm{d}x$；

(9) $\mathrm{d}(\sec x)=\sec x\tan x\mathrm{d}x$；

(10) $\mathrm{d}(\csc x)=-\csc x\cot x\mathrm{d}x$；

(11) $\mathrm{d}(\arcsin x)=\dfrac{1}{\sqrt{1-x^2}}\mathrm{d}x$；

(12) $\mathrm{d}(\arccos x)=-\dfrac{1}{\sqrt{1-x^2}}\mathrm{d}x$；

(13) $\mathrm{d}(\arctan x)=\dfrac{1}{1+x^2}\mathrm{d}x$；

(14) $\mathrm{d}(\mathrm{arccot}\, x)=-\dfrac{1}{1+x^2}\mathrm{d}x$.

2. 微分的四则运算法则

(15) $\mathrm{d}(u\pm v)=\mathrm{d}u\pm\mathrm{d}v$； (2-32)

(16) $\mathrm{d}(uv)=v\mathrm{d}u+u\mathrm{d}v$； (2-33)

(17) $\mathrm{d}\left(\dfrac{u}{v}\right)=\dfrac{v\mathrm{d}u-u\mathrm{d}v}{v^2}$. (2-34)

3. 复合函数的微分

设函数 $y=f(u)$ 及 $u=\varphi(x)$ 都可微，则复合函数 $y=f[\varphi(x)]$ 的微分是

$$\mathrm{d}y=f'_x\cdot\mathrm{d}x=f'_u(u)\cdot\varphi'_x(x)\cdot\mathrm{d}x \tag{2-35}$$

由于 $\varphi'_x(x)\mathrm{d}x=\mathrm{d}u$，所以复合函数 $y=f[\varphi(x)]$ 的微分公式也可以表示成

$$\mathrm{d}y=f'_u(u)\mathrm{d}u \quad 或 \quad \mathrm{d}y=y'_u\cdot\mathrm{d}u$$

由此可见，对函数 $y=f(u)$ 来说，不管 u 是自变量还是中间变量，其微分的形式都是 $\mathrm{d}y=f'(u)\mathrm{d}u$，这就是**一阶微分的形式不变性**.

例 2-50　求 $y=x^2+3$ 在 $x=1,\Delta x=0.01$ 时的微分.

解: 由微分的定义得,$\mathrm{d}y=2x\mathrm{d}x=2x\cdot\Delta x$,故当 $x=1,\Delta x=0.01$ 的,

$$\mathrm{d}y=2\times1\times0.01=0.02$$

例 2-51　求 $y=\sin ax$ 的微分.

解:方法 1　由微分的定义得

$$\mathrm{d}y=(\sin ax)'\mathrm{d}x=a\cos ax\mathrm{d}x$$

方法 2　由一阶微分的形式不变性有

$$\mathrm{d}y=\cos ax\mathrm{d}(ax)=\cos ax\cdot(ax)'\mathrm{d}x=a\cos ax\mathrm{d}x$$

2.4.4　微分的应用

根据微分的定义 $\Delta y=f'(x)\Delta x+o(\Delta x)=\mathrm{d}y+o(\Delta x)$,只要 $|\Delta x|$ 足够小,就可以用函数的微分 $\mathrm{d}y$ 近似代替函数的增量 Δy,即 $\Delta y\approx\mathrm{d}y$,因此可以利用微分进行近似计算和误差估计.

1. 近似计算

当 $|\Delta x|$ 很小时,有近似公式 $\Delta y=f(x_0+\Delta x)-f(x_0)\approx\mathrm{d}y=f'(x_0)\cdot\Delta x$,即

$$f(x_0+\Delta x)\approx f(x_0)+f'(x_0)\cdot\Delta x \text{ 或 } f(x)\approx f(x_0)+f'(x_0)(x-x_0)\qquad(2\text{-}36)$$

例 2-52　计算 $\cos 59^\circ$ 的近似值.

解: 令 $y=\cos x$,则 $\Delta y=\cos(x+\Delta x)-\cos x\approx-\sin x\Delta x$,从而有

$$\cos(x+\Delta x)\approx\cos x-\sin x\Delta x$$

其中,$-\sin x\Delta x$ 是函数 $y=\cos x$ 在点 x 处的微分.取 $x=60^\circ=\pi/3,\Delta x=-1^\circ=-\pi/180$,于是

$$\cos 59^\circ=\cos(60^\circ-1^\circ)\approx\cos\frac{\pi}{3}-\sin\frac{\pi}{3}\cdot\left(-\frac{\pi}{180}\right)=\frac{1}{2}+\frac{\sqrt{3}\pi}{360}\approx0.5151$$

用 Baltamatica 软件完成例 2-52

用 Baltamatica 软件计算 $\sqrt[5]{245}$ 的近似值

2. 误差估计

如果某个量的准确值为 A,它的近似值为 a,则把 $|A-a|$ 称为 a 的**绝对误差**(absolute error);而把 $\left|\frac{A-a}{a}\right|$ 称为 a 的**相对误差**(relative error).

对于函数 $y=f(x)$,如果利用 x 计算 y,假设在测量 x 时有误差 Δx,即实际测得的值只是 x 的近似值 x_0,则由测定值算出的函数值 $f(x_0)$ 有相应的误差 Δy.由于 $\Delta y\approx\mathrm{d}y$,因此 y 的绝对误差是

$$|\Delta y|\approx|\mathrm{d}y|=|f'(x_0)\Delta x|$$

y 的相对误差为

$$\left|\frac{\Delta y}{\mathrm{d}y}\right|\approx\left|\frac{f'(x_0)\Delta x}{f(x_0)}\right|$$

例 2-53 假设血管的横截面的面积 S 与血管直径 D 满足函数 $S=\frac{\pi D^2}{4}$. 测得血管直径的平均值为 (0.400 ± 0.005)mm. 试求该血管横截面的面积的绝对误差和相对误差.

解：由题意知，$D_0=0.400$ mm，血管直径的绝对误差为 $|\Delta D|=0.005$ mm. 所以 S 的绝对误差为

$$|\Delta S|\approx|\mathrm{d}S|=|S'(D_0)\cdot\Delta D|=\left|\frac{\pi D_0}{2}\cdot\Delta D\right|=\frac{\pi}{2}\times0.400\times0.005\ \mathrm{mm}^2\approx0.031\ 4\ \mathrm{mm}^2$$

S 的相对误差为

$$\left|\frac{\Delta S}{S}\right|\approx\left|\frac{\mathrm{d}S}{S}\right|=\left|\frac{\frac{\pi}{2}D_0\cdot\Delta D}{\frac{\pi}{4}D_0^2}\right|=2\left|\frac{\Delta D}{D_0}\right|=2\times\frac{0.005}{0.400}=2.5\%$$

习　题

一、判断题

1. 设函数 $f(x)=\ln x$. 因为 $f(\mathrm{e})=1$，所以 $f'(\mathrm{e})=0$. (　　)

2. 如果函数 $y=f(x)$ 在点 a 处不可导，则函数 $y=f(x)$ 在点 $(a,f(a))$ 处没有切线. (　　)

3. 函数 $y=f(x)$ 在点 x_0 处连续，则函数 $y=f(x)$ 在点 x_0 处可导. (　　)

4. 如果函数 $y=f(x)$ 在 $[a,b]$ 上连续，且 $f(a)=f(b)$，则至少存在一个点 $\xi\in(a,b)$，使得 $f'(\xi)=0$. (　　)

5. 若函数 $y=f(x)$ 在点 x_0 的某邻域内处处可微，且 $f'(x_0)=0$，则函数 $y=f(x)$ 必在点 x_0 处取得极值. (　　)

6. 函数的最大值一定大于最小值，函数的极大值也一定大于极小值. (　　)

7. 曲线凹凸的分界点叫拐点，$(x_0,f(x_0))$ 为拐点的充要条件是 $f''(x_0)=0$. (　　)

8. 函数 $y=f(x)$ 在点 x_0 处可微，则函数 $y=f(x)$ 在点 x_0 处连续. (　　)

9. $\mathrm{d}(\sin^2x)=2\sin x\mathrm{d}(\sin x)$. (　　)

10. 函数在区间内部的最值点一定是极值点. (　　)

二、选择题

1. 若函数 $f(x)$ 在点 x 处可导，则 $f'(x)$ 等于(　　).

A. $\lim\limits_{\Delta x\to0}\frac{f(x-\Delta x)-f(x)}{\Delta x}$　　B. $\lim\limits_{\Delta x\to0}\frac{f(x-\Delta x)-f(x)}{-\Delta x}$

C. $\lim\limits_{\Delta x\to0}\frac{f(x-\Delta x)-f(x)}{2\Delta x}$　　D. $\lim\limits_{\Delta x\to0}\frac{f(x+\Delta x)-f(x-\Delta x)}{\Delta x}$

2. 设函数 $f(x)$ 在 $x=-1$ 处可导，且 $f'(-1)=-1$，则 $\lim\limits_{x\to 0}\dfrac{f(2x-1)-f(-1)}{x}=$（　　）.

A. -2　　B. 2　　C. $-1/2$　　D. $1/2$

3. 设函数 $f(x)$ 在 $x=0$ 处可导，且 $f(0)=0$，则 $\lim\limits_{x\to 0}\dfrac{x^2f(x)-2f(x^3)}{x^3}=$（　　）.

A. $-2f'(0)$　　B. $-f'(0)$　　C. $f'(0)$　　D. 0

4. 函数 $f(x)=\begin{cases}x, & x<0\\ xe^x, & x\geqslant 0\end{cases}$ 在 $x=0$ 处（　　）.

A. 连续不可导　　B. 连续且可导

C. 不连续也不可导　　D. 以上均不是

5. 设函数 $f(x)=\begin{cases}\dfrac{1-\cos x}{\sqrt{x}}, & x>0\\ x^2g(x), & x\leqslant 0\end{cases}$，其中 $g(x)$ 为有界函数，则 $f(x)$ 在点 x_0 处（　　）.

A. 极限不存在　　B. 极限存在，但不连续

C. 连续，但不可导　　D. 可导

6. 下列导数中错误的是（　　）.

A. $(\sin x)'=\dfrac{1}{\sec x}$　　B. $(\cos x)'=-\dfrac{1}{\csc x}$

C. $\left(\dfrac{\sin x}{\cos x}\right)'=-\dfrac{1}{\cos^2 x}$　　D. $\left(\dfrac{\cos x}{\sin x}\right)'=-\dfrac{1}{\sin^2 x}$

7. 双曲线 $xy=1$ 在点(1,1)处的切线方程与法线方程分别为（　　）.

A. $x+y-2=0, x-y=0$　　B. $y-x-2=0, x+y=0$

C. $x-y-2=0, x-y=0$　　D. $x+y-2=0, x+y=0$

8. 设函数 $y=f(x)$ 由方程 $\cos(xy)+\ln y-x=1$ 所确定，则 $\lim\limits_{n\to\infty}n\left[f\left(\dfrac{2}{n}\right)-1\right]=$（　　）.

A. 2　　B. 1　　C. -1　　D. -2

9. 已知函数 $y=xe^x$，则 $y^{(n)}=$（　　）.

A. xe^{nx}　　B. $x(e^x-n)$　　C. ne^x　　D. $e^x(x+n)$

10. $\lim\limits_{x\to 0}\left(\dfrac{1}{x}-\dfrac{1}{e^x-1}\right)=$（　　）.

A. 1　　B. -1　　C. $1/2$　　D. $-1/2$

11. 函数 $y=5+\sqrt{2x-x^2}$ 的单调增加区间和单调减少区间分别是（　　）.

A. (0,1), [1,2)　　B. (−1,0), (1,2)

C. (0,1), (−1,2)　　D. (0,−1), (1,2)

12. 函数 $y=f(x)$ 在区间 $[a,b]$ 上的最大值是 M，最小值是 m，若 $M=m$，则 $f'(x)$（　　）.

A. 等于 0　　B. 大于 0　　C. 小于 0　　D. 以上都不对

13. 曲线 $y=\dfrac{x-1}{x^2+1}$ 的拐点个数为(　　).

A. 1　　B. 2　　C. 3　　D. 4

14. 下列曲线中有渐近线的是(　　).

A. $y=x+\sin x$　　B. $y=x^2+\sin x$　　C. $y=x+\sin\dfrac{1}{x}$　　D. $y=x^2+\sin\dfrac{1}{x}$

15. 设 $y=f(\sin x)$,则 $\mathrm{d}y=$(　　).

A. $f'(\sin x)\mathrm{d}x$　　B. $f'(\sin x)\cos x\mathrm{d}x$

C. $f'(\cos x)\sin x\mathrm{d}x$　　D. $f'(\cos x)\cos x\mathrm{d}x$

三、填空题

1. 若函数 $y=\log_{10}x$ 的自变量 x 从 1 变到 100,则自变量 x 的增量 $\Delta x=$ ________,函数增量 $\Delta y=$ ________.

2. 设物体运动方程为 $s(t)=at^2+bt+c$(a、b、c 为常数,$a\neq0$),当 $t=-b/2a$ 时,物体的速度为________________,加速度为________________.

3. 曲线 $y=f(x)$ 由方程 $y=x+\ln x$ 所确定,则在任意一点 (x,y) 处的切线斜率为________,在点 $(\mathrm{e},\mathrm{e}+1)$ 处的切线方程为________________.

4. 设 $f(x)=3^x+\log_2x+\arctan x$,则 $f'(x)=$ ________,$[f(1)]'=$ ________.

5. 函数 $f(x)=\begin{cases}-x^2+1, & x\leqslant1\\ \ln x, & x>1\end{cases}$ 在其定义域上不可导的点是________.

6. 设 $f(x)=x^n+a_1x^{n-1}+\cdots+a_{n-1}x+a_n$,则 $f^{(n)}(0)=$ ________________.

7. 设 $f(x)=\mathrm{e}^{2x-1}$,则 $f''(x)=$ ________________.

8. 函数 $f(x)=\sin x-\cos x$ 在区间 $(0,2\pi)$ 内的极大值点是________,极小值点是________.

9. 函数 $f(x)=\mathrm{e}^{-2x}$ 在 $[-1,1]$ 上的最大值是________,最小值是________.

10. 曲线 $f(x)=\ln x$ 的凸区间是________;曲线 $f(x)=x^3-x$ 的拐点是________.

11. $\dfrac{\mathrm{d}x}{1+9x}=\mathrm{d}$ ________.

12. 如果函数 $f(x)=a\ln x+bx^2+x$(a、b 为常数)在 $x_1=1$,$x_2=2$ 处有极值,则 $a=$ ________,$b=$ ________.

13. 如果 $\lim\limits_{x\to0}\dfrac{\mathrm{e}^{ax}-b}{\sin 2x}=\dfrac{1}{2}$,则 $a=$ ________,$b=$ ________.

14. 函数 $f(x)=\ln|(x-1)(x-2)(x-3)|$ 的驻点个数为 = ________.

15. 曲线 $\sin(xy)+\ln(y-x)=x$ 在点 $(0,1)$ 处的切线方程为________.

四、解答题

1. 按定义求下列函数在 $x=1$ 处的导数:

(1) $f(x)=(x+1)^2$；　　(2) $f(x)=\sin 2x$.

2. 将一物体垂直上抛，设经过时间 t 后，物体上升的高度为 $s=10t-gt^2/2$，求下列各值：

(1) 物体在 1 s 到 (1 s + Δt) 时间内的平均速度；

(2) 物体在 1 s 时的瞬时速度；

(3) 物体从 t_0 到 $t_0+\Delta t$ 时间内的平均速度；

(4) 物体在 t_0 时刻的瞬时速度.

3. 在抛物线 $y=x^2$ 上依次取横坐标为 $x_1=1$，$x_2=3$ 的两点，并过这两点作割线，则抛物线上哪一点的切线平行于这条割线？

4. 已知曲线方程 $y=1/x$.

(1) 求过点 $(-1,-1)$ 的切线方程和法线方程；

(2) 曲线上哪一点的切线的斜率是 -4？

5. 判断下列函数在 $x=0$ 处是否可导.

(1) $f(x)=\begin{cases} x\sin\dfrac{1}{x}, & x\neq 0 \\ 0, & x=0 \end{cases}$；

(2) $f(x)=\begin{cases} x^2\sin\dfrac{1}{x}, & x\neq 0 \\ 0, & x=0 \end{cases}$；

(3) $f(x)=\begin{cases} x^2+\mathrm{e}^x-1, & x\leqslant 0 \\ 2x, & x>0 \end{cases}$.

6. 求下列函数的导数.

(1) $y=x^n+n^x+n^n$；　　(2) $y=\sqrt{x\sqrt{x\sqrt{x}}}$；

(3) $y=x+\ln x$；　　(4) $y=(\sqrt{x}+1)\left(\dfrac{1}{\sqrt{x}}-1\right)$；

(5) $y=\dfrac{\cos x}{x^2}$；　　(6) $y=\arctan x+\operatorname{arccot} x$；

(7) $y=x\cdot\sin x\cdot\ln x$；　　(8) $y=\dfrac{\cot x}{1+\sqrt{x}}+\ln(1+n)$.

7. 求下列函数的导数.

(1) $y=\sqrt[3]{1-2x^2}$；　　(2) $y=\cos^2\dfrac{x}{2}$；

(3) $y=\ln[\ln(ax+b)]$；　　(4) $y=\ln\sqrt{\dfrac{1+\sin x}{1-\sin x}}$；

(5) $y=x\cdot 10^x$；　　(6) $y=\mathrm{e}^{-1/x}$；

(7) $y=\dfrac{\arccos x}{\sqrt{1-x^2}}$；　　(8) $y=\arctan\dfrac{2x}{1-x^2}$；

(9) $y=\mathrm{e}^x\cdot\sqrt{1-\mathrm{e}^{2x}}+\arcsin \mathrm{e}^x$；　　(10) $y=x\cdot\arcsin(\ln x)$；

(11) $y=\ln[\ln(\ln x)]$.

8. 求下列函数的导数.

(1) $y=\sqrt[3]{\dfrac{x(x^2+1)}{(x^2-1)^2}}$;　(2) $y=(1+x^2)^{\sin x}$;

(3) $y=(\ln x)^x$;　(4) $y=e^{x^x}$.

9. 求下列隐函数的导数.

(1) $x^3+y^3-3axy=0$;　(2) $\cos(xy)=x$;

(3) $y=1+xe^y$.

10. 求下列参数方程所确定的函数的导数 $\dfrac{dy}{dx}$.

(1) $\begin{cases}x=a(t-\sin t)\\ y=a(1-\cos t)\end{cases}$ (a 为常数);　(2) $\begin{cases}x=\theta(1-\sin\theta)\\ y=\theta\cos\theta\end{cases}$.

11. 求下列函数的 n 阶导数.

(1) $y=5^x$;　(2) $y=a\cos bx$.

12. 求函数 $f(x)=2^x\cdot x^2$ 在 $x=0$ 处的 n 阶导数 $f^{(n)}(0)$.

13. 求下列函数的极限.

(1) $\lim\limits_{x\to 0}\dfrac{\ln(1+x)}{x}$;　(2) $\lim\limits_{x\to 0}\dfrac{e^x-e^{-x}}{\sin x}$;

(3) $\lim\limits_{x\to a}\dfrac{\sin x-\sin a}{x-a}$;　(4) $\lim\limits_{x\to 0}\dfrac{x-\sin x}{x+\tan x}$;

(5) $\lim\limits_{x\to 0}\dfrac{1-\cos^2 x}{x(1-e^x)}$;　(6) $\lim\limits_{x\to 0}\left(\dfrac{1}{x}-\dfrac{1}{e^x-1}\right)$;

(7) $\lim\limits_{x\to 0}\dfrac{x\sin x}{\sqrt{1+x^2}-1}$;　(8) $\lim\limits_{x\to 0^+}x\ln\sin x$;

(9) $\lim\limits_{x\to 0^+}x^p\ln^q x\ (p>0,q>0)$;　(10) $\lim\limits_{x\to 0}(1-2x)^{\frac{3}{x}}$;

(11) $\lim\limits_{x\to 0}\left(\dfrac{\sin x}{x}\right)^{\frac{1}{x^2}}$;　(12) $\lim\limits_{x\to 0^+}(\cot x)^{\frac{1}{\ln x}}$.

14. 设函数 $f(x)$ 在 $[0,1]$ 上连续,在 $(0,1)$ 内可导,且 $f(0)=0$,$f(1)=\dfrac{1}{3}$,利用拉格朗日中值定理证明:存在 $\xi\in\left(0,\dfrac{1}{2}\right)$,$\eta\in\left(\dfrac{1}{2},1\right)$,使得 $f'(\xi)+f'(\eta)=\xi^2+\eta^2$.

15. 利用拉格朗日中值定理证明下列不等式.

(1) $|x|\leqslant|\tan x|$,$x\in\left(-\dfrac{\pi}{2},\dfrac{\pi}{2}\right)$,当且仅当 $x=0$ 时等号成立;

(2) $\dfrac{x}{1+x}<\ln(1+x)<x\ (x>0)$.

16. 确定下列函数的单调区间.

(1) $y=2x^2-12x+5$;　(2) $y=x^3-3x^2-9x+14$;

(3) $y=2x-\ln x$;　(4) $y=\ln(x+\sqrt{1+x^2})$.

17. 证明下列不等式.

(1) $x < \sin x < x - \dfrac{x^3}{6}\ (x < 0)$;

(2) $\dfrac{1}{2^{p-1}} \leqslant x^p + (1-x)^p \leqslant 1\ (x \in [0,1], p > 1)$;

(3) $x\ln\dfrac{1+x}{1-x} + \cos x \geqslant 1 + \dfrac{x^2}{2}\ (-1 < x < 1)$.

18. 求下列函数的极值.

(1) $y = 2x^3 - 6x^2 - 18x + 7$;　　(2) $y = x - \ln(1+x)$;

(3) $y = \dfrac{6x}{1+x^2}$;　　(4) $y = (x-5)\sqrt[3]{x^2}$.

19. 已知函数 $f(x) = \begin{cases} x^{2x}, & x > 0 \\ xe^x + 1, & x \leqslant 0 \end{cases}$，求 $f'(x)$，并求函数 $f(x)$ 的极值.

20. 已知函数 $y(x)$ 由方程 $x^3 + y^3 - 3x + 3y - 2 = 0$ 所确定，求 $y(x)$ 的极值.

21. 在某化学反应中，反应速率 v 与反应物的浓度 x 的关系为 $v = kx(a-x)$，设 a 是反应开始时反应物的浓度，k 是反应速率常数，当 x 为何值时反应速率最大？

22. 观察到某组织细胞是高为 h、半径为 r 的直圆柱体. 若体积 V 不变，则直圆柱体的总表面积取最小值时，半径是多少？并确定 h 对 r 的比值.

23. 有人指出 1 ~ 9 个月婴儿的体重 w 的增长量与月龄 t 的关系的经验公式为

$$\ln w - \ln(341.5 - w) = k(t - 1.66)$$

当 t 为何值时婴儿的体重增长率最大？

24. 求下列函数在所给定区间内的最值.

(1) $y = \sqrt{5-4x}, x \in [-1,1]$;

(2) $y = 2^{|x-2|}, x \in [-5,5]$.

25. 求函数 $f(x) = \ln x + \dfrac{1}{x}$ 的最小值.

26. 判断下列函数的凹凸性.

(1) $y = 4x - x^2$;　　(2) $y = -\ln(x^2 - 1)$.

27. 求下列曲线的拐点及凹凸区间.

(1) $y = x^3 - 3x^2 - 9x + 9$;　　(2) $y = \dfrac{x^3}{x^2+3}$;

(3) $y = xe^{-x}$;　　(4) $y = \ln(x^2 + 1)$.

28. 已知曲线 $y = ax^3 + bx^2 + cx + d$ 上的点 $(-2,44)$ 为驻点，$(1,-10)$ 为拐点，求 a、b、c、d 的值.

29. 已知函数 $f(x) = \dfrac{x|x|}{1+x}$，求曲线 $y = f(x)$ 的凹凸区间及其渐近线.

30. 求曲线 $y = x^2 + 2\ln x$ 在其拐点处的切线方程.

31. 求下列函数的微分.

(1) $y=\dfrac{x}{1-x^2}$；　　(2) $y=\sqrt{(a^2+x^2)^3}$；

(3) $y=\mathrm{e}^{-x}\cdot\cos(3-x)$；　　(4) $y=\arctan \mathrm{e}^x$；

(5) $y=\dfrac{\cos x}{1-x^2}$；　　(6) $y=x^{5x}$.

32. 求 $(2.01)^5$、$\tan 46^\circ$ 的近似值.

33. 肌注或口服药物后血药浓度与时间的关系为 $c(t)=122(\mathrm{e}^{-0.18t}-\mathrm{e}^{-t})$，试求出现最大浓度变化率和最小浓度变化率的时刻.

34. 研究一次感冒在总人数为 N 的某一个团体内的流行的过程，发现经过时间 t(单位为 d) 尚未感染的人数 S 可表示为

$$S=\frac{N(N-1)}{(N-1)+\mathrm{e}^{\beta Nt}}(\beta\text{ 为常数})$$

求新病例发生的速率 $-\mathrm{d}S/\mathrm{d}t$.

35. 给受试的糖尿病人进食大量糖后，在区间 $[0,T]$ 测得其尿中排出葡萄糖量可表示为 $g(t)=10-0.6t^2$(时间单位为 h)，求测试开始后 2 h 尿中葡萄糖的排除速率.

36. 设某酵母细胞是长为 l、半径为 r 的圆柱体.

(1) l 不变；

(2) $\dfrac{1}{r}=\sqrt{3}$.

求在以上两种情况下该酵母细胞的体积 V 对 r 的变化率.

37. 讨论下列函数的单调性、极值、凹凸性、拐点和渐近线，并画出它们的大致图形.

(1) $y=\mathrm{e}^{-x^2}$；

(2) $y=\ln\dfrac{1+x}{1-x}$.

本章习题参考答案

第3章 一元函数积分学

一元函数积分学是高等数学的重要组成部分，它包括不定积分和定积分.这两种积分之间有着密切的联系，在科学技术、生物医学工程、医疗卫生、医药学、经济学和社会生活等领域都有广泛的应用.例如，人体的血糖水平的变化可以用函数来表示，通过对函数进行积分，可以计算出一段时间内的总血糖量，有助于诊断和治疗糖尿病等疾病.又如，在医学影像学中，利用X射线、CT(computed tomography)、MRI(magnetic resonance imaging)等技术来获取人体内部结构的图像，对图像的密度、亮度等参数进行积分，可以帮助医生准确地识别出病变的位置和程度.此外，在药物动力学研究中，研究人员常常通过积分来计算药物在人体内的浓度随时间的变化，以确定药物的剂量和给药方式.

本章着重介绍两种积分的理论知识及其在几何、物理和医学中的应用.

3.1 不定积分

3.1.1 原函数与不定积分的概念

定义 3-1 如果在区间 I 上，$F'(x)=f(x)$，那么函数 $F(x)$ 就称为 $f(x)$ 在此区间上的**原函数**(primitive function). 即

$$F'(x)=f(x) \quad 或 \quad \mathrm{d}F(x)=f(x)\mathrm{d}x$$

例如，因 $(\tan x)'=\sec^2 x$，$\tan x$ 就是 $\sec^2 x$ 的一个原函数；$(\arcsin x)'=\dfrac{1}{\sqrt{1-x^2}}$，所以 $\arcsin x$ 是 $\dfrac{1}{\sqrt{1-x^2}}$ 在区间 $(-1,1)$ 上的一个原函数.

下面关于原函数说明两点.

(1) 如果 $f(x)$ 有原函数 $F(x)$，即 $F(x)'=f(x)$，那么对任何常数 C，函数 $F(x)+C$ 也是 $f(x)$ 的原函数. 这说明，如果 $f(x)$ 有一个原函数，那么 $f(x)$ 就有无穷多个原函数.

(2) 如果 $F(x)$ 是 $f(x)$ 的一个原函数，$\Phi(x)$ 也是 $f(x)$ 的一个原函数，那么

$$\Phi(x)-F(x)=C(C\text{为某个常数})$$

由以上两点说明，引出下述定义.

定义 3-2 在区间 I 上，函数 $f(x)$ 的带有任意常数项的原函数称为 $f(x)$[或 $f(x)\mathrm{d}x$] 在区间 I 上的**不定积分**(indefinite integral)，记作

$$\int f(x)\mathrm{d}x$$

其中，记号 $\int$ 称为**积分号**(the symbol of integral)；$f(x)$ 称为**被积函数**(integrand)；$f(x)\mathrm{d}x$ 称为**被积表达式**；x 称为**积分变量**(integration variable).

事实上，如果 $F(x)$ 是 $f(x)$ 在区间 I 上的一个原函数，那么 $F(x)+C$ 就是 $f(x)$ 的不定积分，即

$$\int f(x)\mathrm{d}x=F(x)+C$$

因而不定积分 $\int f(x)\mathrm{d}x$ 可以表示 $f(x)$ 的任意一个原函数.

例 3-1 求 $\int 2x\mathrm{d}x$

解：由于 $(x^2)'=2x$，所以 x^2 是 $2x$ 的一个原函数. 因此

$$\int 2x\mathrm{d}x=x^2+C$$

函数 $f(x)$ 的原函数的图形称为 $f(x)$ 的**积分曲线**(integral curve). 如图 3-1 所示，由于 C 不同，得到的是一族平行的曲线.

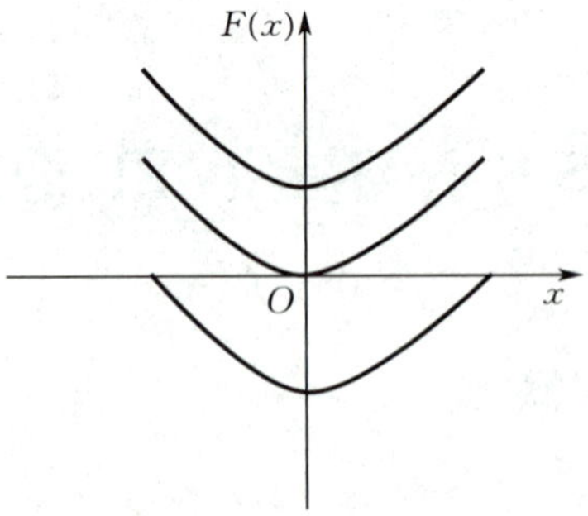

图 3-1

原函数与不定积分

例 3-2 求$\int \frac{1}{x}\mathrm{d}x$.

解：分为两种情况.

(1) 当 $x>0$ 时，由于$(\ln x)'=\frac{1}{x}$，所以 $\ln x$ 是$\frac{1}{x}$在$(0,+\infty)$内的一个原函数. 因此在$(0,+\infty)$内，

$$\int \frac{1}{x}\mathrm{d}x=\ln x+C$$

(2) 当 $x<0$ 时，由于$[\ln(-x)]'=\frac{1}{-x}(-1)=\frac{1}{x}$，所以 $\ln(-x)$ 是$\frac{1}{x}$在$(-\infty,0)$内的一个原函数. 因此在$(-\infty,0)$内，

$$\int \frac{1}{x}\mathrm{d}x=\ln(-x)+C$$

把 $x>0$ 和 $x<0$ 两种情况的结果合起来，可写作

$$\int \frac{1}{x}\mathrm{d}x=\ln|x|+C$$

由不定积分的定义，即可得出下述结论.

由于$\int f(x)\mathrm{d}x$是$f(x)$的原函数，所以$\frac{\mathrm{d}}{\mathrm{d}x}\left[\int f(x)\mathrm{d}x\right]=f(x)$，亦有$\mathrm{d}\left[\int f(x)\mathrm{d}x\right]=f(x)\mathrm{d}x$；

由于 $F(x)$ 是 $f(x)$ 的一个原函数，所以$\int F'(x)\mathrm{d}x=F(x)+C$ 或$\int \mathrm{d}F(x)=F(x)+C$.

由此可见，微分运算（以记号 d 表示）与求不定积分的运算是互逆运算. 当记号$\int$与 d 连在一起时，可以看作抵消或抵消后剩下常数. 根据导数基本公式，可以得到基本积分公式.

（思考：请用简练的语言概括不定积分与原函数的关系.）

基本积分公式如下（以下公式中 C 为常数）.

(1) $\int k\mathrm{d}x=kx+C$（k 是常数）；

(2) $\int x^{\mu}\mathrm{d}x=\frac{x^{\mu+1}}{\mu+1}+C(\mu\neq-1)$；

(3) $\int \frac{\mathrm{d}x}{x}=\ln|x|+C$；

(4) $\int \frac{\mathrm{d}x}{1+x^2}=\arctan x+C$；

(5) $\frac{\mathrm{d}x}{\sqrt{1-x^2}}=\arcsin x+C$；

(6) $\int \cos x\mathrm{d}x=\sin x+C$；

(7) $\int \sin x\mathrm{d}x = -\cos x + C$；

(8) $\int \frac{\mathrm{d}x}{\cos^2 x} = \int \sec^2 x\mathrm{d}x = \tan x + C$；

(9) $\int \frac{\mathrm{d}x}{\sin^2 x} = \int \csc^2 x\mathrm{d}x = -\cot x + C$；

(10) $\int \sec x\tan x\mathrm{d}x = \sec x + C$；

(11) $\int \csc x\cot x\mathrm{d}x = -\csc x + C$；

(12) $\int \mathrm{e}^x\mathrm{d}x = \mathrm{e}^x + C$；

(13) $\int a^x\mathrm{d}x = \frac{a^x}{\ln a} + C$.

例 3-3 求 $\int x\sqrt[3]{x}\mathrm{d}x$.

解：$\int x\sqrt[3]{x}\mathrm{d}x = \int x^{\frac{4}{3}}\mathrm{d}x = \frac{x^{\frac{4}{3}+1}}{\frac{4}{3}+1} + C = \frac{3}{7}x^{\frac{7}{3}} + C$.

例 3-4 求 $\int \frac{\mathrm{d}x}{x(\sqrt[3]{x})}$.

解：$\int \frac{\mathrm{d}x}{x\sqrt[3]{x}} = \int x^{-\frac{4}{3}}\mathrm{d}x = \frac{x^{-\frac{4}{3}+1}}{-\frac{4}{3}+1} + C = -3x^{-\frac{1}{3}} + C = -\frac{3}{\sqrt[3]{x}} + C$.

3.1.2 不定积分的性质

根据不定积分的定义，可以得出如下性质.

性质 1 两个函数和或差的不定积分等于两个函数不定积分的和或差，即

$$\int [f(x) \pm g(x)]\mathrm{d}x = \int f(x)\mathrm{d}x \pm \int g(x)\mathrm{d}x$$

证：因为

$$\left[\int [f(x) \pm g(x)]\mathrm{d}x\right]' = \left[\int f(x)\mathrm{d}x\right]' \pm \left[\int g(x)\mathrm{d}x\right]' = f(x) \pm g(x)$$

所以

$$\int [f(x) \pm g(x)]\mathrm{d}x = \int f(x)\mathrm{d}x \pm \int g(x)\mathrm{d}x$$

事实上，该性质对任意有限个函数都是成立的.

性质 2 被积函数的不为零的常数因子可提到积分号外面，即

$$\int kf(x)\mathrm{d}x = k\int f(x)\mathrm{d}x \,(k \text{ 为常数}, k \neq 0)$$

例 3-5 求积分 $\int \left(\frac{3}{1+x^2} - \frac{2}{\sqrt{1-x^2}}\right)\mathrm{d}x$.

解：

$$\begin{aligned}\int \left(\frac{3}{1+x^2} - \frac{2}{\sqrt{1-x^2}}\right)\mathrm{d}x &= 3\int \frac{1}{1+x^2}\mathrm{d}x - 2\int \frac{1}{\sqrt{1-x^2}} \\ &= 3\arctan x - 2\arcsin x + C\end{aligned}$$

例 3-6 求$\int\sqrt{x}(x^2+5)\mathrm{d}x$.

解:$\int\sqrt{x}(x^2+5)\mathrm{d}x=\int(x^{\frac{5}{2}}+5x^{\frac{1}{2}})\mathrm{d}x=\int x^{\frac{5}{2}}\mathrm{d}x+\int 5x^{\frac{1}{2}}\mathrm{d}x=\int x^{\frac{5}{2}}\mathrm{d}x+5\int x^{\frac{1}{2}}\mathrm{d}x$

$$=\frac{2}{7}x^{\frac{7}{2}}+5\cdot\frac{2}{3}x^{\frac{3}{2}}+C=\frac{2}{7}x^3\sqrt{x}+\frac{10}{3}x\sqrt{x}+C$$

例 3-7 求$\int\frac{x^3+2x-1}{x^2}\mathrm{d}x$.

解:被积函数的分子的次数较大,分母为单因式,可考虑将其分解为多个简单分式:

$$\int\frac{x^3+2x-1}{x^2}\mathrm{d}x=\int\left(x+\frac{2}{x}-\frac{1}{x^2}\right)\mathrm{d}x=\int x\mathrm{d}x+\int\frac{2}{x}\mathrm{d}x-\int\frac{1}{x^2}\mathrm{d}x$$

$$=\frac{x^2}{2}+2\ln|x|+\frac{1}{x}+C$$

例 3-8 $\int\frac{x+\cos^2x}{x\cos^2x}\mathrm{d}x$.

解:被积函数的分母为因式乘积,可考虑将其分解成单个简单分式之和:

$$\int\frac{x+\cos^2x}{x\cos^2x}\mathrm{d}x=\int\frac{1}{\cos^2x}\mathrm{d}x+\int\frac{1}{x}\mathrm{d}x=\tan x+\ln|x|+C$$

例 3-9 求$\int\frac{x^4}{1+x^2}\mathrm{d}x$.

解:被积函数的分母不可分解,分子次数较高,可将其分解成整式和小型分式的和,再积分:

$$\int\frac{x^4}{1+x^2}\mathrm{d}x=\int\frac{x^4-1+1}{1+x^2}\mathrm{d}x=\int\frac{(x^2+1)(x^2-1)+1}{x^2+1}\mathrm{d}x$$

$$=\int\left(x^2-1+\frac{1}{1+x^2}\right)\mathrm{d}x=\int x^2\mathrm{d}x-\int\mathrm{d}x+\int\frac{1}{1+x^2}\mathrm{d}x$$

$$=\frac{x^3}{3}-x+\arctan x+C$$

例3-7至例3-9中的被积函数都是分式形式,对不能直接利用积分方法计算的分式,一般处理原则为大型分式化成小型分式.

例 3-10 求$\int\cot^2x\mathrm{d}x$.

解:$\int\cot^2x\mathrm{d}x=\int(\csc^2x-1)\mathrm{d}x=\int\csc^2x\mathrm{d}x-\int\mathrm{d}x=-\cot x-x+C$.

例 3-11 求$\int\sin^2\frac{x}{2}\mathrm{d}x$.

解:$\int\sin^2\frac{x}{2}\mathrm{d}x=\int\frac{1}{2}(1-\cos x)\mathrm{d}x=\frac{1}{2}(x-\sin x)+C$.

例 3-12 求$\int\frac{1}{\sin^2\frac{x}{2}\cos^2\frac{x}{2}}\mathrm{d}x$.

解：$\int \frac{1}{\sin^2\frac{x}{2}\cos^2\frac{x}{2}}dx = \int \frac{1}{\left(\frac{\sin x}{2}\right)^2}dx = 4\int \csc^2 x dx = -4\cot x + C.$

三角函数的积分，主要通过将三角函数转化为基本积分公式来完成.

3.1.3 换元积分法

换元积分法包含两类，第一类换元积分法主要针对形如$\int f[g(x)]g'(x)dx$的积分，通过令$u = g(x)$，则$du = g'(x)dx$，将积分化简为$\int f(u)du$的形式；第二类换元积分法则针对形如$\int f(x)dx$的积分，通过选取适当的新变量来替代x，使得被积函数更容易处理，通常会化为第一类换元积分或者可以直接利用基本积分公式进行积分.

1. 第一类换元积分法

由于$d\varphi(x) = \varphi'(x)dx$，故反过来就有$\varphi'(x)dx = d\varphi(x)$，如此就有$\int f[\varphi(x)]\varphi'(x)dx = \int f[\varphi(x)]d\varphi(x) = \left[\int f(u)du\right]_{u=\varphi(x)} = [F(u)+C]_{u=\varphi(x)} = F[\varphi(x)]+C$. 其中，$F(u)$是$f(u)$的一个原函数.

定理 3-1 设$f(u)$具有原函数$F(u)$，$u = \varphi(x)$可导，则$F[\varphi(x)]$是$f[\varphi(x)]\varphi'(x)$的原函数，即有如下的换元公式：

$$\int f[\varphi(x)]\varphi'(x)dx = \left[\int f(u)du\right]_{u=\varphi(x)} = F[\varphi(x)]+C$$

例 3-13 求$\int 2\sin 2x dx$.

解：方法1 因为$2 = (2x)'$，故

$$\int 2\sin 2x dx = \int \sin 2x \cdot (2x)' dx = \int \sin 2x d(2x) \xlongequal{2x=u} \int \sin u du$$
$$= -\cos u + C = -\cos 2x + C$$

方法2 $\int 2\sin 2x dx = 4\int \sin x\cos x dx = 4\int \sin x(\sin x)'dx = 4\int \sin x d(\sin x)$

$$\xlongequal{\sin x = u} 4\int u du = 2u^2 + C = 2\sin^2 x + C$$

本题用两种方法解出来后的答案有所不同，但只相差一个常数.

例 3-14 求$\int \frac{1}{2+3x}dx$.

解：$\int \frac{1}{2+3x}dx = \frac{1}{3}\int \frac{1}{2+3x}(2+3x)'dx = \frac{1}{3}\int \frac{1}{2+3x}d(2+3x)$

$$\xlongequal{u=2+3x} \frac{1}{3}\int \frac{1}{u}du = \frac{1}{3}\ln|u| + C = \frac{1}{3}\ln|2+3x| + C$$

例 3-15 求$\int \frac{1}{a^2+x^2}dx$.

解：$\int \frac{1}{a^2+x^2}\mathrm{d}x = \frac{1}{a^2}\int \frac{1}{1+\left(\frac{x}{a}\right)^2}\mathrm{d}x = \frac{1}{a}\int \frac{1}{1+\left(\frac{x}{a}\right)^2}\mathrm{d}\left(\frac{x}{a}\right) = \frac{1}{a}\arctan\frac{x}{a}+C.$

例 3-16 求$\int \frac{1}{\sqrt{a^2-x^2}}\mathrm{d}x(a>0)$.

解：$\int \frac{1}{\sqrt{a^2-x^2}}\mathrm{d}x = \frac{1}{a}\int \frac{1}{\sqrt{1-\left(\frac{x}{a}\right)^2}}\mathrm{d}x = \int \frac{\mathrm{d}\left(\frac{x}{a}\right)}{\sqrt{1-\left(\frac{x}{a}\right)^2}} = \arcsin\frac{x}{a}+C.$

以上几例均可直接变换积分变量 x 的系数或者在积分变量后加上一个常数，积分变量后面加上任意常数，对积分结果无影响，积分变量乘以任意常数，需在积分号前面乘以这个常数的倒数. 运算熟练后，可省略换元步骤.

例 3-17 求$\int \frac{1}{a^2-x^2}\mathrm{d}x$.

解：由于$\frac{1}{a^2-x^2} = \frac{1}{2a}\left(\frac{1}{a+x}+\frac{1}{a-x}\right)$，因此

$$\int \frac{1}{a^2-x^2}\mathrm{d}x = \frac{1}{2a}\left[\int\frac{\mathrm{d}x}{a+x}+\int\frac{\mathrm{d}x}{a-x}\right] = \frac{1}{2a}\left[\int\frac{\mathrm{d}(a+x)}{a+x}-\int\frac{\mathrm{d}(a-x)}{a-x}\right]$$

$$= \frac{1}{2a}(\ln|a+x|-\ln|a-x|)+C = \frac{1}{2a}\ln\left|\frac{a+x}{a-x}\right|+C$$

例 3-18 求$\int \frac{\mathrm{d}x}{x(1-2\ln x)}$.

解：由题意知，$x>0$. 显然，$\frac{1}{x}\mathrm{d}x = (\ln x)'\mathrm{d}x = \mathrm{d}(\ln x)$，于是

$$\int \frac{\mathrm{d}x}{x(1-2\ln x)} = \int\frac{\mathrm{d}(\ln x)}{1-2\ln x} = \frac{1}{2}\int\frac{\mathrm{d}(2\ln x)}{1-2\ln x} = -\frac{1}{2}\int\frac{\mathrm{d}(1-2\ln x)}{1-2\ln x}$$

$$= -\frac{1}{2}\ln|1-2\ln x|+C$$

例 3-19 求$\int \frac{\mathrm{e}^{4\sqrt{x}}}{\sqrt{x}}\mathrm{d}x$.

解：由于$\frac{1}{2\sqrt{x}}\mathrm{d}x = (\sqrt{x})'\mathrm{d}x = \mathrm{d}\sqrt{x}$，因此

$$\int \frac{\mathrm{e}^{4\sqrt{x}}}{\sqrt{x}}\mathrm{d}x = \int \mathrm{e}^{4\sqrt{x}}.\frac{1}{\sqrt{x}}\mathrm{d}x = \int \mathrm{e}^{4\sqrt{x}}\mathrm{d}(2\sqrt{x})$$

$$= \frac{1}{2}\int \mathrm{e}^{4\sqrt{x}}\mathrm{d}(4\sqrt{x}) = \frac{1}{2}\mathrm{e}^{4\sqrt{x}}+C$$

例 3-20 求$\int 2x\mathrm{e}^{x^2}\mathrm{d}x$.

解：利用微分公式 $2x\mathrm{d}x = (x^2)'\mathrm{d}x = \mathrm{d}x^2$，得

$$原式 = \int e^{x^2} dx^2 = e^{x^2} + C$$

以上几例为利用幂函数的微分表达式拼凑微分，然后通过换元变成基本积分. 所以，第一类换元积分法也称为**凑微分法**.

例 3-21 求 $\int \cot x dx$.

解：$\int \cot x dx = \int \frac{\cos x}{\sin x} dx = \int \frac{1}{\sin x} d(\sin x) \xlongequal{\sin x = u} \int \frac{1}{u} du$

$= \ln|u| + C = \ln|\sin x| + C$

例 3-22 求 $\int \sin^2 x \cos^3 x dx$.

解：被积函数为两个不同次幂正余弦三角函数相乘，由于对偶次幂三角函数进行转换较容易，故可拆开奇次幂三角函数并凑微分，留下偶次幂三角函数作转换：

$$\int \sin^2 x \cos^3 x dx = \int \sin^2 x \cos^2 x \cos x dx = \int \sin^2 x (1 - \sin^2 x) d(\sin x)$$

$$= \int (\sin^2 x - \sin^4 x) d(\sin x) = \frac{1}{3}\sin^3 x - \frac{1}{5}\sin^5 x + C$$

例 3-23 求 $\int \sin^2 x dx$.

解：对于只有偶次幂三角函数的情况，无法拆开凑微分，但偶次幂三角函数容易降次，于是

$$\int \sin^2 x dx = \int \frac{1 - \cos 2x}{2} dx = \frac{1}{2}\left(\int dx - \int \cos 2x dx\right)$$

$$= \frac{1}{2}\int dx - \frac{1}{4}\int \cos 2x d(2x) = \frac{x}{2} - \frac{\sin 2x}{4} + C$$

类似地，可得 $$\int \cos^2 x dx = \frac{x}{2} + \frac{\sin 2x}{4} + C$$

例 3-24 求 $\int \csc x dx$.

解：由于直接涉及 $\csc x$ 的公式较少，因此可先将其转换为正弦三角函数的形式，然后凑微分，于是

$$\int \csc x dx = \int \frac{dx}{\sin x} = \int \frac{\sin x dx}{\sin^2 x} = -\int \frac{d(\cos x)}{\sin^2 x} = -\int \frac{d(\cos x)}{1 - \cos^2 x} \text{（利用例 3-17）}$$

$$= -\frac{1}{2}\ln\left|\frac{1 + \cos x}{1 - \cos x}\right| + C = -\frac{1}{2}\ln\left|\frac{(1 + \cos x)(1 + \cos x)}{(1 - \cos x)(1 + \cos x)}\right| + C$$

$$= -\frac{1}{2}\ln\left|\frac{(1 + \cos x)^2}{\sin^2 x}\right| + C = -\frac{1}{2}\ln\left|\frac{1 + \cos x}{\sin x}\right|^2 + C$$

$$= -\ln\left|\frac{1}{\sin x} + \frac{\cos x}{\sin x}\right| + C = -\ln|\csc x + \cot x| + C$$

$$= \ln|\csc x - \cot x| + C$$

由于三角函数的转换公式非常丰富，故本题还有其他方法可考虑. 用同样的方法也可以求出

$\int \sec x \mathrm{d}x = \ln|\sec x + \tan x| + C$. 也可利用本题结果证明此公式，即

$$\int \sec x \mathrm{d}x = \int \frac{\mathrm{d}x}{\cos x} = \int \frac{\mathrm{d}\left(x+\frac{\pi}{2}\right)}{\sin\left(x+\frac{\pi}{2}\right)} = \int \csc\left(x+\frac{\pi}{2}\right)\mathrm{d}\left(x+\frac{\pi}{2}\right)$$

$$= \ln\left|\csc\left(x+\frac{\pi}{2}\right) - \cot\left(x+\frac{\pi}{2}\right)\right| + C$$

$$= \ln|\sec x + \tan x| + C$$

例 3-25 求 $\int \tan^3 x \sec x \mathrm{d}x$.

解：$\int \tan^3 x \sec x \mathrm{d}x = \int \tan^2 x \sec x \tan x \mathrm{d}x = \int (\sec^2 x - 1)\mathrm{d}(\sec x)$

$$= \int \sec^2 x \mathrm{d}(\sec x) - \int \mathrm{d}(\sec x) = \frac{1}{3}\sec^3 x - \sec x + C$$

例 3-26 求 $\int \sin 3x \cos 2x \mathrm{d}x$.

解：利用三角函数中的积化和差公式，得

$$\sin A\cos B = \frac{1}{2}[\sin(A+B) + \sin(A-B)]$$

故

$$\sin 3x\cos 2x = \frac{1}{2}(\sin 5x + \sin x)$$

$$\int \sin 3x \cos 2x \mathrm{d}x = \frac{1}{2}\int(\sin 5x + \sin x)\mathrm{d}x$$

$$= \frac{1}{2}\left[\int \sin x \mathrm{d}x + \frac{1}{5}\int \sin 5x \mathrm{d}(5x)\right]$$

$$= -\frac{1}{2}\cos x - \frac{1}{10}\cos 5x + C$$

以上几例均涉及三角函数，解题方法都与题目本身情况相关，由于三角函数之间的转换公式十分丰富，故求三角函数的积分时需对三角函数的这些公式非常熟悉，方能快速解题.

以上几例的解题方法为第一类换元积分法，关键在于找到合适的函数拼凑微分.

2. 第二类换元积分法

第一类换元积分法是通过拼凑微分，将积分 $\int f[\varphi(x)]\varphi'(x)\mathrm{d}x$ 化为积分 $\int f(u)\mathrm{d}u$.

第二类换元积分法就是直接引进代换式 $x = \varphi(t)$，将原本复杂的积分 $\int f(x)\mathrm{d}x$ 化为 $\int f[\varphi(t)]\varphi'(t)\mathrm{d}t$，换元公式可表示为

$$\int f(x)\mathrm{d}x = \int f[\varphi(t)]\varphi'(t)\mathrm{d}t$$

利用此公式求出 $\int f[\varphi(t)]\varphi'(t)\mathrm{d}t$ 后，必须用 $x = \varphi(t)$ 的反函数 $t = \varphi^{-1}(x)$ 代回去，为了保

证此反函数存在，需假定直接函数 $x=\varphi(t)$ 在 t 的某一个区间内是单调、可导的，且 $\varphi'(t)\neq 0$.

定理 3-2 设 $x=\varphi(t)$ 是单调、可导的函数，且 $\varphi'(t)\neq 0$，又设 $\int f[\varphi(t)]\varphi'(t)\mathrm{d}t$ 具有原函数，则有换元公式

$$\int f(x)\mathrm{d}x=\int [f[\varphi(t)]\varphi'(t)\mathrm{d}t]_{t=\varphi^{-1}(x)}$$

其中，$t=\varphi^{-1}(x)$ 是 $x=\varphi(t)$ 的反函数.

例 3-27 求 $\int\sqrt{a^2-x^2}\,\mathrm{d}x\,(a>0)$.

解：此积分的困难在于有根式 $\sqrt{a^2-x^2}$，用三角函数代换可去掉根式.

设 $x=a\sin t$，则 $\mathrm{d}x=a\cos t\mathrm{d}t$，于是

$$\int\sqrt{a^2-x^2}\,\mathrm{d}x=\int\sqrt{a^2-a^2\sin^2 t}\cdot a\cos t\mathrm{d}t=a^2\int\cos^2 t\mathrm{d}t$$

$$=a^2\left(\frac{t}{2}+\frac{1}{4}\sin 2t\right)+C=a^2\left(\frac{t}{2}+\frac{1}{2}\sin t\cos t\right)+C$$

由于 $x=a\sin t$，所以 $t=\arcsin\frac{x}{a}$，$\cos t$ 可由图 3-2 所示的直角三角形来求（在直角三角形中任意取一锐角为 t，然后根据已知三角函数值标出各边长度），则

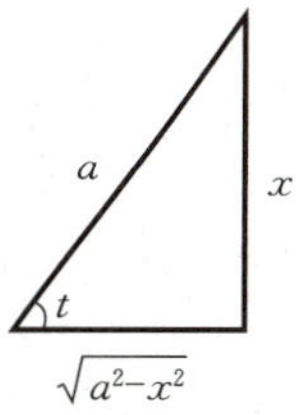

图 3-2

$$\cos t=\frac{\sqrt{a^2-x^2}}{a}$$

于是所求积分为

$$\int\sqrt{a^2-x^2}\,\mathrm{d}x=\frac{a^2}{2}\arcsin\frac{x}{a}+\frac{1}{2}x\sqrt{a^2-x^2}+C$$

例 3-28 求 $\int\frac{\mathrm{d}x}{\sqrt{x^2+a^2}}\,(a>0)$.

解：利用三角函数公式 $\sec^2 t=\tan^2 t+1$，设 $x=a\tan t$，则 $\mathrm{d}x=a\sec^2 t\mathrm{d}t$，于是

$$\int\frac{\mathrm{d}x}{\sqrt{x^2+a^2}}=\int\frac{a\sec^2 t}{a\sec t}\mathrm{d}t=\int\sec t\mathrm{d}t=\ln|\sec t+\tan t|+C,$$

为了把新变量 t 还原为 x 的函数，可以根据 $\tan t=\frac{a}{x}$ 作辅助三角形（见图 3-3），于是有

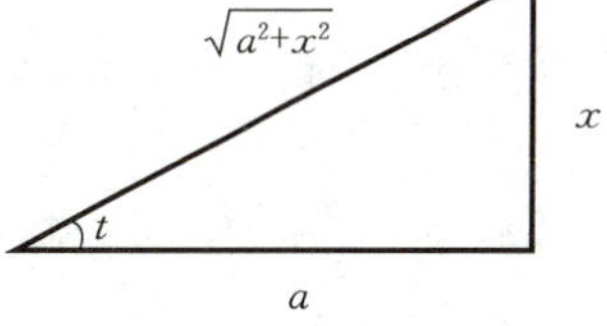

图 3-3

$$\sec t=\frac{\sqrt{x^2+a^2}}{a}$$

因此

$$\int\frac{\mathrm{d}x}{\sqrt{x^2+a^2}}=\ln\left(\frac{\sqrt{x^2+a^2}}{a}+\frac{x}{a}\right)+C_1$$

$$=\ln(x+\sqrt{x^2+a^2})+C\,(C=C_1-\ln a)$$

换元积分法中的辩证思维

例 3-29 求$\dfrac{dx}{\sqrt{x^2-4}}$.

解：可以利用公式$\sec^2 t-1=\tan^2 t$去根式.

设 $x=2\sec t$，则 $dx=2\sec t\tan t dt$，于是有

$$\int\frac{dx}{\sqrt{x^2-4}}=\int\frac{2\sec t\tan t}{2\tan t}dt=\int\sec t dt=\ln|\sec t+\tan t|+C_1$$

最后将 t 还原为 x，根据 $\sec t=\dfrac{x}{2}$ 作辅助三角形(见图 3-4)，即有

$$\tan t=\frac{\sqrt{x^2-4}}{2}$$

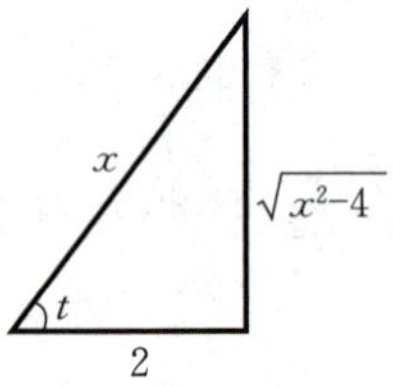

图 3-4

因此

$$\int\frac{dx}{\sqrt{x^2-4}}=\ln\left|\frac{x}{2}+\frac{\sqrt{x^2-4}}{2}\right|+C_1$$
$$=\ln|x+\sqrt{x^2-4}|+C(C=C_1-\ln 2)$$

从上面的三道例题可看出：如果被积函数含有 $\sqrt{a^2-x^2}$，则令 $x=a\sin t$；如果含有 $\sqrt{a^2+x^2}$，则令 $x=a\tan t$；如果含有 $\sqrt{x^2-a^2}$，则令 $x=a\sec t$.

以上方法叫作**三角代换**，具体解题时要分析被积函数的具体情况，选取尽可能简单的代换.

例 3-30 $\displaystyle\int\frac{x^5}{\sqrt{1+x^2}}dx$.

解：令 $t=\sqrt{1+x^2}$，则 $x^2=t^2-1$，$xdx=tdt$，可得

$$原式=\int\frac{(t^2-1)^2}{t}t\,dt=\int(t^4-2t^2+1)dt=\frac{1}{5}t^5-\frac{2}{3}t^3+t+C$$
$$=\frac{1}{15}(8-4x^2+3x^4)\sqrt{1+x^2}+C$$

例 3-31 求$\displaystyle\int\frac{1}{\sqrt{1+e^x}}dx$.

解：令 $\sqrt{1+e^x}=t$，则 $e^x=t^2-1$，$x=\ln(t^2-1)$，$dx=\dfrac{2t}{t^2-1}dt$，可得

$$\int\frac{1}{\sqrt{1+e^x}}dx=\int\frac{2}{t^2-1}dt=\int\left(\frac{1}{t-1}-\frac{1}{t+1}\right)dt=\ln\left|\frac{t-1}{t+1}\right|+C$$
$$=2\ln(\sqrt{1+e^x}-1)-x+C$$

以上方法可称为根式的**整体代换**.

例 3-32 求$\displaystyle\int\frac{\sqrt{a^2-x^2}}{x^4}dx$.

解：本例中由于分母次数过高，如果用三角换元，那么三角函数的次数过高，处理起来的难度也很高，故采用其他方法. 设 $x=\dfrac{1}{t}$，则 $dx=-\dfrac{dt}{t^2}$，于是

$$\int \frac{\sqrt{a^2 - x^2}}{x^4}\mathrm{d}x = \int \frac{\sqrt{a^2 - \frac{1}{t^2}} \cdot \left(-\frac{\mathrm{d}t}{t^2}\right)}{\frac{1}{t^4}} = -\int (a^2t^2 - 1)^{\frac{1}{2}} t\mathrm{d}t$$

$$= -\frac{1}{2a^2}\int (a^2t^2 - 1)^{\frac{1}{2}} \mathrm{d}(a^2t^2 - 1) = -\frac{(a^2t^2 - 1)^{\frac{3}{2}}}{3a^2} + C$$

$$= -\frac{(a^2 - x^2)^{\frac{3}{2}}}{3a^2x^3} + C$$

例 3-32 的一个明显特点是：相较于分子，分母次数过高. 分母、分子次数相差悬殊会增加积分的难度，故考虑使用**倒代换**以平衡分子与分母的次数差异，从而使问题得以解决. 第二类换元积分法主要就是解决这种被积函数含有根式，或者如例 3-32 之类的积分问题，通过适当的变量代换，可以将这些复杂的积分转化为较为简单的积分问题.

思考：看到带根号的不定积分问题，首先要做的事情是什么，是去根号吗？

答案是否定的. 首先应考虑能否用第一类换元积分法直接得到结果，如果不能，再考虑用第二类换元积分法去掉根号来求不定积分.

在本节的例题中，有几个积分是以后经常会遇到的，所以它们也常被当作公式来使用. 常用的积分公式补充如下.

(1) $\int \tan x\mathrm{d}x = -\ln|\cos x| + C$；

(2) $\int \cot x\mathrm{d}x = \ln|\sin x| + C$；

(3) $\int \sec x\mathrm{d}x = \ln|\sec x + \tan x| + C$；

(4) $\int \csc x\mathrm{d}x = \ln|\csc x - \cot x| + C$；

(5) $\int \frac{\mathrm{d}x}{a^2 + x^2} = \frac{1}{a}\arctan\frac{x}{a} + C$；

(6) $\int \frac{\mathrm{d}x}{x^2 - a^2} = \frac{1}{2a}\ln\left|\frac{x-a}{x+a}\right| + C$；

(7) $\int \frac{\mathrm{d}x}{\sqrt{a^2 - x^2}} = \arcsin\frac{x}{a} + C$；

(8) $\int \frac{\mathrm{d}x}{\sqrt{x^2 + a^2}} = \ln(x + \sqrt{x^2 + a^2}) + C$；

(9) $\int \frac{\mathrm{d}x}{\sqrt{x^2 - a^2}} = \ln\left|x + \sqrt{x^2 - a^2}\right| + C$.

两类积分换元法的区别

例 3-33 求 $\int \frac{\mathrm{d}x}{\sqrt{x^2 + 2x + 3}}$.

解：$\int \frac{\mathrm{d}x}{\sqrt{x^2 + 2x + 3}} = \int \frac{\mathrm{d}(x+1)}{\sqrt{(x+1)^2 + (\sqrt{2})^2}} = \ln(x + 1 + \sqrt{x^2 + 2x + 3}) + C.$

例 3-34 求 $\int \frac{\mathrm{d}x}{\sqrt{2 + x - x^2}}$.

解：$\int \frac{\mathrm{d}x}{\sqrt{2+x-x^2}}=\int \frac{\mathrm{d}\left(x-\frac{1}{2}\right)}{\sqrt{\left(\frac{3}{2}\right)^2-\left(x-\frac{1}{2}\right)^2}}=\arcsin \frac{2x-1}{3}+C.$

3.1.4 分部积分法

第一类换元积分法，通过凑微分，可以将不定积分$\int f(x)\mathrm{d}x$化为$\int g[\varphi(x)]\mathrm{d}\varphi(x)$，而后利用积分公式进行积分. 第二类换元积分法，则通过适当变量代换转化为凑微分可以解决的情形. 但是，有一些不定积分看似简单，却不能使用以上两类积分方法求解，如$\int x\mathrm{e}^x\mathrm{d}x$、$\int x\ln x\mathrm{d}x$、$\int x\sin x\mathrm{d}x$等，这类问题有一个明显特征，即被积函数往往表现为两类不同函数乘积的形式. 分部积分法可用于解决这类不定积分问题的. 下面给出分部积分公式的简单推导过程.

设函数$u=u(x)$，$v=v(x)$具有连续导数，则有

$$\mathrm{d}(uv)=u\mathrm{d}v+v\mathrm{d}u$$

移项得

$$u\mathrm{d}v=\mathrm{d}(uv)-v\mathrm{d}u$$

两边积分得

$$\int u\mathrm{d}v=\int \mathrm{d}(uv)-\int v\mathrm{d}u$$

得

$$\int u\mathrm{d}v=uv-\int v\mathrm{d}u \tag{3-1}$$

式(3-1)称为**分部积分公式**.

式(3-1)表明，如果$\int u\mathrm{d}v$不易求出，那么可通过此公式把它转化为右边的形式，如果$\int v\mathrm{d}u$易于求出，则此公式起到了化难为易的作用. 当把求导和求积分都理解为函数的一种运算时，分部积分公式本质上是乘积求导(微分)公式在不定积分场景的应用.

例 3-35 求$\int x\cos x\mathrm{d}x$.

解：本例中被积函数有两个因式，可用$\cos x$去凑微分，再用分部积分法求解，则

$$\int x\cos x\mathrm{d}x=\int x\mathrm{d}(\sin x)=x\sin x-\int \sin x\mathrm{d}x=x\sin x+\cos x+C$$

如果用x去凑微分，再用分部积分法求解，则

$$\int x\cos x\mathrm{d}x=\int \cos x\mathrm{d}\left(\frac{x^2}{2}\right)=\frac{x^2}{2}\cos x+\int \frac{x^2}{2}\sin x\mathrm{d}x$$

显然，上式右端的积分比原积分更不易求出，故不采用此方法.

由例 3-35 可见，分部积分法中选择凑微分的因式是关键一环.

一般来说，用来凑微分的因式要满足以下两个条件：

(1) 用于凑微分很容易，或v比较好求；

(2) 进行分部积分以后所得到的积分式要更容易积分，即$\int v\mathrm{d}u$比$\int u\mathrm{d}v$简单.

例 3-36 求$\int x\mathrm{e}^x\mathrm{d}x$.

解：$\int xe^x dx = \int x d(e^x) = xe^x - \int e^x dx = xe^x - e^x + C = e^x(x-1) + C.$

例 3-37 求$\int x^2 \cos x dx$.

解：
$$\int x^2 \cos x dx = \int x^2 d(\sin x) = x^2 \sin x - 2\int x\sin x dx$$
$$= x^2 \sin x + 2\int x d(\cos x) = x^2 \sin x + 2(x\cos x - \int \cos x dx)$$
$$= x^2 \sin x + 2x\cos x - 2\int \cos x dx = x^2 \sin x + 2x\cos x - 2\sin x + C$$

总结上面三道例题可知，用于分部积分公式中凑微分的因式，可首先考虑指数函数，其次考虑三角函数，最后考虑幂函数，对数函数和反三角函数一般不作为考虑对象.

例 3-38 求$\int x^3 \ln x dx$.

解：用 x^3 凑微分，得
$$\int x^3 \ln x dx = \int \ln x d\left(\frac{x^4}{4}\right) = \frac{x^4}{4}\ln x - \int \frac{x^4}{4} \cdot \frac{1}{x} dx$$
$$= \frac{x^4}{4}\ln x - \frac{1}{4}\int x^3 dx = \frac{x^4}{4}\ln x - \frac{x^4}{16} + C$$

例 3-39 求$\int \arctan x dx$.

解：直接进行分部积分，得
$$\int \arctan x dx = x\arctan x - \int \frac{x}{1+x^2} dx = x\arctan x - \frac{1}{2}\int \frac{1}{1+x^2} d(x^2+1)$$
$$= x\arctan x - \frac{1}{2}\ln(x^2+1) + C$$

例 3-40 求$\int e^x \sin x dx$.

解：用 e^x 凑微分，得
$$\int e^x \sin x dx = e^x \sin x - \int e^x \cos x dx$$
$$= e^x \sin x - \int \cos x d(e^x)$$
$$= e^x \sin x - e^x \cos x - \int e^x \sin x dx$$

移项、合并，等式两端再除以 2，便得
$$\int e^x \sin x dx = \frac{e^x}{2}(\sin x - \cos x) + C$$

例 3-41 求 $I_n = \int \frac{dx}{(x^2+a^2)^n}$（$n$ 为正整数）.

解：**方法 1** 用分部积分法，当 $n > 1$ 时，有

$$\int \frac{\mathrm{d}x}{(x^2+a^2)^{n-1}} = \frac{x}{(x^2+a^2)^{n-1}} + 2(n-1)\int \frac{x^2}{(x^2+a^2)^n}\mathrm{d}x$$

$$= \frac{x}{(x^2+a^2)^{n-1}} + 2(n-1)\int \left[\frac{1}{(x^2+a^2)^{n-1}} - \frac{a^2}{(x^2+a^2)^n}\right]\mathrm{d}x$$

即

$$I_{n-1} = \frac{x}{(x^2+a^2)^{n-1}} + 2(n-1)(I_{n-1} - a^2 I_n)$$

于是

$$I_n = \frac{1}{2a^2(n-1)}\left[\frac{x}{(x^2+a^2)^{n-1}} + (2n-3)I_{n-1}\right]$$

以上式作为递推公式，再结合 $I_1 = \frac{1}{a}\arctan\frac{x}{a} + C$，即可得 I_n（具体计算过程略）.

方法 2　可令 $x = a\tan t$，则 $x^2 + a^2 = a^2\sec^2 t$，代入原式，得

$$I_n = \int \frac{\mathrm{d}x}{(x^2+a^2)^n} = \frac{1}{a^{2n-1}}\int \cos^{2n-2} t\,\mathrm{d}t$$

此式为三角函数积分，可降次积分（具体计算过程略）.

有一些问题，单用换元积分法或单用分部积分法求解效果并不好，这时往往要兼用换元积分法与分部积分法.

*3.1.5　有理函数的积分

有理函数是指由两个多项式之商所表示的函数，有如下形式：

$$\frac{P(x)}{Q(x)} = \frac{a_0x^n + a_1x^{n-1} + \cdots + a_{n-1}x + a_n}{b_0x^m + b_1x^{m-1} + \cdots + b_{m-1}x + b_m} \tag{3-2}$$

其中，m 和 n 都是非负整数；$a_0, a_1, \cdots, a_{n-1}, a_n$ 及 $b_0, b_1, \cdots, b_{m-1}, b_m$ 都是实数，且 $a_0 \neq 0, b_0 \neq 0$.

假定分子多项式 $P(x)$ 与分母多项式 $Q(x)$ 之间没有公因子，当有理函数[式(3-2)]的分子多项式的次数 n 小于其分母多项式次数 m，即 $n < m$ 时，称此有理函数为真分式；而当 $n \geqslant m$ 时，称此有理函数为假分式.

利用**多项式除法**（又称为辗转相除法、带余除法、欧几里得算法），假分式总可写成多项式与一个真分式之和的形式. 如分式

$$\frac{x^5+x+1}{x^2+1}$$

化为真分式的方法如下：

$$\begin{array}{r|l} & \quad x^3 - x \\ \hline x^2+1 & x^5 + x + 1 \\ & \underline{x^5 + x^3} \\ & -x^3 + x + 1 \\ & \underline{-x^3 - x} \\ & \quad 2x + 1 \end{array}$$

于是

$$\frac{x^5+x+1}{x^2+1} = x^3 - x + \frac{2x+1}{x^2+1}$$

多项式积分容易求解，下面研究真分式的积分.

如果真分式的分母已经无法分解（二次或者一次），那么也可以很简单地进行积分，如果分

母可以分解因式，则可以考虑异分母分式相加时通分的反过程，即将分母为几个因式乘积的真分式化为几个真分式的和.

例如，真分式$\frac{x+3}{x^3-7x^2+16x-12}=\frac{x+3}{(x-2)^2(x-3)}$可看作两个分式的和，即

$$\frac{x+3}{(x-2)^2(x-3)}=\frac{A_1x+A_2x}{(x-2)^2}+\frac{B}{x-3}$$

或

$$\frac{x+3}{(x-2)^2(x-3)}=\frac{A_1}{(x-2)^2}+\frac{A_2}{x-2}+\frac{B}{x-3}$$

其中，A_1、A_2、B 为待定系数. 显然后者是更彻底、简洁的分解方式，分解后每一项都可以直接求积分.

可用如下两种方法求出待定系数.

第一种方法：两端去分母后，得

$$x+3=A_1(x-3)+A_2(x-3)(x-2)+B(x-2)^2$$

$$x+3=(A_2+B)x^2+(A_1-5A_2-4B)x-(3A_1-6A_2-4B)$$

因为这是恒等式，等式两端 x 的系数和常数项必须分别相等，于是有

$$\begin{cases}A_2+B=0\\A_1-5A_2-4B=1\\-(3A_1-6A_2-4B)=3\end{cases}$$

从而解得

$$A_1=-5,A_2=-6,B=6$$

第二种方法：在恒等式 $x+3=A_1(x-3)+A_2(x-3)(x-2)+B(x-2)^2$ 中，代入特殊的 x 值，从而求出待定的常数.

令 $x=2$，得 $A_1=-5$；令 $x=3$，得 $B=6$. 将 A_1、B 的值代入

$$x+3=A_1(x-3)+A_2(x-3)(x-2)+B(x-2)^2$$

得

$$x+3=-5(x-3)+A_2(x-3)(x-2)+6(x-2)^2$$

令 $x=4$，得

$$A_2=-6$$

于是

$$\frac{x+3}{(x-2)^2(x-3)}=\frac{-5}{(x-2)^2}+\frac{-6}{x-2}+\frac{6}{x-3}$$

下面举几个有理真分式的积分例子.

例 3-42 求$\int\frac{x}{x^2-3x+2}dx$.

解： 因为

$$\frac{x}{(x-1)(x-2)}=\frac{A}{x-1}+\frac{B}{x-2}$$

所以

$$x=A(x-2)+B(x-1)$$

可用特殊值法求系数：

$$x=2,B=2;x=1,A=-1$$

所以

$$\int\frac{x}{x^2-3x+2}dx=\int\frac{-1}{x-1}dx+\int\frac{2}{x-2}dx=-\int\frac{1}{x-1}dx+2\int\frac{1}{x-2}dx$$
$$=-\ln|x-1|+2\ln|x-2|+C$$

例 3-43 求$\int \frac{1}{x(x-1)^2}\mathrm{d}x$.

解：因为

$$\frac{1}{x(x-1)^2}=\frac{Ax+B}{(x-1)^2}+\frac{C}{x}$$

将 $x=1,-1,0$ 代入，解得 $A=-1,B=2,C=1$

所以

$$\int \frac{1}{x(x-1)^2}\mathrm{d}x=\int\left[\frac{-x+2}{(x-1)^2}+\frac{1}{x}\right]\mathrm{d}x=\int \frac{1}{x}\mathrm{d}x+\int \frac{-x+1+1}{(x-1)^2}\mathrm{d}x$$

$$=\int \frac{1}{x}\mathrm{d}x+\int \frac{-x+1}{(x-1)^2}\mathrm{d}x+\int \frac{1}{(x-1)^2}\mathrm{d}x$$

$$=\ln|x|-\ln|x-1|-\frac{1}{x-1}+C$$

例 3-44 求$\int \frac{2}{(1+x)(1+x^2)}\mathrm{d}x$.

解：因为

$$\frac{2}{(1+x)(1+x^2)}=\frac{1}{1+x}+\frac{-x+1}{1+x^2}$$

所以

$$\int \frac{2}{(1+x)(1+x^2)}\mathrm{d}x=\int\left(\frac{1}{1+x}+\frac{-x+1}{1+x^2}\right)\mathrm{d}x$$

$$=\int \frac{1}{1+x}\mathrm{d}x-\int \frac{x}{1+x^2}\mathrm{d}x+\int \frac{1}{1+x^2}\mathrm{d}x$$

$$=\int \frac{1}{1+x}\mathrm{d}(1+x)-\frac{1}{2}\int \frac{1}{1+x^2}\mathrm{d}(1+x^2)+\int \frac{\mathrm{d}x}{1+x^2}$$

$$=\ln|1+x|-\frac{1}{2}\ln(1+x^2)+\arctan x+C$$

例 3-45 求$\int \frac{x-2}{x^2+2x+2}\mathrm{d}x$.

解：被积函数的分母无法分解，配平方和式，得

$$\int \frac{x-2}{x^2+2x+2}\mathrm{d}x=\int \frac{x-2}{(x+1)^2+1}\mathrm{d}x=\int \frac{x+1-3}{(x+1)^2+1}\mathrm{d}x$$

$$=\int \frac{x+1}{(x+1)^2+1}\mathrm{d}(x+1)-3\int \frac{1}{(x+1)^2+1}\mathrm{d}(x+1)$$

$$=\frac{1}{2}\ln(x^2+2x+2)-3\arctan(x+1)+C$$

以上例题只是介绍了简单有理函数的积分方法，有许多问题都没有深入涉及，如对 $\frac{x+1}{(x-1)^7(x^2+1)^4}$ 的积分，如果只采用分解为两个分式的方法，积分将仍然很困难. 若要比较系统地理解有理函数的积分，则可参考其他更专业的高等数学教材.

3.2 定积分

前面已经学习了导数、微分、不定积分等一些微积分中的基本概念及其计算方法，本节将要学习积分学中重要的组成部分之一——定积分(definite integral). 定积分是微积分学中一个重要的概念，它描述了函数在某一区间上的整体性质，在物理学、工程学、经济学、生物学、几何学、图像处理、控制系统和预测模型方面都有着广泛的应用，如医学图像处理中计算人体器官或者肿瘤的体积，在物理学中计算物体的位移、速度、加速度等，在经济学中计算成本、收益等经济指标的变化量. 通过定积分，人们可以从微观的函数值变化中，得到宏观的整体效果，这对于科学研究和实际应用都具有重要意义.

3.2.1 定积分的概念

1. 引例

1) 变速增值细胞的增殖总数

设细胞增殖速度不断发生变化，已知其速度是时间 t 的连续函数，即 $v=v(t)$，计算在时间间隔$[T_1,T_2]$内细胞增殖的总数 m.

因为细胞增殖速度 v 随时间 t 不断变化，故不能运用公式 $m=vt$ 来计算，而速度函数 $v=v(t)$ 是有规律地连续变化的，在很小的一段时间内，速度的变化量很小，近似于匀速，因此可用以下方法来处理.

具体步骤如下.

在时间间隔$[T_1,T_2]$中任意插入若干个分点：

$$T_1=t_0<t_1<t_2<\cdots<t_{n-1}<t_n=T_2$$

把时间间隔$[T_1,T_2]$分成 n 个小时间间隔：

$$[t_0,t_1],[t_1,t_2],\cdots,[t_{n-1},t_n]$$

它们的长度依次为

$$\Delta t_1=t_1-t_0,\Delta t_2=t_2-t_1,\cdots,\Delta t_n=t_n-t_{n-1}$$

相应地，在各时间间隔内细胞增殖的总数依次为

$$\Delta m_1,\Delta m_2,\cdots,\Delta m_n$$

在时间间隔$[t_{i-1},t_i]$上任取一个时刻 $\tau_i(t_{i-1}\leqslant\tau_i\leqslant t_i)$，以 τ_i 时刻的速度 $v(\tau_i)$ 来代替$[t_{i-1},t_i]$上各个时刻的速度，得到细胞增殖的总数 Δm_i 的近似值，即

$$\Delta m_i\approx v(\tau_i)\Delta t_i,i=1,2,\cdots,n$$

那么这 n 个时间间隔上细胞增殖的总数之和即为$[T_1,T_2]$上细胞增殖数的近似值，即

$$m\approx v(\tau_1)\Delta t_1+v(\tau_2)\Delta t_2+\cdots+v(\tau_n)\Delta t_n=\sum_{i=1}^{n}v(\tau_i)\Delta t_i$$

记 $\lambda=\max\{\Delta t_1,\Delta t_2,\cdots,\Delta t_n\}$，则当 $\lambda\to 0$ 时(这时时间间隔数 n 无限增多，即 $n\to\infty$)，取上式的极限，便得$[T_1,T_2]$上细胞增殖数的精确值：

$$m=\lim_{\lambda\to 0}\sum_{i=1}^{n}v(\tau_i)\Delta t_i$$

2）曲边梯形的面积

设 $y=f(x)$ 在区间 $[a,b]$ 上非负且连续，由直线 $x=a, x=b, y=0$ 及曲线 $y=f(x)$ 所围成的图形称为**曲边梯形**.

中学阶段介绍过计算多边形及圆的面积的方法，而对求曲边梯形的面积还没有现成的方法，从图 3-5 中可看出，曲边梯形在各点处的高 $f(x)$ 随 x 不断变化，但因 $f(x)$ 是区间 $[a,b]$ 上的连续函数，在一个相当小的区间上，它的变化量很小，近似于不变，因此，把区间 $[a,b]$ 划分为许多小区间，在每个小区间上用某一点处的函数值来近似代替同一个小区间上的窄曲边梯形的高，那么每个窄曲边梯形就可近似地看成窄矩形，以所有窄矩形面积之和作为曲边梯形面积的近似值，显然划分越细，得到的结果越接近曲边梯形的面积，如果无限地细分下去呢？下面用数学语言准确地叙述一下这个过程.

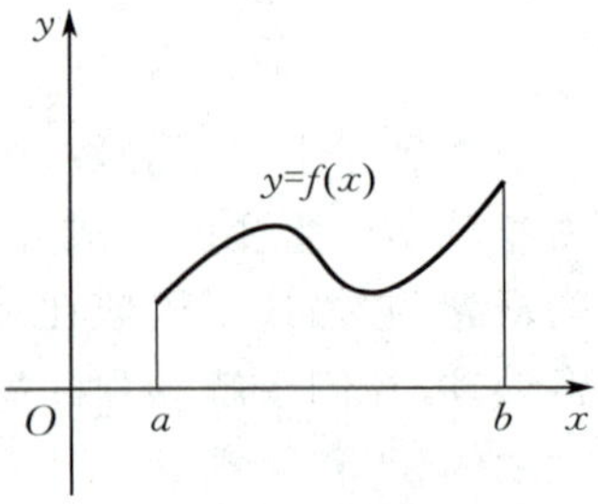

图 3-5

首先，在区间 $[a,b]$ 上任意插入若干个分点（见图 3-6），且

$$a=x_0<x_1<x_2<\cdots<x_{n-1}<x_n=b$$

把区间 $[a,b]$ 分成 n 个小区间：

$$[x_0,x_1],[x_1,x_2],\cdots,[x_{n-1},x_n]$$

它们的长度依次为

$\Delta x_1=x_1-x_0, \Delta x_2=x_2-x_1, \cdots, \Delta x_i=x_i-x_{i-1}, \cdots, \Delta x_n=x_n-x_{n-1}$

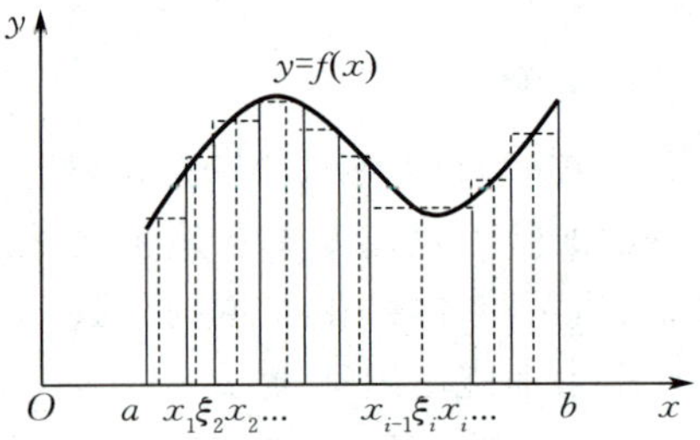

图 3-6

其次，经过每个分点作平行于 y 轴的直线段，把曲边梯形分成 n 个窄曲边梯形，

在每个小区间 $[x_{i-1},x_i]$ 上任取一点 ξ_i，以 $[x_{i-1},x_i]$ 为底、$f(\xi_i)$ 为高的窄矩形近似替代第 $i(i=1,2,\cdots,n)$ 个窄曲边梯形，把由此得到的 n 个窄矩形面积之和作为所求曲边梯形面积 S 的近似值，即

$$S\approx f(\xi_1)\Delta x_1+f(\xi_2)\Delta x_2+\cdots+f(\xi_n)\Delta x_n=\sum_{i=1}^{n}f(\xi_i)\Delta x_i$$

最后，为了保证所有小区间的长度都无限缩小，要求小区间长度中的最大值趋于零，即记 $\lambda=\max\{\Delta x_1,\Delta x_2,\cdots,\Delta x_n\}$，则上述要求可表示为 $\lambda\to 0$. 当 $\lambda\to 0$ 时（这时分段数 n 无限增多，即 $n\to\infty$），取上述和式的极限，便得曲边梯形面积的精确值：

$$S=\lim_{\lambda\to 0}\sum_{i=1}^{n}f(\xi_i)\Delta x_i$$

以上过程可简单描述为“**分割 — 近似 — 求和 — 取极限**”. 采用这种方法解决问题时，最后都归结为对某一个函数 $f(x)$ 实施相同结构的数学运算 —— 求 $\sum\limits_{i=1}^{n}f(\xi_i)\Delta x_i$ 的极限. 事实上，在自然科学和工程技术中，还有许多类似问题的解决方法都要归结为计算这种特定和的极限，人们将其中的关键运算提炼成数学定义，加以专门研究，然后将其运用到自然科学中.

2. 定积分定义

定义 3-3 设函数 $f(x)$ 在 $[a,b]$ 上有界，在 $[a,b]$ 中任意插入 $n-1$ 个分点：

$$a=x_0<x_1<x_2<\cdots<x_{n-1}<x_n=b$$

把$[a,b]$分成n个小区间：

$$[x_0,x_1],[x_1,x_2],\cdots,[x_{n-1},x_n]$$

各区间长度依次为

$$\Delta x_1=x_1-x_0,\Delta x_2=x_2-x_1,\cdots,\Delta x_n=x_n-x_{n-1}$$

在每个小区间$[x_{i-1},x_i]$上任取一点ξ_i，作函数值$f(\xi_i)$与每个小区间长度Δx_i的乘积$f(\xi_i)\Delta x_i(i=1,2,\cdots,n)$，并作和式：

$$\sum_{i=1}^{n}f(\xi_i)\Delta x_i \tag{3-3}$$

记$\lambda=\max\{\Delta x_1,\Delta x_2,\cdots,\Delta x_n\}$，如果不论对$[a,b]$进行怎样的分法，也不论对小区间$[x_{i-1},x_i]$上的点$\xi_i$进行怎样的取法，只要当$\lambda\to 0$时，式(3-3)总趋于确定的极限$I$，这时称此极限$I$为函数$f(x)$在$[a,b]$上的定积分(简称积分)，记为$\int_a^b f(x)\mathrm{d}x$，即

$$\int_a^b f(x)\mathrm{d}x=I=\lim_{\lambda\to 0}\sum_{i=1}^{n}f(\xi_i)\Delta x_i \tag{3-4}$$

其中，$f(x)$叫作**被积函数**；$f(x)\mathrm{d}x$叫作**被积表达式**；x叫作**积分变量**；a叫作**积分上限**；b叫作**积分下限**；$[a,b]$叫作**积分区间**；$\sum_{i=1}^{n}f(\xi_i)\Delta x_i$叫作$f(x)$的**积分和**.

如果函数$f(x)$在$[a,b]$上的定积分存在，也称函数$f(x)$在$[a,b]$上**可积**(integrable).

(思考：试用一句话描述定积分的本质，或者用一句话陈述什么是定积分.)

关于定积分的定义，有以下三点说明.

(1) 定积分的值仅与被积函数$f(x)$及积分区间$[a,b]$有关，如果既不改变被积函数$f(x)$也不改变积分区间$[a,b]$，不论把积分变量x改成什么字母，如t或u，此和的极限都不会改变，即定积分的值不变：

$$\int_a^b f(x)\mathrm{d}x=\int_a^b f(t)\mathrm{d}t=\int_a^b f(u)\mathrm{d}u$$

故定积分的值只与被积函数及积分区间有关，而与积分变量所使用的字母无关.

(2) 只有对积分区间$[a,b]$的分法是任意的，在$[x_{i-1},x_i]$上的ξ_i也是任取的，$\sum_{i=1}^{n}f(\xi_i)\Delta x_i$的极限都趋近于确定的常数$I$，定积分才是有意义的. 事实上，由于积分区间无限地细分，最终可以看作一条条线段的面积相加，其结果自然是精确值了.(一个值得思考的问题是：线段面积不是为零吗?)

(3) 定积分就是一个数，一旦被积函数和积分区间确定了，这个数就是唯一确定的.

利用定积分的定义，引例中讨论的两个实际问题可分别表示如下.

变速增殖的细胞，在时间间隔$[T_1,T_2]$上细胞增殖数实质上是$v=v(t)$在$[T_1,T_2]$上的定积分，即

$$m=\lim_{\lambda\to 0}\sum_{i=1}^{n}v(\tau_i)\Delta t_i=\int_{T_1}^{T_2}v(t)\mathrm{d}t$$

曲边梯形的面积S是函数在区间$[a,b]$上的定积分，即

$$S=\lim_{\lambda\to 0}\sum_{i=1}^{n}f(\xi_i)\Delta x_i=\int_a^b f(x)\mathrm{d}x$$

科学研究中还有很多求和问题均可归纳为定积分问题.

3. 定积分的几何意义

利用曲边梯形的面积来说明定积分$\int_a^b f(x)\mathrm{d}x$ 的几何意义.

如图 3-7 所示，在$[a,b]$上，当 $f(x)\geqslant 0$ 时，定积分$\int_a^b f(x)\mathrm{d}x$ 在几何上表示由曲线$y=f(x)$和两条直线 $x=a$、$x=b$ 与 x 轴所围成的曲边梯形的面积；在$[a,b]$上，当 $f(x)\leqslant 0$ 时，曲边梯形的面积等于定积分的相反数. 在$[a,b]$上，若 $f(x)$ 既可取得正值又可取得负值，则函数 $f(x)$ 图形的某些部分在 x 轴的上方，某些部分在 x 轴的下方，如果给在 x 轴上方的曲边梯形的面积赋以正号，给在 x 轴的下方的曲边梯形的面积赋以负号，则定积分$\int_a^b f(x)\mathrm{d}x$ 的几何意义为：介于 x 轴、函数 $f(x)$ 的图形及两条直线 $x=a$、$x=b$ 之间的各曲边梯形面积的代数和，即

$$\int_a^b f(x)\mathrm{d}x = A_1 - A_2 + A_3 - A_4$$

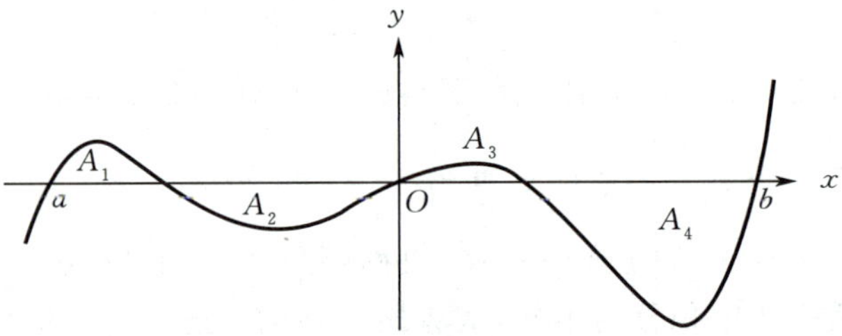

图 3-7

3.2.2 定积分的性质

对定积分进行以下两点补充规定：

(1) 当 $a=b$ 时，$\int_a^b f(x)\mathrm{d}x = 0$；

(2) 当 $a>b$ 时，$\int_a^b f(x)\mathrm{d}x = -\int_b^a f(x)\mathrm{d}x$.

下面讨论定积分的性质. 下列各性质中的积分上下限的大小，如无特别说明，均不加限制；并假定各性质中所列出的定积分都是存在的.

性质 1 两个函数和或差的定积分等于两个函数定积分的和或差，即

$$\int_a^b [f(x)\pm g(x)]\mathrm{d}x = \int_a^b f(x)\mathrm{d}x \pm \int_a^b g(x)\mathrm{d}x$$

证：
$$\begin{aligned}\int_a^b [f(x)\pm g(x)]\mathrm{d}x &= \lim_{\lambda\to 0}\sum_{i=1}^n [f(\xi_i)\pm g(\xi_i)]\Delta x_i \\ &= \lim_{\lambda\to 0}\sum_{i=1}^n f(\xi_i)\Delta x_i \pm \lim_{\lambda\to 0}\sum_{i=1}^n g(\xi_i)\Delta x_i \\ &= \int_a^b f(x)\mathrm{d}x \pm \int_a^b g(x)\mathrm{d}x\end{aligned}$$

该性质对任意有限个函数也是成立的，即有限个函数的和(或差)的定积分等于它们的定积分的和(或差).

性质 2 常数可自由进出积分符号，即

$$\int_a^b kf(x)\mathrm{d}x = k\int_a^b f(x)\mathrm{d}x, k \text{ 为常数}$$

性质 3(积分域的可加性)　函数 $f(x)$ 对任意给定的三个数 a、b、c，有

$$\int_a^b f(x)\mathrm{d}x = \int_a^c f(x)\mathrm{d}x + \int_c^b f(x)\mathrm{d}x$$

性质 4　如果在区间 $[a,b]$ 上 $f(x) \geqslant 0$，则

$$\int_a^b f(x)\mathrm{d}x \geqslant 0, a < b$$

推论 1　如果在区间 $[a,b]$ 上 $f(x) \leqslant g(x)$，则

$$\int_a^b f(x)\mathrm{d}x \leqslant \int_a^b g(x)\mathrm{d}x, a < b$$

推论 2　$\left|\int_a^b f(x)\mathrm{d}x\right| \leqslant \int_a^b |f(x)|\mathrm{d}x, a < b.$

性质 5　设 M 及 m 分别是函数 $f(x)$ 在区间 $[a,b]$ 上的最大值及最小值，则

$$m(b-a) \leqslant \int_a^b f(x)\mathrm{d}x \leqslant M(b-a)$$

这个性质说明，利用被积函数在积分区间上的最大值和最小值，可以估计定积分的值的大致范围.

性质 6(定积分中值定理)　如果函数 $f(x)$ 在区间 $[a,b]$ 上连续，则在积分区间 $[a,b]$ 上至少存在一点 ξ，使下式成立：

$$\int_a^b f(x)\mathrm{d}x = f(\xi)(b-a)$$

这个公式也称为积分中值公式.

证：因为 $f(x)$ 在区间 $[a,b]$ 上连续，根据连续函数的性质，它在区间 $[a,b]$ 有最小值 m 与最大值 M，由性质 5，有

$$m(b-a) \leqslant \int_a^b f(x)\mathrm{d}x \leqslant M(b-a)$$

各项都除以 $(b-a)$，得

$$m \leqslant \frac{1}{b-a}\int_a^b f(x)\mathrm{d}x \leqslant M$$

这表明，$\frac{1}{b-a}\int_a^b f(x)\mathrm{d}x$ 是介于函数 $f(x)$ 的最大值与最小值之间的数，根据闭区间上连续函数的介值定理（定理 1-9），在 $[a,b]$ 上至少存在一点 ξ，使得 $f(\xi) = \frac{1}{b-a}\int_a^b f(x)\mathrm{d}x$，即 $\int_a^b f(x)\mathrm{d}x = f(\xi)(b-a)$，得证.

几何意义：如果 $f(x) \geqslant 0$，那么以 $f(x)$ 为曲边，以 $[a,b]$ 为底的曲边梯形的面积等于以 $[a,b]$ 上某一点 ξ 的函数值 $f(\xi)$ 为高、以 $[a,b]$ 为底的矩形的面积，如图 3-8 所示.

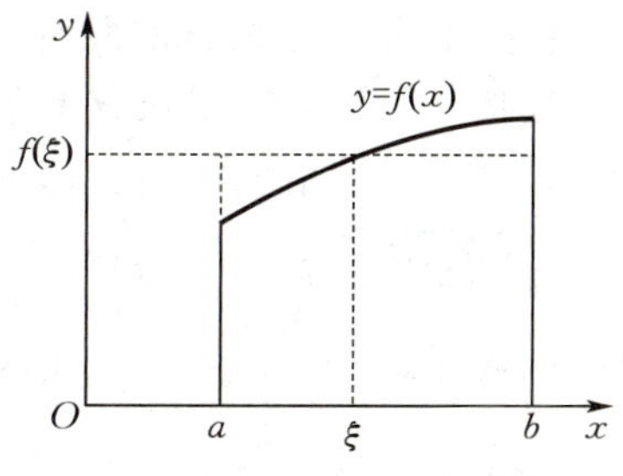

图 3-8

3.2.3　微积分基本定理

定积分的定义是从实际需求中提炼出来的，但如果利用和式的极限计算定积分的值，那么

其难度可想而知.所以,有必要探讨一下比较简单的定积分计算方法.

实际上,定积分与实际问题是有紧密联系的,为此先从具体实例入手来探求计算定积分的思路和方法.

1. 变速增殖细胞函数与速度函数之间的关系

从 3.2.1 的引例可知,已知变速增殖细胞的增殖速度,可以利用定积分来表示它在一段时间间隔$[T_1, T_2]$内所增殖的细胞总数:

$$m = \lim_{\lambda \to 0} \sum_{i=1}^{n} v(\xi_i) \Delta x_i = \int_{T_1}^{T_2} v(t) \mathrm{d}t$$

如果t时刻细胞的数量用函数$M(t)$表示(称$M(t)$为细胞增殖函数),显然在$[T_1, T_2]$上,细胞增殖的数量也可以表示为

$$m = M(T_2) - M(T_1)$$

由此可见,细胞增殖函数 $M(t)$ 与增殖速度函数 $v(t)$ 之间有如下关系:

$$\int_{T_1}^{T_2} v(t) \mathrm{d}t = M(T_2) - M(T_1)$$

因为 $M'(t) = v(t)$,即细胞增殖函数 $M(t)$ 是速度函数 $v(t)$ 的原函数,所以上式表明:速度函数 $v(t)$ 在区间$[T_1, T_2]$上的定积分等于 $v(t)$ 的原函数 $M(t)$ 在区间$[T_1, T_2]$上的增量.

归纳为数学表述,也就是如果 $f(x)$ 在区间$[a,b]$上连续,那么 $f(x)$ 在区间$[a,b]$上的定积分就等于 $f(x)$ 的原函数[设为 $F(x)$]在$[a,b]$上的增量:

$$F(b) - F(a)$$

为了证明上述结论,首先定义一种重要的函数.

2. 可变上限的定积分

设 $f(x)$ 在区间$[a,b]$上连续,x 为区间$[a,b]$上的一点,那么 $f(x)$ 在区间$[a,x]$上可积,对于区间$[a,b]$上的任意一点 x,有确定的积分$\int_a^x f(x)\mathrm{d}x$ 与之对应,因此$\int_a^x f(x)\mathrm{d}x$ 是积分上限 x 的函数,称为**可变上限的定积分**或**积分上限函数**(variable upper bound integral function),记作 $\Phi(x)$,即

$$\Phi(x) = \int_a^x f(t)\mathrm{d}t, a \leqslant x \leqslant b$$

可变上限的定积分的几何意义:若 $f(x)$ 在区间$[a,b]$上连续且 $f(x) \geqslant 0$,则积分上限函数 $\Phi(x)$ 就是在区间$[a,x]$上曲线 $f(x)$ 下的曲边梯形的面积(见图 3-9).

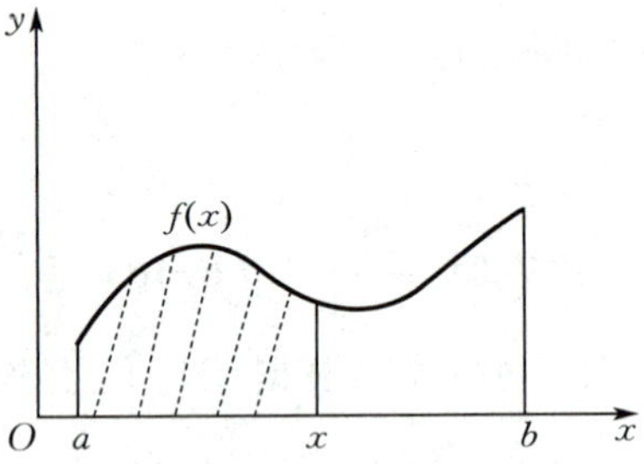

图 3-9

定理 3-3 若 $f(x)$ 在区间$[a,b]$上连续,则积分上限函数 $\Phi(x) = \int_a^x f(t)\mathrm{d}t$ 在区间$[a,b]$上具有导数,且它的导数为 $\Phi'(x) = \dfrac{\mathrm{d}}{\mathrm{d}x}\int_a^x f(t)\mathrm{d}t$.

证:设 $f(x)$ 的图形如图 3-10 所示,x 取得增量 $\Delta x[x, x+\Delta x \in (a,b)]$,则$\Phi(x)$ 在$x+\Delta x$处的函数值为$\Phi(x+\Delta x) = \int_a^{x+\Delta x} f(t)\mathrm{d}t$.

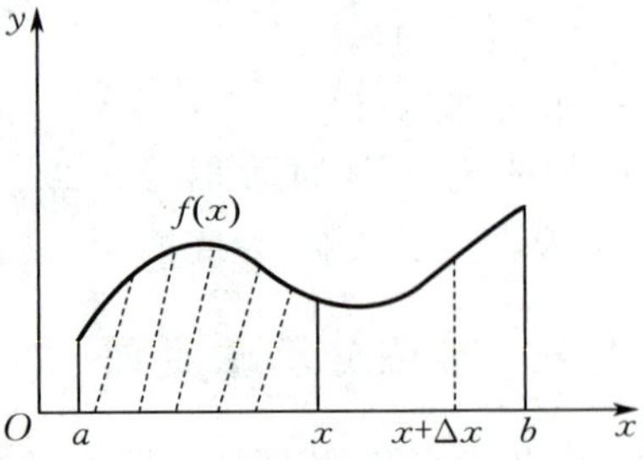

图 3-10

由此得函数的增量为

$$\Delta\Phi = \Phi(x+\Delta x) - \Phi(x) = \int_a^{x+\Delta x} f(t)\mathrm{d}t - \int_a^x f(t)\mathrm{d}t$$
$$= \int_a^x f(t)\mathrm{d}t + \int_x^{x+\Delta x} f(t)\mathrm{d}t - \int_a^x f(t)\mathrm{d}t = \int_x^{x+\Delta x} f(t)\mathrm{d}t$$

应用定积分中值定理,有

$$\Delta\Phi = f(\xi)\Delta x$$

其中,ξ 在 x 与 $x+\Delta x$ 之间. 用 Δx 同除上式两端,得

$$\frac{\Delta\Phi(x)}{\Delta x} = f(\xi)$$

由于假设 $f(x)$ 在区间$[a,b]$上连续,而 $\Delta x \to 0$ 时,$\xi \to x$,因此 $\lim\limits_{\Delta x \to 0} f(\xi) = f(x)$,从而令 $\Delta x \to 0$,对上式两端取极限,得

$$\Phi'(x) = f(x)$$

若 $x = a$,取 $\Delta x > 0$,则同理可证 $\Phi'_+(a) = f(a)$;若 $x = b$,取 $\Delta x < 0$,则同理可证 $\Phi'_-(b) = f(b)$,定理得证.

推论 如果 $f(x)$ 连续,$u(x)$、$v(x)$ 可导,则有

$$\frac{\mathrm{d}}{\mathrm{d}x}\int_{v(x)}^{u(x)} f(t)\mathrm{d}t = f[u(x)]u'(x) - f[v(x)]v'(x)$$

例 3-46 求下列各式.

(1) $\dfrac{\mathrm{d}}{\mathrm{d}x}\displaystyle\int_{x^2}^{x^3} \mathrm{e}^t\mathrm{d}t$; (2) $\dfrac{\mathrm{d}}{\mathrm{d}x}\displaystyle\int_x^{x^2} \sin t\mathrm{d}t$.

解:(1) $\dfrac{\mathrm{d}}{\mathrm{d}x}\displaystyle\int_{x^2}^{x^3} \mathrm{e}^t\mathrm{d}t = \mathrm{e}^{x^3}(x^3)' - \mathrm{e}^{x^2}(x^2)' = 3x^2\mathrm{e}^{x^3} - 2x\mathrm{e}^{x^2}$;

(2) $\dfrac{\mathrm{d}}{\mathrm{d}x}\displaystyle\int_x^{x^2} \sin t\mathrm{d}t = 2x\sin x^2 - \sin x$.

例 3-47 求 $\lim\limits_{x\to 0}\dfrac{\int_0^{x^2}\sin t\mathrm{d}t}{x^4}$.

解:$\lim\limits_{x\to 0}\dfrac{\int_0^{x^2}\sin t\mathrm{d}t}{x^4} = \lim\limits_{x\to 0}\dfrac{2x\sin x^2}{4x^3} = \dfrac{1}{2}$.

定理 3-4 如果函数 $f(x)$ 在区间$[a,b]$上连续,则函数 $\Phi(x) = \int_a^x f(t)\mathrm{d}t$ 就是函数 $f(x)$ 在区间$[a,b]$上的一个原函数.

该定理的重要意义在于,一方面肯定了连续函数的原函数是存在的,另一方面初步揭示了积分学中的定积分与函数的原函数之间的联系,因此有可能通过原函数来计算定积分.

3. 牛顿-莱布尼茨公式

定理 3-5 如果函数 $F(x)$ 是连续函数 $f(x)$ 在区间$[a,b]$上的一个原函数,则

$$\int_a^b f(x)\mathrm{d}x = F(b) - F(a)$$

证:由定理 3-4 知,$\Phi(x) = \int_a^x f(t)\mathrm{d}t$ 是函数 $f(x)$ 在$[a,b]$上的一个原函数,又已知函数

$F(x)$ 也是函数 $f(x)$ 在$[a,b]$上的一个原函数，因为两个原函数之间只差一个常数，所以

$$\int_a^x f(t)\mathrm{d}t = F(x) + C$$

在上式中令 $x = a$，则$\int_a^a f(t)\mathrm{d}t = F(a) + C$.

注意到$\int_a^a f(t)\mathrm{d}t = 0$，得 $C = -F(a)$，代入原式，得

$$\int_a^x f(t)\mathrm{d}t = F(x) - F(a)$$

在上式中再令 $x = b$，则

$$\int_a^b f(t)\mathrm{d}t = F(b) - F(a)$$

把积分变量 t 换为 x，便得

$$\int_a^b f(x)\mathrm{d}x = F(b) - F(a) \tag{3-5}$$

式(3-5)叫作**牛顿-莱布尼茨公式**(Newton-Leibniz formula)，它是计算定积分的基本公式，它揭示了定积分与不定积分之间的内在联系，这个公式也叫作**微积分基本公式**(fundamental formula of calculas).

为了方便起见，以后把 $F(b) - F(a)$ 记为$[F(x)]_a^b$，或 $F(x)\big|_a^b$，于是式(3-5)也可写成$\int_a^b f(x)\mathrm{d}x = [F(x)]_a^b$ 或$\int_a^b f(x)\mathrm{d}x = F(x)\big|_a^b$.

有了定理 3-5，就可以把求连续函数的定积分的问题转化为求不定积分的问题.

例 3-48　计算$\int_0^1 x^2\mathrm{d}x$.

利用 Baltamatica 软件完成例 3-48

解：由于$\dfrac{x^3}{3}$是 x^2 的一个原函数，所以根据牛顿-莱布尼茨公式，有

$$\int_0^1 x^2\mathrm{d}x = \left[\frac{x^3}{3}\right]_0^1 = \frac{1^3}{3} - \frac{0^3}{3} = \frac{1}{3} - 0 = \frac{1}{3}$$

例 3-49　计算 $\int_{-2}^{-1}\dfrac{\mathrm{d}x}{x}$.

解：当 $x < 0$ 时，$\dfrac{1}{x}$ 的一个原函数是 $\ln|x|$，现在积分区间是$[-2,-1]$，所以有

$$\int_{-2}^{-1}\frac{1}{x}\mathrm{d}x = [\ln|x|]_{-2}^{-1} = \ln 1 - \ln 2 = -\ln 2$$

例 3-50　计算正弦曲线 $y = \sin x$ 在$[0,\pi]$上与 x 轴所围的平面图形的面积.

解：该图形也可看成一个曲边梯形，其面积为

$$S = \int_0^\pi \sin x\mathrm{d}x$$

由于 $-\cos x$ 是 $\sin x$ 的一个原函数，所以

$$A=\int_0^{\pi}\sin x\mathrm{d}x=[-\cos x]_0^{\pi}=-(-1)-(-1)=2$$

例 3-51 设 $f(x)=\begin{cases}2x, & 0\leqslant x\leqslant 1\\ 5, & 1<x\leqslant 2\end{cases}$，求$\int_0^2 f(x)\mathrm{d}x$

解：$\int_0^2 f(x)\mathrm{d}x=\int_0^1 f(x)\mathrm{d}x+\int_1^2 f(x)\mathrm{d}x$. 在$[1,2]$上规定当 $x=1$ 时，$f(x)=5$，则

$$\text{原式}=\int_0^1 2x\mathrm{d}x+\int_1^2 5\mathrm{d}x=6$$

3.2.4 定积分的换元法和分部积分法

计算定积分时，需要计算出函数的不定积分，同时结合定积分本身的性质，简化计算.

1. 换元积分法

定理 3-6 假设函数 $f(x)$ 在$[a,b]$上连续，函数 $x=\varphi(t)$ 满足

(1)$\varphi(t)$ 在$[\alpha,\beta]$上单调且具有连续导数 $\varphi'(t)$；

(2) 当 t 在$[\alpha,\beta]$上变化时，$x=\varphi(t)$ 的值在$[a,b]$上变化，且有 $\varphi(\alpha)=a,\varphi(\beta)=b$，则有

$$\int_a^b f(x)\mathrm{d}x=\int_\alpha^\beta f[\varphi(t)]\varphi'(t)\mathrm{d}t \tag{3-6}$$

式(3-6) 称为定积分的换元公式.

应用换元公式时，应注意"换元必换限"，用 $x=\varphi(t)$ 把原来的变量 x 代换成新变量 t 时，积分限也要换成对应于 t 的积分限.

例 3-52 计算 $\int_0^a \frac{1}{x+\sqrt{a^2-x^2}}\mathrm{d}x(a>0)$.

解：设 $x=a\sin t$，则 $\mathrm{d}x=a\cos t\mathrm{d}t$，且当 $x=0$ 时，$t=0$，当 $x=a$ 时，$t=\frac{\pi}{2}$，于是有

$$\text{原式}=\int_0^{\frac{\pi}{2}}\frac{a\cos t}{a\sin t+\sqrt{a^2(1-\sin^2 t)}}\mathrm{d}t=\int_0^{\frac{\pi}{2}}\frac{\cos t}{\sin t+\cos t}\mathrm{d}t$$

$$=\frac{1}{2}\int_0^{\frac{\pi}{2}}\left(1+\frac{\cos t-\sin t}{\sin t+\cos t}\right)\mathrm{d}t=\frac{1}{2}\cdot\frac{\pi}{2}+\frac{1}{2}[\ln|\sin t+\cos t|]_0^{\frac{\pi}{2}}=\frac{\pi}{4}$$

换元公式可以反过来使用，为使用方便，可以把换元公式中左右两边对调，同时把 t 改为 x，而 x 改为 t，得

$$\int_\alpha^\beta f[\varphi(x)]\varphi'(x)\mathrm{d}x=\int_a^b f(t)\mathrm{d}t$$

例 3-53 计算 $\int_0^{\frac{\pi}{2}}\cos^5 x\sin x\mathrm{d}x$.

解：设 $t=\cos x$，则 $\mathrm{d}t=-\sin x\mathrm{d}x$，且当 $x=0$ 时，$t=1$，当 $x=\frac{\pi}{2}$ 时，$t=0$，于是有

$$\int_0^{\frac{\pi}{2}} \cos^5 x \sin x \mathrm{d}x = -\int_1^0 t^5 \mathrm{d}t = \int_0^1 t^5 \mathrm{d}t = \left[\frac{t^6}{6}\right]_0^1 = \frac{1}{6}$$

此例中，也可以不换元，即

$$\int_0^{\frac{\pi}{2}} \cos^5 x \sin x \mathrm{d}x = -\int_0^{\frac{\pi}{2}} \cos^5 x \mathrm{d}(\cos x) = -\left[\frac{\cos^6 x}{6}\right]_0^{\frac{\pi}{2}} = -\left(0 - \frac{1}{6}\right) = \frac{1}{6}$$

例 3-54 证明：

(1) 若 $f(x)$ 是 $[-a,a]$ 上的连续奇函数，则 $\int_{-a}^{a} f(x)\mathrm{d}x = 0$；

(2) 若 $f(x)$ 是 $[-a,a]$ 上的连续偶函数，则 $\int_{-a}^{a} f(x)\mathrm{d}x = 2\int_0^a f(x)\mathrm{d}x$.

证：$\int_{-a}^{a} f(x)\mathrm{d}x = \int_{-a}^{0} f(x)\mathrm{d}x + \int_0^a f(x)\mathrm{d}x$，只计算等号右边第一项 $\int_{-a}^{0} f(x)\mathrm{d}x$.

令 $x = -t$，则 $\int_{-a}^{0} f(x)\mathrm{d}x = -\int_a^0 f(-t)\mathrm{d}t = \int_0^a f(-t)\mathrm{d}t = \int_0^a f(-x)\mathrm{d}x$.

于是 $\int_{-a}^{a} f(x)\mathrm{d}x = \int_0^a f(-x)\mathrm{d}x + \int_0^a f(x)\mathrm{d}x = \int_0^a [f(-x) + f(x)]\mathrm{d}x$.

(1) 如果 $f(x)$ 是奇函数，则 $f(-x) = -f(x)$，$f(-x) + f(x) = 0$，有 $\int_{-a}^{a} f(x)\mathrm{d}x = 0$.

(2) 如果 $f(x)$ 是偶函数，则 $f(-x) = f(x)$，$f(-x) + f(x) = 2f(x)$，有

$$\int_{-a}^{a} f(x)\mathrm{d}x = 2\int_0^a f(x)\mathrm{d}x$$

此结论可简化一些对称区间上的定积分计算.

2. 定积分的分部积分法

计算不定积分有分部积分法，相应地，计算定积分也有分部积分法. 本质上，定积分的分部积分法就是不定积分的分部积分法中将积分区间端点逐步代入的过程，即

$$\int_a^b u \mathrm{d}v = [uv]_a^b - \int_a^b v \mathrm{d}u$$

这就是定积分的分部积分公式.

例 3-55 计算 $\int_0^{\frac{1}{2}} \arcsin x \mathrm{d}x$.

解：
$$\int_0^{\frac{1}{2}} \arcsin x \mathrm{d}x = [x \arcsin x]_0^{\frac{1}{2}} - \int_0^{\frac{1}{2}} \frac{x\mathrm{d}x}{\sqrt{1-x^2}} = \frac{1}{2} \cdot \frac{\pi}{6} + \frac{1}{2}\int_0^{\frac{1}{2}} (1-x^2)^{-\frac{1}{2}} \mathrm{d}(1-x^2)$$
$$= \frac{\pi}{12} + \left[\sqrt{1-x^2}\right]_0^{\frac{1}{2}} = \frac{\pi}{12} + \frac{\sqrt{3}}{2} - 1$$

例 3-56 放射性物质衰减速度为 $C(t) = C_0 \mathrm{e}^{rt}$，$C_0$ 是常数，求 t 在 $[0,20]$ 内的衰减总量.

解：衰减总量为速度的积分，则

$$M = \int_0^{20} C_0 \mathrm{e}^{-rt} \mathrm{d}t = \frac{-C_0}{r}\int_0^{20} \mathrm{e}^{-rt} \mathrm{d}(-rt) = \frac{-C_0}{r}[\mathrm{e}^{-rt}]_0^{20} = \frac{-C_0}{r}(\mathrm{e}^{-20r} - 1)$$

3.3 定积分的应用

在引入定积分的概念时，曾举过求变速增殖细胞的增殖总数、曲边梯形的面积两个例子，其实在几何、物理、医学上，类似的问题有很多，它们都可归结为求某个事物的总量的问题，解决这类问题的思想是定积分的思想，采用的方法就是元素法，本节重点介绍这种思想和分析方法.

3.3.1 定积分的元素法

在应用定积分时，经常采用所谓的元素法，实际上，定积分的概念中就体现了这种方法. 设总量 U 是与自变量 x、函数 $f(x)$ 相关的量，其计算步骤如下.

(1) 将所求量 U 在对应区间 $[a,b]$ 上分割为部分量 ΔU_i 之和(所求量相对于区间的可加性).

用一组分点

$$a = x_0 < x_1 < x_2 < \cdots < x_{n-1} < x_n = b$$

把区间 $[a,b]$ 分成 n 个小区间，总量 U 就相应地分为 n 个部分量 $\Delta U_i (i = 1,2,\cdots,n)$，而 $U = \sum_{i=1}^{n} \Delta U_i$.

(2) 计算部分量的近似值. 求出部分量的近似表达式：$\Delta U_i \approx f(\xi_i)\Delta x_i (i = 1,2,\cdots,n)$.

(3) 求和得总量 U 的近似值：$U = \sum_{i=1}^{n} \Delta U_i \approx \sum_{i=1}^{n} f(\xi_i)\Delta x_i$.

(4) 取极限：$U = \lim_{\lambda \to 0} \sum_{i=1}^{n} f(\xi_i)\Delta x_i = \int_a^b f(x)\mathrm{d}x$.

正如在给出定积分定义时所阐述的，当 $\lambda \to 0$ 时，$f(\xi_i)\Delta x_i (i = 1,2,\cdots)$ 已经变成了一条条线段的面积(有正负之分)，这些线段面积相加，即得到总面积的精确值.

故在实际应用中，为了简便起见，常省略下标 i，计算出一条典型无穷小线段面积，用 ΔU 表示任一小区间 $[x,x+\mathrm{d}x]$ 上的部分量，从而 $U = \sum \Delta U$，取小区间 $[x,x+\mathrm{d}x]$ 的左端点 x 为 ξ，那么小区间 $[x,x+\mathrm{d}x]$ 上的部分量的近似值为 $\Delta U \approx f(x)\mathrm{d}x$，这个近似值就是总量的微分，也叫微元，记为 $\mathrm{d}U = f(x)\mathrm{d}x$，而总量事实上就是这些微元相加的和，这种无穷无尽的连续相加不能再用 $\sum$ 表示，于是使用 $\int$ 表示，即

$$U \approx \sum f(x)\mathrm{d}x, U = \lim_{\lambda \to 0} \sum_{i=1}^{n} f(\xi_i)\Delta x_i = \int_a^b f(x)\mathrm{d}x$$

从而得到总量，用这一思想方法解决实际问题，就是所谓的微元法或元素法.

3.3.2 平面图形的面积

在求曲边梯形的面积时，曾得到由曲线 $y = f(x) (f(x) \geqslant 0)$，直线 $x = a$、$x = b (a < b)$ 及

x 轴所围成的曲边梯形的面积是

$$S=\int_a^b f(x)\mathrm{d}x$$

其中被积表达式 $f(x)\mathrm{d}x$ 就是直角坐标系下的面积元素，其实就是在横坐标 x 处以 $f(x)$ 为高、以 $\mathrm{d}x$ 为宽的线段面积.

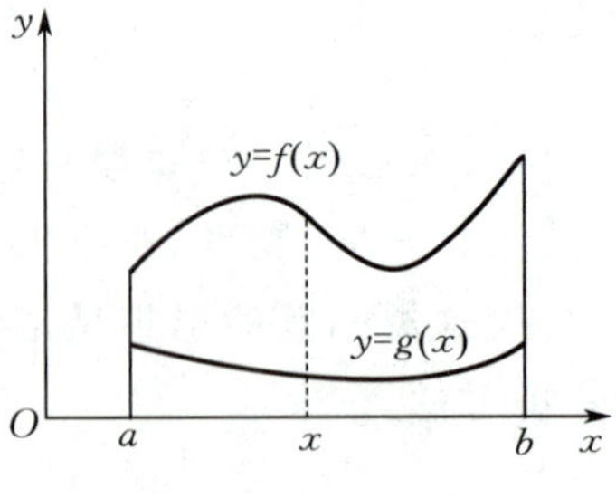

图 3-11

当然此方法可以推广：如果一个平面图形由连续曲线 $y=f(x)$、$y=g(x)$ 及直线 $x=a$、$x=b$ 围成，并且在$[a,b]$上 $f(x)\geqslant g(x)$（见图 3-11），任画一条竖线段，横坐标为 x，面积微元为$[f(x)-g(x)]\mathrm{d}x$（线段宽度可看为 $\mathrm{d}x$），那么此图形的面积为

$$S=\int_a^b[f(x)-g(x)]\mathrm{d}x$$

例 3-57 计算由两条曲线 $y=x^2$ 和 $y^2=x$ 围成的图形的面积.

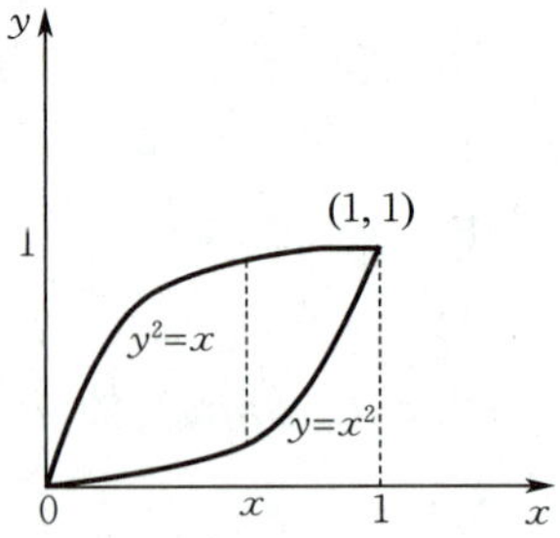

图 3-12

解：此两条曲线围成的图形如图 3-12 所示，交点坐标为(0,0)和(1,1).

画一条横坐标为 x 的竖线，x 的取值区间为$[0,1]$，线段高度为 $\sqrt{x}-x^2$，宽度为 $\mathrm{d}x$，得到面积微元为

$$\mathrm{d}S=(\sqrt{x}-x^2)\mathrm{d}x$$

在$[0,1]$上作定积分，便得所求面积为

$$S=\int_0^1(\sqrt{x}-x^2)\mathrm{d}x=\left[\frac{2}{3}x^{\frac{3}{2}}-\frac{1}{3}x^3\right]_0^1=\frac{1}{3}$$

例 3-58 计算由曲线 $y^2=2x$ 和直线 $y=x-4$ 所围成的图形的面积.

解：由$\begin{cases}y^2=2x\\y=x-4\end{cases}$得$\begin{cases}x=2\\y=-2\end{cases}$或$\begin{cases}x=8\\y=4\end{cases}$，即曲线 $y^2=2x$ 和直线 $y=x-4$ 的交点坐标为$(2,-2)$、$(8,4)$，如图 3-13 所示.

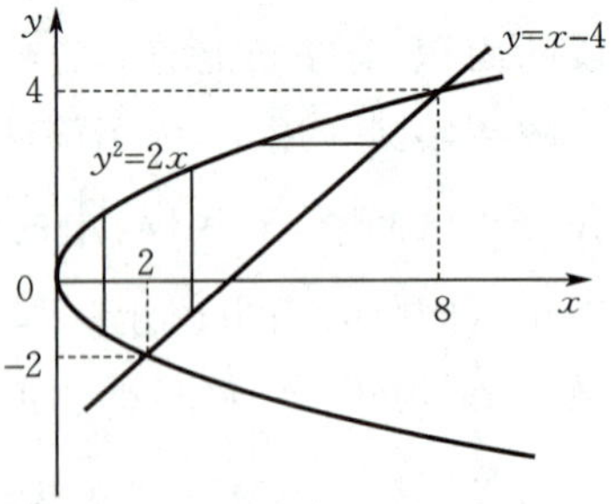

图 3-13

方法 1 选 x 为积分变量，在$[0,2]$上，面积微元为

$$\mathrm{d}A=[\sqrt{2x}-(-\sqrt{2x})]\mathrm{d}x=2\sqrt{2x}\mathrm{d}x$$

在区间$[2,8]$上，面积微元为

$$\mathrm{d}A=[\sqrt{2x}-(x-4)]\mathrm{d}x=(\sqrt{2x}-x+4)\mathrm{d}x$$

故
$$A=\int_0^2 2\sqrt{2x}\mathrm{d}x+\int_2^8(\sqrt{2x}-x+4)\mathrm{d}x=18$$

方法 2 选取 y 为积分变量，$y\in[-2,4]$，则有

$$\mathrm{d}A=\left(y+4-\frac{y^2}{2}\right)\mathrm{d}y$$

$$A=\int_{-2}^{4}\mathrm{d}A=18$$

说明：本例选取 x 为积分变量，必须从 $x=2$ 处分成两部分积分. 而使用 y 为积分变量，只须一次简单的积分. 所以，以后在解题中，应根据题目作出判断，选取比较简单的计算方法，而不应局限于只选取 x 为积分变量.

例 3-59 求曲线 $y^2=x$ 和圆 $x^2+y^2=2(x>0)$ 所围成的图形的面积.

解：此两条曲线围成的图形关于 x 轴对称(见图 3-14)，设图形在 x 轴上方的面积为 S_1，则 $S=2S_1$，解方程组

$$\begin{cases}x=y^2\\x^2+y^2=2\end{cases}$$

得两个交点坐标分别为(1,1)、(1,−1).

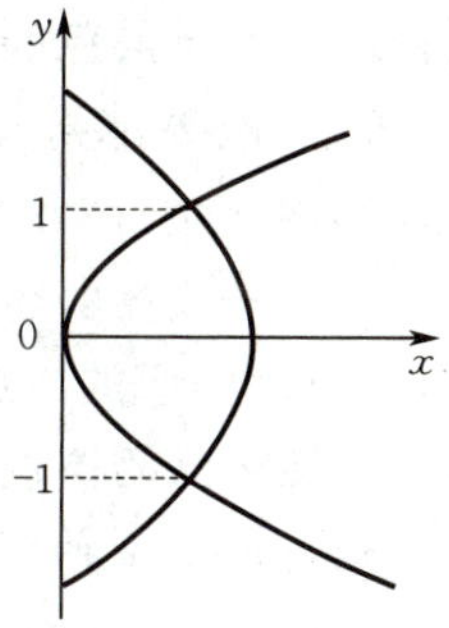

图 3-14

选择 y 为积分变量，其取值区间为[−1,1]，相应于[−1,1]上的任一小区间[$x,x+\mathrm{d}x$]的窄条的面积近似于高为 $\sqrt{2-y^2}-y^2$、底为 $\mathrm{d}y$ 的窄矩形的面积，从而得到面积微元为

$$\mathrm{d}S=(\sqrt{2-y^2}-y^2)\mathrm{d}y$$

以 $(\sqrt{2-y^2}-y^2)\mathrm{d}y$ 为被积表达式，在[−1,1]上作定积分，便得所求面积为

$$S=\int_{-1}^{1}(\sqrt{2-y^2}-y^2)\mathrm{d}y=2S_1=2\int_{0}^{1}(\sqrt{2-y^2}-y^2)\mathrm{d}y\xlongequal{令 y=\sqrt{2}\sin t}$$

$$=2\int_{0}^{\frac{\pi}{4}}\sqrt{2-(\sqrt{2}\sin t)^2}\cdot\sqrt{2}\cos t\mathrm{d}t-\left[\frac{2}{3}y^3\right]_0^1=2\int_{0}^{\frac{\pi}{4}}(1+\cos 2t)\mathrm{d}t-\frac{2}{3}$$

$$=\frac{\pi}{2}+\frac{1}{3}$$

例 3-60 求椭圆 $\frac{x^2}{a}+\frac{y^2}{b}=1$ 的面积.

解：椭圆面积为第一象限面积的四倍，所以它的面积为

$$S=4\int_{0}^{a}y(x)\mathrm{d}x$$

利用椭圆的参数方程

$$\begin{cases}x=a\cos t\\y=b\sin t\end{cases}$$

显然，当 x 由 0 变到 a 时，t 由 $\frac{\pi}{2}$ 变到 0，故

$$S=4\int_{\frac{\pi}{2}}^{0}b\sin t(-a\sin t)\mathrm{d}t=-4ab\int_{\frac{\pi}{2}}^{0}\sin^2 t\mathrm{d}t=4ab\int_{0}^{\frac{\pi}{2}}\sin^2 t\mathrm{d}t=4ab\cdot\frac{1}{2}\cdot\frac{\pi}{2}=\pi ab$$

曲线方程以参数方程 $\begin{cases}x=\varphi(t)\\y=\psi(t)\end{cases}$ 给出时，

$$S=\int_{a}^{b}y\mathrm{d}x=\int_{\alpha}^{\beta}\psi(t)\varphi'(t)\mathrm{d}t$$

其中，$\varphi(\alpha)=a,\varphi(\beta)=b$.

通常把函数 $y=f(x)$ 在区间 $[a,b]$ 上的平均值定义为 $\bar{y}=\dfrac{1}{b-a}\displaystyle\int_a^b f(x)\mathrm{d}x$.

如函数 $y=1-x^2$ 在区间 $[-1,1]$ 上的平均值 $\bar{y}=\dfrac{1}{1-(-1)}\displaystyle\int_{-1}^{1}(1-x^2)\mathrm{d}x=\dfrac{2}{3}$.

3.3.3 旋转体的体积

旋转体就是由一个平面图形绕着平面内的一条直线旋转一周而形成的立体，此直线叫作旋转轴. 例如，圆柱、圆台、球等都是旋转体. 一般情况下，将旋转轴设定为 x 轴或 y 轴.

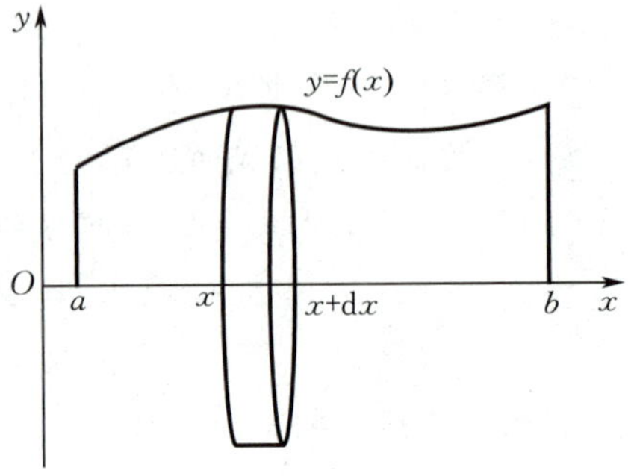

图 3-15

现在来计算由连续曲线 $y=f(x)$、x 轴及直线 $x=a$、$x=b$ 所围成的曲边梯形(见图 3-15)绕 x 轴旋转一周而成的旋转体的体积.

先垂直于 x 轴切一厚度为 $\mathrm{d}x$ 的薄片，这个薄片可近似看作圆柱，体积为

$$\mathrm{d}V=\pi y^2\mathrm{d}x=\pi[f(x)]^2\mathrm{d}x$$

于是将所有薄片体积相加(从 a 加到 b)，得

$$V=\pi\int_a^b y^2\mathrm{d}x=\pi\int_a^b[f(x)]^2\mathrm{d}x$$

类似地，由平面曲线 $x=\varphi(y)$、y 轴及直线 $y=c$、$y=d$ 所围成的曲边梯形绕 y 轴旋转一周而成的旋转体的体积为

$$V=\pi\int_c^d x^2\mathrm{d}y=\pi\int_c^d[\varphi(y)]^2\mathrm{d}y$$

例 3-61 将抛物线 $y=x^2$、x 轴及直线 $x=0$、$x=2$ 所围成的平面图形(见图 3-16)绕 x 轴旋转一周，求所得旋转体的体积.

解：所得旋转体的体积为

$$V=\pi\int_0^2 y^2\mathrm{d}x=\pi\int_0^2 x^4\mathrm{d}x=\pi\left[\frac{x^5}{5}\right]_0^2=\frac{32}{5}\pi$$

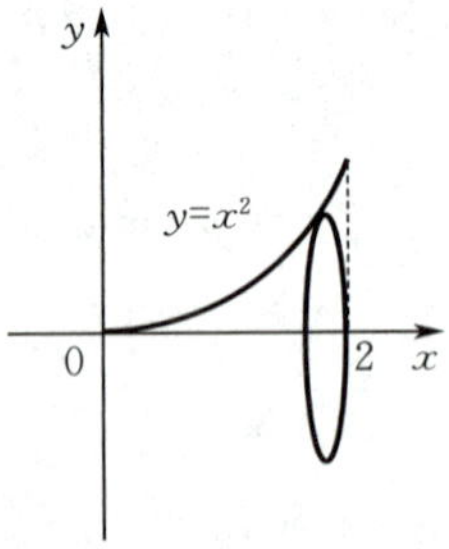

图 3-16

例 3-62 计算由椭圆 $\dfrac{x^2}{a^2}+\dfrac{y^2}{b^2}=1$ 绕 x 轴旋转而成的旋转体的体积(旋转椭球体).

解：此椭球体可看作由半个椭圆 $y=\dfrac{b}{a}\sqrt{a^2-x^2}$ 及 x 轴所围成的图形绕 x 轴旋转而成的立

体，则

$$V = \pi\int_{-a}^{a}\frac{b^2}{a^2}(a^2-x^2)\mathrm{d}x = \pi\frac{b^2}{a^2}\left[a^2x-\frac{1}{3}x^3\right]_{-a}^{a} = \frac{4}{3}\pi ab^2$$

3.3.4 平面曲线的弧长

设曲线弧由直角坐标方程 $y=f(x)(a\leqslant x\leqslant b)$ 给出，其中 $f(x)$ 在$[a,b]$上具有一阶导数，现在计算该曲线弧的长度.

取横坐标 x 为积分变量，它的变化区间为$[a,b]$，曲线 $y=f(x)$ 上相应于$[a,b]$上的任一小区间$[x,x+\mathrm{d}x]$的一段弧的长度，可以用该曲线在$(x,f(x))$处的切线上相应的一小段的长度来近似代替，如图 3-17 所示. 切线上这一小段的长度为

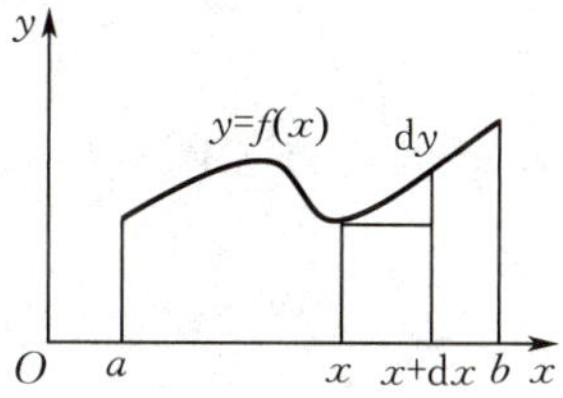

图 3-17

$$\sqrt{(\mathrm{d}x)^2+(\mathrm{d}y)^2} = \sqrt{1+y'^2}\,\mathrm{d}x$$

从而得弧长微元(即弧微分)为

$$\mathrm{d}s = \sqrt{1+y'^2}\,\mathrm{d}x$$

以 $\sqrt{1+y'^2}\,\mathrm{d}x$ 为被积表达式，在闭区间$[a,b]$上作定积分，便得所求的弧长为

$$s = \int_a^b\sqrt{1+y'^2}\,\mathrm{d}x$$

例 3-63 计算 $y=x^2$ 在$[0,2]$上的长度.

解：因为 $y'=2x$，所以所求弧长为

$$s=\int_0^2\sqrt{1+(2x)^2}\,\mathrm{d}x=\frac{1}{2}\int_0^2\sqrt{1+(2x)^2}\,\mathrm{d}(2x)\xlongequal{\text{令 }2x=t}\frac{1}{2}\int_0^4\sqrt{1+t^2}\,\mathrm{d}t$$

$$=\frac{1}{2}\left[\frac{t}{2}\sqrt{t^2+1}+\frac{1}{2}\ln(t+\sqrt{t^2+1})\right]_0^4=\frac{1}{2}\left[2\sqrt{17}+\frac{\ln(4+\sqrt{17})}{2}\right]$$

3.3.5 变力做功

如图 3-18 所示，物体在力 $F=f(x)$ 的作用下沿直线运动，力的方向与物体运动方向一致，求物体从点 a 运动到点 b 时变力 F 对其所做的功.

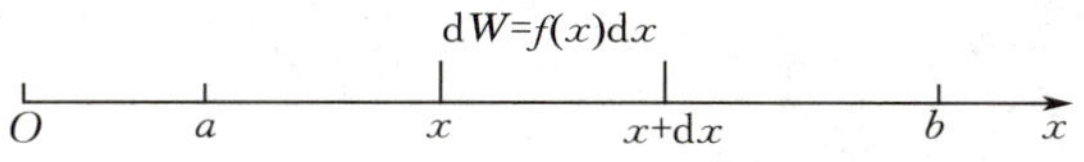

图 3-18

以 x 为积分变量，它的取值区间为$[a,b]$，在任一小区间$[x,x+\mathrm{d}x]$上，变力 F 所做的功的微元为 $\mathrm{d}W=F\mathrm{d}x=f(x)\mathrm{d}x$，将所有功的微元加起来，得 $W=\int_a^b f(x)\mathrm{d}x$.

例 3-64 有一个圆锥形蓄水池，池口直径为 20 m，池深 15 m，池中盛满了水，欲将池内的水全部抽出池外，需做多少功?

解：如图 3-19 所示，建立坐标系，在$[0,15]$上任取一个小区间$[x,x+\mathrm{d}x]$，相应地取池中高

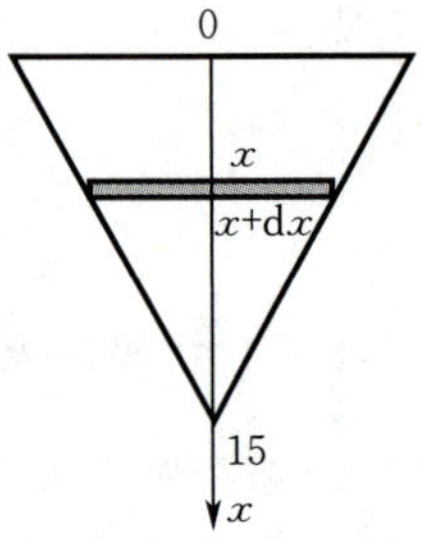

图 3-19

为 dx 的圆台形的一层水，把这层水抽出池外所做的功 ΔW 近似等于把以 dx 为高、以点 x 处截面圆为底的圆柱体中的水从点 x 处抽出池外所做的功.

设点 x 处截面圆的半径为 r，有

$$\frac{r}{10}=\frac{15-x}{15}$$

则

$$r=\frac{2}{3}(15-x)$$

$$\Delta W\approx\frac{4}{9}\pi\rho g\ (15-x)^2 x\mathrm{d}x$$

即功的微元为 $\mathrm{d}W=\frac{4}{9}\pi\rho g(15-x)^2x\mathrm{d}x$，所以

$$W=\frac{4}{9}\pi\rho g\int_0^{15}(15-x)^2x\mathrm{d}x=\frac{4}{9}\pi\rho g\left[15^2\cdot\frac{x^2}{2}-\frac{1}{3}\cdot 30x^3+\frac{x^4}{4}\right]_0^{15}$$
$$=1\ 875\pi\rho g(\mathrm{kJ})$$

3.3.6 定积分在医学中的应用举例

1. 平均浓度的测定

由实验测定病人的胰岛素浓度，先让病人禁食，以降低体内血糖水平，然后给病人注射大量的糖. 假定由实验测得病人的血液中胰岛素的浓度 $C(t)$（单位：mL^{-1}）为

$$C(t)=\begin{cases}t(10-t), & 0\leqslant t\leqslant 5\\ 25\mathrm{e}^{-k(t-5)}, & t>5\end{cases}$$

其中，$k=\frac{\ln 2}{20}$；t 的单位是 min. 求血液中的胰岛素在 1 h 内的平均浓度 $\bar{C}(t)$.

解：
$$\bar{C}(t)=\frac{1}{60-0}\int_0^{60}C(t)\mathrm{d}t$$
$$=\frac{1}{60}\left[\int_0^5 C(t)\mathrm{d}t+\int_5^{60}C(t)\mathrm{d}t\right]$$
$$=\frac{1}{60}\left[\int_0^5 t(10-t)\mathrm{d}t+\int_5^{60}25\mathrm{e}^{-k(t-5)}\mathrm{d}t\right]$$
$$=\frac{1}{60}\left[\left(5t^2-\frac{1}{3}t^3\right)\right]_0^5-\frac{1}{60}\left[\frac{25}{k}\mathrm{e}^{-k(t-5)}\right]_5^{60}$$
$$\approx 11.62(\mathrm{mL}^{-1})$$

2. 染料稀释法确定心输出量

假定在 $t=0$ 时注入 5 mg 染料，在 30 s 内血液的浓度 $C(t)$ 满足下面的关系：

$$C(t)=\begin{cases}0, & 0\leqslant t\leqslant 3 \text{ 或 } 18\leqslant t\leqslant 30\\ (t^3-40t^2+453t-1\ 026)10^{-2}, & 3\leqslant t\leqslant 18\end{cases}$$

而血液的输出量 $Q=\frac{2M}{\bar{C}(t)}$[M 是染料量，$\bar{C}(t)$ 为血液中染料浓度的平均值]，求输出量 Q.

解：$\bar{C}(t)$
$$=\frac{1}{30}\int_3^{18}(t^3-40t^2+453t-1\ 026)\ 10^{-2}\mathrm{d}t$$

$$= \frac{10^{-2}}{30}\left[\frac{t^4}{4} - \frac{40t^3}{3} + \frac{453t^2}{2} - 1\,026t\right]_3^{18}$$

$$= \frac{10^{-2}}{30}(3\,402 + 1\,379.25) = 1.593\,75$$

$$Q = \frac{2M}{\bar{C}(t)} = \frac{2\times 5}{1.593\,75} \approx 6.275(\text{mg/min})$$

3. 脉管稳定流动时的血流量的测定

设有半径为 R、长为 L 的一段刚性血管，两端的血压分别为 p_1 和 $p_2(p_1 > p_2)$. 已知在血管的横截面上离血管中心 r 处的血流速度符合 Poiseuille 公式：

$$v(r) = \frac{p_1 - p_2}{4\eta L}(R^2 - r^2)$$

其中，η 为血液黏度. 求在单位时间内流过该横截面的血流量 Q.

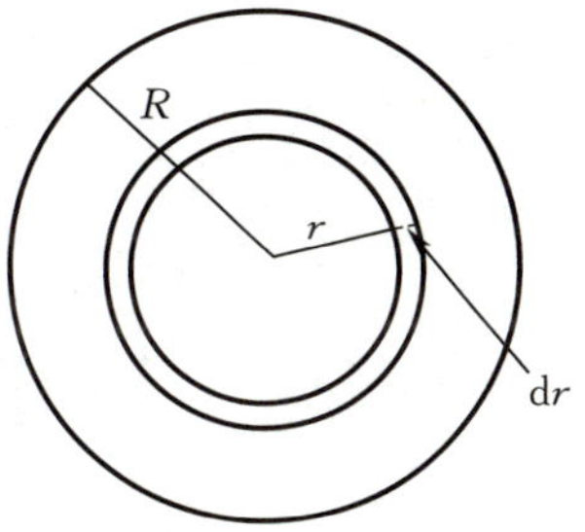

图 3-20

解：如图 3-20 所示，将半径为 R 的截面圆分为 n 个圆环，使每个圆环的厚度为 $\mathrm{d}r$，那么圆环面积的近似值为 $2\pi r\mathrm{d}r$，所以在单位时间内通过 i 个圆环的血流量是 $\mathrm{d}Q$. 因此有

$$\mathrm{d}Q \approx v(r)\cdot 2\pi r\mathrm{d}r$$

$$Q = \int_0^R v(r)\cdot 2\pi r\mathrm{d}r = 2\pi\int_0^R \frac{p_1 - p_2}{4\eta L}(R^2 - r^2)r\mathrm{d}r = \frac{\pi(p_1 - p_2)}{2\eta L}\int_0^R (R^2 r - r^3)\mathrm{d}r$$

$$= \frac{\pi(p_1 - p_2)R^4}{8\eta L}$$

4. 新陈代谢系统

一个关于年轻人基础代谢率的函数：

$$R(t) = 85 - 0.18\cos(\pi t/12)$$

单位是 kcal/h，其中时间 t 是从每天早上 5:00 开始测算的. 那么一名年轻人 24 h 的总基础代谢 $\int_0^{24} R(t)\mathrm{d}t$ 是多少？

解：令 $u = \pi t/12$，则 $\mathrm{d}u = (\pi/12)\mathrm{d}t$，于是

$$\int_0^{24} R(t)\mathrm{d}t = \int_0^{24}\left(85 - 0.18\cos\frac{\pi t}{12}\right)\mathrm{d}t = \int_0^{2\pi}(85 - 0.18\cos u)\cdot\frac{12}{\pi}\mathrm{d}u$$

$$= \frac{12}{\pi}[85u - 0.18\sin u]_0^{2\pi} = \frac{12}{\pi}(85\cdot 2\pi - 0) = 2\,040$$

所以，一名年轻人 24 h 的总基础代谢为 2 040 kcal.

5. 阿司匹林药代动力学模型

在一项关于低剂量阿司匹林影响的研究中，10 名年轻男性在 3 d 内分别服用了 80 mg 的阿司匹林. 每次服用后 24 h 采集血液样本，血液中阿司匹林浓度峰值在 30 min 内达到约 1 mg/mL. 将 10 名志愿者的结果取平均值后，血液中阿司匹林的浓度的函数模型为

$$C(t) = 32t^2\mathrm{e}^{-4.2t}$$

其中，t 以 h 为单位；C 以 μg/mL 为单位. 试计算 2 h 后阿司匹林在血液中的浓度 $\int_0^2 C(t)\mathrm{d}t$.

解：

$$\int_0^2 C(t)\mathrm{d}t = \left[-\frac{32}{4.2}t^2\mathrm{e}^{-4.2t}\right]_0^2 - \int_0^2\left(-\frac{64}{4.2}\right)t\mathrm{e}^{-4.2t}\mathrm{d}t$$

$$
\begin{aligned}
&= -\frac{32}{4.2}(4e^{-8.4}) + \frac{64}{4.2}\int_0^2 te^{-4.2t}dt \\
&= -\frac{32}{4.2}(4e^{-8.4}) + \frac{64}{4.2}\left\{\left[-\frac{t}{4.2}e^{-4.2t}\right]_0^2 + \frac{1}{4.2}\int_0^2 e^{-4.2t}dt\right\} \\
&= -\frac{32}{4.2}(4e^{-8.4}) + \frac{64}{4.2}\left\{-\frac{2}{4.2}e^{-8.4} + \frac{1}{4.2}\left[\frac{e^{-4.2t}}{-4.2}\right]_0^2\right\} \\
&= -\frac{32}{4.2}(4e^{-8.4}) + \frac{64}{4.2}\left\{-\frac{2}{4.2}e^{-8.4} - \frac{e^{-8.4}-1}{(4.2)^2}\right\} \\
&\approx 0.8552[(\mu g/mL)\cdot h]
\end{aligned}
$$

3.4 反常积分

对于函数 $y=\frac{1}{x}$，如何求在$[1,+\infty]$上它的图形和 x 轴所夹的面积，或在$(0,1)$上它的图形和 x 轴所夹的面积？这个问题要从两方面来考虑：第一，由于涉及无穷大，所求面积会不会是无穷大；第二，如果不是无穷大，所求面积又应该是多少，具体应该怎么计算？下面分两种情况来讨论这种特殊的积分.

3.4.1 无穷限的反常积分

定义 3-4 连续函数 $f(x)$ 在区间$[a,+\infty)$上的反常积分定义为

$$\int_a^{+\infty} f(x)dx = \lim_{b\to+\infty}\int_a^b f(x)dx$$

在反常积分的定义式中，如果极限存在，则称此反常积分**收敛**(convergence)；否则称此反常积分**发散**(divergence).

类似地，连续函数 $f(x)$ 在区间$(-\infty,b]$上和在区间$(-\infty,+\infty)$上的反常积分定义为

$$\int_{-\infty}^b f(x)dx = \lim_{a\to-\infty}\int_a^b f(x)dx$$

$$\int_{-\infty}^{+\infty} f(x)dx = \lim_{a\to-\infty}\int_a^0 f(x)dx + \lim_{b\to+\infty}\int_0^b f(x)dx$$

注意：在区间$(-\infty,+\infty)$上的反常积分收敛是指 $\lim\limits_{a\to-\infty}\int_a^0 f(x)dx$ 和 $\lim\limits_{b\to+\infty}\int_0^b f(x)dx$ 同时收敛.

（思考：请用简练的语言表述什么是反常积分，或反常积分的本质是什么.）

由反常积分的定义不难发现：**反常积分 = 定积分 + 极限.**

反常积分的计算：如果 $F(x)$ 是 $f(x)$ 的原函数，则

$$
\begin{aligned}
\int_a^{+\infty} f(x)dx &= \lim_{b\to+\infty}\int_a^b f(x)dx = \lim_{b\to+\infty}[F(x)]_a^b \\
&= \lim_{b\to+\infty}F(b) - F(a) = \lim_{x\to+\infty}F(x) - F(a)
\end{aligned}
$$

可简记为

$$\int_a^{+\infty} f(x)dx = [F(x)]_a^{+\infty} = \lim_{x\to+\infty}F(x) - F(a)$$

类似地，有 $\int_{-\infty}^{b} f(x)\mathrm{d}x = [F(x)]_{-\infty}^{b} = F(b) - \lim\limits_{x\to-\infty} F(x)$，$\int_{-\infty}^{+\infty} f(x)\mathrm{d}x = [F(x)]_{-\infty}^{+\infty} = \lim\limits_{x\to+\infty} F(x) - \lim\limits_{x\to-\infty} F(x)$.

例 3-65 计算反常积分 $\int_{-\infty}^{+\infty} \frac{1}{1+x^2}\mathrm{d}x$.

解：$\int_{-\infty}^{+\infty} \frac{1}{1+x^2}\mathrm{d}x = [\arctan x]_{-\infty}^{+\infty} = \lim\limits_{x\to+\infty} \arctan x - \lim\limits_{x\to-\infty} \arctan x = \frac{\pi}{2} - \left(-\frac{\pi}{2}\right) = \pi$

事实上，有时为了简便起见，积分之后，往往直接代入无穷大，即

$$\int_{-\infty}^{+\infty} \frac{1}{1+x^2}\mathrm{d}x = [\arctan x]_{-\infty}^{+\infty} = \arctan(+\infty) - \arctan(-\infty) = \frac{\pi}{2} - \left(-\frac{\pi}{2}\right) = \pi$$

例 3-66 讨论反常积分 $\int_{a}^{+\infty} \frac{1}{x^p}\mathrm{d}x\ (a>0)$ 的敛散性.

解：当 $p=1$ 时，$\int_{a}^{+\infty} \frac{1}{x^p}\mathrm{d}x = \int_{a}^{+\infty} \frac{1}{x}\mathrm{d}x = [\ln x]_{a}^{+\infty} = +\infty$；

当 $p<1$ 时，$\int_{a}^{+\infty} \frac{1}{x^p}\mathrm{d}x = \left[\frac{1}{1-p}x^{1-p}\right]_{a}^{+\infty} = +\infty$；

当 $p>1$ 时，$\int_{a}^{+\infty} \frac{1}{x^p}\mathrm{d}x = \left[\frac{1}{1-p}x^{1-p}\right]_{a}^{+\infty} = \frac{a^{1-p}}{p-1}$.

因此，当 $p>1$ 时，此反常积分收敛，其值为 $\frac{a^{1-p}}{p-1}$；当 $p\leqslant 1$ 时，此反常积分发散.

3.4.2 无界函数的反常积分

首先给出瑕点定义：如果函数 $f(x)$ 在点 a 的任一邻域内都无界，那么点 a 称为函数 $f(x)$ 的瑕点(flaw)，也称为无界点(unbounded point).

定义 3-5 设函数 $f(x)$ 在区间 $(a,b]$ 上连续，点 a 为函数 $f(x)$ 的瑕点. 函数 $f(x)$ 在 $(a,b]$ 上的反常积分定义为

$$\int_{a}^{b} f(x)\mathrm{d}x = \lim_{t\to a^+} \int_{t}^{b} f(x)\mathrm{d}x$$

上式中等号右边的极限如果存在，则称此反常积分收敛；否则称此反常积分发散.

类似地，函数 $f(x)$ 在 $[a,b)$ (b 为瑕点) 上的反常积分定义为

$$\int_{a}^{b} f(x)\mathrm{d}x = \lim_{t\to b^-} \int_{a}^{t} f(x)\mathrm{d}x$$

函数 $f(x)$ 在 $[a,c)\cup(c,b]$ (c 为瑕点) 上的反常积分定义为

$$\int_{a}^{b} f(x)\mathrm{d}x = \lim_{t\to c^-} \int_{a}^{t} f(x)\mathrm{d}x + \lim_{t\to c^+} \int_{t}^{b} f(x)\mathrm{d}x$$

注意，瑕点为区间中的点 c 时，$\lim\limits_{t\to c^-} \int_{a}^{t} f(x)\mathrm{d}x$ 和 $\lim\limits_{t\to c^+} \int_{t}^{b} f(x)\mathrm{d}x$ 必须同时收敛，原瑕积分才收敛.

反常积分的计算过程如下.

设 $F(x)$ 为 $f(x)$ 的原函数.

当 a 为瑕点时，$\int_a^b f(x)\mathrm{d}x = [F(x)]_a^b = F(b) - \lim\limits_{x\to a^+} F(x)$；

当 b 为瑕点时，$\int_a^b f(x)\mathrm{d}x = [F(x)]_a^b = \lim\limits_{x\to b^-} F(x) - F(a)$.

当 $c(a<c<b)$ 为瑕点时，

$$\int_a^b f(x)\mathrm{d}x = \int_a^c f(x)\mathrm{d}x + \int_c^b f(x)\mathrm{d}x = [\lim_{x\to c^-} F(x) - F(a)] + [F(b) - \lim_{x\to c^+} F(x)]$$

例 3-67 计算反常积分 $\int_0^a \frac{1}{\sqrt{a^2-x^2}}\mathrm{d}x$.

解：因为 $\lim\limits_{x\to a^-} \frac{1}{\sqrt{a^2-x^2}} = +\infty$，所以点 a 为被积函数的瑕点，则

$$\int_0^a \frac{1}{\sqrt{a^2-x^2}}\mathrm{d}x = \left[\arcsin\frac{x}{a}\right]_0^a = \lim_{x\to a^-} \arcsin\frac{x}{a} - 0 = \frac{\pi}{2}$$

一般情况下，为了计算简便，可以采用直接代值的形式进行计算，如例 3-67 有

$$\int_0^a \frac{1}{\sqrt{a^2-x^2}}\mathrm{d}x = \left[\arcsin\frac{x}{a}\right]_0^a = \arcsin 1 - \arcsin 0 = \frac{\pi}{2}$$

例 3-68 讨论反常积分 $\int_{-1}^1 \frac{1}{x^2}\mathrm{d}x$ 的收敛性.

解：函数 $\frac{1}{x^2}$ 在区间 $[-1,1]$ 上除 $x=0$ 外连续，且 $\lim\limits_{x\to 0} \frac{1}{x^2} = \infty$.

由于 $\int_{-1}^0 \frac{1}{x^2}\mathrm{d}x = \left[-\frac{1}{x}\right]_{-1}^0 = \lim\limits_{x\to 0^-}\left(-\frac{1}{x}\right) - 1 = +\infty$，即反常积分 $\int_{-1}^0 \frac{1}{x^2}\mathrm{d}x$ 发散，所以反常积分 $\int_{-1}^1 \frac{1}{x^2}\mathrm{d}x$ 发散.

例 3-69 讨论反常积分 $\int_a^b \frac{\mathrm{d}x}{(x-a)^q}$ 的敛散性.

解：当 $q=1$ 时，$\int_a^b \frac{\mathrm{d}x}{(x-a)^q} = \int_a^b \frac{\mathrm{d}x}{x-a} = [\ln(x-a)]_a^b = +\infty$；

当 $q>1$ 时，$\int_a^b \frac{\mathrm{d}x}{(x-a)^q} = \left[\frac{1}{1-q}(x-a)^{1-q}\right]_a^b = +\infty$；

当 $q<1$ 时，$\int_a^b \frac{\mathrm{d}x}{(x-a)^q} = \left[\frac{1}{1-q}(x-a)^{1-q}\right]_a^b = \frac{1}{1-q}(b-a)^{1-q}$.

因此，当 $q<1$ 时，此反常积分收敛，其值为 $\frac{1}{1-q}(b-a)^{1-q}$；当 $q\geqslant 1$ 时，此反常积分发散.

一元微积分的应用与圆周率的前世今生

苏步青

习题

一、判断题

1. $\arcsin x$ 是 $\dfrac{1}{\sqrt{1-x^2}}$ 在 $(-\infty, +\infty)$ 内的原函数. ( )

2. $\int f'(x)\mathrm{d}x = f(x)$. ( )

3. $\mathrm{d}\int f'(x)\mathrm{d}x = f(x)$. ( )

4. 若 $f(x)$ 在 $[a,b]$ 上连续,则 $\int_x^b f(t)\mathrm{d}t$ 是 $f(x)$ 在 $[a,b]$ 上的原函数. ( )

5. 函数 $y = \sin x$ 和 x 轴在 $[0, 2\pi]$ 上所围面积为 0. ( )

6. $\int_{-1}^{+1} \dfrac{1}{x}\mathrm{d}x = [\ln|x|]_{-1}^{+1} = 0$. ( )

7. 奇函数在关于原点对称的区间上的定积分一定为 0. ( )

8. $\dfrac{1}{2}\sin^2 x$、$-\dfrac{1}{4}\cos 2x$、$-\dfrac{1}{2}\cos^2 x$ 是同一个函数的原函数. ( )

9. 若 $[c,d]$ 包含于 $[a,b]$,则必有 $\int_a^b f(x)\mathrm{d}x \geqslant \int_c^d f(x)\mathrm{d}x$. ( )

二、选择题

1. 设 $\left[\int f(x)\mathrm{d}x\right]' = \sin x$,则 $f(x)$ 等于( ).

A. $\sin x$　　B. $\sin x + C$　　C. $\cos x$　　D. $\cos x + C$

2. $f(x) = \dfrac{2}{x}$,则 $\int f'(x)\mathrm{d}x =$ ( ).

A. $\dfrac{2}{x}$　　B. $\dfrac{2}{x} + C$　　C. $2\ln x$　　D. $2\ln x + C$

3. $\int(1 + 2^x)\mathrm{d}x =$ ( ).

A. $x + 2^x + C$　　B. $x + 2^{x+1} + C$　　C. $x + \dfrac{2^{x+1}}{x+1} + C$　　D. $x + \dfrac{2^x}{\ln 2} + C$

4. 下列积分中等于零的是( ).

A. $\int_{-1}^1 \dfrac{1}{x}\cos x\mathrm{d}x$　　B. $\int_{-1}^1 x^2 \sin x\mathrm{d}x$

C. $\int_{-1}^1 x^2(x-1)\mathrm{d}x$　　D. $\int_{-1}^1 x^2(\mathrm{e}^x + x)\mathrm{d}x$

5. 若 e^{-x} 是 $f(x)$ 的一个原函数,则 $\int f'(x)\mathrm{d}x =$ ( ).

A. $-\mathrm{e}^{-x}$　　B. $\mathrm{e}^{-x} + C$　　C. $-\mathrm{e}^{-x} + C$　　D. e^{-x}

6. 设 $P=\int_0^{\frac{\pi}{2}}\sin^2 x\mathrm{d}x, Q=\int_0^{\frac{\pi}{2}}\cos^2 x\mathrm{d}x, R=\frac{1}{2}\int_{-\frac{\pi}{2}}^{\frac{\pi}{2}}\sin^2 x\mathrm{d}x$,则(　　).

A. $P=Q=R$　　B. $P=Q<R$　　C. $P<Q<R$　　D. $P>Q>R$

7. 设 $f(x)$ 在$[a,b]$上连续,则 $f(x)$ 与 $x=a, x=b, y=0$ 围成的图形的面积是(　　).

A. $\int_a^b f(x)\mathrm{d}x$　　B. $\int_a^b |f(x)|\mathrm{d}x$　　C. $\left|\int_a^b f(x)\mathrm{d}x\right|$　　D. $f(\xi)(b-a)$

8. 设 $\frac{\cos x}{x}$ 是 $f(x)$ 的一个原函数,则 $\int xf'(x)\mathrm{d}x=$(　　).

A. $\sin x-\frac{2\cos x}{x}+C$　　B. $-\sin x-\frac{2\cos x}{x}+C$

C. $\sin x$　　D. $-\frac{2\cos x}{x}$

9. $\int_{-\pi}^{\pi}\frac{x}{1+\sin^2 x}\mathrm{d}x=$(　　).

A. 0　　B. -1　　C. 1　　D. -2

10. 设 $f(x)$ 为$[-a,a]$上的连续函数,则定积分 $\int_{-a}^{a}f(-x)\mathrm{d}x=$(　　).

A. $2\int_{-a}^{a}f(x)\mathrm{d}x$　　B. 0　　C. $\int_{-a}^{a}f(x)\mathrm{d}x$　　D. $\int_0^a f(x)\mathrm{d}x$

11. 设 $F'(x)=f(x)$,则 $\int f(ax+b)\mathrm{d}x=$(　　).

A. $\frac{1}{a}F(ax+b)+C$　　B. $-\frac{1}{a}F(ax+b)$

C. $F(ax+b)+C$　　D. $aF(ax+b)$

12. 设 $F(x)=\int_x^{x+2\pi}\mathrm{e}^{\sin t}\sin t\mathrm{d}t$,则 $F(x)$(　　).

A. 恒为常数　　B. 不恒为常数　　C. 等于 0　　D. 恒为正数

13. 积分 $I=t\int_0^s f(tx)\mathrm{d}x$ 的值(　　).

A. 依赖于 t 和 s　　B. 依赖于 t、s 和 x

C. 依赖于 s 和 x,不依赖于 t　　D. 依赖于 s,不依赖于 t

14. 反常积分 $\int_{-\infty}^{+\infty}x\mathrm{d}x$(　　).

A. 等于 0　　B. 发散　　C. 等于 -1　　D. 等于 1

三、填空题

1. $2\mathrm{d}x=\mathrm{d}$ ________.

2. $x\mathrm{d}x=\mathrm{d}$ ________.

3. $\frac{1}{\sqrt{x}}\mathrm{d}x=\mathrm{d}$ ________.

4. 若$\int f(x)\mathrm{d}x=\arcsin 2x+C$，则 $f(x)=$ ________.

5. $\mathrm{d}\left[\int x\sin(\cos 2x)\ln x\mathrm{d}x\right]=$ ________.

6. 已知$\int f(x)\mathrm{d}x=x^2+C$，则$\int\frac{1}{x^2}f\left(\frac{1}{x}\right)\mathrm{d}x=$ ________.

7. $\int xf''(x)\mathrm{d}x=xf'(x)-f(x)+C$，$\int\frac{1}{(2x+5)^6}\mathrm{d}x=$ ________.

8. $\int \mathrm{e}^{\sqrt{x}}\mathrm{d}x=$ ________.

9. 已知曲线过点(0,5)，且曲线上任意一点的切线斜率为 $\sec^2 x+\sin x$，则此曲线方程为________.

10. 一水池中，当水的高度为 x（单位为 mm）时，水的体积满足$\frac{\mathrm{d}V}{\mathrm{d}x}=\pi(3+2x)^2$，则 V 的函数表达式为________.

11. 若 $F(x)=\int_x^{\ln x}f(t)\mathrm{d}t$，则 $F'(x)=$ ________，$\frac{\mathrm{d}}{\mathrm{d}x}\int_a^b\arctan x\mathrm{d}x=$ ________.

12. $\int_{-1}^{1}x|x|\mathrm{d}x=$ ________.

13. 反常积分 $\int_0^1\frac{1}{\sqrt{x}}\mathrm{d}x=$ ________.

四、解答题

1. 求下列不定积分.

(1) $\int x\sqrt{x}\,\mathrm{d}x$；

(2) $\int(x^2-3x+2)\mathrm{d}x$；

(3) $\int(2-\sqrt[3]{x}+\sqrt{x})x^2\mathrm{d}x$；

(4) $\int\frac{(1-x)^2}{\sqrt{x}}\mathrm{d}x$；

(5) $\int\frac{3x^4+3x^2+1}{x^2+1}\mathrm{d}x$；

(6) $\int\frac{x^2}{1+x^2}\mathrm{d}x$；

(7) $\int\left(2\mathrm{e}^x+\frac{3}{\sqrt{x}}\right)\mathrm{d}x$；

(8) $\int\mathrm{e}^x\left(1-\frac{\mathrm{e}^{-x}}{\sqrt{x}}\right)\mathrm{d}x$；

(9) $\int 2^x\mathrm{e}^x\mathrm{d}x$；

(10) $\int\frac{2\cdot 3^x-5\cdot 2^x}{3^x}\mathrm{d}x$；

(11) $\int(2^x+x^4+\sec^2 x)\mathrm{d}x$；

(12) $\int\frac{\sqrt{x^4+x^{-4}+2}}{x^3}\mathrm{d}x$；

(13) $\int\tan^2 x\mathrm{d}x$；

(14) $\int\sin^2\frac{x}{2}\mathrm{d}x$；

(15) $\int\frac{1}{1+\cos 2x}\mathrm{d}x$；

(16) $\int\frac{\cos 2x}{\cos x+\sin x}\mathrm{d}x$；

(17) $\int\frac{1}{\cos x^2\sin^2 x}\mathrm{d}x$；

(18) $\int x\sqrt{x\sqrt{x\sqrt{x}}}\,\mathrm{d}x$；

(19) $\int \frac{\cos 2x}{\sin^2 x}\mathrm{d}x$.

2. 在下列各式的等号右端填入适当数或函数.

(1) $\mathrm{d}x = \frac{1}{a}\mathrm{d}$ ________;

(2) $x\mathrm{d}x = \mathrm{d}$ ________;

(3) $x\mathrm{d}x =$ ________ $\mathrm{d}(5x^2)$;

(4) $x\mathrm{d}x =$ ________ $\mathrm{d}(1-x^2)$;

(5) $x^3\mathrm{d}x = \mathrm{d}$ ________;

(6) $\mathrm{e}^{2x}\mathrm{d}x =$ ________ $\mathrm{d}(\mathrm{e}^{2x})$;

(7) $\mathrm{e}^{-\frac{x}{2}}\mathrm{d}x =$ ________ $\mathrm{d}(1+\mathrm{e}^{-\frac{x}{2}})$;

(8) $\sin \frac{3}{2}x\mathrm{d}x = \mathrm{d}$ ________;

(9) $\frac{\mathrm{d}x}{x} = \mathrm{d}$ ________;

(10) $\frac{\mathrm{d}x}{x} =$ ________ $\mathrm{d}(3-5\ln|x|)$;

(11) $\frac{\mathrm{d}x}{1+9x^2} = \mathrm{d}$ ________;

(12) $\frac{\mathrm{d}x}{\sqrt{1-x^2}} =$ ________ $\mathrm{d}(1-\arcsin x)$;

(13) $\frac{x\mathrm{d}x}{\sqrt{1-x^2}} = \mathrm{d}$ ________.

3. 用换元积分法求下列积分.

(1) $\int (x-3)^{\frac{3}{2}}\mathrm{d}x$;

(2) $\int \frac{1}{(2t-5)^2}\mathrm{d}t$;

(3) $\int \sqrt{3x-7}\,\mathrm{d}x$;

(4) $\int \sin(2x-5)\mathrm{d}x$;

(5) $\int \frac{1}{\sqrt{1-4x^2}}\mathrm{d}x$;

(6) $\int \mathrm{e}^{-3x}\mathrm{d}x$;

(7) $\int x\sqrt{1-x^2}\,\mathrm{d}x$;

(8) $\int x\cos(1-2x^2)\mathrm{d}x$;

(9) $\int \frac{2x}{1+x^2}\mathrm{d}x$;

(10) $\int \frac{3x^2}{(2+x^3)^2}\mathrm{d}x$;

(11) $\int \frac{2x}{4+x^4}\mathrm{d}x$;

(12) $\int \frac{a^{\frac{1}{x}}}{x^2}\mathrm{d}x$;

(13) $\int \frac{1}{x\ln x}\mathrm{d}x$;

(14) $\int \frac{(\ln x)^3}{x}\mathrm{d}x$;

(15) $\int \frac{\mathrm{e}^x}{1+\mathrm{e}^{2x}}\mathrm{d}x$;

(16) $\int \frac{1}{\mathrm{e}^x+\mathrm{e}^{-x}}\mathrm{d}x$;

(17) $\int \frac{(\arcsin x)^2}{\sqrt{1-x^2}}\mathrm{d}x$;

(18) $\int \frac{\arctan x}{1+x^2}\mathrm{d}x$;

(19) $\int \frac{\sin x}{(1+2\cos x)^2}\mathrm{d}x$;

(20) $\int \frac{\cos x}{\sin^3 x}\mathrm{d}x$;

(21) $\int \cot x\mathrm{d}x$;

(22) $\int \sec 5x\mathrm{d}x$;

(23) $\int \frac{1}{(\arctan x)^2(1+x^2)}\mathrm{d}x$;

(24) $\int \frac{\sin x+\sin^2 x}{\sec x}\mathrm{d}x$;

(25) $\int \frac{1}{x^2-2x+2}dx$；

(26) $\int \frac{2x-2}{x^2-2x+3}dx$；

(27) $\int x^3\sqrt{1+x^2}\,dx$；

(28) $\int \frac{\arctan\sqrt{x-1}}{x\sqrt{x-1}}dx$；

(29) $\int \frac{\arcsin\sqrt{x}}{\sqrt{x(1-x)}}dx$；

(30) $\int \frac{1-2x}{\sqrt{25-9x^2}}dx$；

(31) $\int \frac{1}{1+\sqrt{1+x}}dx$；

(32) $\int \frac{1}{\sqrt{e^x+1}}dx$.

4. 用第二类换元积分法求下列积分.

(1) $\int \frac{x^2}{\sqrt{a^2-x^2}}dx\,(a>0)$；

(2) $\int \frac{dx}{\sqrt{(1+x^2)^3}}$；

(3) $\int \sqrt{4-x^2}\,dx$；

(4) $\int \frac{dx}{\sqrt{1+x^2}}$；

(5) $\int \frac{dx}{x\sqrt{x^2-1}}$；

(6) $\int \frac{dx}{1+\sqrt{1-x^2}}$；

(7) $\int \frac{dx}{1+\sqrt{2x}}$；

(8) $\int \sqrt{1-e^{2x}}\,dx$；

(9) $\int \frac{1}{1+\sqrt[3]{x}}dx$；

(10) $\int \frac{1}{1+\sqrt[3]{x+2}}dx$；

(11) $\int \frac{1}{\sqrt{x}+\sqrt[3]{x}}dx$；

(12) $\int \frac{x+1}{x\sqrt{x-2}}dx$；

(13) $\int \frac{\sqrt{x-1}}{x}dx$；

(14) $\int \frac{dx}{x^2\sqrt{x^2+3}}$.

5. 求下列简单有理函数的积分.

(1) $\int \frac{x^3}{x+3}dx$；

(2) $\int \frac{x}{x^2-7x+10}dx$；

(3) $\int \frac{2x+3}{x^2+3x-10}dx$；

(4) $\int \frac{1}{x(x^2+1)}dx$；

(5) $\int \frac{1}{(x^2+1)(x^2+x)}dx$；

(6) $\int \frac{x^5+x^4-8}{x^3-x}dx$.

6. 用适当方法求下列积分.

(1) $\int \frac{\cos\sqrt{x}}{\sqrt{x}}dx$；

(2) $\int \frac{dx}{3+\cos x}$；

(3) $\int \frac{dx}{x\sqrt{\ln x(\ln x+2)}}$；

(4) $\int \sqrt{\frac{a+x}{a-x}}\,dx\,(a>0)$；

(5) $\int \frac{dx}{x^2\sqrt{x^2-1}}$.

7. 计算下列各式.

(1) $\frac{d}{dx}\int_0^{x^2}\sqrt{1+t^2}\,dt$;　(2) $\frac{d}{dx}\int_{x^2}^{x^3}\frac{1}{\sqrt{1+t^4}}dt$;

(3) $\frac{d}{dx}\int_{\sin x}^{\cos x}\cos(\pi t^2)\,dt$;　(4) $\frac{d}{dx}\int_a^{x^2}\sin t^2\,dt$;

(5) $\lim\limits_{x\to 0}\frac{\int_0^x \arctan t\,dt}{x^2}$;　(6) $\lim\limits_{x\to+\infty}\frac{\int_0^x(\arctan t)^2\,dt}{\sqrt{x^2+1}}$.

8. 求下列定积分.

(1) $\int_1^2(2x^2-3x+1)\,dx$;　(2) $\int_0^1(x+\sqrt{x})\,dx$;

(3) $\int_{\frac{1}{\sqrt{3}}}^{\sqrt{3}}\frac{dx}{1+x^2}$;　(4) $\int_0^{2\pi}|\sin x|\,dx$;

(5) $\int_{-1}^1\frac{dx}{\sqrt{5-4x}}$;　(6) $\int_0^4\frac{1}{1+\sqrt{t}}dt$;

(7) $\int_0^{\frac{\pi}{3}}\tan x\,dx$;　(8) $\int_1^e\frac{2+\ln x}{x}dx$;

(9) $\int_1^5\frac{\sqrt{u-1}}{u}du$;　(10) $\int_0^1 x^2\sqrt{1-x^2}\,dx$;

(11) $\int_0^{\frac{\pi}{2}}\sin^3 x\cos x\,dx$;　(12) $\int_0^{\frac{1}{2}}\arcsin x\,dx$;

(13) $\int_0^1 x^2e^x\,dx$;　(14) $\int_1^e(\ln x)^2\,dx$;

(15) $\int_0^{\frac{\pi}{2}}e^x\sin x\,dx$;　(16) $\int_{-\pi}^{\pi}\cos kx\,dx$($k$ 是整数);

(17) $\int_{-\pi}^{\pi}\sin^2 kx\,dx$($k$ 是整数);　(18) $\int_{-\pi}^{\pi}\cos kx\sin lx\,dx$($k$、$l$ 都是整数);

(19) $\int_{-\pi}^{\pi}\cos kx\cos lx\,dx$($k$、$l$ 都是整数);　(20) $\int_{-3}^3\frac{x^3\sin^2 x}{x^4+2x^2+1}dx$.

9. 求下列反常积分.

(1) $\int_e^{+\infty}\frac{1}{x\ln x}dx$;　(2) $\int_0^{+\infty}xe^{-x^2}\,dx$;

(3) $\int_{-\infty}^0\frac{2x}{(1+x^2)^2}dx$;　(4) $\int_1^2\frac{dx}{(1-x)^2}$;

(5) $\int_0^1\frac{dx}{\sqrt{1-x^2}}$;　(6) $\int_{-1}^1\frac{1}{x^2}dx$;

(7) $\int_{-\infty}^0\frac{dx}{1-x}$.

10. (1) 证明$\int_0^{\frac{\pi}{2}} f(\sin x)\mathrm{d}x = \int_0^{\frac{\pi}{2}} f(\cos x)\mathrm{d}x$；

(2) 证明$\int_0^1 x^m(1-x)^n\mathrm{d}x = \int_0^1 x^n(1-x)^m\mathrm{d}x$；

(3) 若 $f(x)$ 是周期为 T 的连续函数，证明$\int_a^{a+T} f(x)\mathrm{d}x = \int_0^T f(x)\mathrm{d}x$.

11. 求曲线 $y=2^x$，直线 $x=0$、$x=3$ 和 x 轴所围成的曲边梯形的面积.

12. 求曲线 $y=\mathrm{e}^x$、$y=\mathrm{e}^{-x}$ 和直线 $x=1$ 所围成的平面图形的面积.

13. 求曲线 $y=x^2$ 在点(1,1) 处的切线与 $x=y^2$ 所围成的平面图形的面积.

14. 求曲线 $y=\mathrm{e}^x$、$y=\mathrm{e}^{2x}$ 和直线 $y=2$ 所围成的平面图形的面积.

15. 求曲线 $y=x^2$ 和直线 $y=x$、$y=2x$ 所围成的平面图形的面积.

16. 求连续曲线 $y=\cos x$，直线 $x=0$、$x=\frac{\pi}{2}$ 和 x 轴所围成的平面图形绕 x 轴旋转所成旋转体的体积.

17. 求曲线 $y=\sin x$ 和 $y=\cos x$ 与 x 轴在$\left[0,\frac{\pi}{2}\right]$上所围成的平面图形绕 x 轴旋转所成旋转体的体积.

18. 求曲线 $y=x^2$ 与 $y=\sqrt{x}$ 所围成的平面图形绕 y 轴旋转所成旋转体的体积.

19. 求 $x=\arctan t$，$y=\frac{1}{2}\ln(1+t^2)$，自 $t=0$ 至 $t=1$ 的一段曲线弧的长度.

20. 求曲线 $y=\frac{\sqrt{x}}{3}(3-x)$ 上相应于 $1\leqslant x\leqslant 3$ 的一段曲线弧的长度.

21. 设一水平放置的水管，其断面是直径为 2 m 的圆，求当水半满时，水管一端的断面所受的压力.

22. 证明：把质量为 m 的物体从地球表面升高到 h 处所做的功是

$$W=\frac{mgRh}{R+h}$$

其中，g 是地球表面的重力加速度；R 是地球的半径.

23. 某可控硅控制线路中，流过负载 R 的电流 $i(t)=\begin{cases}0, & 0\leqslant t\leqslant t_0\\ 5\sin\omega t, & t_0\leqslant t\leqslant \frac{T}{2}\end{cases}$，其中 t_0 称为触发时间. 如果 $T=0.02$ s(即 $\omega=\frac{2\pi}{T}=100\pi$)，当触发时间 $t_0=0.002\,5$ s 时，求 $0\leqslant t\leqslant \frac{T}{2}$ 内电流的平均值.

24. 大多数植物生长率是以若干天为周期的连续函数，假定一种谷物以 $f(t)=\sin^2(\pi t)$ 的速率生长，其中 t 的单位是 d，求在前 10 d 内谷物的生长量.

25. 一定量的理想气体，在恒温下，当体积膨胀时，压强随之减小，体积 V 与压强 p 之间的关系为 $p=C/V$（C 是常数），求体积从 V_1 变到 V_2 时的平均压强.

26. 某种类型的阿司匹林进入血液系统的量称为有效药量，其进入速率可表示为函数

$$f(t)=0.15t(t-3)^2, 0\leqslant t\leqslant 3$$

求有效药量.

27. 设 $f(x)$ 在$[a,b]$上连续，且 $f(x)>0$，$F(x)=\int_a^x f(t)\mathrm{d}t+\int_b^x \frac{1}{f(t)}\mathrm{d}t, x\in[a,b]$.

证明：(1) $F(x)\geqslant 2$；

(2) 方程 $F(x)=0$ 在 (a,b) 内有唯一实根.

28. 请用学过的高等数学知识推导圆的面积公式，方法不限.

本章习题参考答案

第4章 多元函数微积分基础

前面介绍了一元函数 $y=f(x)$ 的微分与积分问题，即讨论的函数都是某个变量随着一个自变量变化的情况，但是在医药学以及其他实际工作中，往往会涉及多方面的因素，反映到数学上就是一个变量依赖多个变量的情形. 这就是多元函数，进而也就提出了多元函数的微积分问题.

本章将在一元函数微积分的基础上，进一步讨论多元函数微积分问题. 当一元函数推广到二元函数时，会出现一些新的概念和方法，而从二元到三元以及多元函数时，则可以类推. 因此本章重点介绍二元函数的微积分，同时，在学习的过程中请注意应用类比的方法与一元函数对照，掌握其区别与联系.

4.1 多元函数

在平面解析几何中，通过直角坐标系把平面上的图形和方程对应起来，从而进行学习. 正如平面几何的知识对于学习一元微积分是不可缺少的，空间解析几何(spatial analytical geometry)的知识对于学习多元微积分也是非常必要的. 因此，在研究多元函数之前，需要介绍一些空间解析几何的知识.

4.1.1 空间解析几何简介

1. 空间直角坐标系

在空间中任取一点 O 和三条两两互相垂直的轴，依次记为 x 轴、y 轴、z 轴，统称为坐标轴. 通常按照右手螺旋定则规定这三个坐标轴的正方向，即以右手握住 z 轴，当右手的四个手指从 x 轴正方向以 90° 转向 y 轴正方向时，大拇指的指向就是 z 轴的正方向，如图 4-1 所示，这就构成了空间直角坐标系 $Oxyz$.

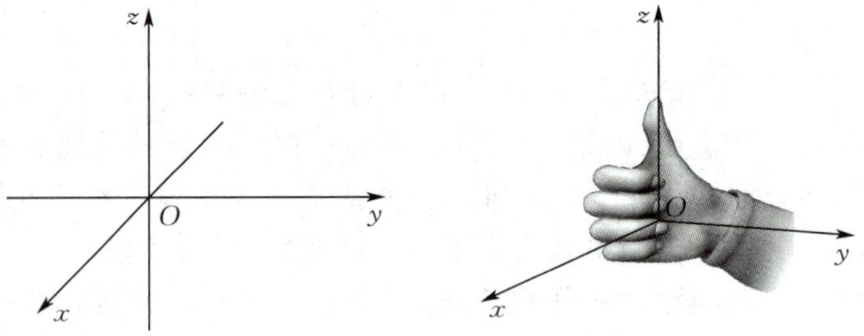

图 4-1

三条坐标轴中的任意两条可以确定一个平面，这样就定义出三个坐标面. x 轴及 y 轴所确定的坐标面称为 xOy 平面，另两个由 y 轴及 z 轴和由 z 轴及 x 轴所确定的坐标面，分别称为 yOz 平面及 zOx 平面. 三个坐标面把空间分成八个部分，每一个部分称为一个**卦限**(octant). 其中含有 x、y、z 轴正方向的那个卦限称为第 Ⅰ 卦限，在 xOy 平面上方的其余三个卦限，按逆时针方向依次称为第 Ⅱ、第 Ⅲ、第 Ⅳ 卦限. 在 xOy 平面下方与第 Ⅰ、第 Ⅱ、第 Ⅲ、第 Ⅳ 卦限对称的卦限，依次称为第 Ⅴ、第 Ⅵ、第 Ⅶ、第 Ⅷ 卦限，如图 4-2 所示.

设点 M 为空间中的任意一点，过点 M 分别作垂直于 x、y、z 轴的三个平面，得到三个交点，依次记为 P、Q、R(见图 4-3)，这三个点在 x、y、z 轴上对应的值分别为 x、y、z，于是空间中的点 M 就与三元有序数组 (x,y,z) 对应起来；反之，任给一个三元有序数组 (x,y,z)，若在 x、y、z 轴上分别有三个点 P、Q、R，其对应的值分别为 x、y、z，过这三个点分别作垂直于 x、y、z 轴的三个平面，这时候就能确定一个交点 M，则由三元有序数组 (x,y,z) 可以确定空间中唯一的点 M. 因此，空间中任意一点 M 与一个三元有序数组 (x,y,z) 建立一一对应关系，一般称这个三元有序数组 (x,y,z) 是点 M 的坐标，记为 $M(x,y,z)$.

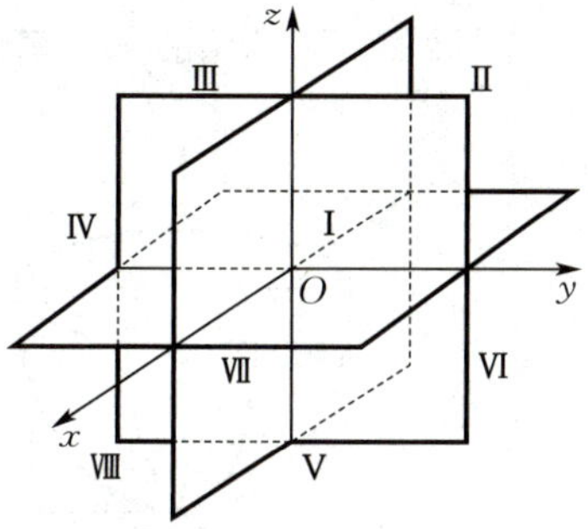

图 4-2

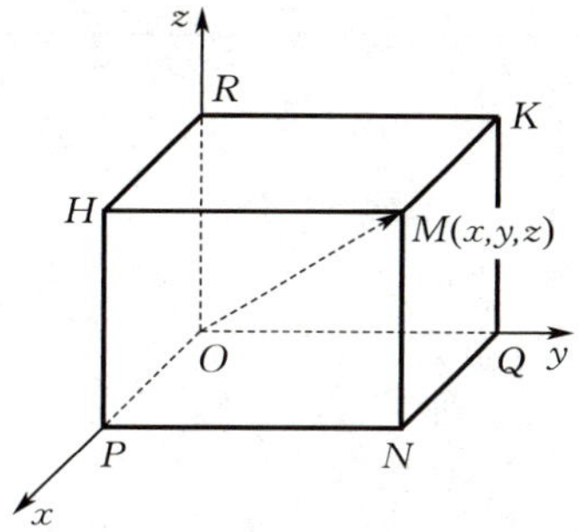

图 4-3

显然，原点 O 的坐标为 $(0,0,0)$；x、y、z 轴上的任意一点的坐标分别为 $(x,0,0)$、$(0,y,0)$、$(0,0,z)$；xOy 平面、yOz 平面、zOx 平面上的任意一点的坐标分别为 $(x,y,0)$、$(0,y,z)$、$(x,0,z)$.

空间中两点的距离公式可由平面上任意两点的距离公式推广而得：设空间中任意两点为 $M(x_1,y_1,z_1)$、$N(x_2,y_2,z_2)$，则这两点的距离公式为

$$d=\sqrt{(x_2-x_1)^2+(y_2-y_1)^2+(z_2-z_1)^2} \tag{4-1}$$

例 4-1 求在 x 轴上与两点 $M(2,-1,3)$、$N(-5,3,2)$ 距离相等的点.

解：由于所求的点 C 在 x 轴上，因此设该点坐标为 $(x,0,0)$，依题意有 $|MC|=|NC|$，即

$$\sqrt{(x-2)^2+(0+1)^2+(0-3)^2}=\sqrt{(x+5)^2+(0-3)^2+(0-2)^2}$$

解得 $x=-\dfrac{12}{7}$，即点 $\left(-\dfrac{12}{7},0,0\right)$ 与 M、N 两点的距离相等.

2. 空间曲面与曲线的方程

1) 空间曲面的方程

平面曲线对应着二元方程 $F(x,y)=0$ 或 $y=f(x)$，类似地，可以建立空间曲面与方程的对应关系，即空间曲面可以用一个三元方程表示为

$$F(x,y,z)=0 \text{ 或 } z=f(x,y) \tag{4-2}$$

表 4-1 中列出了一些常见的曲面方程与图形.

表 4-1

名称	方程	图形
椭球面	$\dfrac{x^2}{a^2}+\dfrac{y^2}{b^2}+\dfrac{z^2}{c^2}=1$ 特别地，当 $a=b=c$ 时，它是一个球面	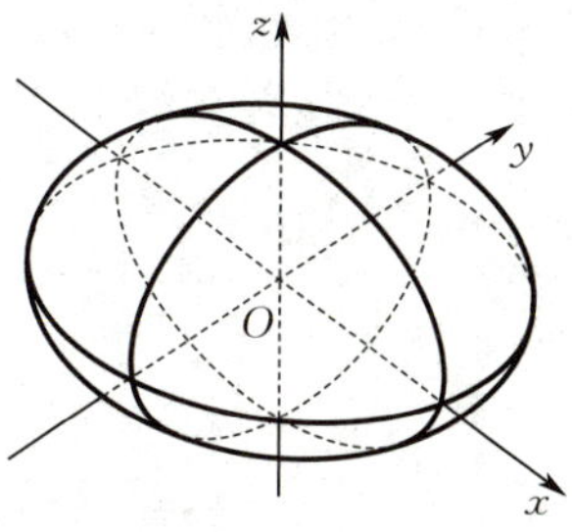

续表

名称	方程	图形
椭圆抛物面	$z=\frac{x^2}{a^2}+\frac{y^2}{b^2}$	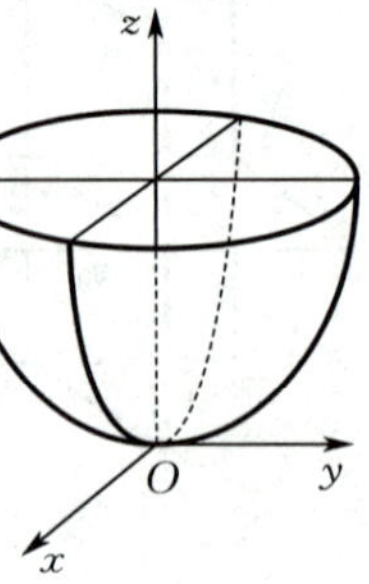
双曲抛物面	$z=\frac{x^2}{a^2}-\frac{y^2}{b^2}$	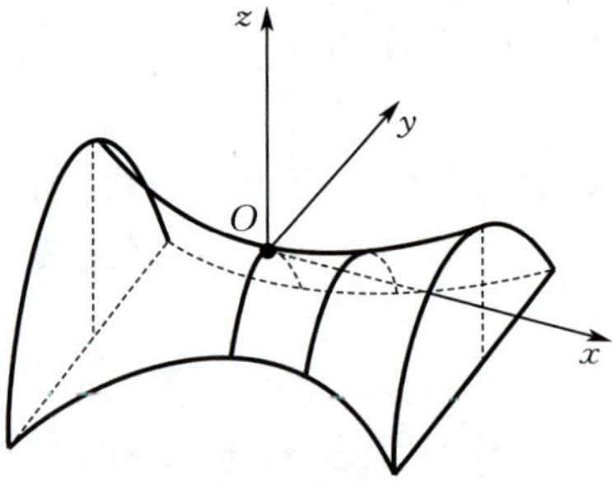
椭圆柱面	$\frac{x^2}{a^2}+\frac{y^2}{b^2}=1$ 特别地，当 $a=b$ 时，它是一个圆柱面	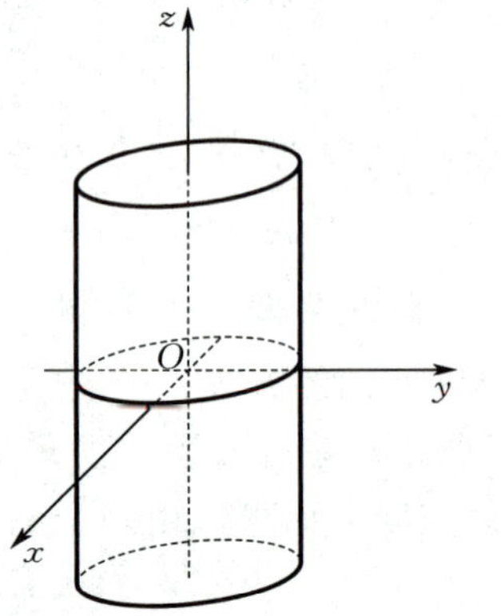
抛物柱面	$y^2-2px=0(p>0)$	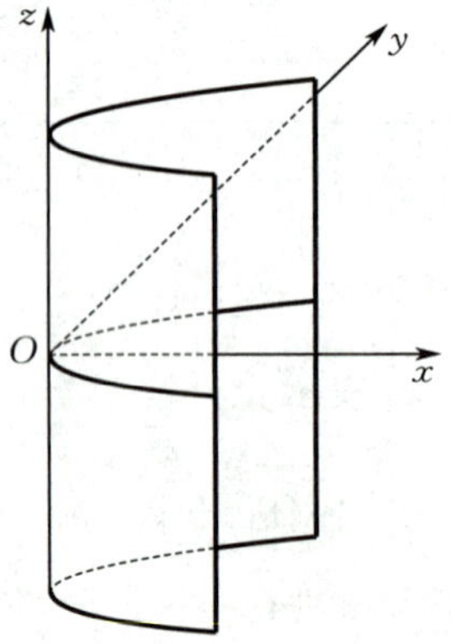

续表

名称	方程	图形
锥面	$\frac{x^2}{a^2}+\frac{y^2}{b^2}-\frac{z^2}{c^2}=0$ 特别地,当 $a=b$ 时,它是一个圆锥面	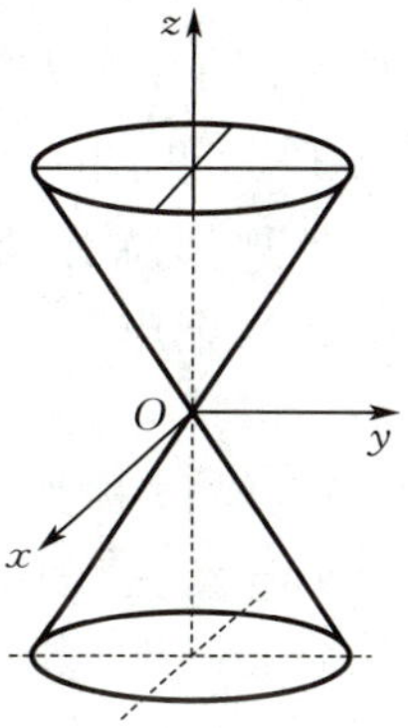

2)空间曲线的方程

空间曲线可以看作两个曲面的交线,所以两个曲面方程联立组成的方程组就是它们交线的方程,即

$$\begin{cases}F(x,y,z)=0\\G(x,y,z)=0\end{cases}\tag{4-3}$$

这个方程组叫作空间曲线的一般方程.

例 4-2 方程组 $\begin{cases}x^2+y^2=1\\z=0\end{cases}$ 表示怎样的曲线?

解:方程组中的第一个方程表示一个圆柱面,图形类似于表 4-1 中的椭圆柱面;第二个方程表示 xOy 平面,因此方程组表示的就是 xOy 平面上以原点为圆心、半径为 1 的一个圆.

笛卡儿

“数”“形”结合方法中的辩证统一

4.1.2 多元函数的概念

例如,研究机体对某种药物的反应时,设给予药量 x 单位,经过时间 t(单位为 h) 后机体产生某种反应 E,且有

$$E=x^2(a-x)t^2\mathrm{e}^{-t}$$

其中,a 为常量(表示允许给予的最大药量).上式中有三个变量,而且变量 E 随着变量 x 和 t 的变化而变化,当 x、t 在一定范围($0\leqslant x\leqslant a,t\geqslant 0$)内任意取定一对数值时,$E$ 的对应值就随之唯一确定,根据函数的定义,可知变量 E 是关于变量 x 和 t 的二元函数.

又如,病人在进行补液时,补液量 N 与正常血容量 V、正常红细胞比容(单位容积血液中红细胞所占容积百分比)A 及病人红细胞比容 B 的关系为

$$N=V\left(1-\frac{A}{B}\right)$$

上式中有四个变量，而且变量 N 随着变量 V、A 和 B 的变化而变化，当 V、A 和 B 在一定范围内任意取定一组数值时，N 的对应值就随之唯一确定，根据函数的定义，可知变量 N 是关于变量 V、A、B 的三元函数.

综合上述两个例子，可以类比一元函数来定义多元函数.

定义 4-1 设有三个变量 x、y、z，如果变量 x、y 在允许的范围内任意取定一对值时，变量 z 按照一定的规律总有唯一确定的值与它们对应，则变量 z 称为变量 x、y 的**二元函数**(bivariate function)，记作

$$z=f(x,y)$$

其中，x、y 称为**自变量**；z 称为**因变量**.

类似地，可以定义三元函数 $u=f(x,y,z)$. 二元及二元以上的函数统称为**多元函数**(multivariate function). 在多元函数中，主要研究二元函数，因为二元以上的函数及其微分法与二元函数相似.

与一元函数相仿，二元函数 $z=f(x,y)$ 的自变量 x、y 的允许取值范围称为函数 z 的**定义域**，通常用 xOy 平面内的某一个区域来表示.

通常情况下，二元函数的图形是一个曲面，其定义域恰好是该曲面在 xOy 平面上的投影区域. 例如，二元函数 $z=\sqrt{a^2-x^2-y^2}$ 的图形是球心在坐标原点、半径为 a 的上半球面，它的定义域是上半球面在 xOy 平面上的投影区域 $D=\{(x,y)\mid x^2+y^2\leqslant a^2\}$；类似地，函数 $z=ax+by+c$ 的图形是一个平面，投影区域是平面 $\mathbf{R}^2$.

所谓一点 $M_0(x_0,y_0)$ 的邻域，是指以该点为圆心，适当长度 δ 为半径的圆形开区域(即不包括圆周)，记作 $U(M_0,\delta)$，即

$$U(M_0,\delta)=\{(x,y)\mid\sqrt{(x-x_0)^2+(y-y_0)^2}<\delta\}$$

其去心邻域 $\mathring{U}(M_0,\delta)$ 表示为

$$\mathring{U}(M_0,\delta)=\{(x,y)\mid 0<\sqrt{(x-x_0)^2+(y-y_0)^2}<\delta\}$$

例 4-3 求下列函数的定义域：

(1)$z=\sqrt{1-x^2-y^2}$；　　(2)$z=\ln(x+y)$.

解：(1) 定义域 $D=\{(x,y)\mid x^2+y^2\leqslant 1\}$，是 xOy 平面内以原点为圆心、1 为半径的圆，如图 4-4 所示.

(2) 定义域 $D=\{(x,y)\mid x+y>0\}$，是 xOy 平面内直线 $x+y=0$ 右上方的区域，如图 4-5 所示.

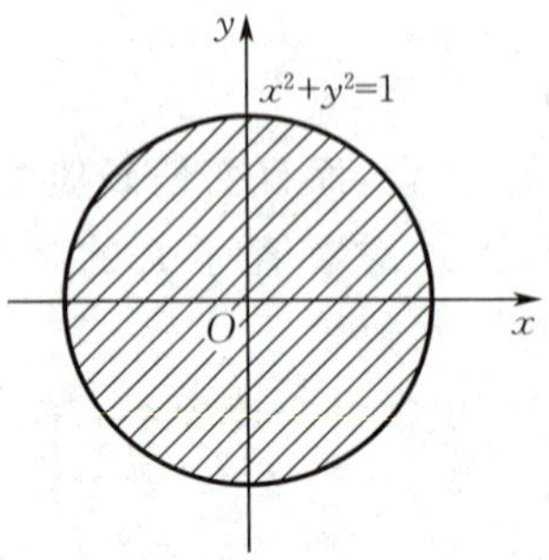

图 4-4

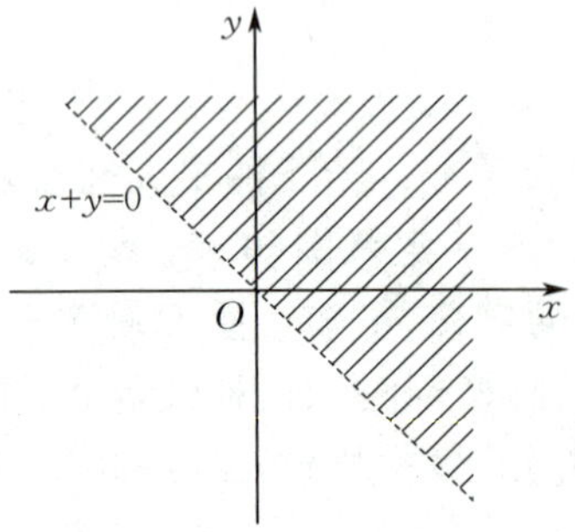

图 4-5

例 4-4 求下列函数的定义域：

(1) $z=\ln(y-x)+\dfrac{\sqrt{x}}{\sqrt{1-x^2-y^2}}$；

(2) $u=\sqrt{R^2-x^2-y^2-z^2}+\dfrac{1}{\sqrt{x^2+y^2+z^2-r^2}}(R>r>0)$.

解：(1) 由题意得 $y-x>0, x\geqslant 0$ 且 $1-x^2-y^2>0$，故函数的定义域为

$$D=\{(x,y)\mid y>x\geqslant 0, x^2+y^2<1\}$$

(2) 由题意得 $R^2-x^2-y^2-z^2\geqslant 0$ 且 $x^2+y^2+z^2-r^2>0$，故函数的定义域为

$$D=\{(x,y,z)\mid r^2<x^2+y^2+z^2\leqslant R^2\}$$

4.1.3 二元函数的极限与连续性

与一元函数的情况类似，二元函数的极限是研究当自变量 $x\to x_0, y\to y_0$，即点 $M(x,y)\to M_0(x_0,y_0)$ 时，对应的函数值的变化趋势.

定义 4-2 设二元函数 $z=f(x,y)$ 在点 $M_0(x_0,y_0)$ 的去心邻域内有定义，如果点 $M(x,y)$ 沿任意路径趋于定点 $M_0(x_0,y_0)$ 时，函数 $f(x,y)$ 都趋于常数 A，则称 A 是函数 $f(x,y)$ 在点 M_0 处的**二重极限**，记作

$$\lim_{\substack{x\to x_0\\ y\to y_0}} f(x,y)=A$$

或

$$\lim_{(x,y)\to(x_0,y_0)} f(x,y)=A$$

或

$$\lim_{\rho\to 0} f(x,y)=A \tag{4-4}$$

其中，$\rho=|MM_0|=\sqrt{(x-x_0)^2+(y-y_0)^2}$.

必须注意，二重极限存在要求点 $M(x,y)$ 沿任意路径趋于定点 $M_0(x_0,y_0)$ 时，函数 $f(x,y)$ 都趋于常数 A. 因此，如果点 $M(x,y)$ 沿某一条或某几条特殊路径，例如沿着定直线或曲线趋于点 $M_0(x_0,y_0)$ 时，即使 $f(x,y)$ 都趋于常数 A，也不能由此断定函数极限的存在；反之，只要点 $M(x,y)$ 沿不同路径趋于点 $M_0(x_0,y_0)$ 时，$f(x,y)$ 趋于不同的值，就可以断定该函数 $f(x,y)$ 在点 M_0 处的极限不存在.

例 4-5 讨论函数 $f(x,y)=\dfrac{xy}{x^2+y^2}$ 在点 $(0,0)$ 的极限是否存在.

解：显然，当 (x,y) 沿着 x 轴趋于点 $(0,0)$ 时，

$$\lim_{\substack{(x,y)\to(0,0)\\ y=0}}\frac{xy}{x^2+y^2}=\lim_{x\to 0}\frac{0}{x^2}=0$$

当 (x,y) 沿着 y 轴趋于点 $(0,0)$ 时

$$\lim_{\substack{(x,y)\to(0,0)\\ x=0}}\frac{xy}{x^2+y^2}=\lim_{y\to 0}\frac{0}{y^2}=0$$

虽然沿上述两种特殊路径趋于点 $(0,0)$ 时函数的极限都存在且等于零，但是当 (x,y) 沿着直线 $y=kx$ 趋于点 $(0,0)$ 时，

$$\lim_{\substack{(x,y)\to(0,0)\\y=kx}}\frac{xy}{x^2+y^2}=\lim_{x\to 0}\frac{kx^2}{x^2+k^2x^2}=\frac{k}{1+k^2}$$

显然此时的极限值是随着 k 值的不同而改变的，根据二重极限的定义可知，函数的极限不存在.

例 4-6 求下列函数的极限.

(1) $\lim\limits_{(x,y)\to(0,0)}\frac{\sin xy}{y}$；(2) $\lim\limits_{(x,y)\to(0,2)}(1+xy)^{\frac{1}{x}}$.

解：(1) $\lim\limits_{(x,y)\to(0,0)}\frac{\sin xy}{y}=\lim\limits_{(x,y)\to(0,0)}\left(\frac{\sin xy}{xy}\cdot x\right)=\lim\limits_{(x,y)\to(0,0)}\frac{\sin xy}{xy}\cdot\lim\limits_{(x,y)\to(0,0)}x=1\cdot 0=0$；

(2) $\lim\limits_{(x,y)\to(0,2)}(1+xy)^{\frac{1}{x}}=\lim\limits_{(x,y)\to(0,2)}[(1+xy)^{\frac{1}{xy}}]^y=e^2$，由此可见，一元函数计算极限的运算法则和特殊极限也可以应用到二元函数上.

定义 4-3 设二元函数 $z=f(x,y)$ 在点 $M_0(x_0,y_0)$ 的邻域内有定义，且

$$\lim_{(x,y)\to(x_0,y_0)}f(x,y)=f(x_0,y_0)\tag{4-5}$$

则称函数 $z=f(x,y)$ 在点 $M_0(x_0,y_0)$ 处**连续**；否则，称函数 $z=f(x,y)$ 在点 $M_0(x_0,y_0)$ 处**不连续**. 使得函数不连续的点称为**间断点**.

如果函数 $z=f(x,y)$ 在定义域 D 内的每一点都连续，则称函数 $f(x,y)$ 是 D 上的**连续函数**. 一元函数连续性的运算法则对于二元函数也同样适用.

例 4-7 判断下列函数的连续性.

(1) $z=\frac{xy}{\sqrt{x^2+y^2}}$；(2) $z=\ln(1-x^2-y^2)$.

解：(1) 函数在点 $(0,0)$ 处不连续，即 $(0,0)$ 是函数的间断点.

在定义域 $D=\{(x,y)\mid(x,y)\in\mathbf{R}^2$ 且 $(x,y)\neq(0,0)\}$ 内，由于分子、分母都是连续函数，且分母不为零，因此根据连续函数的除法法则可知，函数在定义域内连续.

(2) 函数在圆 $x^2+y^2=1$ 上不连续，即整个圆周上的点都是函数的间断点.

在定义域 $D=\{(x,y)\mid x^2+y^2<1\}$ 内，由于内层函数 $(1-x^2-y^2)$ 是连续函数，因此根据复合函数的连续性法则可知，函数在定义域内连续.

由上面的例子可知，二元函数的间断点比较复杂，可能是某个孤立点，也有可能是一条或几条曲线.

与一元初等函数相同，二元初等函数在其定义域内也都是连续的. 因此，求二元初等函数在某一点处的极限就是求在这一点处的函数值.

例 4-8 函数 $z=\frac{y^2+2x}{y^2-2x}$ 在何处是间断的？

解：为了使函数的表达式有意义，需要 $y^2-2x\neq 0$，所以曲线 $y^2-2x=0$ 上的点均是函数 $z=\frac{y^2+2x}{y^2-2x}$ 的间断点.

4.2 偏导数

在一元函数微分学中，由函数在某一点处的瞬时变化率引出了导数的概念，即讨论 $\Delta x \to 0$ 时，$\Delta y/\Delta x$ 的极限；同样地，也讨论了一元函数的函数增量与自变量增量的关系，从而引出微分的概念，即有微分运算式 $dy = f'(x)dx$. 另外，对一元函数来讲，可导与可微是等价的. 对多元函数来讲，也存在函数变化率以及函数增量与自变量增量的关系问题，但是因为多元函数的自变量不止一个，所以其问题较一元函数更复杂.

以二元函数 $z = f(x,y)$ 为例，当讨论函数增量的时候，分成以下两种情况.

(1) **偏增量**(partial increment)：将某一个自变量看作固定常数，研究另一个自变量发生改变时，函数的改变量. 例如，将 y 看作固定常数，给自变量 x 一个增量 Δx，则函数 $z = f(x,y)$ 在点 (x,y) 处有相对于 x 的偏增量 $f(x+\Delta x,y)-f(x,y)$；同理，当把 x 看作固定常数时，给自变量 y 一个增量 Δy，则函数 $z = f(x,y)$ 在点 (x,y) 处有相对于 y 的偏增量 $f(x,y+\Delta y)-f(x,y)$.

(2) **全增量**(total increment)：当两个自变量都发生改变时，即给自变量 x 一个增量 Δx，给自变量 y 一个增量 Δy，则函数 $z = f(x,y)$ 在点 (x,y) 处有全增量 $f(x+\Delta x,y+\Delta y)-f(x,y)$.

由上述两种增量，可以定义多元函数的偏导数与全微分. 本节介绍多元函数偏导数的概念及计算方法.

4.2.1 偏导数的概念与计算

定义 4-4 设函数 $z = f(x,y)$ 在点 (x_0,y_0) 的邻域内有定义，当 y 固定在 y_0，而 x 在 x_0 处有增量 Δx 时，函数对 x 的偏增量为

$$f(x_0+\Delta x,y_0)-f(x_0,y_0)$$

如果极限 $\lim\limits_{\Delta x\to 0}\dfrac{f(x_0+\Delta x,y_0)-f(x_0,y_0)}{\Delta x}$ 存在，则称极限值为函数 $z = f(x,y)$ 在点 (x_0,y_0) 处对 x 的**偏导数**(partial derivative)，记作

$$f_x(x_0,y_0),\left.\frac{\partial z}{\partial x}\right|_{\substack{x=x_0\\y=y_0}} \text{或} \left.z_x\right|_{\substack{x=x_0\\y=y_0}}$$

类似地，可以定义函数 $z = f(x,y)$ 在点 (x_0,y_0) 处对 y 的偏导数：

$$\begin{aligned}\left.\frac{\partial z}{\partial y}\right|_{\substack{x=x_0\\y=y_0}} &= f_y(x_0,y_0) = z_y(x_0,y_0)\\ &= \lim_{\Delta y\to 0}\frac{f(x_0,y_0+\Delta y)-f(x_0,y_0)}{\Delta y}\end{aligned}$$

偏导数的概念可以推广到二元以上的函数. 例如，三元函数 $u = f(x,y,z)$ 在点 (x_0,y_0,z_0) 处对 x 的偏导数定义为

$$f_x(x_0,y_0,z_0) = \lim_{\Delta x\to 0}\frac{f(x_0+\Delta x,y_0,z_0)-f(x_0,y_0,z_0)}{\Delta x}$$

如果函数 $z=f(x,y)$ 在区域 D 内每一点都有对 x(或 y) 的偏导数,则称 $z=f(x,y)$ 在区域 D 内有对 x(或 y) 的**偏导函数**,简称偏导数,记为

$$f_x(x,y)、\frac{\partial z}{\partial x}、z_x\left[\text{或 } f_y(x,y)、\frac{\partial z}{\partial y}、z_y\right]$$

求多元函数的偏导数并不需要新的方法,因为对某一自变量求偏导数时,只有这个自变量在变动,其余的自变量都视为常量,所以一元函数的求导法则和求导公式都是适用的.特别值得注意的是,偏导数的记号是一个整体记号,而不能像一元函数一样当作函数与自变量的微分之商.

例 4-9 求 $z=x^3+3xy+y^2-4x$ 在点$(1,2)$处的偏导数.

解:$z_x=3x^2+3y-4, z_y=3x+2y, z_x(1,2)=5, z_y(1,2)=7$.

例 4-10 求 $z=yx^y$ 的偏导数.

解:$z_x=y\cdot yx^{y-1}=y^2x^{y-1}, z_y=x^y+yx^y\cdot\ln x=x^y(1+y\ln x)$.

例 4-11 已知 $\gamma=\sqrt{x^2+y^2+z^2}$,求函数的偏导数.

解:

$$\frac{\partial\gamma}{\partial x}=\frac{2x}{2\sqrt{x^2+y^2+z^2}}=\frac{x}{\sqrt{x^2+y^2+z^2}}$$

$$\frac{\partial\gamma}{\partial y}=\frac{2y}{2\sqrt{x^2+y^2+z^2}}=\frac{y}{\sqrt{x^2+y^2+z^2}}$$

$$\frac{\partial\gamma}{\partial z}=\frac{2z}{2\sqrt{x^2+y^2+z^2}}=\frac{z}{\sqrt{x^2+y^2+z^2}}$$

例 4-12 已知理想气体的状态方程为 $pV=RT$(R 为常数),求证:

$$\frac{\partial p}{\partial V}\cdot\frac{\partial V}{\partial T}\cdot\frac{\partial T}{\partial p}=-1$$

证:因为 $p=\dfrac{RT}{V}$,把 T 看成常量,函数 p 对自变量 V 求导,得

$$\frac{\partial p}{\partial V}=-\frac{RT}{V^2}$$

同理,$V=\dfrac{RT}{p}$,把 p 看成常量,函数 V 对自变量 T 求导,得

$$\frac{\partial V}{\partial T}=\frac{R}{p}$$

$T=\dfrac{pV}{R}$,把 V 看成常量,函数 T 对自变量 p 求导,得

$$\frac{\partial T}{\partial p}=\frac{V}{R}$$

所以

$$\frac{\partial p}{\partial V}\cdot\frac{\partial V}{\partial T}\cdot\frac{\partial T}{\partial p}=-\frac{RT}{V^2}\cdot\frac{R}{p}\cdot\frac{V}{R}=-\frac{RT}{pV}=-1$$

4.2.2 偏导数的几何意义

二元函数 $z=f(x,y)$ 在几何上表示为空间的一个曲面,设 $M_0(x_0,y_0,z_0)$ 为曲面上的一个

定点，当把 y 固定为 $y = y_0$ 时，即在空间中作一平面与此曲面相交得到一条曲线 $z = f(x, y_0)$，如图 4-6 所示.

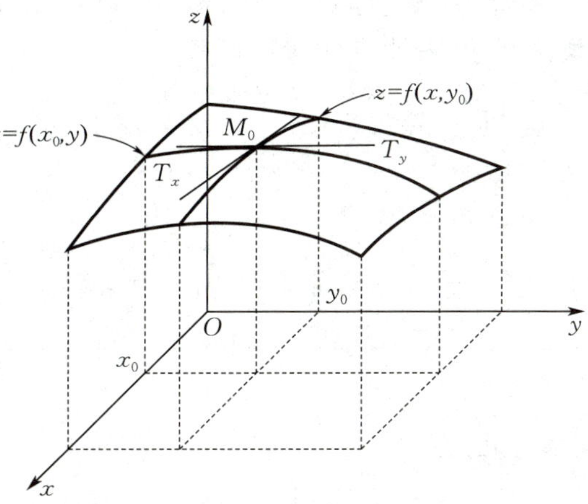

图 4-6

由此可见，二元函数 $z = f(x,y)$ 在点(x_0, y_0)处的偏导数 $f_x(x_0, y_0)$ 就是一元函数 $z = f(x, y_0)$ 在点 x_0 处的导数. 由一元函数导数的几何意义知，$f_x(x_0, y_0)$ 就表示曲面 $z = f(x,y)$ 与 $y = y_0$ 所截得的曲线在点 M_0 处的切线 M_0T_x 对 x 轴的斜率；同理，$f_y(x_0, y_0)$ 就表示曲面 $z = f(x,y)$ 与 $x = x_0$ 所截得的曲线在点 M_0 处的切线 M_0T_y 对 y 轴的斜率.

对一元函数来说，如果在某一点处可导，则它一定在这一点处连续. 但对多元函数来讲，**即使在某点处各偏导数都存在，也不能保证函数在该点处连续.** 以二元函数为例，由图 4-6 的图形知，各个偏导数存在只能保证点 M 沿着平行于坐标轴的方向趋向于点 M_0 时，点 M 的函数值趋向于点 M_0 的函数值，而函数在点 M_0 处连续要求点 M 沿着任意方向趋向于点 M_0 时，点 M 的函数值都趋向于点 M_0 的函数值. 例如函数

$$z = f(x,y) = \begin{cases} \dfrac{xy}{x^2 + y^2}, & x^2 + y^2 \neq 0 \\ 0, & x^2 + y^2 = 0 \end{cases}$$

在点$(0,0)$处对 x 的偏导数为

$$f_x(0,0) = \lim_{\Delta x \to 0} \frac{f(0 + \Delta x, 0) - f(0,0)}{\Delta x} = \lim_{\Delta x \to 0} 0 = 0$$

在点$(0,0)$处对 y 的偏导数为

$$f_y(0,0) = \lim_{\Delta y \to 0} \frac{f(0, 0 + \Delta y) - f(0,0)}{\Delta y} = \lim_{\Delta y \to 0} 0 = 0$$

虽然该函数在点$(0,0)$处的偏导数都存在，但是由例 4-5 可知，此函数在点$(0,0)$处极限不存在，当然是不连续的.

由此可知，**对多元函数而言，函数的各个偏导数都存在不是函数连续的充分条件.**

例 4-13 证明下列二重极限不存在：

(1) $\lim\limits_{(x,y) \to (0,0)} \dfrac{xy^2}{x^2 + y^4}$； (2) $\lim\limits_{(x,y) \to (0,0)} \dfrac{xy}{x + y}$.

证： (1) 取直线 $y = kx$，当动点(x,y)沿直线 $y = kx$ 趋于点$(0,0)$时，有

$$\lim_{\substack{(x,y)\to(0,0)\\ y=kx}} \frac{xy^2}{x^2+y^4} = \lim_{x\to 0}\frac{k^2x^3}{x^2+k^4x^4} = \lim_{x\to 0}\frac{k^2x}{1+k^4x^2} = 0$$

说明沿任一过原点的直线 $y=kx$（不含 y 轴）趋于点 $(0,0)$ 时，极限存在且为零.

若动点 (x,y) 沿抛物线 $x=y^2$ 趋于点 $(0,0)$，则有

$$\lim_{\substack{(x,y)\to(0,0)\\ x=y^2}} \frac{xy^2}{x^2+y^4} = \lim_{y\to 0}\frac{y^4}{y^4+y^4} = \frac{1}{2}$$

故二重极限 $\lim\limits_{(x,y)\to(0,0)} \dfrac{xy^2}{x^2+y^4}$ 不存在.

(2) 当动点 (x,y) 沿曲线 $y=-x+x^3$ 趋于点 $(0,0)$ 时，有

$$\lim_{\substack{(x,y)\to(0,0)\\ y=-x+x^3}} \frac{xy}{x+y} = \lim_{x\to 0}\frac{x(-x+x^3)}{x^3} = \lim_{x\to 0}\frac{x^4-x^2}{x^3} = \lim_{x\to 0}\frac{x^2-1}{x} = \infty$$

故二重极限 $\lim\limits_{(x,y)\to(0,0)} \dfrac{xy}{x+y}$ 不存在.

由例 4-13 可知，如果动点 $P(x,y)$ 以不同方式趋于点 $P_0(x_0,y_0)$ 时，函数 $f(x,y)$ 趋于不同的值，或取某一路径趋于 $P_0(x_0,y_0)$ 时，函数 $f(x,y)$ 的极限不存在，则可以确定函数 $f(x,y)$ 在点 $P_0(x_0,y_0)$ 处的极限不存在.

4.2.3 多元复合函数的求导法则

设 $z=f(u,v)$，其中 $u=\varphi(x,y)$，$v=\psi(x,y)$，则称函数 $z=f[\varphi(x,y),\psi(x,y)]$ 是通过中间变量 u、v 关于 x、y 的**二元复合函数**.

定理 4-1 设函数 $u=\varphi(x,y)$，$v=\psi(x,y)$ 都在点 (x,y) 处具有对 x 及对 y 的偏导数，函数 $z=f(u,v)$ 在对应点 (u,v) 处具有连续偏导数，则复合函数 $z=f[\varphi(x,y),\psi(x,y)]$ 在点 (x,y) 处的两个偏导数都存在，且有

$$\begin{cases} \dfrac{\partial z}{\partial x} = \dfrac{\partial z}{\partial u}\dfrac{\partial u}{\partial x} + \dfrac{\partial z}{\partial v}\dfrac{\partial v}{\partial x} \\[2ex] \dfrac{\partial z}{\partial y} = \dfrac{\partial z}{\partial u}\dfrac{\partial u}{\partial y} + \dfrac{\partial z}{\partial v}\dfrac{\partial v}{\partial y} \end{cases} \tag{4-6}$$

对多元复合函数求导，初学时，可以根据函数关系画出图 4-7 所示的结构图，借以认清变量间的层次及其练习. 例如，要求 z 对 x 的偏导数，就看图 4-7 中 z 经中间变量 u、v 到 x 有几条线，沿每条线如同一元复合函数那样求导，然后相加即可.

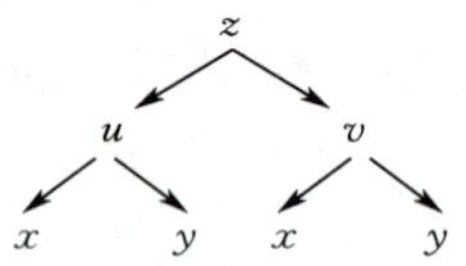

图 4-7

例 4-14 $z=u^2+v^2$，而 $u=2x+y$，$v=x-2y$，求 z_x、z_y.

解：方法 1 结合图 4-7，有

$$\frac{\partial z}{\partial x} = \frac{\partial z}{\partial u}\frac{\partial u}{\partial x} + \frac{\partial z}{\partial v}\frac{\partial v}{\partial x} = 2u\cdot 2 + 2v\cdot 1 = 4(2x+y)+2(x-2y) = 10x$$

$$\frac{\partial z}{\partial y} = \frac{\partial z}{\partial u}\frac{\partial u}{\partial y} + \frac{\partial z}{\partial v}\frac{\partial v}{\partial y} = 2u\cdot 1 + 2v\cdot(-2) = 2(2x+y)-4(x-2y) = 10y$$

方法 2 因为 $z=u^2+v^2=(2x+y)^2+(x-2y)^2=5x^2+5y^2$，所以直接求偏导得 $z_x=10x$，$z_y=10y$.

例 4-15 直圆锥的高以 10 cm/s 的速度递减，底半径以 5 cm/s 的速度递增，求当高为 100 cm、底半径为 50 cm 的瞬间，圆锥体积的变化率.

解：设在时刻 t，圆锥底半径为 R，高为 h，则圆锥的体积为 $V=\pi R^2h/3$，由题意可知

$$\frac{\mathrm{d}R}{\mathrm{d}t}=5,\frac{\mathrm{d}h}{\mathrm{d}t}=-10$$

画出结构图，如图 4-8 所示，则圆锥体积的变化率为

$$\frac{\mathrm{d}V}{\mathrm{d}t}=\frac{\partial V}{\partial R}\frac{\mathrm{d}R}{\mathrm{d}t}+\frac{\partial V}{\partial h}\frac{\mathrm{d}h}{\mathrm{d}t}=\frac{2}{3}\pi Rh\cdot 5+\frac{1}{3}\pi R^2(-10)$$

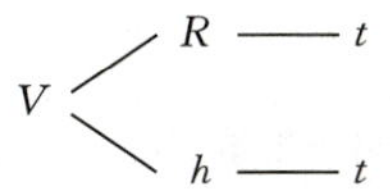

图 4-8

将 $R=50$ cm，$h=100$ cm 代入上式，得

$$\left.\frac{\mathrm{d}V}{\mathrm{d}t}\right|_{\substack{R=50\\h=100}}=\frac{10}{3}\pi\times 50\times 100+\frac{1}{3}\pi\times 50^2\times(-10)\approx 26\ 180(\mathrm{cm}^3/\mathrm{s})$$

即圆锥体积以约 26 180 cm^3/s 的速度递增.

从例 4-15 中抽出一般数学表达式，如果 $z=f(u,v)$，而 $u=\varphi(x)$，$v=\psi(x)$，则 $z=f[\varphi(x),\psi(x)]$ 只有一个自变量，因此也把 $\mathrm{d}z/\mathrm{d}x$ 称为**全导数**(total derivative).

例 4-16 已知 $z=\sqrt{u^2+v^2+w^2}$，$u=x^2$，$v=y^2$，$w=xy$，求 z_x、z_y.

解：结构图如图 4-9 所示，则

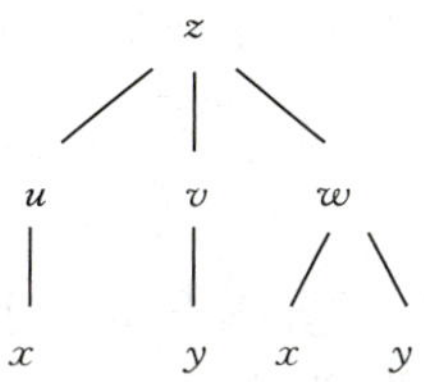

图 4-9

$$\frac{\partial z}{\partial x}=\frac{\partial z}{\partial u}\frac{\mathrm{d}u}{\mathrm{d}x}+\frac{\partial z}{\partial w}\frac{\partial w}{\partial x}=\frac{u}{\sqrt{u^2+v^2+w^2}}\cdot 2x+\frac{w}{\sqrt{u^2+v^2+w^2}}\cdot y=\frac{2x^3+xy^2}{\sqrt{x^4+y^4+x^2y^2}}$$

$$\frac{\partial z}{\partial y}=\frac{\partial z}{\partial v}\frac{\mathrm{d}v}{\mathrm{d}y}+\frac{\partial z}{\partial w}\frac{\partial w}{\partial y}=\frac{v}{\sqrt{u^2+v^2+w^2}}\cdot 2y+\frac{w}{\sqrt{u^2+v^2+w^2}}\cdot x=\frac{2y^3+x^2y}{\sqrt{x^4+y^4+x^2y^2}}$$

例 4-17 证明：函数 $u=\varphi(x-at)+\psi(x+at)$ 满足波动方程

$$\frac{\partial^2 u}{\partial t^2}=a^2\frac{\partial^2 u}{\partial x^2}$$

证：令 $v=x-at$，$w=x+at$，则

$$\frac{\partial u}{\partial t}=\varphi'(v)\frac{\partial v}{\partial t}+\psi'(w)\frac{\partial w}{\partial t}=-a\varphi'(v)+a\psi'(w)$$

$$\frac{\partial^2 u}{\partial t^2}=-a\varphi''(v)\frac{\partial v}{\partial t}+a\psi''(w)\frac{\partial w}{\partial t}=a^2\varphi''(v)+a^2\psi''(w)$$

同理可得

$$\frac{\partial^2 u}{\partial x^2}=\varphi''(v)+\psi''(w)$$

所以

$$\frac{\partial^2 u}{\partial t^2}=a^2[\varphi''(v)+\psi''(w)]=a^2\frac{\partial^2 u}{\partial x^2}$$

4.2.4 隐函数的求导法则

在一元函数中介绍过用复合函数的求导法则来求 $F(x,y)=0$ 所确定的隐函数的导数 $\mathrm{d}y/\mathrm{d}x$，现在根据多元复合函数的求导法则来导出隐函数的求导公式.

如果将 $F(x,y)$ 看作关于 x、y 的二元函数，而 y 又是 x 的函数 $y=f(x)$，则方程 $F(x,y)=0$ 可以看作

$$F[x,f(x)]=0$$

结构图如图 4-10 所示，两边同时对 x 求导，得

$$\frac{\mathrm{d}F}{\mathrm{d}x}=\frac{\partial F}{\partial x}+\frac{\partial F}{\partial y}\frac{\mathrm{d}y}{\mathrm{d}x}=0$$

如果 $\partial F/\partial y\neq 0$，则有

$$\frac{\mathrm{d}y}{\mathrm{d}x}=-\frac{\frac{\partial F}{\partial x}}{\frac{\partial F}{\partial y}}=-\frac{F_x}{F_y} \tag{4-7}$$

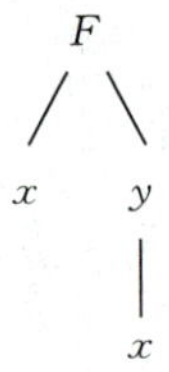

图 4-10

这是利用多元复合函数的求导法则来导出一元隐函数的求导公式. 注意区分$\frac{\mathrm{d}F}{\mathrm{d}x}$、$\frac{\partial F}{\partial x}$，前者因为 $F(x,y)$ 可以看作 $F[x,f(x)]$，最终是关于 x 的一元函数，因此$\frac{\mathrm{d}F}{\mathrm{d}x}$是关于 x 的全导数；后者因为 $F(x,y)$ 是关于 x、y 的二元函数，因此根据多元复合函数的求导法则，先对第一个变量求偏导，从而是$\frac{\partial F}{\partial x}$.

例 4-18 求由方程 $x^2y+y^2=4$ 确定的隐函数关于自变量 x 的导数.

解：令 $F(x,y)=x^2y+y^2$，则 $F_x=2xy$，$F_y=x^2+2y$，因此根据式(4-7)，有

$$\frac{\mathrm{d}y}{\mathrm{d}x}=-\frac{2xy}{x^2+2y}$$

对于由方程 $F(x,y,z)=0$ 确定出的二元函数 $z=f(x,y)$，也可以用多元复合函数的求导法则，确定出偏导数 $\partial z/\partial x$ 和 $\partial z/\partial y$.

将 $F(x,y,z)$ 看作关于 x、y、z 的三元函数，而 z 又是 x、y 的函数，即 $z=f(x,y)$，则方程 $F(x,y,z)=0$ 可以看作

$$F[x,y,f(x,y)]=0$$

结构图如图 4-11 所示，两边同时对 x 求导，得

$$\frac{\partial F}{\partial x}=\frac{\partial F}{\partial x}+\frac{\partial F}{\partial z}\frac{\partial z}{\partial x}=0$$

如果 $\partial F/\partial z\neq 0$，则有

$$\frac{\partial z}{\partial x}=-\frac{\frac{\partial F}{\partial x}}{\frac{\partial F}{\partial z}}=-\frac{F_x}{F_z} \tag{4-8}$$

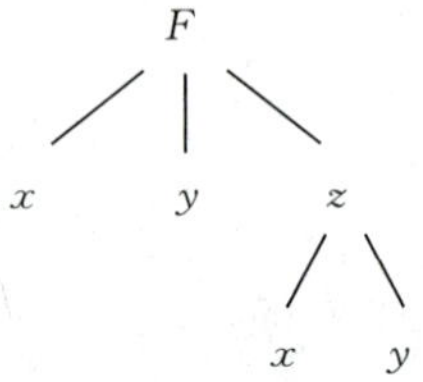

图 4-11

同理有，两边同时对 y 求导，得

$$\frac{\partial F}{\partial y}=\frac{\partial F}{\partial y}+\frac{\partial F}{\partial z}\frac{\partial z}{\partial y}=0$$

如果 $\partial F/\partial z \neq 0$,则有

$$\frac{\partial z}{\partial y}=-\frac{\frac{\partial F}{\partial y}}{\frac{\partial F}{\partial z}}=-\frac{F_y}{F_z} \tag{4-9}$$

例 4-19 求由方程 $e^{-xy}-2z+e^z=0$ 所确定的函数 $z=f(x,y)$ 的偏导数.

解:令 $F(x,y,z)=e^{-xy}-2z+e^z$,则

$$\frac{\partial F}{\partial x}=-ye^{-xy},\frac{\partial F}{\partial y}=-xe^{-xy},\frac{\partial F}{\partial z}=-2+e^z$$

因此可求得偏导数为

$$\frac{\partial z}{\partial x}=-\frac{\frac{\partial F}{\partial x}}{\frac{\partial F}{\partial z}}=-\frac{-ye^{-xy}}{-2+e^z}=\frac{ye^{-xy}}{e^z-2}(e^z-2\neq 0)$$

$$\frac{\partial z}{\partial y}=-\frac{\frac{\partial F}{\partial y}}{\frac{\partial F}{\partial z}}=-\frac{-xe^{-xy}}{-2+e^z}=\frac{xe^{-xy}}{e^z-2}(e^z-2\neq 0)$$

隐含数求导中的常见问题

例 4-20 设 $\sin y+e^x=xy^2$,求$\frac{dy}{dx}$.

解:方法 1(公式法) 设 $F(x,y)=\sin y+e^x=xy^2$,$F_x=e^x-y^2$,$F_y=\cos y-2xy$,利用式(4-7),得

$$\frac{dy}{dx}=-\frac{F_x}{F_y}=-\frac{e^x-y^2}{\cos y-2xy}=\frac{y^2-e^x}{\cos y-2xy}.$$

方法 2(求导法) 方程两边对 x 求导得

$$\cos y\frac{dy}{dx}+e^x=y^2+2xy\frac{dy}{dx}$$

整理得

$$\frac{dy}{dx}=\frac{y^2-e^x}{\cos y-2xy}$$

方法 3(微分法) 对方程两边求微分,得

$$\cos y dy+e^x dx=y^2 dx+2xy dy$$

整理得

$$\frac{dy}{dx}=\frac{y^2-e^x}{\cos y-2xy}$$

4.2.5 高阶偏导数

二元函数 $z=f(x,y)$ 的偏导数 $f_x(x,y)$、$f_y(x,y)$ 一般仍为 x、y 的函数,如果它们的偏导数仍然存在,则称 $f_x(x,y)$、$f_y(x,y)$ 的偏导数为函数 $z=f(x,y)$ 的**二阶偏导数**.二元函数的二阶偏导数共有四个,分别记为

$$\begin{cases}\frac{\partial}{\partial x}\left(\frac{\partial z}{\partial x}\right)=\frac{\partial^2 z}{\partial x^2}=f_{xx}(x,y)=z_{xx},\frac{\partial}{\partial y}\left(\frac{\partial z}{\partial x}\right)=\frac{\partial^2 z}{\partial x\partial y}=f_{xy}(x,y)=z_{xy}\\ \frac{\partial}{\partial y}\left(\frac{\partial z}{\partial y}\right)=\frac{\partial^2 z}{\partial y^2}=f_{yy}(x,y)=z_{yy},\frac{\partial}{\partial x}\left(\frac{\partial z}{\partial y}\right)=\frac{\partial^2 z}{\partial y\partial x}=f_{yx}(x,y)=z_{yx}\end{cases} \tag{4-10}$$

其中，$f_{xy}(x,y)$、$f_{yx}(x,y)$ 称为函数 $z=f(x,y)$ 的**二阶混合偏导数**. $f_{xy}(x,y)$ 表示函数 $z=f(x,y)$ 先对 x 求偏导数，再对 y 求偏导数；$f_{yx}(x,y)$ 表示函数 $z=f(x,y)$ 先对 y 求偏导数，再对 x 求偏导数. 同样可得三阶、四阶以及 n 阶偏导数. 二阶及二阶以上的偏导数统称为高阶偏导数.

例 4-21 求函数 $z=xe^{xy}$ 的二阶偏导数.

解：$\dfrac{\partial z}{\partial x}=e^{xy}+xye^{xy}$，$\dfrac{\partial z}{\partial y}=x^2e^{xy}$，则

$$f_{xx}=ye^{xy}+y(e^{xy}+xye^{xy})=(2y+xy)e^{xy}$$
$$f_{xy}=xe^{xy}+x(e^{xy}+xye^{xy})=(2x+x^2y)e^{xy}$$
$$f_{yy}=x^3e^{xy},f_{yx}=2xe^{xy}+x^2ye^{xy}=(2x+x^2y)e^{xy}$$

在本例中，可以看到两个混合偏导数相等，即 $f_{xy}=f_{yx}$.

定理 4-2 若函数 $z=f(x,y)$ 的两个混合偏导数 f_{xy}、f_{yx} 在点 (x,y) 处连续，则在该点处有 $f_{xy}=f_{yx}$，即二阶混合偏导数与求导的先后次序无关.

对于二元以上的多元函数，也可以类似地定义高阶偏导数，而且高阶混合偏导数在偏导数连续的条件下也和求导的先后次序无关.

例 4-22 证明：函数 $u=e^{-ab^2t}\sin bx$ 满足热传导方程

$$\frac{\partial u}{\partial t}=a\frac{\partial^2 u}{\partial x^2}$$

其中，a 为正常数；b 为任意常数.

证：因为

$$\frac{\partial u}{\partial t}=-ab^2e^{-ab^2t}\sin bx,\frac{\partial u}{\partial x}=be^{-ab^2t}\cos bx,\frac{\partial^2 u}{\partial x^2}=-b^2e^{-ab^2t}\sin bx$$

所以

$$a\frac{\partial^2 u}{\partial x^2}=-ab^2e^{-ab^2t}\sin bx=\frac{\partial u}{\partial t}$$

例 4-23 证明函数 $u=\dfrac{1}{r}$ 满足拉普拉斯(Laplace) 方程

$$\frac{\partial^2 u}{\partial x^2}+\frac{\partial^2 u}{\partial y^2}+\frac{\partial^2 u}{\partial z^2}=0$$

其中，$r=\sqrt{x^2+y^2+z^2}$.

证：计算偏导数可得

$$\frac{\partial u}{\partial x}=-\frac{1}{r^2}\frac{\partial r}{\partial x}=-\frac{1}{r^2}\cdot\frac{x}{r}=-\frac{x}{r^3},\quad \frac{\partial^2 u}{\partial x^2}=-\frac{1}{r^3}+\frac{3x}{r^4}\cdot\frac{\partial r}{\partial x}=-\frac{1}{r^3}+\frac{3x^2}{r^5}$$

由该函数关于自变量的轮换对称性，同理可得

$$\frac{\partial^2 u}{\partial y^2}=-\frac{1}{r^3}+\frac{3y^2}{r^5},\frac{\partial^2 u}{\partial z^2}=-\frac{1}{r^3}+\frac{3z^2}{r^5}$$

因此

$$\frac{\partial^2 u}{\partial x^2}+\frac{\partial^2 u}{\partial y^2}+\frac{\partial^2 u}{\partial z^2}=-\frac{3}{r^3}+\frac{3(x^2+y^2+z^2)}{r^5}=-\frac{3}{r^3}+\frac{3r^2}{r^5}=0$$

4.3 全微分

上一节中给出了偏增量和全增量的概念，并由偏增量引导出偏导数的概念，本节中将由全增量推导出多元函数的全微分，并介绍全微分在近似计算中的应用.

4.3.1 全微分的概念与计算

在一元函数中，如果 $y=f(x)$ 在点 x 处可导，则 $\Delta y=f'(x)\Delta x+o(\Delta x)$，$f'(x)\Delta x$ 是 Δy 的线性主部，称为函数在点 x 处的微分，记作 $\mathrm{d}y=f'(x)\Delta x$. 在二元函数中也有类似的概念.

例如，已知矩形的边长和宽分别为 x、y，其面积为 $S=f(x,y)=xy$，当矩形的边长由 x_0、y_0 变为 $x_0+\Delta x$、$y_0+\Delta y$ 时，矩形面积的增量为

$$\begin{aligned}\Delta S&=f(x_0+\Delta x,y_0+\Delta y)-f(x_0,y_0)=(x_0+\Delta x)(y_0+\Delta y)-x_0y_0\\&=y_0\Delta x+x_0\Delta y+\Delta x\Delta y\end{aligned}$$

即全增量 ΔS 是由 $y_0\Delta x+x_0\Delta y$ 与 $\Delta x\Delta y$ 两部分组成的，如图 4-12 中阴影部分所示，前者是 Δx、Δy 的线性函数，而后者是比 $\rho=\sqrt{(\Delta x)^2+(\Delta y)^2}$ 高阶的无穷小. 因此，当 Δx 和 Δy 足够小时，$y_0\Delta x+x_0\Delta y$ 便是 ΔS 较好的近似值. 同时发现其线性主部中 Δx、Δy 的系数分别是 S 对 x 和 y 的偏导数.

定义 4-5 设函数 $z=f(x,y)$ 在点 (x,y) 具有连续的偏导数 $f_x(x,y)$ 及 $f_y(x,y)$，当自变量各给以增量 Δx 和 Δy 时，对应的函数全增量 $\Delta z=f(x+\Delta x,y+\Delta y)-f(x,y)$ 可以表示为

$$\Delta z=f_x(x,y)\Delta x+f_y(x,y)\Delta y+o(\rho)$$

其中，$\rho=\sqrt{(\Delta x)^2+(\Delta y)^2}$. 这时 Δz 的线性主部 $f_x(x,y)\Delta x+f_y(x,y)\Delta y$ 称为函数 $z=f(x,y)$ 在点 (x,y) 处的**全微分**(total differential)，记作

$$\mathrm{d}z=f_x(x,y)\Delta x+f_y(x,y)\Delta y$$

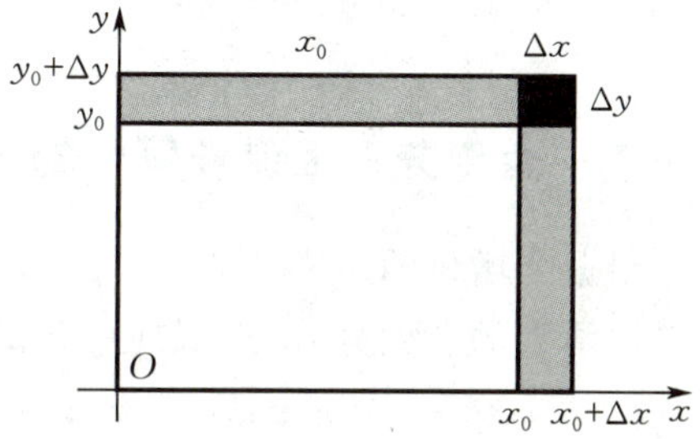

图 4-12

通常规定 $\Delta x=\mathrm{d}x$，$\Delta y=\mathrm{d}y$，则上式可改写成

$$\mathrm{d}z=f_x(x,y)\mathrm{d}x+f_y(x,y)\mathrm{d}y \tag{4-11}$$

如果二元函数在某一点处存在全微分，则称二元函数在该点处可微；如果二元函数在一个区域内每一点处的全微分都存在，则称二元函数在该区域内可微. 对一元函数来说，可微与可导是等价的；但是对二元函数来说，这是两个不同的概念：在点 (x,y) 处二元函数可导是指两个偏导数都存在；而可微是指全微分存在. 二元函数可导仅仅是可微的必要条件而非充分条件.

定理 4-3 如果函数 $z=f(x,y)$ 在点 (x_0,y_0) 的某个邻域内有连续偏导数 $f_x(x_0,y_0)$ 和 $f_y(x_0,y_0)$，则函数 $z=f(x,y)$ 在点 (x_0,y_0) 处可微.

证明略.

对于二元以上的多元函数，也可以类似地定义全微分并推导出类似的性质.

例 4-24 求函数 $z=e^{xy}$ 在点(2,1)处的全微分.

解：$f_x=ye^{xy}$，$f_y=xe^{xy}$，则

$$f_x\Big|_{\substack{x=2\\y=1}}=ye^{xy}\Big|_{\substack{x=2\\y=1}}=e^2$$

$$f_y\Big|_{\substack{x=2\\y=1}}=xe^{xy}\Big|_{\substack{x=2\\y=1}}=2e^2$$

因此，$z=e^{xy}$ 在点(2,1)处的全微分为 $dz=e^2dx+2e^2dy$.

例 4-25 求函数 $z=\dfrac{y}{x}$ 当 $x=2,y=1,\Delta x=0.1,\Delta y=-0.2$ 时的全增量 Δz 和全微分 dz.

解：由于

$$\Delta z=\frac{y+\Delta y}{x+\Delta x}-\frac{y}{x}$$

$$dz=\frac{\partial z}{\partial x}\Delta x+\frac{\partial z}{\partial y}\Delta y=-\frac{y}{x^2}\Delta x+\frac{1}{x}\Delta y$$

代入 $x=2,y=1,\Delta x=0.1,\Delta y=-0.2$，求得全增量和全微分分别为

$$\Delta z=\frac{1-0.2}{2+0.1}-\frac{1}{2}=-\frac{5}{42}\approx-0.119$$

$$dz=-\frac{1}{4}\times0.1+\frac{1}{2}\times(-0.2)=-0.125$$

若用全微分 dz 近似代替全增量 Δz，其误差为 $\Delta z-dz=0.006$.

4.3.2 全微分在近似计算中的应用

根据全增量的定义式 $\Delta z=f_x(x,y)\Delta x+f_y(x,y)\Delta y+o(\rho)$，只要 $|\Delta x|$、$|\Delta y|$ 足够小，就可以用函数的全微分 dz 近似地代替函数的全增量 Δz，即

$$\Delta z=f(x+\Delta x,y+\Delta y)-f(x,y)\approx dz=f_x(x,y)\Delta x+f_y(x,y)\Delta y \tag{4-12}$$

上式也可以写成

$$f(x+\Delta x,y+\Delta y)\approx f(x,y)+f_x(x,y)\Delta x+f_y(x,y)\Delta y \tag{4-13}$$

因此可以利用上面两式进行近似运算.

例 4-26 计算 $(2.01)^{1.001}$ 的近似值.

解：设函数 $f(x,y)=x^y$，显然，就是要计算在点(2.01,1.001)处的函数值 $f(2.01,1.001)$. 取 $x=2,y=1,\Delta x=0.01,\Delta y=0.001$，由于

$$f(2,1)=2$$

$$f_x(x,y)=yx^{y-1},f_y(x,y)=x^y\ln x$$

$$f_x(2,1)=1,f_y(2,1)=0$$

由近似公式(4-13)可得

$$f(2.01,1.001)\approx f(2,1)+f_x(2,1)\cdot0.01+f_y(2,1)\cdot0.001=2.01$$

例 4-27 测得某成人体内镇静药物的药量 x 为 20 mg，血药浓度 c 为 4 mg/L，若改变量

$\Delta x = 0.2$ mg，$\Delta c = 0.1$ mg/L，试估计表观分布容积 $V = f(x,c) = x/c$ 的改变量.

解：根据式(4-12)得

$$\Delta V \approx \mathrm{d}V = f_x \Delta x + f_c \Delta c = \frac{\Delta x}{c} - \frac{x}{c^2}\Delta c$$

已知 $x = 20$ cm，$\Delta x = 0.2$ cm，$c = 4$ mg/L，$\Delta c = 0.1$ mg/L，代入上式，故估计值为

$$\Delta V \approx \mathrm{d}V = -0.075 \text{ cm}^3$$

例 4-28 一圆柱体受压后发生变形，它的半径由 20 cm 增大到 20.05 cm，高由100 cm 减小到 99 cm. 求此圆柱体体积变化的近似值.

解：圆柱体的体积为 $V = \pi R^2 H$，则 $\mathrm{d}V = 2\pi RH \cdot \Delta R + \pi R^2 \cdot \Delta H$，当 $R = 20$ cm，$H = 100$ cm，$\Delta R = 0.05$ cm，$\Delta H = -1$ cm 时，

$$\mathrm{d}V = \pi \times 20[2 \times 100 \times 0.05 + 20 \times (-1)] \text{ cm}^3 = -200\pi \text{ cm}^3$$

即圆柱体体积大约减少了 200π cm^3.

4.4 多元函数的极值

4.4.1 二元函数的极值

与一元函数类似，在实际问题中，往往需要讨论多元函数极值与最值的问题；对于一元函数，用导数来讨论它的极值问题，因此也可以用偏导数来讨论多元函数的极值问题.

定义 4-6 设函数 $z = f(x,y)$ 在区域 D 内有定义，(x_0, y_0) 是区域内的一个点，如果对于点 (x_0, y_0) 邻域内的任意一点 (x,y)，均有 $f(x_0,y_0) \geqslant f(x,y)$，则称函数 $f(x,y)$ 在点 (x_0,y_0) 处有**极大值**；反之，如果 $f(x_0,y_0) \leqslant f(x,y)$，则称函数 $f(x,y)$ 在点 (x_0,y_0) 处有**极小值**.

函数的极大值和极小值统称为**函数的极值**，使函数取得极值的点称为**函数的极值点**.

例如，$z = 1 - x^2 - y^2$，在点 $(0,0)$ 处，$z = 1$；而在其他点处，$z < 1$，故在原点处该函数有极大值 1.

又如，$z = x^2 + y^2$，在点 $(0,0)$ 处，$z = 0$；而在其他点处，$z > 0$，故在原点处该函数有极小值 0.

定理 4-4（极值存在的必要条件） 设函数 $z = f(x,y)$ 在点 (x_0,y_0) 处可微，且在点 (x_0,y_0) 处取得极值，则

$$f_x(x_0,y_0) = 0 \text{ 且 } f_y(x_0,y_0) = 0 \tag{4-14}$$

证：以函数 $z = f(x,y)$ 在点 (x_0,y_0) 处取得极大值来进行证明，极小值证明完全类似. 设函数 $z = f(x,y)$ 在点 (x_0,y_0) 处取得极大值，则在该点的邻域内的任意一点 (x,y)，必有

$$f(x,y) \leqslant f(x_0,y_0)$$

特别地，在该点邻域内取 $y = y_0$，而 $x \neq x_0$ 的点时，也应当有

$$f(x,y_0) \leqslant f(x_0,y_0)$$

把 $f(x,y)$ 看作 x 的一元函数，则这个函数在 $x=x_0$ 处有极大值，于是由一元函数极值存在的必要条件，必有 $f_x(x_0,y_0)=0$.

同理可证，$f_y(x_0,y_0)=0$.

证毕.

与一元函数类似，把满足 $f_x(x,y)=0$ 且 $f_y(x,y)=0$ 的点称为二元函数 $z=f(x,y)$ 的**驻点**. 因此，定理 4-4 可以描述成：二元函数的极值点必定是驻点. 但是反过来，驻点不一定是极值点.

例如，$z=x^2-y^2$ 的驻点为(0,0)，但是在点(0,0)的充分小的邻域内，总有点使得函数值为正，也总有点使得函数值为负，因此在原点处函数没有极值.

定理 4-5（**极值存在的充分条件**） 设函数 $z=f(x,y)$ 在点 (x_0,y_0) 及其邻域内连续，且有一阶及二阶连续偏导数，又 $f_x(x_0,y_0)=0$ 且 $f_y(x_0,y_0)=0$，令 $f_{xx}(x_0,y_0)=A$，$f_{xy}(x_0,y_0)=B$，$f_{yy}(x_0,y_0)=C$，则

(1) 当 $B^2-AC<0$ 时，函数在点 (x_0,y_0) 处有极值，且当 $A<0$ 时，有极大值 $f(x_0,y_0)$，当 $A>0$ 时，有极小值 $f(x_0,y_0)$；

(2) 当 $B^2-AC>0$ 时，函数在点 (x_0,y_0) 处无极值；

(3) 当 $B^2-AC=0$ 时，函数在点 (x_0,y_0) 处不能确定是否有极值.

证明略.

例 4-29 求函数 $f(x,y)=x^3-y^3+3x^2+3y^2-9x$ 的极值.

解：

$$f_x=3x^2+6x-9,\ f_y=-3y^2+6y$$

$$f_{xx}=6x+6,\ f_{xy}=0,\ f_{yy}=-6y+6$$

显然，一阶、二阶偏导数都连续，因此联立 $f_x=3x^2+6x-9=0$ 和 $f_y=-3y^2+6y=0$，解得驻点为(1,0)、(1,2)、(−3,0)、(−3,2)，计算出各驻点对应的 A、B、C 值，确定 B^2-AC 的符号并进行判定，如表 4-2 所示.

表 4-2

	(1,0)	(1,2)	(−3,0)	(−3,2)
A	12	12	−12	−12
B	0	0	0	0
C	6	−6	6	−6
B^2-AC	−	+	+	−
判定极值点	极小值点	无极值	无极值	极大值点

故原函数的极小值为 $f(1,0)=-5$，极大值为 $f(-3,2)=31$.

求二元函数 $z=f(x,y)$ 极值的步骤概括如下：

(1) 求函数 $z=f(x,y)$ 的一阶、二阶偏导数；

(2) 解方程组

$$\begin{cases} f_x(x,y)=0 \\ f_y(x,y)=0 \end{cases}$$

求得各驻点；

(3) 对每一个驻点(x_0, y_0)，求出$A = f_{xx}(x_0, y_0)$，$B = f_{xy}(x_0, y_0)$，$C = f_{yy}(x_0, y_0)$，应用定理4-5，由$B^2 - AC$的符号判定驻点是不是极值点；

(4) 求出各极值点处的极值.

例 4-30 求函数$f(x,y) = e^{2x}(x + y^2 + 2y)$的极值.

解：解方程组$\begin{cases} f_x(x,y) = e^{2x}(1 + 2x + 2y^2 + 4y) = 0 \\ f_y(x,y) = e^{2x}(2y + 2) = 0 \end{cases}$，得驻点为$\left(\dfrac{1}{2}, -1\right)$.

由于

$$A = f_{xx}(x,y) = 4e^{2x}(x + y^2 + 2y + 1)$$

$$B = f_{xy}(x,y) = 4e^{2x}(y+1), C = f_{yy}(x,y) = 2e^{2x}$$

在点$\left(\dfrac{1}{2}, -1\right)$处，$A = 2e > 0$，$B = 0$，$C = 2e$，$B^2 - AC = -4e^2 < 0$，所以$f\left(\dfrac{1}{2}, -1\right) = -\dfrac{e}{2}$为极小值.

4.4.2 二元函数的最值

与一元函数情况类似，极值是反映函数值局部特点的概念，而最大值和最小值是反映全局特点的概念.求二元函数在某个区域上的最值，同样也是可能在区域内部取得，也可能在区域的边界上取得.因此，求二元函数$z = f(x,y)$最值的步骤概括如下.

(1) 求函数$z = f(x,y)$的一阶偏导数；

(2) 解方程组

$$\begin{cases} f_x(x,y) = 0 \\ f_y(x,y) = 0 \end{cases}$$

求得各驻点；

(3) 计算(2)中求出的驻点处的函数值，以及区域D边界上的函数值，比较这些值的大小，其中最大的便是函数$z = f(x,y)$在区域D上的最大值，最小的便是函数$z = f(x,y)$在区域D上的最小值.

注意，如果在区域D上函数$z = f(x,y)$只有唯一的一个驻点，并且根据问题本身已知函数一定有最值存在，则这个驻点就是函数$z = f(x,y)$在区域D上的最值，无需再检验.

例 4-31 求函数$z = 1 - x^2 - y^2$在圆形区域$x^2 + y^2 \leqslant 1$上的最值.

解：(1) 可求得一阶偏导数为

$$z_x = -2x, z_y = -2y$$

(2) 联立$z_x = -2x = 0$和$z_y = -2y = 0$，解方程组求得驻点为(0,0).

(3) 显然，函数在圆周$x^2 + y^2 = 1$上的值都是0，并且驻点对应的函数值$z = 1$.

因此，函数$z = 1 - x^2 - y^2$在驻点(0,0)处取得最大值1，在xOy平面的整个圆周$x^2 + y^2 = 1$上的点都是最小值点，最小值为0.

例 4-32 假定联合使用三种药物治疗某病的疗效R可以根据公式$R = x^3y^2z(x > 0, y > 0, z > 0)$评估，其中$x$、$y$、$z$分别代表药物$A$、$B$、$C$的用量.用量之间的关系为$z + 2y + 3x = 1$.问药物$A$、$B$、$C$的用量各取多少时疗效最佳？

解：将 $z=1-2y-3x$ 代入疗效方程，得

$$R=x^3y^2z=x^3y^2(1-2y-3x)$$

将 R 对 x、y 求偏导数，有

$$R_x=3x^2y^2(1-2y-4x),R_y=2x^3y(1-3y-3x)$$

联立 $R_x=0$ 和 $R_y=0$，解方程组求得驻点为(1/6,1/6)，代入 $z=1-2y-3x$，得 $z=1/6$，即驻点为(1/6,1/6,1/6). 根据问题的实际意义知 R 一定有最大值，且驻点只有唯一的一个，因此驻点就是最值点，即在 A、B、C 的用量均为 $\frac{1}{6}$ 时疗效最佳，且 $R=\left(\frac{1}{6}\right)^6$.

例 4-33 某厂要用铁板做成一个体积为 8 m³ 的有盖长方体水箱. 问当长、宽、高各取多少时，才能使用料最省？

解：设水箱的长为 x，宽为 y，则高为 $\frac{8}{xy}$. 于是水箱所用材料的面积为

$$A=2\left(xy+y\frac{8}{xy}+x\frac{8}{xy}\right)=2\left(xy+\frac{8}{x}+\frac{8}{y}\right)\quad(x>0,y>0)$$

可见，材料的面积 A 是 x 和 y 的二元函数. 下面求使这函数取得最小值的点(x,y).

令 $A_x=2\left(y-\frac{8}{x^2}\right)=0,A_y=2\left(x-\frac{8}{y^2}\right)=0$，解得

$$x=2,y=2$$

根据题意可知，水箱所用材料面积的最小值一定存在，并在开区域 $D:x>0,y>0$ 内取得. 又函数在 D 内只有唯一的驻点(2,2)，因此可断定当 $x=2,y=2$ 时，A 取得最小值. 也就是说，当水箱的长、宽、高都是 2 m 时，水箱所用的材料最省.

4.4.3 条件极值

在实际中遇到的极值问题，各个自变量之间往往还受到一定的条件的约束，如例 4-32 中要求函数 $R=x^3y^2z$ 的极值，其中自变量还要受到条件 $z+2y+3x=1$ 的限制. 在例 4-32 中的求解方法是从方程条件中解出 $z=1-2y-3x$，代入 R 中转化为无条件的极值问题，然后以二元函数求极值的方法来进行求解. 下面介绍直接求解条件极值问题的方法，即拉格朗日乘数法.

如果要求函数 $z=f(x,y)$ 在约束条件 $\varphi(x,y)=0$ 下的极值点，可以使用拉格朗日乘数法，求解步骤概括如下：

(1) 作辅助函数，即拉格朗日函数 $F(x,y)=f(x,y)+\lambda\varphi(x,y)$（$\lambda$ 为常数）；

(2) 将 $F(x,y)$ 无条件极值的必要条件与条件方程联立：

$$\begin{cases}F_x(x,y)=f_x(x,y)+\lambda\varphi_x(x,y)=0\\F_y(x,y)=f_y(x,y)+\lambda\varphi_y(x,y)=0\\\varphi(x,y)=0\end{cases}\tag{4-15}$$

消去 λ，解方程组所得的点就可能是极值点；

(3) 根据问题的实际意义或充分条件判定第(2)步中所求出的点是不是极值点.

这个方法推广到自变量多于两个的多元函数及附加条件多于一个的情况也同样适用.

例 4-34 用拉格朗日乘数法求解例 4-32 中目标函数 $R=x^3y^2z$ 在条件方程 $z+2y+

$3x=1$ 约束下的最大值.

解:作拉格朗日函数 $F(x,y,z)=x^3y^2z+\lambda(z+2y+3x-1)$,求解方程组

$$\begin{cases}F_x(x,y,z)=3x^2y^2z+3\lambda=0\\F_y(x,y,z)=2x^3yz+2\lambda=0\\F_z(x,y,z)=x^3y^2+\lambda=0\\z+2y+3x-1=0\end{cases}$$

消去 λ,解得 $x=y=z=\dfrac{1}{6}$,最大值为 $R=\left(\dfrac{1}{6}\right)^6$,与例 4-32 的求解结果完全相同.

例 4-35 在医学、生物学的科研工作中,经常利用多阶段抽样进行方差分析.现假定采用二阶段抽样方法.令 N_1、N_2 分别代表第一、第二阶段的样品数,S_1^2、S_2^2 分别代表第一、第二阶段测量值均数的样本方差,C_1、C_2 代表第一、第二阶段单位实验样品的成本.在标准差

$$S_e=\sqrt{\frac{S_1^2}{N_1}+\frac{S_1^2}{N_2}}=A(A\ 为常数)$$

一定的条件下,如何选择样品数 N_1、N_2 才能使成本函数 $C=C_1N_1+C_2N_2$ 最小?

解:将约束条件改写为

$$\varphi(N_1,N_2)=\frac{S_1^2}{N_1}+\frac{S_2^2}{N_2}-A^2=0$$

作拉格朗日函数

$$F(N_1,N_2)=C_1N_1+C_2N_2+\lambda\left(\frac{S_1^2}{N_1}+\frac{S_2^2}{N_2}-A^2\right)$$

解方程组

$$\begin{cases}F_{N_1}=C_1-\lambda\dfrac{S_1^2}{N_1^2}=0\\F_{N_2}=C_2-\lambda\dfrac{S_2^2}{N_2^2}=0\\\dfrac{S_1^2}{N_1^2}+\dfrac{S_2^2}{N_2^2}-A^2=0\end{cases}$$

可求得

$$N_1=\frac{S_1}{A^2}\left(S_1+\frac{S_2\sqrt{C_2}}{\sqrt{C_1}}\right),N_2=\frac{S_2}{A^2}\left(S_2+\frac{S_1\sqrt{C_2}}{\sqrt{C_1}}\right)$$

这时成本函数取得最小值.若 N_1、N_2 不是整数,则第一、第二阶段的最佳样品数可取最接近 N_1、N_2 的整数值.

例 4-36 某工厂销售某产品需进行两种方式的广告宣传,当宣传费分别为 x 和 y(单位:万元)时,销售量是 x 和 y 的函数

$$Q=\frac{200x}{5+x}+\frac{100y}{10+y}$$

若销售产品所得的利润是销售量的 $\dfrac{1}{5}$ 减去总的广告费,两种方式的广告费共 25 万元.应怎样分配两种方式的广告费,才能使利润最大,最大利润是多少?

解:根据题意可知,利润函数为

$$L(x,y)=\frac{1}{5}Q-25=\frac{40x}{5+x}+\frac{20y}{10+y}-25,x>0,y>0$$

约束条件为 $x+y=25$，构造拉格朗日函数

$$F(x,y)=\frac{40x}{5+x}+\frac{20y}{10+y}-25+\lambda(x+y-25)$$

解下列方程组

$$\begin{cases}F_x=\dfrac{200}{(5+x)^2}+\lambda=0\\F_y=\dfrac{200}{(10+y)^2}+\lambda=0\\x+y=25\end{cases}$$

得 $x=15,y=10$，即点(15,10)是唯一驻点. 根据实际问题可以确定，点(15,10)就是所求的最大值点. 故当两种宣传方式的广告费分别为15万元和10万元时，其利润最大，最大利润是 $L(15,10)=15$ 万元.

4.4.4 最小二乘法

在医学实验中，常常需要根据两个变量 x、y 的 n 对数据 $(x_1,y_1),(x_2,y_2),\cdots,(x_n,y_n)$ 来确定它们之间的相关关系，并把这种关系的表达式称为经验公式. 本小节只讨论最简单的直线型经验公式.

假定由 n 次观察，得到 n 对数据 $(x_1,y_1),(x_2,y_2),\cdots,(x_n,y_n)$，将它们画在直角坐标系中，得到 n 个点(称为散点图). 如果散点图呈直线带状分布，可用直线型经验公式去拟合，因此设

$$y=ax+b \tag{4-16}$$

此时，问题归结为如何确定斜率 b 和截距 a 的值，使得直线 $y=ax+b$ 与 n 个数据点总体说来吻合得最好，也就是要求测量值 y_i 与理论值 ax_i+b 的偏差 $y_i-(ax_i+b)$ 总体上最小. 注意到偏差有正有负，将偏差直接求和时，由于正、负偏差会互相抵消，即使和数很小，也不能保证得到的直线与数据点吻合得很好，如果取偏差的绝对值求和，在数学处理上又带来诸多不便. 为避免这种情况，常用偏差平方和

$$Q=\sum_{i=1}^{n}[y_i-(ax_i+b)]^2$$

来衡量直线与 n 个数据点的吻合程度. 自然，Q 值越小，吻合程度越高. 这种以偏差平方和 Q 最小为条件，求出参数值确定经验公式的方法称为最小二乘法.

由二元可微函数极值存在的必要条件可知，可联立方程

$$\begin{cases}Q_a=-2\sum\limits_{i=1}^{n}[y_i-(ax_i+b)]x_i=0\\Q_b=-2\sum\limits_{i=1}^{n}[y_i-(ax_i+b)]=0\end{cases}$$

求出直线型经验公式中的 a、b 值. 求解可得

$$
\left\{
\begin{aligned}
a &= \frac{\sum\limits_{i=1}^{n} x_i y_i - \frac{1}{n}\left(\sum\limits_{i=1}^{n} x_i\right)\left(\sum\limits_{i=1}^{n} y_i\right)}{\sum\limits_{i=1}^{n} x_i^2 - \frac{1}{n}\left(\sum\limits_{i=1}^{n} x_i\right)^2} \\
b &= \frac{1}{n}\left(\sum\limits_{i=1}^{n} y_i - a\sum\limits_{i=1}^{n} x_i\right) = \bar{y} - a\bar{x}
\end{aligned}
\right. \tag{4-17}
$$

将 a、b 代入方程，便得到所求的直线型经验公式.

例 4-37 测得某克山病病区 10 名健康儿童头发与全血中的硒含量如表 4-3 所示.

表 4-3

发硒 x	74	66	88	69	91	73	66	96	58	73
血硒 y	13	10	13	11	16	9	7	14	5	10

可以作散点图(见图 4-13)，观察发现数据点呈明显的直线分布趋势，因此可以使用直线型经验公式 $y = ax + b$ 来拟合.

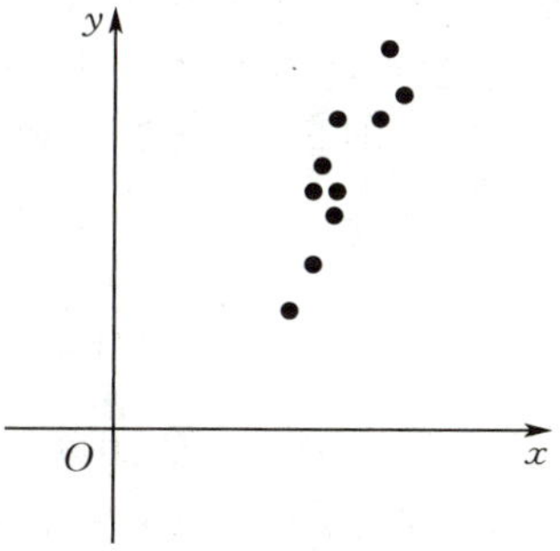

图 4-13

然后，按式(4-17)来计算 a、b 值，可得

$$a = 0.235\,8, b = -6.980\,3$$

因此求得的直线型经验公式为

$$y = 0.235\,8x - 6.980\,3$$

欧拉

4.5 多元函数的积分

本节是多元函数积分学的内容，将介绍二重积分的概念、计算法. 重积分和一元函数的积分区别在于：重积分是在区域 D 上进行积分，而一元函数的积分是在一段区间上进行积分.

4.5.1 二重积分的概念

1. 平面太阳能薄片的能量接收能力

设有一平面太阳能接收薄片(见图4-14)占有 xOy 平面上的闭区域 D,它在点 (x,y) 单位时间内接收的太阳能为 $q(x,y)$(每个点的能量接收能力不一样),这里 $q(x,y)$ 在 D 上连续.现在要计算该薄片单位时间接收的总能量 Q.

显然,如果各点的能量接收能力是相等的,如为 m,那么整个面板接收能量的总量为 mD.但实际问题中每点的接收能力不同,因此无法直接计算,一般采用下面的方法来计算.

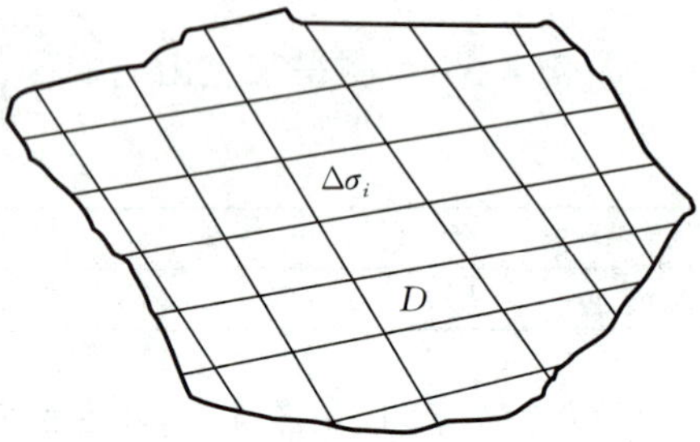

图 4-14

由于 $q(x,y)$ 连续,把薄片分成许多小闭区域 $\Delta\sigma_i$(这个小闭区域的面积也记作 $\Delta\sigma_i$)后,只要小闭区域的直径(一个闭区域的直径是指区域上任意两点间距离的最大值)很小,这些小闭区域就可以近似地看作能量接收能力一致(因为太微小).在 $\Delta\sigma_i$ 上任取一点 (ξ_i,η_i),用这一点的 $q(x,y)$ 代替这个小闭区域上的单位时间的能量接收能力,则 $q(\xi_i,\eta_i)\Delta\sigma_i(i=1,2,\cdots,n)$ 可看作第 i 个小闭区域的能量接收值).取 λ 为 $\Delta\sigma_i(i=1,2,\cdots)$ 中最大的直径,通过求和、取极限,便得出接收能量的总量为

$$Q=\lim_{\lambda\to 0}\sum_{i=1}^{n}q(\xi_i,\eta_i)\Delta\sigma_i.$$

2. 曲顶柱体的体积

设有一立体(见图4-15),它的底是 xOy 平面上的闭区域 D,它的侧面是以 D 的边界曲线为准线而母线平行于 z 轴的柱面,它的顶是曲面 $z=f(x,y)$,这里 $f(x,y)\geqslant 0$,且在 D 上连续.这种立体叫作曲顶柱体.现在来讨论如何定义并计算上述曲顶柱体的体积 V.

一般来说,柱体的体积可以用公式

$$\text{体积}=\text{高}\times\text{底面积}$$

来定义和计算.关于曲顶柱体,当点 (x,y) 在区域 D 上变动时,高度 $f(x,y)$ 是个变量,因此它的体积不能直接用上式来定义和计算.可以把 D 分为小块,把原来的曲顶柱体分成多个微小曲顶柱体,这些小曲顶柱体由于底太小,所以可近似认为是柱体,下面用数学语言准确表述.

首先,用一组曲线网把区域 D 分成 n 个小闭区域 $\Delta\sigma_1$、$\Delta\sigma_2$、$\cdots$、$\Delta\sigma_n$,分别以这些小闭区域为底可以得到 n 个细小的曲顶柱体.当这些小闭区域的直径很小时,由于 $z=f(x,y)$ 连续,对同一个小闭区域来说,$f(x,y)$ 变化很小,这时细曲顶柱体可近似看作柱体.在每个 $\Delta\sigma_i$(小闭区域的面积也记作 $\Delta\sigma_i$)中任取一点 (ξ_i,η_i),以 $f(\xi_i,\eta_i)$ 为高,底为 $\Delta\sigma_i$ 的平顶柱体的体积为 $f(\xi_i,\eta_i)\Delta\sigma_i(i=1,2,\cdots,n)$,这 n 个平顶柱体体积之和 $\sum\limits_{i=1}^{n}f(\xi_i,\eta_i)\Delta\sigma_i$,可以认为是整个曲顶柱体体积的近似值.显然,对底面分得越细,这个和式就越接近曲顶柱

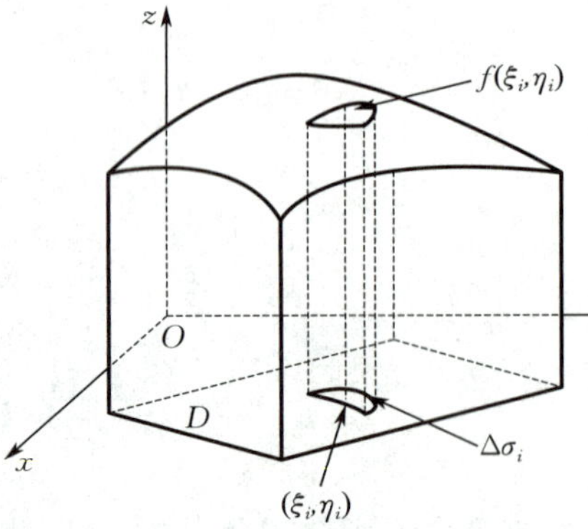

图 4-15

体的体积，令 n 个小闭区域的直径中的最大值（记作 λ）趋于零，取上述和式的极限，所得的极限便自然地定义为所论曲顶柱体的体积 V，即

$$V = \lim_{\lambda \to 0} \sum_{i=1}^{n} f(\xi_i, \eta_i) \Delta\sigma_i$$

这两个问题同样涉及相同和式的极限，从中抽象出下述二重积分的定义.

定义 4-7 设 $f(x,y)$ 是有界闭域 D 上的有界函数. 将闭区域 D 任意分成 n 个小闭区域 $\Delta\sigma_1, \Delta\sigma_2, \cdots, \Delta\sigma_n$. $\Delta\sigma_i$ 表示第 i 个小闭区域，也表示它的面积. 在每个 $\Delta\sigma_i$ 上任取一点 (ξ_i, η_i)，作积 $f(\xi_i, \eta_i)\Delta\sigma_i (i = 1, 2, \cdots, n)$，并作和 $\sum\limits_{i=1}^{n} f(\xi_i, \eta_i)\Delta\sigma_i$. 如果当各小闭区域的直径中的最大值 λ 趋于零时，此和的极限总存在，则称此极限为 $f(x,y)$ 在闭区域 D 的**二重积分**(double integral)，记作 $\iint\limits_{D} f(x,y)\mathrm{d}\sigma$，即 $\iint\limits_{D} f(x,y)\mathrm{d}\sigma = \lim\limits_{\lambda \to 0} \sum\limits_{i=1}^{n} f(\xi_i, \eta_i)\Delta\sigma_i$，其中 $f(x,y)$ 叫作**被积函数**，$f(x,y)\mathrm{d}\sigma$ 叫作**被积表达式**，$\mathrm{d}\sigma$ 叫作**面积元素**(area element)，x 与 y 叫作**积分变量**，D 叫作**积分区域**(integral domain)，$\sum\limits_{i=1}^{n} f(\xi_i, \eta_i)\Delta\sigma_i$ 叫作**积分和**.

在二重积分的定义中，对闭区域 D 的划分是任意的，如果在角坐标系中用平行于坐标轴的直线网来划分 D，则 $\Delta\sigma_i = \Delta x_j \Delta y_k$，因此在直角坐标系中，有时也把面积元素 $\mathrm{d}\sigma$ 记作 $\mathrm{d}x\mathrm{d}y$，而把二重积分记作

$$\iint\limits_{D} f(x,y)\mathrm{d}x\mathrm{d}y$$

由二重积分的定义可知，平面太阳能薄片接收能量的总量为二重积分 $Q = \iint\limits_{D} q(x,y)\mathrm{d}\sigma$；曲顶柱体的体积是函数底 D 上的二重积分 $V = \iint\limits_{D} f(x,y)\mathrm{d}\sigma$.

显然，如果 $f(x,y) \geqslant 0$，二重积分的几何意义就是柱体的体积，事实上，此时 $f(x,y)\mathrm{d}\sigma$ 可解释为一条线段体积. 如果 $f(x,y) \leqslant 0$，柱体就在 xOy 平面的下方，二重积分的绝对值仍等于柱体的体积，但二重积分的值是负的.

4.5.2 二重积分的性质

比较定积分与二重积分的定义可以想到，二重积分与定积分有类似的性质，现叙述于下.

性质 1 被积函数的常数因子可以提到二重积分号的外面，即

$$\iint\limits_{D} kf(x,y)\mathrm{d}\sigma = k\iint\limits_{D} f(x,y)\mathrm{d}\sigma (k \text{ 为常数})$$

性质 2 函数的和(或差)的二重积分等于各个函数的二重积分的和(或差)，即

$$\iint\limits_{D} [f(x,y) \pm g(x,y)]\mathrm{d}\sigma = \iint\limits_{D} f(x,y)\mathrm{d}\sigma \pm \iint\limits_{D} g(x,y)\mathrm{d}\sigma$$

性质 3 如果闭区域 D 被有限条曲线分为有限个部分闭区域，则在 D 上的二重积分等于在各部分闭区域上的二重积分的和，即

$$\iint\limits_{D} f(x,y)\mathrm{d}\sigma = \iint\limits_{D_1} f(x,y)\mathrm{d}\sigma + \iint\limits_{D_2} f(x,y)\mathrm{d}\sigma$$

其中，$D = D_1 + D_2$.

性质 4　如果在 D 上，$f(x,y)=1$，σ 为 D 的面积，则

$$\sigma=\iint_D 1\cdot \mathrm{d}\sigma=\iint_D \mathrm{d}\sigma$$

性质 5　如果在 D 上，$f(x,y)\leqslant g(x,y)$，则

$$\iint_D f(x,y)\mathrm{d}\sigma\leqslant\iint_D g(x,y)\mathrm{d}\sigma$$

特别地，有

$$\left|\iint_D f(x,y)\mathrm{d}\sigma\right|\leqslant\iint_D |f(x,y)|\mathrm{d}\sigma$$

性质 6　设 M、m 分别是 $f(x,y)$ 在闭区域 D 上的最大值和小值，σ 是 D 的面积，则有

$$m\sigma\leqslant\iint_D f(x,y)\mathrm{d}\sigma\leqslant M\sigma$$

上述不等式是对于二重积分估值的不等式. 因为 $m\leqslant f(x,y)\leqslant M$，所以由性质 5 得

$$\iint_D m\,\mathrm{d}\sigma\leqslant\iint_D f(x,y)\mathrm{d}\sigma\leqslant\iint_D M\,\mathrm{d}\sigma$$

此性质可以用于估计二重积分值的取值范围.

性质 7（二重积分的中值定理）　设函数 $f(x,y)$ 在闭区域 D 上连续，σ 是 D 的面积，则在 D 上至少存在一点 (ξ,η) 使下式成立：

$$\iint_D f(x,y)\mathrm{d}\sigma=f(\xi,\eta)\cdot\sigma$$

证明略.

性质 8（对称性质）　(1) 设积分区域 D 关于 x 轴对称，D_1 表示 D 中 $y\geqslant 0$ 的部分，

① 若 $f(x,y)$ 是 y 的奇函数，即 $f(x,-y)=-f(x,y)$，则

$$\iint_D f(x,y)\mathrm{d}\sigma=0$$

② 若 $f(x,y)$ 是 y 的偶函数，即 $f(x,-y)=f(x,y)$，则

$$\iint_D f(x,y)\mathrm{d}\sigma=2\iint_{D_1} f(x,y)\mathrm{d}\sigma$$

(2) 设积分区域 D 关于 y 轴对称，D_1 表示 D 中 $x\geqslant 0$ 的部分，

① 若 $f(x,y)$ 是 x 的奇函数，即 $f(-x,y)=-f(x,y)$，则

$$\iint_D f(x,y)\mathrm{d}\sigma=0$$

② 若 $f(x,y)$ 是 x 的偶函数，即 $f(-x,y)=f(x,y)$，则

$$\iint_D f(x,y)\mathrm{d}\sigma=2\iint_{D_1} f(x,y)\mathrm{d}\sigma$$

(3) 设积分区域 D 关于 x 轴、y 轴都对称，D_1 表示 D 中 $x\geqslant 0,y\geqslant 0$ 的部分，

① 若 $f(x,y)$ 是 x 的奇函数或是 y 的奇函数，即 $f(-x,y)=-f(x,y)$ 或 $f(x,-y)=-f(x,y)$，则

$$\iint_D f(x,y)\mathrm{d}\sigma=0$$

② 若 $f(x,y)$ 是 x 的偶函数且是 y 的偶函数，即 $f(-x,y)=f(x,y)$ 且 $f(x,-y)=f(x,$

y)，则

$$\iint_D f(x,y)\mathrm{d}\sigma = 4\iint_{D_1} f(x,y)\mathrm{d}\sigma$$

证明略.

4.5.3 二重积分的计算法

本节介绍两种计算二重积分的方法，因为如果按照定义计算二重积分，将十分复杂.

1. 利用直角坐标计算二重积分

假定 $f(x,y)\geqslant 0$，设积分区域 D 可以用不等式 $\varphi_1(x)\leqslant y\leqslant \varphi_2(x)$、$a\leqslant x\leqslant b$ 来表示[见图 4-16(a)]，其中函数 $\varphi_1(x)$、$\varphi_2(x)$ 在区间$[a,b]$上连续.

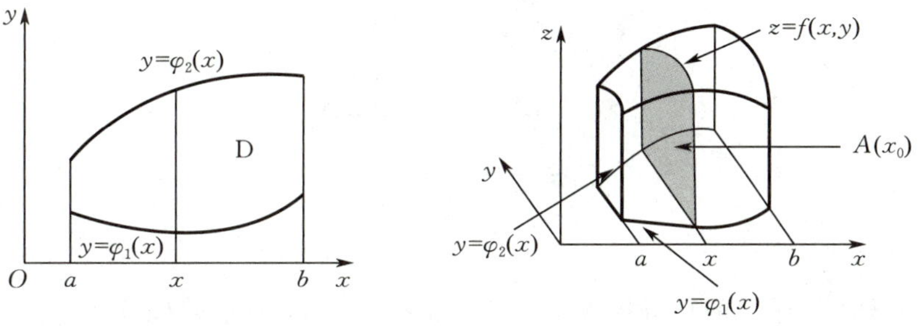

(a) (b)

图 4-16

显然，按照二重积分的几何意义，$\iint\limits_D f(x,y)\mathrm{d}\sigma$ 的值等于以 D 为底，以曲面 $z=f(x,y)$ 为顶的曲顶柱体的体积. 下面应用一元积分的方法，来计算这个曲顶柱体的体积.

先计算一块厚度为 $\mathrm{d}x$ 的切片面积. 为此，在区间$[a,b]$上任意取定一点 x，作平行于 yOz 平面的平面. 该平面截曲顶柱体所得切片是一个以区间$[\varphi_1(x),\varphi_2(x)]$为底、曲线 $z=f(x,y)$ 为曲边的曲边梯形面切片[见图 4-16(b) 中阴影部分]，假设厚度为 $\mathrm{d}x$，则该截面的面积为

$$A(x)=\int_{\varphi_1(x)}^{\varphi_2(x)} f(x,y)\mathrm{d}y$$

由于切片厚度极薄，可假设其为柱体，故体积为

$$\mathrm{d}V=\int_{\varphi_1(x)}^{\varphi_2(x)} f(x,y)\mathrm{d}y\mathrm{d}x$$

将所有这种切片体积相加，即 x 从 a 积到 b，则

$$V=\int_a^b \mathrm{d}V=\int_a^b\left[\int_{\varphi_2(x)}^{\varphi_1(x)} f(x,y)\mathrm{d}y\right]\mathrm{d}x$$

这个体积也就是所求二重积分的值，则

$$V=\iint_D f(x,y)\mathrm{d}\sigma=\int_a^b\left[\int_{\varphi_1(x)}^{\varphi_2(x)} f(x,y)\mathrm{d}y\right]\mathrm{d}x$$

即
$$\iint_D f(x,y)\mathrm{d}\sigma=\int_a^b\left[\int_{\varphi_1(x)}^{\varphi_2(x)} f(x,y)\mathrm{d}y\right]\mathrm{d}x$$

也可写作
$$\iint_D f(x,y)=\int_a^b \mathrm{d}x\int_{\varphi_1(x)}^{\varphi_2(x)} f(x,y)\mathrm{d}y$$

这就是把二重积分化为先对 y、后对 x 的二次积分的公式.

观察上式和前面的表示区域的不等式组 $\varphi_1(x)\leqslant y\leqslant\varphi_2(x)$、$a\leqslant x\leqslant b$，可以发现，在把二重积分分成先后对 x、y 积分的过程中，$f(x,y)$ 并没有发生过任何变化，要做的工作只是将区域 D 的不等式组表示形式写成积分的形式而已. 所以，对于积分区域 D 为 $c\leqslant y\leqslant d$、$\psi_1(y)\leqslant x\leqslant\psi_2(y)$（见图 4-17）的积分，其积分可以写为

$$\iint_D f(x,y)\mathrm{d}\sigma=\int_c^d\mathrm{d}y\int_{\psi_1(y)}^{\psi_2(y)}f(x,y)\mathrm{d}x$$

这就是把二重积分化为先对 x、后对 y 的二次积分的公式.

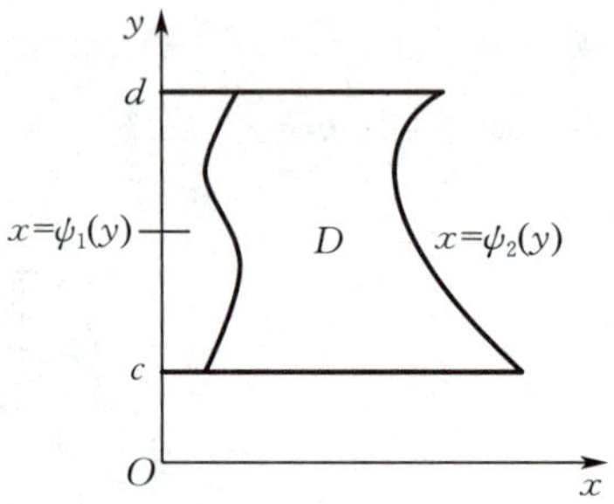

图 4-17

以后称图 4-16(a) 所示的积分区域为 X 型区域，图 4-17 所示的积分区域为 Y 型区域. X 型区域 D 的特点是：穿过 D 内部且平行于 y 轴的直线与 D 的边界相交不多于两点. Y 型区域 D 的特点是：穿过 D 内部且平行于 x 轴的直线与 D 的边界相交不多于两点. 如果积分区域 D 既是 X 型的，可用不等式 $\varphi_1(x)\leqslant y\leqslant\varphi_2(x)$、$a\leqslant x\leqslant b$ 表示，又是 Y 型的，可用不等式 $\psi_1(y)\leqslant x\leqslant\psi_2(y)$、$c\leqslant y\leqslant d$ 表示，则

$$\int_a^b\mathrm{d}x\int_{\varphi_1(x)}^{\varphi_2(x)}f(x,y)\mathrm{d}y=\int_c^d\mathrm{d}y\int_{\psi_1(y)}^{\psi_2(y)}f(x,y)\mathrm{d}x$$

上式表明，这两个不同次序的二次积分相等，因为它们都等于同一个二重积分 $\iint_D f(x,y)$.

由上面的分析可以看出，二重积分化为二次积分时，写出积分区域相当关键，下面用例题继续说明.

例 4-38 计算 $\iint_D x^2y\mathrm{d}\sigma$，其中 D 是由直线 $y=1$、$x=2$ 及 $y=x$ 所围成的闭区域.

解：方法 1 首先画出积分区域 D，可看出 D 是 X 型的，如图 4-18 所示. 在区域 D 中画一条横坐标为 x 的竖线，可见，区域 D 可用不等式表示为 $1\leqslant y\leqslant x$，$1\leqslant x\leqslant 2$，故积分可表示为

$$\iint_D x^2y\mathrm{d}\sigma=\int_1^2\mathrm{d}x\int_1^x x^2y\mathrm{d}y=\int_1^2\left(\int_1^x x^2y\mathrm{d}y\right)\mathrm{d}x$$

$$=\int_1^2\left[x^2\cdot\frac{y^2}{2}\right]_1^x\mathrm{d}x=\int_1^2\left(\frac{x^4}{2}-\frac{x^2}{2}\right)\mathrm{d}x=\left[\frac{x^5}{10}-\frac{x^3}{6}\right]_1^2=\frac{29}{15}$$

方法 2 如图 4-19 所示，积分区域 D 是 Y 型的，在区域 D 中画一条纵坐标为 y 的横线，显然 $y\leqslant x\leqslant 2$，$1\leqslant y\leqslant 2$，所以二重积分可写为

$$\iint_D x^2y\mathrm{d}\sigma=\int_1^2\mathrm{d}y\int_y^2 x^2y\mathrm{d}x=\int_1^2\left[y\cdot\frac{x^3}{3}\right]_y^2\mathrm{d}y$$

$$=\int_1^2\left(\frac{8y}{3}-\frac{y^4}{3}\right)dy=\left[\frac{4y^2}{3}-\frac{y^5}{15}\right]_1^2=\frac{29}{15}$$

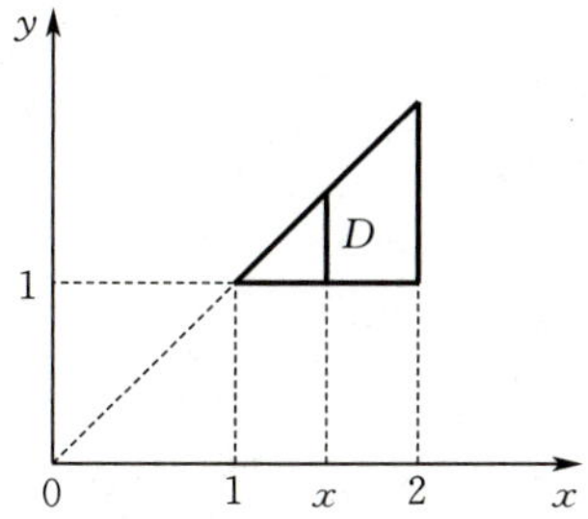

图 4-18

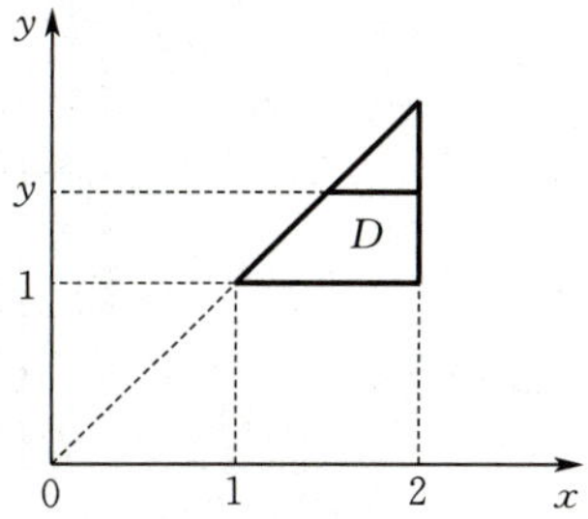

图 4-19

例 4-39 计算$\iint\limits_D e^{-y^2}d\sigma$,其中 D 是由直线 $y=x$、$y=1$ 及 y 轴所围成的闭区域.

解: 画出积分区域 D,如图 4-20 所示. D 既是 X 型,又是 Y 型的. 若当成 X 型区域,则在区域 D 内画一横坐标为 x 的竖线,得区域 D:$x\leqslant y\leqslant 1, 0\leqslant x\leqslant 1$. 此时,原积分可写为

$$\iint\limits_D e^{-y^2}d\sigma=\int_0^1dx\int_x^1e^{-y^2}dy$$

此积分不能计算.

所以,将 D 当成 Y 型区域,画一纵坐标为 y 的横线,如图 4-20 所示,则 D 可表示为 $0\leqslant x\leqslant y, 0\leqslant y\leqslant 1$,就有

$$\iint\limits_D e^{-y^2}d\sigma=\int_0^1dy\int_0^y e^{-y^2}dx=\int_0^1 ye^{-y^2}dy=-\int_0^1\frac{1}{2}e^{-y^2}d(-y^2)=\frac{1}{2}-\frac{1}{2e}$$

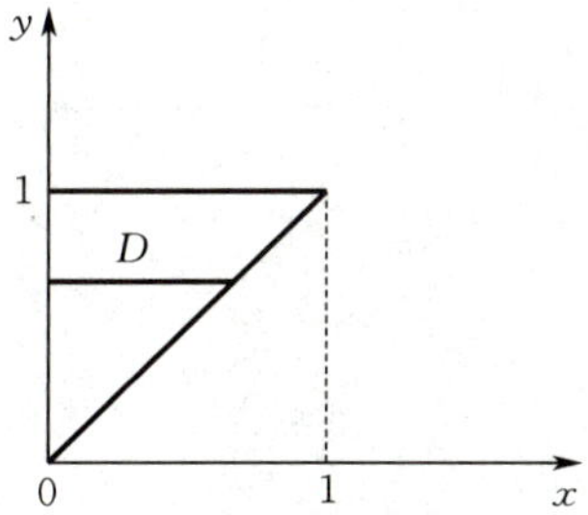

图 4-20

例 4-40 计算$\iint\limits_D xy\,d\sigma$,其中 D 是由抛物线 $y^2=x$ 及直线 $y=x-2$ 所围成的闭区域.

解: 画出积分区域 D,如图 4-21 所示. D 既是 X 型,又是 Y 型的. 若当成 Y 型,则

$$\iint\limits_D xy\,d\sigma=\int_{-1}^2\left(\int_{y^2}^{y+2}xy\,dx\right)dy=\int_{-1}^2\left[\frac{x^2}{2}y\right]_{y^2}^{y+2}dy$$

$$=\frac{1}{2}\int_{-1}^2[y(y+2)^2-y^5]dy$$

$$=\frac{1}{2}\left[\frac{y^4}{4}+\frac{4}{3}y^3+2y^2-\frac{y^6}{6}\right]_{-1}^2=5\frac{5}{8}$$

若将区域 D 当成 X 型区域来计算,则由于在区间[0,1]及[1,4]上表示 $\varphi_1(x)$ 的式子不同,

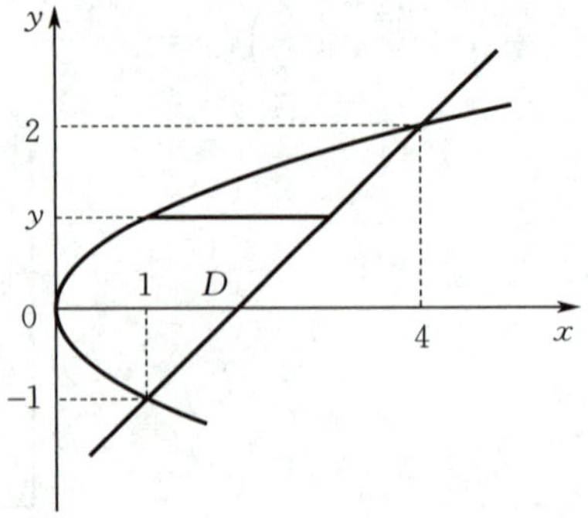

图 4-21

所以要用经过交点(1，-1)且平行于 y 轴的直线 $x=1$ 把区域 D 分成 D_1 和 D_2 两部分(见图 4-22)，其中

$$D_1=\{(x,y)\mid -\sqrt{x}\leqslant y\leqslant\sqrt{x},0\leqslant x\leqslant 1\}$$

$$D_2=\{(x,y)\mid x-2\leqslant y\leqslant\sqrt{x},1\leqslant x\leqslant 4\}$$

有

$$\iint_D xy\,\mathrm{d}\sigma=\iint_{D_1}xy\,\mathrm{d}\sigma+\iint_{D_2}xy\,\mathrm{d}\sigma=\int_0^1\left[\int_{-\sqrt{x}}^{\sqrt{x}}xy\,\mathrm{d}y\right]\mathrm{d}x+\int_1^4\left[\int_{x-2}^{\sqrt{x}}xy\,\mathrm{d}y\right]\mathrm{d}x$$

由此可见，这里计算比较麻烦.

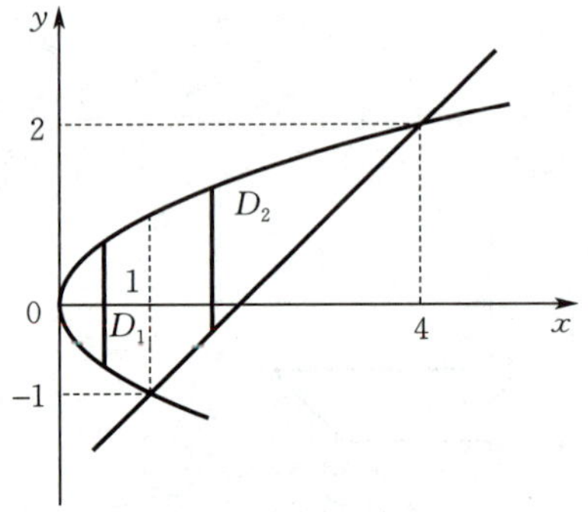

图 4-22

例 4-41 计算 $I=\iint_D(y^2\sin x+y^3\mathrm{e}^x+4)\mathrm{d}x\mathrm{d}y$，其中 $D:x^2+y^2\leqslant 4$.

解：由于 $D:x^2+y^2\leqslant 4$ 关于 x 轴和 y 轴都对称，而函数 $y^2\sin x$ 关于 x 是奇函数，函数 $y^3\mathrm{e}^x$ 关于 y 是奇函数，由对称性可得

$$\iint_D y^2\sin x\mathrm{d}x\mathrm{d}y=0,\iint_D y^3\mathrm{e}^x\mathrm{d}x\mathrm{d}y=0$$

D 的面积为 4π，由二重积分的几何意义知 $\iint_D 4\mathrm{d}x\mathrm{d}y=4\cdot 4\pi=16\pi$. 所以

$$\begin{aligned}I&=\iint_D(y^2\sin x+y^3\mathrm{e}^x+4)\mathrm{d}x\mathrm{d}y=\iint_D y^2\sin x\mathrm{d}x\mathrm{d}y+\iint_D y^3\mathrm{e}^x\mathrm{d}x\mathrm{d}y+4\iint_D\mathrm{d}x\mathrm{d}y\\&=0+0+4\cdot 4\pi=16\pi\end{aligned}$$

上述几个例子说明，在化二重积分为二次积分时，为了计算简便，需要选择恰当的二次积分的次序. 这时，既要考虑积分区域 D 的形状，又要考虑被积函数 $f(x,y)$ 的具体情况.

2. 利用极坐标计算二重积分

有些二重积分，积分区域 D 的边界曲线用极坐标方程来表示比较方便，且被积函数用极坐标变量 ρ、θ 表达比较简单. 这时就可以考虑利用极坐标来计算二重积分 $\iint\limits_D f(x,y)\mathrm{d}\sigma$.

首先考虑 $\mathrm{d}\sigma$ 在 ρ、θ 划分下的表示形式，用 ρ、θ 来分割区域 D，以从极点 O 出发的一族射线及以极点为中心的一族同心圆构成的网将区域 D 分为 n 个小闭区域(见图 4-23)，小闭区域的面积为

$$\mathrm{d}\sigma=\frac{1}{2}(\rho+\mathrm{d}\rho)^2\cdot\mathrm{d}\theta-\frac{1}{2}\cdot\rho^2\cdot\mathrm{d}\theta=\frac{1}{2}(2\rho+\mathrm{d}\rho)\mathrm{d}\rho\cdot\mathrm{d}\theta$$
$$=\frac{\rho+(\rho+\mathrm{d}\rho)}{2}\cdot\mathrm{d}\rho\cdot\mathrm{d}\theta$$

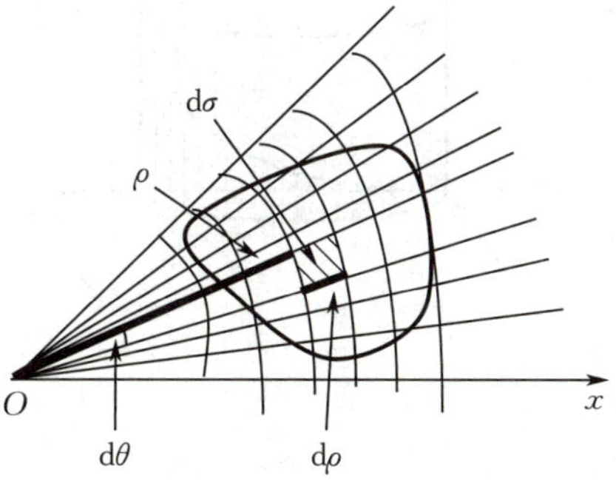

图 4-23

在 $\frac{\rho+(\rho+\mathrm{d}\rho)}{2}$ 中，由于 $\mathrm{d}\rho$ 为无穷小，可认为 $\mathrm{d}\rho=0$，于是 $\mathrm{d}\sigma=\rho\mathrm{d}\rho\mathrm{d}\theta$.

根据直角坐标和极坐标的转换，$x=\rho\cos\theta$，$y=\rho\sin\theta$，可得

$$\iint\limits_D f(x,y)\mathrm{d}\sigma=\iint\limits_D f(\rho\cos\theta,\rho\sin\theta)\rho\mathrm{d}\rho\mathrm{d}\theta$$

若积分区域 D(见图 4-24) 可表示为

$$\varphi_1(\theta)\leqslant\rho\leqslant\varphi_2(\theta),\alpha\leqslant\theta\leqslant\beta$$

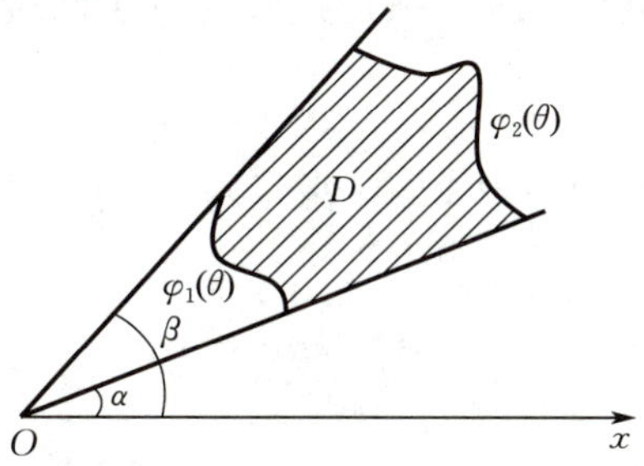

图 4-24

则

$$\iint\limits_D f(\rho\cos\theta,\rho\sin\theta)\rho\mathrm{d}\rho\mathrm{d}\theta=\int_\alpha^\beta\mathrm{d}\theta\int_{\varphi_1(\theta)}^{\varphi_2(\theta)}f(\rho\cos\theta,\rho\sin\theta)\rho\mathrm{d}\rho$$

例 4-42 求$\iint\limits_D e^{x^2+y^2}d\sigma$,其中 D 是由圆周 $x^2+y^2=4$ 所围成的闭区域.

解:在极坐标下 $D=\{(\rho,\theta)\mid 0\leqslant\theta\leqslant 2\pi,0\leqslant\rho\leqslant 2\}$,所以

$$\iint\limits_D e^{x^2+y^2}d\sigma=\iint\limits_D e^{\rho^2}\rho d\rho d\theta$$
$$=\int_0^{2\pi}d\theta\int_0^2 e^{\rho^2}\rho d\rho=2\pi\cdot\frac{1}{2}(e^4-1)=\pi(e^4-1)$$

例 4-43 计算曲面 $x^2+y^2=ax$ 和 $z=x^2+y^2$ 围成的曲顶柱体的体积.

解:曲顶柱体在 xOy 平面上的投影区域(见图 4-25)为 $D=\{(x,y)\mid x^2+y^2\leqslant ax\}$.

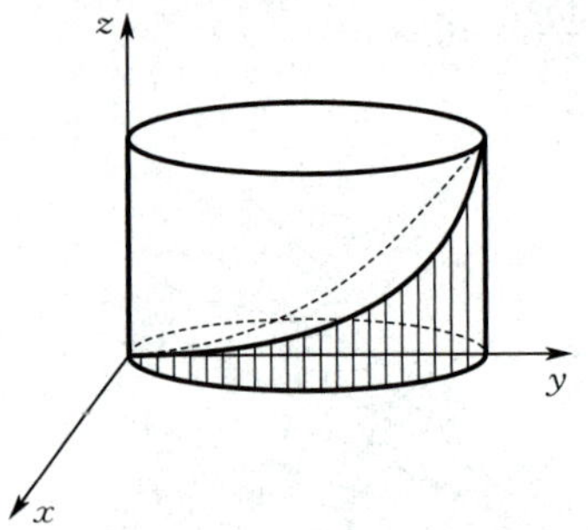

图 4-25

在极坐标下

$$D=\left\{(\rho,\theta)\middle|-\frac{\pi}{2}\leqslant\theta\leqslant\frac{\pi}{2},0\leqslant\rho\leqslant a\cos\theta\right\}$$

所以

$$V=\iint\limits_{x^2+y^2\leqslant ax}(x^2+y^2)dxdy$$
$$=\int_{-\frac{\pi}{2}}^{\frac{\pi}{2}}d\theta\int_0^{a\cos\theta}\rho^2\cdot\rho d\rho=\frac{a^4}{4}\int_{-\frac{\pi}{2}}^{\frac{\pi}{2}}\cos^4\theta d\theta=\frac{3}{32}a^4\pi$$

例 4-44 计算 $I=\iint\limits_D\ln(1+x^2+y^2)d\sigma$,其中 D 为圆域:$x^2+y^2\leqslant 1$.

解:闭区域 D 可表示为

$$D=\{(\rho,\theta)\mid 0\leqslant\rho\leqslant 1,0\leqslant\theta\leqslant 2\pi\}$$

可得

$$I=\iint\limits_D\ln(1+x^2+y^2)dxdy=\iint\limits_D\ln(1+\rho^2)\rho d\rho d\theta$$
$$=\int_0^{2\pi}d\theta\int_0^1\ln(1+\rho^2)\rho d\rho=\pi\int_0^1\ln(1+\rho^2)d(1+\rho^2)$$
$$=\pi\left[(1+\rho^2)\ln(1+\rho^2)-(1+\rho^2)\right]_0^1=\pi(2\ln 2-1)$$

例 4-45 计算$\iint\limits_D\arctan\frac{y}{x}dxdy$,其中 D 为由直线 $y=x$、$y=0$ 和 $x=2$ 所围成的三角

形闭区域.

解：被积函数 $f(x,y)=\arctan\dfrac{y}{x}$ 在点 $(0,0)$ 处无定义，当 $(x,y)\in D$ 时，$f(x,y)$ 在点 $(0,0)$ 附近有界，故该二重积分存在. 虽然从积分区域的特点看，似乎适合在直角坐标系下计算，但考虑到被积函数的特点，可知其更适合在极坐标系下计算. 由于直线 $x=2$ 的极坐标方程为 $\rho\cos\theta=2$，所以在极坐标系中 D 可表示为

$$D=\left\{(\rho,\theta)\,\middle|\,0\leqslant\rho\leqslant\frac{2}{\cos\theta},0\leqslant\theta\leqslant\frac{\pi}{4}\right\}$$

故有

$$\begin{aligned}\iint_D\arctan\frac{y}{x}\mathrm{d}x\mathrm{d}y&=\int_0^{\frac{\pi}{4}}\mathrm{d}\theta\int_0^{\frac{2}{\cos\theta}}\theta\cdot\rho\mathrm{d}\rho=\int_0^{\frac{\pi}{4}}\frac{2\theta}{\cos^2\theta}\mathrm{d}\theta\\&=2\int_0^{\frac{\pi}{4}}\theta\mathrm{d}(\tan\theta)\\&=2\left[\theta\cdot\tan\theta\right]_0^{\frac{\pi}{4}}-2\int_0^{\frac{\pi}{4}}\frac{\sin\theta}{\cos\theta}\mathrm{d}\theta\\&=\frac{\pi}{2}+2\left[\ln|\cos\theta|\right]_0^{\frac{\pi}{4}}=\frac{\pi}{2}-\ln 2\end{aligned}$$

由上面例子可以看出，对二重积分的计算，关键在于写出积分区域，积分区域写出来了，即可直接转化为一次积分，利用前面所学过的一次积分计算二重积分. 另外，除了二重积分，还有三重积分等，有兴趣的同学可找相关资料进行学习.

莱布尼茨

看数学如何提升我国国防

习　　题

一、判断题

1. 如果点 P 沿任何直线 $y=kx$ 趋于点 $(0,0)$，都有 $\lim\limits_{\substack{x\to0\\y=kx}}f(P)=A$，则 $\lim\limits_{(x,y)\to(0,0)}f(x,y)=A$.　　(　　)

2. 下面定义域的求法正确吗？　　(　　)

$$f(x,y)=\frac{1}{\sqrt{x+y-1}}+\ln(x-y)$$

解：$\begin{cases}x+y-1>0①\\x-y>0②\end{cases}$，①、② 两式相加，解得 $x>\dfrac{1}{2}$. 所以定义域为 $\{x\mid x>1/2\}$.

3. 如果 $f(x,y)$ 在点 (x_0,y_0) 处 $\partial f/\partial x$ 存在，则一元函数 $f(x,y)$ 在点 (x_0,y_0) 处连续. ( )

4. 如果 $f(x,y)$ 在点 (x_0,y_0) 处满足条件：$f_x(x,y)$、$f_y(x,y)$ 存在且连续，则 $f(x,y)$ 在点 (x_0,y_0) 处可微. ( )

5. $f(x,y)$ 有二阶连续偏导数且全微分存在，则 $f_{xy}(x,y)=f_{yx}(x,y)$. ( )

6. 若点 (x,y) 沿着无数条平面曲线趋于点 (x_0,y_0) 时，$f(x,y)$ 都趋于 A，则

$$\lim_{(x,y)\to(x_0,y_0)} f(x,y)=A$$ ( )

7. 二元函数 $z=\ln(x^2-y^2)$ 与 $z=\ln(x+y)+\ln(x-y)$ 是同一函数. ( )

8. 计算偏导数 $f_x(x_0,y_0)$ 时，可将 $y=y_0$ 先代入 $f(x,y)$ 中，再对 x 求导. ( )

二、选择题

1. $z=\ln\sqrt{x^2-y^2}$ 的定义域为( ).

A. $x^2-y^2\geqslant 1$　　B. $x^2-y^2\geqslant 0$　　C. $x^2-y^2>1$　　D. $x^2-y^2>0$

2. 下列选项中有且仅有一个间断点的函数是( ).

A. $\dfrac{y}{x}$　　B. $e^{-x}\ln(x^2+y^2)$　　C. $\dfrac{x}{x+y}$　　D. $\arctan xy$

3. 下列选项中极限存在的是( ).

A. $\lim\limits_{(x,y)\to(0,0)}\dfrac{x}{x+y}$　　B. $\lim\limits_{(x,y)\to(0,0)}\dfrac{1}{x+y}$

C. $\lim\limits_{(x,y)\to(0,0)}\dfrac{y}{x+y}$　　D. $\lim\limits_{(x,y)\to(0,0)} x\sin\dfrac{1}{x+y}$

4. 下列选项中极限存在的是( ).

A. $\lim\limits_{(x,y)\to(0,0)}\dfrac{\ln(1+x^2+y^2)}{1-\cos(x^2+y^2)}$　　B. $\lim\limits_{(x,y)\to(0,0)}\dfrac{xy}{x^2+y^2}$

C. $\lim\limits_{(x,y)\to(0,0)}\dfrac{xy^2}{x^2+y^4}$　　D. $\lim\limits_{(x,y)\to(0,0)}\dfrac{xy}{|x|+|y|}$

5. 设 $f(x,y)$ 具有一阶偏导数，且对任意的 (x,y)，都有 $\dfrac{\partial f(x,y)}{\partial x}>0$，$\dfrac{\partial f(x,y)}{\partial y}<0$，则( ).

A. $f(0,0)>f(1,1)$　　B. $f(0,0)<f(1,1)$

C. $f(0,1)>f(1,0)$　　D. $f(0,1)<f(1,0)$

6. 以下关于二元函数的连续性的说法中正确的是( ).

A. $f(x,y)$ 沿任意直线 $y=kx$ 在某点 x_0 处连续，则 $f(x,y)$ 在点 (x_0,y_0) 处连续

B. $f(x,y)$ 在点 (x_0,y_0) 处连续，则 $f(x_0,y)$ 在点 y_0 处连续，$f(x,y_0)$ 在点 x_0 处连续

C. $f(x,y)$ 在点 (x_0,y_0) 处的偏导数 $f_x(x_0,y)$ 及 $f_y(x_0,y)$ 存在，则 $f(x,y)$ 在点 (x_0,y_0) 处连续

D. 以上说法都不对

7. 如果 $f(x,y)$ 在点 (x_0,y_0) 处的偏导数都存在，则 $f(x,y)$ 在点 (x_0,y_0) 处( ).

A. 连续　　B. 可微　　C. 间断　　D. 不一定连续

8. 如果 $f(x,y)$ 有连续二阶偏导数，则 $\frac{\partial^2 f(x,y)}{\partial x \partial y}=$ (　　).

A. 0　　B. $\frac{\partial^2 f(x,y)}{\partial x^2}$　　C. $\frac{\partial^2 f(x,y)}{\partial y \partial x}$　　D. $\frac{\partial^2 f(x,y)}{\partial y^2}$

9. 已知 $(2x\sin y+ax^2y^2)\mathrm{d}x+(2x^3y-bx^2\cos y)\mathrm{d}y$ 为某函数 $f(x,y)$ 的全微分，则 a、b 的值分别为(　　).

A. 3、-1　　B. 3、1　　C. -3、1　　D. -3、-1

10. 对于二元函数 $z=f(x,y)$，有(　　).

A. 若 $z=f(x,y)$ 连续，则 $f_x(x,y)$、$f_y(x,y)$ 存在

B. 若 $f_x(x,y)$、$f_y(x,y)$ 存在，则 $z=f(x,y)$ 可微

C. 若 $f_x(x,y)$、$f_y(x,y)$ 存在且连续，则 $z=f(x,y)$ 可微

D. 若 $f(x,y)$ 在点 (x_0,y_0) 处的极限存在，则 $z=f(x,y)$ 可微

11. 如果 (x_0,y_0) 是 $f(x,y)$ 的极值点，且 $f(x,y)$ 在点 (x_0,y_0) 处的两个一阶偏导数存在，则点 (x_0,y_0) 必为 $f(x,y)$ 的(　　).

A. 最大值点　　B. 驻点　　C. 连续点　　D. 最小值点

12. 如果 $f(x,y)$ 在点 (x_0,y_0) 的某邻域内存在连续的二阶偏导数，且 $[f_{xy}(x_0,y_0)]^2-f_{xx}(x_0,y_0)f_{yy}(x_0,y_0)<0$，则 $f(x_0,y_0)$ 是 $f(x,y)$ 的(　　).

A. 极小值　　B. 极大值　　C. 极值　　D. 不一定是极值

三、填空题

1. 设 $f(x,y)=x^2-2xy+3y^2$，则 $\lim\limits_{h\to 0}\frac{f(x,y+h)-f(x,y)}{h}=$ ________.

2. 已知 $f(x,y)=\ln[(16-x^2-y^2)(x^2+y^2-4)]$，则其定义域为________.

3. $\lim\limits_{(x,y)\to(0,0)}\frac{xy}{\sqrt{1+xy}-1}=$ ________.

4. 设 $f(x,y)=xy+\frac{x}{x^2+y^2}$，则 $f_x(0,1)=$ ________；$f_y(0,1)=$ ________.

5. 设 $z=f(x,y)$，$x=\rho\cos\theta$，$y=\rho\sin\theta$，则 $z_\theta=$ ________.

6. 设方程 $x^2+2y^2+3z^2-yz=0$ 确定了函数 $z=f(x,y)$，则 $z_y=$ ________.

7. 设 $z=\mathrm{e}^x(\cos y+x\sin y)$，则 $z_{xx}(0,\pi/2)=$ ________.

8. 设 $z=\mathrm{e}^{-x}\sin\frac{x}{y}$，则 $\frac{\partial^2 z}{\partial x\partial y}=$ ________.

9. 设 $z=\mathrm{e}^{\sin xy}$，则 $\mathrm{d}z=$ ________.

10. 设方程 $xyz+\sqrt{x^2+y^2+z^2}=\sqrt{2}$ 确定了 $z=z(x,y)$，则 $\mathrm{d}z|_{(1,0,-1)}=$ ________.

11. 设 $f(x,y)$ 在点 (x_0,y_0) 处取得极小值，则 $f(x,y_0)$ 在点 x_0 处取得________.

12. 设 $z=f(x,y)$ 的全微分为 $\mathrm{d}z=x\mathrm{d}x+y\mathrm{d}y$，则点 $(0,0)$ 是 $f(x,y)$ 的________.

四、解答题

1. 求下列函数的定义域.

(1)$z=\sqrt{\dfrac{x^2+y^2}{x^2-y^2}}$；　(2)$z=\dfrac{xy}{\sqrt{x^2+y^2}}$；

(3)$z=\arccos\dfrac{y}{x}+\ln(y-x)$；　(4)$u=\dfrac{1}{\sqrt{xyz}}+\sqrt{x}$.

2. 已知 $f(x,y)=x^2+y^2-xy\tan\dfrac{x}{y}$，求 $f(tx,ty)$.

3. 由 $\lim\limits_{x\to 0}f(x,0)=0$，$\lim\limits_{x\to 0}f\left(x,\dfrac{1}{2}x\right)=\dfrac{2}{5}$，能否断定 $\lim\limits_{\substack{x\to 0\\ y\to 0}}f(x,y)$ 不存在？

4. 求下列函数的极限.

(1) $\lim\limits_{(x,y)\to(0,1)}\dfrac{1-xy}{x^2+y^2}$；　(2) $\lim\limits_{(x,y)\to(0,0)}\dfrac{x^2-y^2}{x^4-y^4}$；

(3) $\lim\limits_{(x,y)\to(0,0)}\dfrac{1-\cos\sqrt{x^2+y^2}}{x^2+y^2}$；　(4) $\lim\limits_{(x,y)\to(0,2)}\dfrac{e^{a+xy}-e^a}{x}$.

5. 求下列函数的偏导数.

(1)$z=\ln\sqrt{x^2+y^2}$；　(2)$z=x^y$；

(3)$z=\dfrac{x}{y^2}$；　(4)$z=\arctan\dfrac{y}{x}$；

(5)$z=e^{2x}\sin y$；　(6)$z=(1+xy)x+y$；

(7)$u=\ln(x^2+y^2+z^2)$；　(8)$u=\left(\dfrac{x}{y}\right)z$；

(9)$F(x,y)=\displaystyle\int_y^{xy}te^{-t}\mathrm{d}t+\int_0^1x^2\mathrm{d}x$.

6. 设 $f(x,y,z)=xy^2+yz^2+zx^2$，求 $f_{xx}(0,0,1)$、$f_{xz}(1,0,2)$、$f_{yz}(0,-1,0)$ 及 $f_{zzx}(2,0,1)$.

7. 求函数的高阶偏导数.

(1) 求 $z=e^{2x+3y}$ 的二阶偏导数；

(2) 求 $z=\sin(x+2y)$ 的二阶偏导数；

(3) 设 $u=e^{xyz}$，求 $\dfrac{\partial^3u}{\partial x\partial y\partial z}$.

8. 设 $z=f(x,y)$，$x=r\cos\theta$，$y=r\sin\theta$，证明：

$$\left(\frac{\partial z}{\partial x}\right)^2+\left(\frac{\partial z}{\partial y}\right)^2=\left(\frac{\partial z}{\partial r}\right)^2+\frac{1}{r^2}\left(\frac{\partial z}{\partial\theta}\right)^2$$

9. 求复合函数的偏导数.

(1)$z=u\ln v$，$u=xy$，$v=x-2y$，求 z'_x、z'_y；

(2)$u=\ln\sqrt{x^2+y^2}$，$x=re^{\theta}$，$y=re^{-\theta}(r>0)$，求 u'_r、u'_θ；

(3)$u=f(x,xy,xyz)$，求 u'_x、u'_y、u'_z.

10. 求隐函数的导数.

(1) 设 $xy^2 = e^x + \sin y$ 确定 y 和 x 的函数,用两种方法求 dy/dx;

(2) 由 $x + y + z = \sqrt{xyz}$ 确定 z 是 x、y 的函数,求 z'_x、z'_y.

11. 求下列函数的全微分.

(1) $z = \cot xy + \sqrt{x}$;　　(2) $z = e^x y\sin(x + y)$;　　(3) $u = \dfrac{x}{y}e^z$.

12. 求函数 $z = \ln(1 + x^2 + y^2)$ 当 $x = 1, y = 2$ 时的全微分.

13. 用全微分公式计算下列各式的近似值.

(1) $\sqrt{(1.02)^2 + (1.97)^2}$;　　(2) $(10.1)^{2.03}$.

14. 测得 $x = (120 \pm 2)$ m, $y = (30 \pm 1)^\circ$,若用公式 $z = x\sin y$ 估计 z,求 z 的取值范围.

15. 人体皮肤表面积 $S(\text{m}^2)$ 可根据经验公式 $S = 2W^{0.4}H^{0.7}$ 计算,其中 $W(\text{kg})$ 为体重,$H(\text{m})$ 为高. 有一年轻人原体重为 50 kg,身高为 1.6 m,一年后体重增加 5 kg,身高增加 0.04 m,用全微分公式求其皮肤表面积在这一年中增加的近似值.

16. 求下列函数的极值.

(1) $z = x^2 + y^2 + 5$;　　(2) $z = 4(x - y) - x^2 - y^2 + 2$;

(3) $z = \sqrt{R^2 - x^2 - y^2}$.

17. 求目标函数 $z = x^2 + y^2 + 3$ 在约束条件 $x + y - 4 = 0$ 下的极值.

18. 两种药联合使用治疗某病的疗效可由公式 $R = x^2y^2(a - 2x - y)$ 评估,其中 x、y 分别为药 A、B 的用量,x、y 取何值时疗效 R 可达最大值?

19. 假定滴注某药的疗效可用经验公式 $y = x^2(a - x)te^{-t}$ 计算,其中 $x(\text{mL})$ 为药物滴注量,$t(\text{h})$ 为滴注时间,求使疗效最大的 x、t 值.

20. 要制作一个容量 V 的无盖长方形容器,怎样选取长、宽、高才能使所用的材料最省?(用无条件极值求解)

21. 有一半径为 a 的半球,内接一长方形. 长方形的各边长为多少时,其体积最大?

22. 研究单分子化学反应速度时,测得的数据如表 4-4 所示.

表 4-4

t	3	6	9	12	15	18	21	24
y	57.6	41.9	31.0	22.7	16.6	12.2	8.9	6.5

其中,t 为实验开始后所经过的时间,y 为这时在混合物中物质的量. 求经验公式 $y = ke^{at}$.

23. 设有一平面薄板(不计其厚度),占有 xOy 平面上的闭区域 D,薄板上分布有密度为 $\mu = \mu(x, y)$ 的电荷,且 $\mu(x, y)$ 在 D 上连续,试用二重积分表达该板上的全部电荷的电量 Q.

24. 利用二重积分的几何意义求积分: $I = \iint\limits_D 4\,dx\,dy$,其中 D 是由曲线 $y = a^2 - x^2$ $(a > 0)$ 与直线 $y = 0$ 所围成的闭区域.

25. 比较下列积分的大小.

(1) $I_1=\iint\limits_D (x+y)^2\mathrm{d}x\mathrm{d}y, I_2=\iint\limits_D (x+y)^3\mathrm{d}x\mathrm{d}y$，区域 $D: x^2+y^2\leqslant 1$；

(2) $I_1=\iint\limits_D \mathrm{e}^{3xy}\mathrm{d}x\mathrm{d}y, I_2=\iint\limits_D \mathrm{e}^{2xy}\mathrm{d}x\mathrm{d}y$，区域 $D: -1\leqslant x\leqslant 0, 0\leqslant y\leqslant 1$.

26. 利用二重积分定义证明下列等式.

(1) $\iint\limits_D \mathrm{d}\sigma=\sigma$；

(2) $\iint\limits_D kf(x,y)\mathrm{d}\sigma=k\iint\limits_D f(x,y)\mathrm{d}\sigma$.

27. 利用二重积分性质，估计下列积分的值.

(1) $I=\iint\limits_D xy\mathrm{d}x\mathrm{d}y$，其中 $D=\{(x,y)\mid 0\leqslant x\leqslant 2, 0\leqslant y\leqslant 1\}$；

(2) $I=\iint\limits_D (x^2+4y)\mathrm{d}x\mathrm{d}y$，其中 $D=\{(x,y)\mid x^2+y^2\leqslant 4\}$.

28. 交换下列二次积分的次序.

(1) $I=\int_{-1}^{0}\mathrm{d}x\int_{0}^{1+x}f(x,y)\mathrm{d}y+\int_{0}^{1}\mathrm{d}x\int_{0}^{1-x}f(x,y)\mathrm{d}y$；

(2) $I=\int_{-1}^{1}\mathrm{d}x\int_{x+x^2}^{1+x}f(x,y)\mathrm{d}y$.

29. 计算下列二重积分.

(1) $I=\iint\limits_D (x-y)\mathrm{d}x\mathrm{d}y$，其中 D 是由直线 $y=x$、$y=x-1$、$y=0$ 及 $y=1$ 及所围成的平面区域；

(2) $I=\iint\limits_D x\cos(x+y)\mathrm{d}x\mathrm{d}y$，其中 D 是以 $(0,0)$、$(\pi,0)$、(π,π) 为顶点的三角形区域；

(3) $I=\iint\limits_D \mathrm{e}^{x+y}\mathrm{d}x\mathrm{d}y$，其中 D 是由 $|x|+|y|\leqslant 1$ 所确定的闭区域；

(4) $I=\iint\limits_D \sin\frac{x}{y}\mathrm{d}x\mathrm{d}y$，其中 D 是由直线 $y=x$、$y=2$ 与曲线 $x=y^3$ 所围成的闭区域.

30. 设 $f(x,y)$ 在 D 上连续，其中 D 是由直线 $y=x$、$y=a$、$x=b(b>0)$ 所围成的闭区域，证明：

$$\int_a^b\mathrm{d}x\int_a^x f(x,y)\mathrm{d}y=\int_a^b\mathrm{d}y\int_y^b f(x,y)\mathrm{d}x$$

31. 计算下列二次积分.

(1) $I=\int_0^{\frac{\pi^2}{4}}\mathrm{d}y\int_{\sqrt{y}}^{\frac{\pi}{2}}\frac{\sin x}{x}\mathrm{d}x$；

(2) $I=\int_0^1\mathrm{d}y\int_{\sqrt{y}}^1\sqrt{x^3+1}\,\mathrm{d}x$；

(3) $I=\int_0^1 \mathrm{d}x\int_{x^2}^1 x^3\sin y^3\mathrm{d}y$.

32. 画出积分区域，将积分$\iint\limits_D f(x,y)\mathrm{d}x\mathrm{d}y$表示为极坐标形式的二次积分：

(1) D是由直线$y=0$、$x=1$、$y=x$所围成的区域；

(2) $D=\{(x,y)\mid 4x\leqslant x^2+y^2\leqslant 4\}$.

33. 化下列二次积分为极坐标形式的二次积分，并计算.

(1) $I=\int_0^1 \mathrm{d}x\int_{x^2}^x (x^2+y^2)^{-\frac{1}{2}}\mathrm{d}y$；

(2) $I=\int_1^2 \mathrm{d}x\int_0^x \frac{y\sqrt{x^2+y^2}}{x}\mathrm{d}y$.

34. 计算下列二重积分.

(1) $I=\iint\limits_D \frac{\mathrm{d}x\mathrm{d}y}{\sqrt{4-x^2-y^2}}$，其中$D$是圆$x^2+y^2\leqslant 1$在第一象限部分的区域；

(2) $I=\iint\limits_D \sqrt{x^2+y^2}\,\mathrm{d}x\mathrm{d}y$，其中$D$是圆环区域：$a^2\leqslant x^2+y^2\leqslant b^2(a<b)$；

(3) $I=\iint\limits_D \arctan\frac{y}{x}\mathrm{d}x\mathrm{d}y$，其中$D$是由圆$x^2+y^2=1$、$x^2+y^2=4$及直线$y=0$、$y=x$所围成的在第一象限的闭区域；

(4) $I=\iint\limits_D \sin\sqrt{x^2+y^2}\,\mathrm{d}x\mathrm{d}y$，其中$D$是圆环区域：$\pi^2\leqslant x^2+y^2\leqslant 4\pi^2$.

35. 求下列区域D的面积.

(1) D是由曲线$xy=a^2$与直线$x+y=\frac{5}{2}a(a>0)$所围成的闭区域；

(2) D是由曲线$y^2=\frac{b^2}{a}x$与直线$y=\frac{b}{a}x(a>0,b>0)$所围成的闭区域.

36. 求下列各曲面所围立体的体积.

(1) 由曲面$z=x^2+y^2$与平面$x+y=4$、$x=0$、$y=0$、$z=0$围成的立体；

(2) 由曲面$z=\sqrt{x^2+y^2}$、$x^2+y^2=2ax$与平面$z=0$围成的立体.

37. 求圆柱面$x^2+y^2=R^2$、$x^2+z^2=R^2$所围成的立体的体积.

38. 设平面薄片所占的闭区域D由直线$x+y=2$、$y=x$、$y=0$所围成，其面密度为$\rho(x,y)=x^2+y^2$，求该平面薄片的质量.

本章习题参考答案

第 5 章 概率论基本知识

概率论与数理统计是研究随机现象(偶然现象)统计规律的一门学科,它是近代数学的重要组成部分,它的理论和方法在科学技术领域有十分广泛的应用. 本章主要介绍概率论的基本知识,主要包括随机变量及其分布、随机变量的数字特征.

19 世纪,法国著名数学家拉普拉斯说:"对于生活中的大部分,最重要的问题实际上只是概率问题. 你可以说几乎我们所掌握的所有知识都是不确定的,只有一小部分,我们能确定地了解. 甚至数学科学本身,归纳法、类推法和发现真理的首要手段都是建立在概率论的基础之上的. 因此,整个人类知识系统是与这一理论相联系的 ……"

首届国家级教学名师奖获得者李尚志老师对概率论写了一首小诗,可谓把概率论研究的核心问题描述得淋漓尽致:"沙场百胜古来稀,九密一疏已足奇. 祸福偶然存概率,风云多变泄天机." 既指出了概率论研究对象的偶然性、随机性,也指出了其背后的必然规律.

5.1 随机变量及其分布

5.1.1 随机事件

1. 随机现象

在自然界及生产生活中普遍存在着两类现象，一类是确定性现象(certain phenomenon)，也叫必然现象，它指的是在一定条件下必然会出现的现象. 如太阳一定从东边升起；地球绕着太阳在公转；同性电荷相斥，异性电荷相吸等.

另一类是随机现象(random phenomenon)，也称不确定性现象，它指的是在一定条件下可能出现也可能不出现的现象. 如抛掷一枚硬币，可能正面朝上，也可能反面朝上；生产一件产品，可能是正品，也可能是次品. 这些现象的结果事先是没法确定的，所以把它们称为随机现象.

随机现象在生活中随处可见，随机性与人们的生产生活息息相关，直到20世纪初，人们才认识到可以通过量化的方法研究随机现象. 概率论就是通过量化的方法研究随机现象及其规律的一门学科.

2. 随机试验

单独的随机现象由于其结果具有不确定性，初看似乎毫无规律，但人们发现如果研究大量的随机现象，其结果会呈现出一定的规律性，这就是随机现象的统计规律性. 要对随机现象的统计规律性进行研究，就必须对随机现象进行重复观察. 将一次观察视为一次试验，概率论中把满足以下三个条件的试验称为随机试验(random trial)，记为 E：

(1) 试验可以在相同的条件下重复进行；

(2) 每次试验的可能结果不止一个，但事先能知道试验的所有可能结果；

(3) 每次试验的结果事先无法预知.

本书中的试验若无特别声明，均指的是随机试验. 例如：

(1) 抛掷一枚硬币，观察其正面朝上还是反面朝上；

(2) 抛掷一颗均匀的骰子，观察其上面出现的点数；

(3) 在一批既有正品又有次品的产品中随机抽取一件产品，考察其是正品还是次品.

3. 随机事件

对于随机试验，虽然其即将出现的结果是无法确定的，但所有可能的结果是已知的. 在随机试验中，把每一个可能的结果称为样本点(sample point)，记为 ω；把样本点的全体称为样本空间(sample space)，记为 Ω；把由单个样本点组成的集合称为基本事件(elementary event)；把由某些或某个样本点组成的集合称为随机事件(random event)，简称事件，一般用 $A,B,C\cdots$ 表示；把在一次试验中必然会发生的事件称为必然事件(certain event)，也记为 Ω(因为样本空间 Ω 包含所有的基本事件，故在每次试验中都发生，因此称为必然事件)；把在一次试验中不可能发生的事件称为不可能事件(impossible event)，记为 $\varnothing$.

4. 随机事件的概率

在一次随机试验中，对于随机事件 A，它是否发生，事先无法确定. 但人们往往更关注在一次试验中，事件 A 发生的可能性有多大. 表征事件在一次试验中发生的可能性的大小就是概率(probability). 它是概率论中最基本的概念.

5. 概率的公理化定义和性质

定义 5-1 设 E 是随机试验，Ω 是它的样本空间，对 E 的每一个随机事件 A 赋予一个实数，记为 $P(A)$，并且满足以下三个条件：

(1) 非负性：$0 \leqslant P(A) \leqslant 1$；

(2) 规范性：$P(\Omega) = 1$；

(3) 可列可加性：设 $A_1, A_2, \cdots$ 是两两互斥的事件，则有 $P(\bigcup\limits_{i=1}^{\infty} A_i) = \sum\limits_{i=1}^{\infty} P(A_i)$，

则称 $P(A)$ 为事件 A 的概率.

柯尔莫戈洛夫

性质 1 $P(\varnothing) = 0$.

证： $\Omega = \Omega + \varnothing + \varnothing + \varnothing + \cdots$，由概率的可列可加性得

$$P(\Omega) = P(\Omega) + P(\varnothing) + P(\varnothing) + P(\varnothing) + \cdots = 1 \Rightarrow P(\varnothing) = 0$$

性质 2 若 $A_1, A_2, \cdots, A_n$ 是两两互斥的事件，则有

$$P(A_1 \cup A_2 \cup \cdots \cup A_n) = P(A_1) + P(A_2) + \cdots + P(A_n)$$

证： 令 $A_{n+1} = A_{n+2} = \cdots = \varnothing$，于是 $A_iA_j = \varnothing, i, j = 1, 2, \cdots, i \neq j$.

由概率的可列可加性得

$$\begin{aligned} P(A_1 \cup A_2 \cup \cdots \cup A_n) &= P(\bigcup_{k=1}^{\infty} A_k) = \sum_{k=1}^{\infty} P(A_k) = \sum_{k=1}^{n} P(A_k) + 0 \\ &= P(A_1) + P(A_2) + \cdots + P(A_n) \end{aligned}$$

性质 3 设 $\overline{A}$ 是 A 的对立事件，则 $P(\overline{A}) = 1 - P(A)$.

证： 因为 $A \cup \overline{A} = \Omega, A \cap \overline{A} = \varnothing, P(\Omega) = 1$，所以 $1 = P(\Omega) = P(A \cup \overline{A}) = P(A) + P(\overline{A}) \Rightarrow P(\overline{A}) = 1 - P(A)$.

性质 4 若 A、B 为两个事件，且 $A \subset B$，则 $P(B - A) = P(B) - P(A), P(A) \leqslant P(B)$.

证： 因为 $A \subset B$，所以 $B = A \cup (B - A)$. 又 $A \cap (B - A) = \varnothing$，得 $P(B) = P(A) + P(B - A)$. 于是 $P(B - A) = P(B) - P(A)$. 又因 $P(B - A) \geqslant 0$，故

$$P(A) \leqslant P(B)$$

性质 5 对于任意两事件 A、B，有 $P(A \cup B) = P(A) + P(B) - P(AB)$.

证： 因为 $A \cup B = A + (B - AB)$，且 $A \cap (B - AB) = \varnothing$，故

$$P(A \cup B) = P(A) + P(B - AB)$$

又由性质 4 可知 $\quad P(B - AB) = P(B) - P(AB)$

因此可得 $\quad P(A \cup B) = P(A) + P(B) - P(AB)$

性质 5 也叫作**加法公式**，还可以推广到三个事件的情形：

$$\begin{aligned} P(A_1 \cup A_2 \cup A_3) = {} & P(A_1) + P(A_2) + P(A_3) - P(A_1A_2) - \\ & P(A_2A_3) - P(A_1A_3) + P(A_1A_2A_3) \end{aligned}$$

例 5-1 已知 $A \subset B, P(A) = 0.4, P(B) = 0.6$，求

(1) $P(\bar{A}), P(\bar{B})$；(2) $P(A \cup B)$；(3) $P(AB)$；(4) $P(\bar{B}A), P(\bar{A}\bar{B})$；(5) $P(\bar{A}B)$.

解：(1) $P(\bar{A}) = 1 - P(A) = 1 - 0.4 = 0.6, P(\bar{B}) = 1 - P(B) = 1 - 0.6 = 0.4$；

(2) $P(A \cup B) = P(A) + P(B) - P(AB) = P(A) + P(B) - P(A) = 0.6$；

(3) 因为 $A \subset B$，所以 $P(AB) = P(A) = 0.4$；

(4) $P(\bar{B}A) = P(\varnothing) = 0, P(\bar{A}\bar{B}) = P(\overline{A \cup B}) = 1 - P(A \cup B) = 0.4$；

(5) $P(\bar{A}B) = P(B) - P(A) = 0.2$.

5.1.2 随机变量及其分布

1. 随机变量

为了深入研究随机试验的结果，揭示随机现象的统计规律性，需要将随机试验的结果数量化，即把随机试验的结果与实数相对应起来.

(1) 在一个装有红球、白球的袋中任摸一个球，观察摸出球的颜色，若规定“摸出红球”对应数 1，“摸出白球”对应数 0，那么这个试验的每一种可能结果，都有唯一确定的实数与之对应.

(2) 抛掷一颗均匀的骰子，观察其正面出现的点数. 这个试验的结果是数 1，2，3，4，5，6，其本身就可以由数量来表示.

以上例子表明，随机试验的结果都可以通过实数来表示，这个数随着试验结果（样本点）的不同而随之改变. 从某种意义上讲，可以把它看成样本点的函数，这个函数就是人们通常意义上所讲的随机变量.

定义 5-2 设随机试验的样本空间为 Ω，对 Ω 中的每一个样本点 ω，有且仅有一个实数 $X(\omega)$ 与之对应，称此定义在 Ω 上的实值函数 X 为**随机变量**(random variable). 随机变量通常用大写字母 $X, Y, Z, \cdots$ 或希腊字母 $\xi, \eta, \zeta, \cdots$ 表示.

说明：

(1) 随机变量与普通的函数不同.

随机变量是一个函数，但它与普通的一元函数有着本质的差别，普通一元函数是定义在实数轴上的，而随机变量是定义在样本空间上的（样本空间的元素不一定是实数）.

(2) 随机变量的取值具有一定的概率规律.

随机变量随着试验的结果不同而取不同的值，由于试验的各个结果的出现具有一定的概率，因此随机变量的取值也有一定的概率规律.

(3) 随机变量与随机事件的关系.

随机事件包容在随机变量这个范围更广的概念之内. 或者说：随机事件是从静态的观点来研究随机现象，而随机变量则是从动态的观点来研究随机现象.

所以，随机变量概念的产生是概率论发展史上的重大事件，引入随机变量后，对随机现象统计规律的研究，就由对事件及事件概率的研究扩大为对随机变量及其取值规律的研究.

2. 随机变量的分布函数

定义 5-3 设 X 是一个随机变量，称定义域为 $(-\infty, +\infty)$，函数值在 $[0,1]$ 上的实值函数 $F(x) = P\{X \leqslant x\}(-\infty < x < +\infty)$ 为随机变量 X 的分布函数(distribution function)，

记作 $X \sim F(x)$ 或 $F_X(x)$.

分布函数的性质：

(1) 有界性：$0 \leqslant F(x) \leqslant 1$；

(2) 单调不减性：若 $x_1 \leqslant x_2$，则 $F(x_1) \leqslant F(x_2)$；

(3) $F(-\infty) = \lim\limits_{x \to -\infty} F(x) = 0, F(+\infty) = \lim\limits_{x \to +\infty} F(x) = 1$；

(4) 右连续性：$\lim\limits_{x \to x_0^+} F(x) = F(x_0)(-\infty < x_0 < +\infty)$.

由分布函数的定义知

$$P\{a < X \leqslant b\} = P\{X \leqslant b\} - P\{X \leqslant a\} = F(b) - F(a)$$

例 5-2 设一口袋中有六个依次标有数字 1,2,2,3,3,3 的球，从中任意选取一个球，记随机变量 X 为取得的球上标有的数字，求 X 的分布函数.

解：X 可能取的值为 1,2,3，且 X 取这些值的概率依次为 $\frac{1}{6}, \frac{1}{3}, \frac{1}{2}$.

当 $x < 1$ 时，$\{X \leqslant x\}$ 是不可能事件，因此 $F(x) = 0$；

当 $1 \leqslant x < 2$ 时，$\{X \leqslant x\}$ 等同于 $\{X = 1\}$，因此 $F(x) = \frac{1}{6}$；

当 $2 \leqslant x < 3$ 时，$\{X \leqslant x\}$ 等同于 $\{X = 2$ 或 $X = 3\}$，因此 $F(x) = \frac{1}{6} + \frac{1}{3} - \frac{1}{2}$；

当 $x \geqslant 3$ 时，$\{X \leqslant x\}$ 为必然事件，因此 $F(x) = 1$.

由此综合可得，$F(x)$ 的表达式为 $F(x) = \begin{cases} 0, & x < 1 \\ \frac{1}{6}, & 1 \leqslant x < 2 \\ \frac{1}{2}, & 2 \leqslant x < 3 \\ 1, & x \geqslant 3 \end{cases}$

3. 离散型随机变量

定义 5-4 若随机变量 X 的全部可能取值是有限个或可列无限多个，则称这种随机变量为**离散型随机变量**(discrete random variable).

定义 5-5 设离散型随机变量 X 所有可能取的值为 $x_k (k = 1,2,\cdots)$，X 取各个可能值的概率，即事件 $\{X = x_k\}$ 的概率为 $P\{X = x_k\} = p_k, k = 1,2,\cdots$. 称此式为离散型随机变量 X 的分布律. 其中(1) $p_k \geqslant 0, k = 1,2,\cdots$；(2) $\sum\limits_{k=1}^{\infty} p_k = 1$.

离散型随机变量的分布律也可表示为

X	x_1	x_2	$\cdots$	x_n	$\cdots$
P	p_1	p_2	$\cdots$	p_n	$\cdots$

或 $X \sim \begin{pmatrix} x_1 & x_2 & \cdots & x_n & \cdots \\ p_1 & p_2 & \cdots & p_n & \cdots \end{pmatrix}$

离散型随机变量的分布函数为

$$F(x) = P\{X \leqslant x\} = \sum_{x_k \leqslant x} p_k = \sum_{x_k \leqslant x} P\{X = x_k\}$$

例 5-3 抛掷一枚均匀的硬币，令 $X = \begin{cases} 1, & \text{正面朝上} \\ 0, & \text{反面朝上} \end{cases}$，求随机变量 X 的分布函数.

解：$P\{X=1\}=P\{X=0\}=\frac{1}{2}$

当 $x<0$ 时，$F(x)=P\{X\leqslant x<0\}=P(\varnothing)=0$；

当 $0\leqslant x<1$ 时，$F(x)=P\{X\leqslant x\}=P\{X=0\}=\frac{1}{2}$；

当 $x\geqslant 1$ 时，$F(x)=P\{X\leqslant x\}=P\{X=0\}+P\{X=1\}=\frac{1}{2}+\frac{1}{2}=1$. 于是

$$F(x)=\begin{cases}0, & x<0\\ \frac{1}{2}, & 0\leqslant x<1\\ 1, & x\geqslant 1\end{cases}$$

4. 常见的离散型随机变量的分布

1)0-1 分布(two-point distribution)

如果 X 的分布律为

X	0	1
P	$1-p$	p

则称 X 服从 0-1 分布或两点分布，记为 $X\sim B(1,p)$.

说明：两点分布是最简单的一种分布. 任何一个只有两种可能结果的随机现象，比如新生儿是男还是女、明天是否会下雪、种子是否会发芽等，都可用两点分布来描述.

2) 二项分布(binomial distribution)

若 X 的分布律为 $P\{X=k\}=C_n^k p^k q^{n-k}, k=0,1,2,\cdots,n$，则称随机变量 X 服从参数为 n、p 的二项分布，记为 $X\sim B(n,p)$，其中 $q=1-p$.

在概率论中，二项分布是一个非常重要的分布，很多随机现象都能通过二项分布来描述. 图 5-1 所示是两个二项分布的图形.

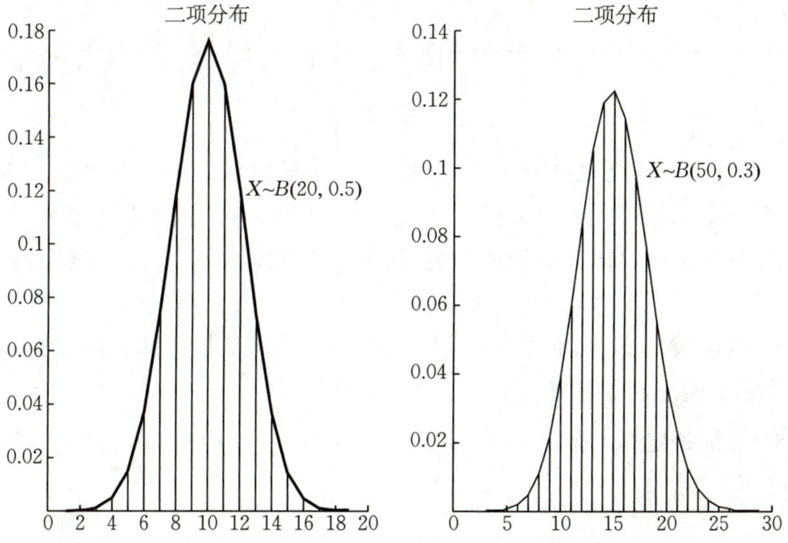

图 5-1

例 5-4 设某学生在期末考试中，共有 5 门课要考，已知该学生每门课及格的概率为 0.8. 试求该学生恰好有 3 门课及格的概率和至少有 3 门课及格的概率.

解：设 A 表示该学生恰好有 3 门课及格；B 表示该学生至少有 3 门课及格.

显然，这是一个 5 重伯努利概型，从而有

$$P(A)=C_5^3\cdot 0.8^3\cdot 0.2^2\approx 0.2048$$

$$P(B)=C_5^3\cdot 0.8^3\cdot 0.2^2+C_5^4\cdot 0.8^4\cdot 0.2^1+C_5^5\cdot 0.8^5\cdot 0.2^0\approx 0.9423$$

3) 泊松分布(poisson distribution)

设随机变量 X 所有可能取的值为 $0,1,2,\cdots$，而取各个值的概率为

$$P\{X=k\}=\frac{\lambda^k e^{-\lambda}}{k!},k=0,1,2,\cdots,\text{其中 }\lambda>0\text{ 是常数}$$

则称 X 服从参数为 λ 的泊松分布，记为 $X\sim P(\lambda)$.

泊松

图 5-2 所示是两个泊松分布的图形.

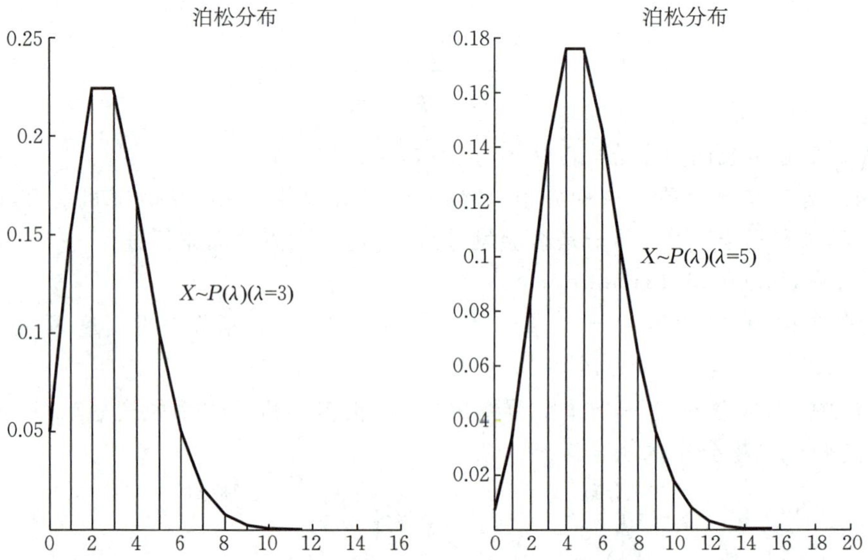

图 5-2

能用泊松分布刻画的随机现象有很多，如服务台在某时间段内接待的服务次数；交换台在某时间段内接到呼叫的次数；矿井在某段时间发生事故的次数；显微镜下相同大小的方格内微生物的数目；单位体积空气中含有某种微粒的数目；单位时间内市级医院急诊病人数；一本书中每页印刷错误的个数.

在二项分布中当参数 n 很大，p 很小时，有关概率的计算是相当麻烦的，为了解决这个问题，1838 年法国数学家泊松提出了泊松定理.

定理 5-1（泊松定理）设 $X\sim B(n,p_n)$，$P\{X=k\}=C_n^k p_n^k(1-p_n)^{n-k}$，且满足 $\lim\limits_{n\to\infty}np_n=\lambda>0$，则对任意非负整数 k，有 $\lim\limits_{n\to\infty}P\{X=k\}=\frac{\lambda^k}{k!}e^{-\lambda}$.

由泊松定理可知，二项分布趋近于泊松分布（要求 n 很大，p 很小，np 适中）.

例 5-5 某十字路口有大量汽车通过，假设每辆汽车在这里发生交通事故的概率为 0.001，如果每天有 5 000 辆汽车通过这个十字路口，求发生交通事故的汽车不少于 2 的概率.

解：设 X 表示“发生交通事故的汽车数”，则 $X \sim B(5\,000, 0.001)$，此处 $\lambda = np = 5000 \times 0.001 = 5$，所求的概率为

$$P\{X \geqslant 2\} = 1 - \sum_{k=0}^{1} C_{5\,000}^{k} (0.001)^k (0.999)^{5\,000-k} \approx 1 - \sum_{k=0}^{1} \frac{5^k \cdot e^{-5}}{k!} \approx 0.959\,57$$

上述结果表明：虽然每辆车发生交通事故的概率很小，但当车辆数增加到一定量时，路口至少有两辆车发生交通事故，几乎成了一件必然事件. 这个例子生动体现了量变到质变的辩证关系，因此，在生活中，做人也好，做事也罢，都不能抱有侥幸心理，否则会酿成大错，以致追悔莫及.

5. 连续型随机变量

定义 5-6 设 X 为随机变量，$F(x)$ 为 X 的分布函数，若存在非负可积函数 $p(x)$，使对任意实数 x，都有 $F(x) = \int_{-\infty}^{x} p(t)\mathrm{d}t$，则称 X 为**连续型随机变量**(continuous random variable)，其中 $p(x)$ 称为 X 的**概率密度函数**(probability density function)，简称**概率密度**.

概率密度的性质：(1) $p(x) \geqslant 0$；(2) $\int_{-\infty}^{+\infty} p(x)\mathrm{d}x = 1$.

连续型随机变量分布函数的性质：

(1) $P\{a < X \leqslant b\} = F(b) - F(a) = \int_{a}^{b} p(x)\mathrm{d}x$；

(2) $P\{X = a\} = \lim\limits_{\Delta x \to 0^+} P\{a - \Delta x < X \leqslant a\} = \lim\limits_{\Delta x \to 0^+} \int_{a-\Delta x}^{a} p(x)\mathrm{d}x = 0$，故对于连续型随机变量 X，有

$$P\{a < X \leqslant b\} = P\{a \leqslant X < b\} = P\{a < X < b\} = P\{a \leqslant X \leqslant b\}$$

(3) 若 $p(x)$ 在点 x 处连续，则 $F'(x) = p(x)$.

6. 常见的连续型随机变量的分布

1) 均匀分布(uniform distribution)

定义 5-7 设连续型随机变量 X 具有概率密度 $p(x) = \begin{cases} \dfrac{1}{b-a}, & a < x < b, \\ 0, & \text{其他} \end{cases}$

则称 X 在区间 (a,b) 上服从均匀分布，记为 $X \sim U(a,b)$.

其分布函数为 $F(x) = \begin{cases} 0, & x \leqslant a \\ \dfrac{x-a}{b-a}, & a < x < b. \\ 1, & x \geqslant b \end{cases}$

2) 指数分布(exponential distribution)

定义 5-8 设连续型随机变量 X 的概率密度为 $p(x) = \begin{cases} \lambda e^{-\lambda x}, & x > 0 \\ 0, & x \leqslant 0 \end{cases}$，

其中 $\lambda > 0$ 为常数，则称 X 服从参数为 λ 的指数分布.

其分布函数为 $F(x)=\begin{cases}1-e^{-\lambda x}, & x>0\\ 0, & x\leqslant 0\end{cases}$.

某些元件或设备的寿命服从指数分布.例如,无线电元件的寿命、电力设备的寿命、动物的寿命等都服从指数分布.

指数分布有一个重要性质——"无记忆性".无记忆性是指经过一定的试验次数或时间后,随机变量的条件概率仍服从相同的分布,即每次事件的发生都是独立的,不受之前发生事件的影响.形象化地说:过去发生的事情都不算数,每次都是新的开始.

这种无记忆性的特性使得指数分布在实际中非常有用,特别是在描述独立随机事件发生的时间间隔时,如婴儿出生的时间间隔、旅客进入机场的时间间隔、打进客服中心电话的时间间隔等.这些事件通常都有无记忆性.

例 5-6 设某类日光灯管的使用寿命 X 服从参数为 $\lambda=1/2\,000$ 的指数分布(单位:h).

(1) 任取一只这种灯管,求能正常使用 1 000 h 以上的概率.

(2) 有一只这种灯管已经正常使用了 1 000 h 以上,求还能使用 1 000 h 以上的概率.

解:X 的分布函数为 $F(x)=\begin{cases}1-e^{-\frac{1}{2\,000}x}, & x>0\\ 0, & x\leqslant 0\end{cases}$.

(1) $P\{X>1\,000\}=1-P\{X\leqslant 1\,000\}=1-F(1\,000)=e^{-\frac{1}{2}}$.

(2) $$P\{X>2\,000\mid X>1\,000\}=\frac{P\{X>2\,000,X>1\,000\}}{P\{X>1\,000\}}=\frac{P\{X>2\,000\}}{P\{X>1\,000\}}$$
$$=\frac{1-P\{X\leqslant 2\,000\}}{1-P\{X\leqslant 1\,000\}}=\frac{1-F(2\,000)}{1-F(1\,000)}=e^{-\frac{1}{2}}.$$

说明:设 A、B 为两个事件,且 $P(B)>0$,称 $P(A\mid B)=\dfrac{P(B)}{P(A)}$ 为在事件 B 发生的条件事件 A 发生的条件概率.本例中,$P\{X>2\,000\mid X>1\,000\}$ 即表示条件概率.

3) 正态分布(normal distribution)

定义 5-9 设连续型随机变量 X 的概率密度为 $p(x)=\dfrac{1}{\sqrt{2\pi}\sigma}e^{-\frac{(x-\mu)^2}{2\sigma^2}}$, $-\infty<x<+\infty$,其中 μ、$\sigma(\sigma>0)$ 为常数,则称 X 服从参数为 μ、σ^2 的正态分布或高斯分布,记为 $X\sim N(\mu,\sigma^2)$.

正态分布的概率密度的几何特征如下.

(1) 曲线关于 $x=\mu$ 对称(见图 5-3);

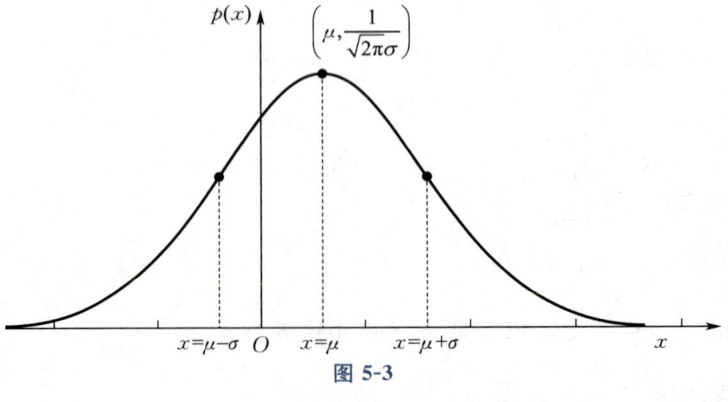

图 5-3

(2) 当 $x=\mu$ 时，$p(x)$ 取得最大值 $\frac{1}{\sqrt{2\pi}\sigma}$；

(3) 当 $x\to\pm\infty$ 时，$p(x)\to 0$；

(4) 曲线在 $x=\mu\pm\sigma$ 处有拐点；

(5) 曲线以 x 轴为渐近线；

(6) 当固定 σ，改变 μ 的大小时，$p(x)$ 图形的形状不变，只是沿着 x 轴作平移变换(见图 5-4)；

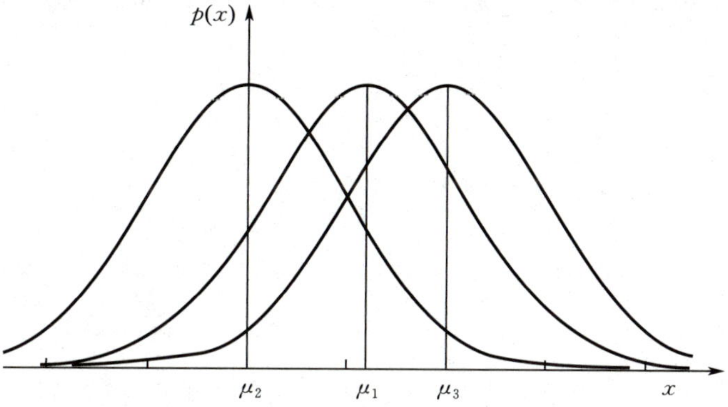

图 5-4

(7) 当固定 μ，改变 σ 的大小时，$p(x)$ 图形的对称轴不变，而形状在改变，σ 越小，图形越高瘦，σ 越大，图形越矮胖(见图 5-5).

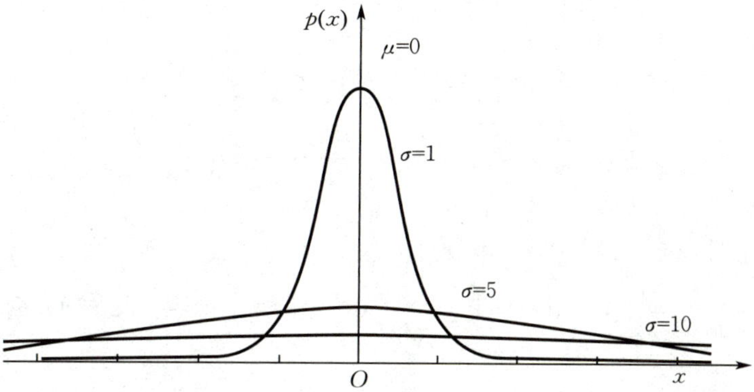

图 5-5

正态分布是最常见、最重要的一种分布，一般来讲，一个随机变量如果受到许多随机因素的影响，而其中每一个因素都不起主导作用，则它服从正态分布. 如测量误差，人的生理特征尺寸(如身高、体重等)，正常情况下生产的产品尺寸(如直径、长度、质量、高度等)都近似服从正态分布.

4) 标准正态分布(standard normal distribution)

当正态分布 $N(\mu,\sigma^2)$ 中的 $\mu=0,\sigma=1$ 时，这样的正态分布称为标准正态分布，记为 $N(0,1)$.

标准正态分布的概率密度表示为 $\varphi(x)=\frac{1}{\sqrt{2\pi}}e^{-\frac{x^2}{2}}, -\infty<x<+\infty$；

标准正态分布的分布函数表示为 $\Phi(x)=\int_{-\infty}^{x}\frac{1}{\sqrt{2\pi}}e^{-\frac{t^2}{2}}dt, -\infty<x<+\infty$.

例 5-7 已知 $X \sim N(0,1)$，求 $P\{1.25 \leqslant X < 2\}$.

解：$P\{1.25 \leqslant X < 2\} = \Phi(2) - \Phi(1.25) = 0.977\,2 - 0.894\,4 = 0.082\,8$.

引理 若 $X \sim N(\mu,\sigma^2)$，则 $Z = \dfrac{X-\mu}{\sigma} \sim N(0,1)$.

证：$Z = \dfrac{X-\mu}{\sigma}$ 的分布函数为 $P\{Z \leqslant x\} = P\left\{\dfrac{X-\mu}{\sigma} \leqslant x\right\} = P\{X \leqslant \mu + \sigma x\} = \dfrac{1}{\sqrt{2\pi}\sigma}\displaystyle\int_{-\infty}^{\mu+\sigma x} e^{-\frac{(t-\mu)^2}{2\sigma^2}} dt$. 令 $\dfrac{t-\mu}{\sigma} = u$，得 $P\{Z \leqslant x\} = \dfrac{1}{\sqrt{2\pi}}\displaystyle\int_{-\infty}^{x} e^{-\frac{u^2}{2}} du = \Phi(x)$，故

$$Z = \frac{X-\mu}{\sigma} \sim N(0,1)$$

例 5-8 已知 $X \sim N(\mu,\sigma^2)$，求 $P\{c \leqslant X \leqslant d\}$.

解：$P\{c \leqslant X \leqslant d\} = \displaystyle\int_{c}^{d} \frac{1}{\sqrt{2\pi}\sigma} e^{-\frac{(x-\mu)^2}{2\sigma^2}} dx$.

令 $\dfrac{x-\mu}{\sigma} = u$，则

$$\begin{aligned}
上式 &= \int_{\frac{c-\mu}{\sigma}}^{\frac{d-\mu}{\sigma}} \frac{1}{\sqrt{2\pi}\sigma} e^{\frac{u^2}{2}} \cdot \sigma du = \int_{\frac{c-\mu}{\sigma}}^{\frac{d-\mu}{\sigma}} \frac{1}{\sqrt{2\pi}} e^{-\frac{u^2}{2}} \cdot du \\
&= \int_{-\infty}^{\frac{d-\mu}{\sigma}} \frac{1}{\sqrt{2\pi}} e^{-\frac{u^2}{2}} \cdot du - \int_{-\infty}^{\frac{c-\mu}{\sigma}} \frac{1}{\sqrt{2\pi}} e^{-\frac{u^2}{2}} \cdot du \\
&= \Phi\left(\frac{d-\mu}{\sigma}\right) - \Phi\left(\frac{c-\mu}{\sigma}\right)
\end{aligned}$$

因而 $P\{c \leqslant X \leqslant d\} = F(d) - F(c) = \Phi\left(\dfrac{d-\mu}{\sigma}\right) - \Phi\left(\dfrac{c-\mu}{\sigma}\right)$. 即

$$P\{c \leqslant X \leqslant d\} = \Phi\left(\frac{d-\mu}{\sigma}\right) - \Phi\left(\frac{c-\mu}{\sigma}\right)$$

例 5-9 证明：$\Phi(-x) = 1 - \Phi(x)$.

证：$\Phi(-x) = \displaystyle\int_{-\infty}^{-x} \frac{1}{\sqrt{2\pi}} e^{-\frac{x^2}{2}} dx = \int_{x}^{+\infty} \frac{1}{\sqrt{2\pi}} e^{-\frac{x^2}{2}} dx = \int_{-\infty}^{+\infty} \frac{1}{\sqrt{2\pi}} e^{-\frac{x^2}{2}} dx - \int_{-\infty}^{x} \frac{1}{\sqrt{2\pi}} e^{-\frac{x^2}{2}} dx = 1 - \Phi(x)$.

由例 5-9 的结论可知，$\Phi(0) = 1 - \Phi(0)$，即 $\Phi(0) = \dfrac{1}{2}$.

5.1.3 随机变量函数的分布

1. 离散型随机变量函数的分布

定义 5-10 如果存在一个函数 $g(X)$，使得随机变量 X、Y 满足 $Y = g(X)$，则称**随机变量 Y 是随机变量 X 的函数**.

设离散型随机变量 X 的概率分布为 $P\{X = x_i\} = p_i, i = 1,2,\cdots$，因为 X 为离散型随机变量，所以 Y 也必然为离散型随机变量. 在这种情形下，可以通过以下方法，求出 X 的函数 Y 的概率分布：先根据自变量 X 的所有可能取值确定函数 Y 的所有可能取值，然后将 Y 取相同值所对

应的概率合并整理(若无相同值则无需合并整理),即可得到函数 Y 的概率分布.

例 5-10 设随机变量 X 具有以下分布律,试求 $Y=X^2$ 的分布律.

X	1	0	-1
p	0.2	0.4	0.4

解:Y 所有可能的取值为 0、1,因为 X 取 1 或 -1 时,对应的 Y 的值都为 1,所以

$$P\{Y=1\}=P\{X=1\}+P\{X=-1\}=0.2+0.4=0.6$$

$$P\{Y=0\}=P\{X=0\}=0.4$$

因此 Y 的分布律为

Y	1	0
p	0.6	0.4

2. 连续型随机变量函数的分布

在这一部分,主要讨论连续型随机变量的函数还是连续型随机变量的情形,此时,人们通常希望能求出随机变量函数的概率密度.一般来讲,有以下两种方法.

方法一,可以通过先求出随机变量函数的分布函数,再求其概率密度.

设已知 X 的分布函数是 $F_X(x)$,则随机变量函数 $Y=g(X)$ 的分布函数可以按照以下方法求得:

$$F_Y(y)=P\{Y\leqslant y\}=P\{g(X)\leqslant y\}=\int_{g(x)\leqslant y} f_X(x)\mathrm{d}x$$

再将两边同时对 y 求导,得 Y 的概率密度 $f_Y(y)$.

例 5-11 设随机变量 X 的概率密度为 $f_X(x)=\begin{cases}\dfrac{x}{8}, & 0<x<4\\ 0, & 其他\end{cases}$,求随机变量 $Y=2X+8$ 的概率密度.

解:先求 $Y=2X+8$ 的分布函数 $F_Y(y)$:

$$F_Y(y)=P\{Y\leqslant y\}=P\{2X+8\leqslant y\}=P\left\{X\leqslant\frac{y-8}{2}\right\}=\int_{-\infty}^{\frac{y-8}{2}} f_X(x)\mathrm{d}x$$

由分布函数求概率密度:

$$f_Y(y)=F'_Y(y)=\left[\int_{-\infty}^{\frac{y-8}{2}} f_X(x)\mathrm{d}x\right]'=f_X\left(\frac{y-8}{2}\right)\left(\frac{y-8}{2}\right)'$$

所以

$$f_Y(y)=\begin{cases}\dfrac{1}{8}\left(\dfrac{y-8}{2}\right)\cdot\dfrac{1}{2}, & 0<\dfrac{y-8}{2}<4\\ 0, & 其他\end{cases}=\begin{cases}\dfrac{y-8}{32}, & 8<y<16\\ 0, & 其他\end{cases}$$

方法二(公式法) 若 $y=g(x)$ 严格单调可导,其反函数为 $x=g^{-1}(y)$,则

$$f_Y(y)=\begin{cases}f_X[g^{-1}(y)]\,|[g^{-1}(y)]'|, & \alpha<y<\beta\\ 0, & 其他\end{cases}$$

证：若 $g(x)$ 为严格单调增函数，则 $g'(x)>0$，因其反函数 $x=g^{-1}(y)$ 存在且亦为严格单调增函数，即 $[g^{-1}(y)]'>0$，则

$$F_Y(y)=P\{Y\leqslant y\}=P\{g(X)\leqslant y\}=P\{X\leqslant g^{-1}(y)\}=F_X[g^{-1}(y)]$$

进而

$$f_Y(y)=f_X[g^{-1}(y)][g^{-1}(y)]'=p_X[g^{-1}(y)]\cdot|[g^{-1}(y)]'|$$

若 $g(x)$ 为严格单调减函数，则 $g(x)'<0$，此时 $[g^{-1}(y)]'<0$，则

$$F_Y(y)=P\{Y\leqslant y\}=P\{g(X)\leqslant y\}=P\{X\geqslant g^{-1}(y)\}=1-F_X[g^{-1}(y)]$$

$$f_Y(y)=-f_X(g^{-1}(y))[g^{-1}(y)]'=f_X(g^{-1}(y))\cdot|[g^{-1}(y)]'|$$

因而证得 $$f_Y(y)=f_X[g^{-1}(y)]\cdot|[g^{-1}(y)]'|$$

例 5-12 设随机变量 $X\sim N(\mu,\sigma^2)$，试证明 X 的线性函数 $Y=aX+b(a\neq 0)$ 也服从正态分布.

证：X 的概率密度为

$$f_X(x)=\frac{1}{\sqrt{2\pi}\sigma}e^{-\frac{(x-\mu)^2}{2\sigma^2}},-\infty<x<+\infty$$

设 $y=g(x)=ax+b$，得 $x=g^{-1}(y)=\dfrac{y-b}{a}$，知 $[g^{-1}(y)]'=\dfrac{1}{a}\neq 0$.

由公式 $f_Y(y)=\begin{cases}f_X[g^{-1}(y)]\cdot|[g^{-1}(y)]'|, & \alpha<y<\beta\\ 0, & \text{其他}\end{cases}$，得 $Y=aX+b$ 的概率密度为

$$\begin{aligned}f_Y(y)&=\frac{1}{|a|}f_X\left(\frac{y-b}{a}\right)\\&=\frac{1}{|a|}\frac{1}{\sqrt{2\pi}\sigma}e^{-\frac{\left(\frac{y-b}{a}-\mu\right)^2}{2\sigma^2}}\\&=\frac{1}{|a|\sigma\sqrt{2\pi}}e^{-\frac{[y-(b+a\mu)]^2}{2(a\sigma)^2}},-\infty<y<+\infty\end{aligned}$$

因此可知 $$Y=aX+b\sim N(a\mu+b,(a\sigma)^2)$$

特别地，当 $a=\dfrac{1}{\sigma}$，$b=-\dfrac{\mu}{\sigma}$ 时，$Y=\dfrac{X-\mu}{\sigma}\sim N(0,1)$.

另外，设随机变量 X 与 Y 相互独立，且 $X\sim N(\mu_1,\sigma_1^2)$，$Y\sim N(\mu_2,\sigma_2^2)$，则 $X+Y\sim N(\mu_1+\mu_2,\sigma_1^2+\sigma_2^2)$.

此结论可推广到 n 个相互独立的随机变量，这条性质在统计中常常会用到.

5.2 随机变量的数字特征

随机变量的分布函数体现了它们全部的变化规律，要获得一个随机变量的分布函数并非易事，但在实际问题中，人们所关注的重点往往并不需要掌握全部信息，而是关注少数的几个特征指标. 比如要比较两个班的学习成绩，通常是比较这两个班考试的平均成绩；要比较两个射手的

射击水平，不仅要看他们射击环数的平均值，还要看其弹着点是集中还是分散的，即考察其技术的稳定性. 随机变量的平均值称为数学期望，随机变量与平均值的偏差程度称为方差. 数学期望和方差都是随机变量常用的数字特征，也是本节讨论的重点.

5.2.1 随机变量的数学期望

1. 离散型随机变量的数学期望(mathematical expectation)

定义 5-11 设离散型随机变量 X 的概率分布为 $P\{X=x_k\}=p_k, k=1,2,\cdots$. 若级数 $\sum\limits_{k-1}^{\infty} x_k p_k$ 绝对收敛，则称级数 $\sum\limits_{k=1}^{\infty} x_k p_k$ 为随机变量 X 的数学期望，记为 $E(X)$. 即 $E(X) - \sum\limits_{k=1}^{\infty} x_k p_k$.

关于定义 5-11 的几点说明如下.

(1)$E(X)$ 是一个实数，而非变量，它是一种概率意义下的加权平均，与一般的平均值不同，它从本质上体现了随机变量 X 可能取值的真正平均值，也称为均值.

(2) 级数的绝对收敛性保证：级数的和不随级数各项次序的改变而改变，之所以这样要求，是因为数学期望是反映随机变量 X 可能取值的平均值，它不应该随可能值的排列次序而改变.

例 5-13 甲、乙两个射手，他们的射击技术分别为

甲射手

击中环数	8	9	10
概率	0.3	0.1	0.6

乙射手

击中环数	8	9	10
概率	0.2	0.5	0.3

哪个射手技术较好？

解： 设甲、乙射手击中的环数分别为 X_1、X_2，则

$$E(X_1)=8\times0.3+9\times0.1+10\times0.6=9.3(\text{环})$$

$$E(X_2)=8\times0.2+9\times0.5+10\times0.3=9.1(\text{环})$$

平均起来甲射手每枪击中 9.3 环，乙射手每枪击中 9.1 环. 因此甲射手的技术要好一些.

2. 常见的离散型随机变量的数学期望

例 5-14 设随机变量 X 服从参数为 n、p 的二项分布，其分布律为

$$P\{X=k\}=C_n^k p^k(1-p)^{n-k}, k=0,1,2,\cdots,n, 0<p<1$$

$$\begin{aligned}
E(X)&=\sum_{k=0}^{n} k\cdot P\{X=k\}=\sum_{k=0}^{n} kC_n^k p^k(1-p)^{n-k}=\sum_{k=0}^{n}\frac{kn!}{k!(n-k)!}p^k(1-p)^{n-k}\\
&=\sum_{k=1}^{n}\frac{np(n-1)!}{(k-1)![(n-1)-(k-1)]!}p^{k-1}(1-p)^{(n-1)-(k-1)}\\
&=np\sum_{k=1}^{n}\frac{(n-1)!}{(k-1)![(n-1)-(k-1)]!}p^{k-1}(1-p)^{(n-1)-(k-1)}\\
&=np[p+(1-p)]^{n-1}=np
\end{aligned}$$

特别地，两点分布 $B(1,p)$ 的数学期望为 p.

例 5-15（泊松分布） 设 $X \sim P(\lambda)$，且分布律为

$$P\{X=k\}=\frac{\lambda^k}{k!}e^{-\lambda}, k=0,1,2,\cdots,\lambda>0$$

则
$$E(X)=\sum_{k=0}^{\infty}k\cdot\frac{\lambda^k}{k!}e^{-\lambda}=e^{-\lambda}\sum_{k=1}^{\infty}\frac{\lambda^{k-1}}{(k-1)!}\cdot\lambda=\lambda e^{-\lambda}\cdot e^{\lambda}=\lambda$$

3. 连续型随机变量的数学期望

定义 5-12 设连续型随机变量 X 的概率密度为 $p(x)$，若积分 $\int_{-\infty}^{+\infty}xp(x)dx$ 绝对收敛，则称积分 $\int_{-\infty}^{+\infty}xp(x)dx$ 的值为随机变量 X 的数学期望，记为 $E(X)$. 即 $E(X)=\int_{-\infty}^{+\infty}xp(x)dx$.

根据定积分的定义和离散型随机变量的数学期望的定义，不难得到连续型随机变量数学期望的积分表达式.

4. 常见的连续型随机变量的数学期望

例 5-16 （均匀分布）设 $X \sim U(a,b)$，其概率密度为 $p(x)=\begin{cases}\frac{1}{b-a}, & a<x<b\\ 0, & 其他\end{cases}$.

则有
$$E(X)=\int_{-\infty}^{+\infty}xp(x)dx=\int_a^b\frac{1}{b-a}x\,dx=\frac{1}{2}(a+b)$$

结论：均匀分布的数学期望位于区间的中点.

例 5-17 （指数分布）设随机变量 X 服从指数分布，其概率密度为 $p(x)=\begin{cases}\lambda e^{-\lambda x}, & x>0\\ 0, & x\leqslant 0\end{cases}$，其中 $\lambda>0$. 则有

$$E(X)=\int_{-\infty}^{+\infty}xp(x)dx=\int_0^{+\infty}x\cdot\lambda e^{-\lambda x}dx=[-xe^{-\lambda x}]_0^{+\infty}+\int_0^{+\infty}e^{-\lambda x}dx=\frac{1}{\lambda}$$

例 5-18 （正态分布）设 $X \sim N(\mu,\sigma^2)$，其概率密度为

$$p(x)=\frac{1}{\sqrt{2\pi}\sigma}e^{-\frac{(x-\mu)^2}{2\sigma^2}},\sigma>0,-\infty<x<+\infty$$

则有
$$E(X)=\int_{-\infty}^{+\infty}xp(x)dx=\int_{-\infty}^{\infty}x\cdot\frac{1}{\sqrt{2\pi}\sigma}e^{-\frac{(x-\mu)^2}{2\sigma^2}}dx$$

令 $\frac{x-\mu}{\sigma}=t\Rightarrow x=\mu+\sigma t$，所以

$$E(X)=\int_{-\infty}^{+\infty}x\cdot\frac{1}{\sqrt{2\pi}\sigma}e^{-\frac{(x-\mu)^2}{2\sigma^2}}dx=\frac{1}{\sqrt{2\pi}}\int_{-\infty}^{+\infty}(\mu+\sigma t)e^{-\frac{t^2}{2}}dt$$

$$=\mu\frac{1}{\sqrt{2\pi}}\int_{-\infty}^{+\infty}e^{-\frac{t^2}{2}}dt+\frac{\sigma}{\sqrt{2\pi}}\int_{-\infty}^{+\infty}te^{-\frac{t^2}{2}}dt=\mu$$

可见，$N(\mu,\sigma^2)$ 中的 μ 正是它的数学期望.

5. 一维离散型随机变量函数的数学期望

若 X 为离散型随机变量，概率分布为 $P\{X=x_k\}=p_k(k=1,2,\cdots)$，$Y=f(X)$ 为 X 的函数，则 Y 的期望为 $E[f(X)]=\sum_{k=1}^{+\infty}f(x_k)p_k$.

6. 一维连续型随机变量函数的数学期望

若 X 为连续型随机变量，它的概率密度为 $p(x)$，则 $E[f(X)]=\int_{-\infty}^{+\infty}f(x)p(x)\mathrm{d}x$.

例 5-19 设随机变量 X 的分布律为

X	-2	0	1	3
P	1/3	1/2	1/12	1/12

求 $E(X^3)$.

解：

$$E(X^3)=(-2)^3\times\frac{1}{3}+0^3\times\frac{1}{2}+1^3\times\frac{1}{12}+3^3\times\frac{1}{12}=-\frac{1}{3}$$

7. 数学期望的性质

(1) 设 C 为常数，则有 $E(C)=C$.

(2) 设 X 是一个随机变量，C 为常数，则有 $E(CX)=CE(X)$.

(3) 设 $X_1,X_2,\cdots,X_n$ 是 n 个随机变量，$a_1,a_2,\cdots,a_n$ 为实数，则有

$$E(\sum_{i=1}^{n}a_iX_i)=\sum_{i=1}^{n}a_iE(X_i)$$

(4) 设 X、Y 是相互独立的随机变量，则有 $E(XY)=E(X)E(Y)$.

例 5-20 一民航送客车载有 20 位旅客自机场开出，旅客有 10 个车站可以下车. 如到达一个车站没有旅客下车就不停车，以 X 表示停车的次数，求 $E(X)$.（设每位旅客在各个车站下车是等可能的，并设各旅客是否下车相互独立）

解：引入随机变量 X_i，$X_i=\begin{cases}0, & \text{在第 } i \text{ 站没有人下车}\\1, & \text{在第 } i \text{ 站有人下车}\end{cases}$，$i=1,2,\cdots,10$.

则

$$X=X_1+X_2+\cdots+X_{10}$$

有 $P\{X_i=0\}=\left(\frac{9}{10}\right)^{20}$，$P\{X_i=1\}=1-\left(\frac{9}{10}\right)^{20}$，$i=1,2,\cdots,10$.

由此 $E(X_i)=1-\left(\frac{9}{10}\right)^{20}$，$i=1,2,\cdots,10$.

于是

$$E(X)=E(X_1+X_2+\cdots+X_{10})=E(X_1)+E(X_2)+\cdots+E(X_{10})=10\left[1-\left(\frac{9}{10}\right)^{20}\right]$$

例 5-21 （你知道自己该交多少保险费吗？）根据生命表知，某年龄段保险者里，一年中每个人死亡的概率为 0.002，现有 10 000 个这类人参加人寿保险，若在死亡时家属可从保险公

司领取 4 000 元赔偿金. 问每人一年须交保险费多少元?

解: 设 1 年中死亡人数为 X, 则 $X \sim B(10\,000, 0.002)$, 于是

$$E(X) = 10\,000 \times 0.002 = 20(\text{人})$$

被保险人所得赔偿金的数学期望应为 $20 \times 4\,000 = 80\,000$(元).

若设每人一年须交保险费为 a 元, 由被保险人交的"纯保险费"与他们所能得到的赔偿金的数学期望相等, 知

$$10\,000a = 80\,000 \Rightarrow a = 8(\text{元})$$

故每人 1 年应向保险公司交保险费 8 元.

例 5-22 按规定, 某车站每天 8:00—9:00, 9:00—10:00 都恰有一辆客车到站, 但到站的时刻是随机的, 且两者到站的时间相互独立. 其规律为

到站时刻	8:10 9:10	8:30 9:30	8:50 9:50
概率	$\frac{1}{6}$	$\frac{1}{2}$	$\frac{1}{3}$

(1) 一旅客 8:00 到车站, 求他候车时间的数学期望;

(2) 一旅客 8:20 到车站, 求他候车时间的数学期望.

解: 设旅客的候车时间为 X(单位为 min).

(1) X 的分布律为

X	10	30	50
p	$\frac{1}{6}$	$\frac{1}{2}$	$\frac{1}{3}$

候车时间的数学期望 $E(X) = 10 \times \frac{1}{6} + 30 \times \frac{3}{6} + 50 \times \frac{2}{6} = \frac{100}{3}$(min).

(2) X 的分布律为

X	10	30	50	70	90
p	$\frac{1}{2}$	$\frac{1}{3}$	$\frac{1}{6} \times \frac{1}{6}$	$\frac{1}{6} \times \frac{1}{2}$	$\frac{1}{6} \times \frac{1}{3}$

候车时间的数学期望为

$$E(X) = 10 \times \frac{1}{2} + 30 \times \frac{1}{3} + 50 \times \frac{1}{6} \times \frac{1}{6} + 70 \times \frac{1}{6} \times \frac{1}{2} + 90 \times \frac{1}{6} \times \frac{1}{3} = \frac{245}{9}(\text{min})$$

例 5-23 (投资决策问题) 某人有 10 万元现金, 想投资某项目, 欲估成功的机会为 30%, 可得利润 8 万元, 失败的机会为 70%, 将损失 2 万元. 若存入银行, 同期间的利率为 5%, 问是否进行此项投资?

解: 设 X 为投资利润, 则其分布律为

X	8	-2
p	0.3	0.7

于是 $$E(X)=8\times0.3-2\times0.7=1(\text{万元})$$

存入银行的利息：$10\times5\%=0.5$(万元)，故应进行此项投资.

在现代经济领域，由于数学期望能够较为直观地反映随机变量的变化规律，所以人们在进行相关经济决策的时候，为了增强经济决策的效率性、科学性，就需要用到数学期望. 比如有一笔资金进行一次为期一年的短期投资，选择哪种方案获得较高的预期利润，此时应用概率论的知识一定可以做出更加理性的决策，从而降低投资风险，提升决策的能力.

5.2.2 随机变量的方差

1. 方差(variance)

定义 5-13 设 X 是一个随机变量，若 $E\{[X-E(X)]^2\}$ 存在，则称 $E\{[X-E(X)]^2\}$ 为 X 的方差，记为 $D(X)$ 或 $\sigma^2(X)$，即 $D(X)=\sigma^2(X)=E\{[X-E(X)]^2\}$. 称 $\sqrt{D(X)}$ 为标准差或均方差，记为 $\sigma(X)$.

注意：方差描述了随机变量 X 取值对于数学期望的分散程度，它的大小可以衡量随机变量取值的稳定性. 如果 $D(X)$ 值大，表示 X 的取值分散程度大，$E(X)$ 的代表性差；而如果 $D(X)$ 值小，则表示 X 的取值比较集中，以 $E(X)$ 作为随机变量的代表性好.

2. 随机变量方差的计算

(1) 利用定义计算. 离散型随机变量的方差为

$$D(X)=\sum_{k=1}^{+\infty}[x_k-E(X)]^2p_k$$

其中，$P\{X=x_k\}=p_k, k=1,2,\cdots$ 是 X 的概率分布.

连续型随机变量的方差为

$$D(X)=\int_{-\infty}^{+\infty}[x-E(X)]^2p(x)\mathrm{d}x$$

其中，$p(x)$ 为 X 的概率密度.

(2) 利用公式计算：

$$D(X)=E(X^2)-[E(X)]^2$$

证：
$$\begin{aligned}D(X)&=E\{[X-E(X)]^2\}=E\{X^2-2XE(X)+[E(X)]^2\}\\&=E(X^2)-2E(X)E(X)+[E(X)]^2\\&=E(X^2)-[E(X)]^2\end{aligned}$$

3. 方差的性质

(1) 设 C 是常数，则有 $D(C)=0$.

证：$D(C)=E(C^2)-[E(C)]^2=C^2-C^2=0$.

(2) 设 X 是一个随机变量，C 是常数，则有 $D(CX)=C^2D(X)$.

证：$D(CX)=E\{[CX-E(CX)]^2\}=C^2E\{[X-E(X)]^2\}=C^2D(X)$.

(3) 设 X、Y 相互独立，$D(X)$、$D(Y)$ 存在，则 $D(X\pm Y)=D(X)+D(Y)$.

证：
$$\begin{aligned}D(X\pm Y)&=E\{[(X\pm Y)-E(X\pm Y)]^2\}=E(\{[X-E(X)]\pm[Y-E(Y)]\}^2)\\&=E\{[X-E(X)]^2\}+E\{[Y-E(Y)]^2\}\pm2E\{[X-E(X)][Y-E(Y)]\}\\&=D(X)+D(Y)\end{aligned}$$

推广:若 $X_1,X_2,\cdots,X_n$ 相互独立,则有

$$D(a_1X_1\pm a_2X_2\pm\cdots\pm a_nX_n)=a_1^2D(X_1)+a_2^2D(X_2)+\cdots+a_n^2D(X_n)$$

4. 常见的随机变量的方差

例 5-24 (二项分布)设随机变量 X 服从参数为 n、p 的二项分布,其概率分布为

$$P\{X=k\}=\mathrm{C}_n^kp^k(1-p)^{n-k},k=0,1,2,\cdots,n,0<p<1$$

则有
$$E(X)=\sum_{k=0}^{n}k\mathrm{C}_n^kp^k(1-p)^{n-k}=np$$

$$\begin{aligned}E(X^2)&=E[X(X-1)+X]=E[X(X-1)]+E(X)=\sum_{k=0}^{n}k(k-1)\mathrm{C}_n^kp^k(1-p)^{n-k}+np\\&=\sum_{k=0}^{n}\frac{k(k-1)n!}{k!(n-k)!}p^k(1-p)^{n-k}+np\\&=n(n-1)p^2\sum_{k=2}^{n}\frac{(n-2)!}{(n-k)!(k-2)!}p^{k-2}(1-p)^{(n-2)-(k-2)}+np\\&=n(n-1)p^2[p+(1-p)]^{n-2}+np=(n^2-n)p^2+np\end{aligned}$$

$$D(X)=E(X^2)-[E(X)]^2=(n^2-n)p^2+np-(np)^2=np(1-p)$$

例 5-25 (泊松分布)设 $X\sim P(\lambda)$,且概率分布为

$$P\{X=k\}=\frac{\lambda^k}{k!}\mathrm{e}^{-\lambda},k=0,1,2,\cdots,\lambda>0$$

则有

$$E(X)=\sum_{k=0}^{+\infty}k\cdot\frac{\lambda^k}{k!}\mathrm{e}^{-\lambda}=\mathrm{e}^{-\lambda}\sum_{k=1}^{+\infty}\frac{\lambda^{k-1}}{(k-1)!}\cdot\lambda=\lambda\mathrm{e}^{-\lambda}\cdot\mathrm{e}^{\lambda}=\lambda$$

$$\begin{aligned}E(X^2)&=E[X(X-1)+X]=\sum_{k=0}^{+\infty}k(k-1)\cdot\frac{\lambda^k}{k!}\mathrm{e}^{-\lambda}+\lambda=\lambda^2\mathrm{e}^{-\lambda}\sum_{k=2}^{+\infty}\cdot\frac{\lambda^{k-2}}{(k-2)!}+\lambda\\&=\lambda^2\mathrm{e}^{-\lambda}\mathrm{e}^{\lambda}+\lambda=\lambda^2+\lambda\end{aligned}$$

所以
$$D(X)=E(X^2)-[E(X)]^2=\lambda^2+\lambda-\lambda^2=\lambda$$

泊松分布的数学期望和方差都等于参数 λ.

例 5-26 (均匀分布)设 $X\sim U(a,b)$,其概率密度为

$$p(x)=\begin{cases}\dfrac{1}{b-a}, & a<x<b\\0, & 其他\end{cases}$$

则有

$$D(X)=E(X^2)-[E(X)]^2=\int_a^b x^2\frac{1}{b-a}\mathrm{d}x-\left(\frac{a+b}{2}\right)^2=\frac{(b-a)^2}{12}$$

例 5-27 (指数分布)设随机变量 X 服从指数分布,其概率密度为 $p(x)=\begin{cases}\lambda\mathrm{e}^{-\lambda x}, & x>0\\0, & x\leqslant 0\end{cases}$,其中 $\lambda>0$.

则有
$$D(X)=E(X^2)-[E(X)]^2=\int_0^{+\infty}x^2\cdot\lambda\mathrm{e}^{-\lambda x}\mathrm{d}x-1/\lambda^2=2/\lambda^2-1/\lambda^2=\frac{1}{\lambda^2}$$

指数分布的数学期望和方差分别为 $1/\lambda$ 和 $1/\lambda^2$.

例 5-28 （正态分布）设 $X \sim N(\mu,\sigma^2)$，其概率密度为

$$f(x)=\frac{1}{\sqrt{2\pi}\sigma}e^{-\frac{(x-\mu)^2}{2\sigma^2}},\sigma>0,-\infty<x<+\infty$$

则有 $$D(X)=\int_{-\infty}^{+\infty}(x-\mu)^2f(x)dx=\int_{-\infty}^{+\infty}(x-\mu)^2\cdot\frac{1}{\sqrt{2\pi}\sigma}e^{-\frac{(x-\mu)^2}{2\sigma^2}}dx$$

令 $\frac{x-\mu}{\sigma}=t$，得

$$D(X)=\frac{\sigma^2}{\sqrt{2\pi}}\int_{-\infty}^{+\infty}t^2e^{-\frac{t^2}{2}}dt=\frac{\sigma^2}{\sqrt{2\pi}}\left(-te^{-\frac{t^2}{2}}\Big|_{-\infty}^{+\infty}+\int_{-\infty}^{+\infty}e^{-\frac{t^2}{2}}dt\right)-0+\frac{\sigma^2}{\sqrt{2\pi}}\sqrt{2\pi}=\sigma^2$$

正态分布的数学期望和方差分别为两个参数 μ 和 σ^2.

例 5-29 已知 $E(X)=3,D(X)=5$，求 $E[(X+2)^2]$.

解：$E[(X+2)^2]=E(X^2+4X+4)=E(X^2)+4E(X)+4$

$$=D(X)+[E(X)]^2+4E(X)+4=5+3^2+4\times3+4=30$$

所以 $$E[(X+2)^2]=30$$

例 5-30 设随机变量 X 具有概率密度 $p(x)=\begin{cases}1+x, & -1\leqslant x<0\\ 1-x, & 0\leqslant x<1\\ 0, & \text{其他}\end{cases}$，求 $D(X)$.

解：
$$E(X)=\int_{-1}^{0}x(1+x)dx+\int_{0}^{1}x(1-x)dx=0$$
$$E(X^2)=\int_{-1}^{0}x^2(1+x)dx+\int_{0}^{1}x^2(1-x)dx=\frac{1}{6}$$

于是 $$D(X)=E(X^2)-[E(X)]^2=\frac{1}{6}-0^2=\frac{1}{6}$$

习　题

一、选择题

1. 已知 $P(A)=0.5,P(B)=0.6,P(B|A)=0.8$，则 $P(A\cup B)=$（　　）.

A. 0.6　　B. 0.7　　C. 0.8　　D. 0.9

2. 设 A、B 为任意两个事件，则下列关系式成立的是（　　）.

A. $(A\cup B)-B=A$　　B. $(A\cup B)-B\supset A$

C. $(A\cup B)-B\subset A$　　D. $(A-B)\cup B=A$

3. 掷一颗质地均匀的骰子，则在出现奇数点的条件下出现 3 点的概率为（　　）.

A. 1/3　　B. 2/3　　C. 1/6　　D. 1/2

4. 某人射击时，中靶的概率为$\frac{3}{4}$，如果射击直至中靶为止，则射击次数为 3 的概率为(　　).

A. $\left(\frac{3}{4}\right)^3$　　B. $\left(\frac{3}{4}\right)^2\times\frac{1}{4}$　　C. $\left(\frac{1}{4}\right)^2\times\frac{3}{4}$　　D. $\left(\frac{1}{4}\right)^3$

5. 设$F_1(x)$与$F_2(x)$分别为随机变量X_1与X_2的分布函数，为使$F(x)=aF_1(x)-bF_2(x)$是某一随机变量的分布函数，在下列给出的各组数值中应取(　　).

A. $a=\frac{3}{5},b=-\frac{2}{5}$　　B. $a=\frac{2}{3},b=\frac{2}{3}$

C. $a=-\frac{1}{2},b=\frac{3}{2}$　　D. $a=\frac{1}{2},b=-\frac{3}{2}$

6. 设随机变量X的概率密度$f(x)=\frac{1}{2}e^{-|x|}$，$-\infty<x<+\infty$，则其分布函数是(　　).

A. $F(x)=\begin{cases}\frac{1}{2}e^x, & x<0\\ 0, & x\geqslant 0\end{cases}$　　B. $F(x)=\begin{cases}\frac{1}{2}e^x, & x<0\\ 1-\frac{1}{2}e^{-x}, & x\geqslant 0\end{cases}$

C. $F(x)=\begin{cases}1-\frac{1}{2}e^{-x}, & x<0\\ 1, & x\geqslant 0\end{cases}$　　D. $F(x)=\begin{cases}\frac{1}{2}e^x, & x<0\\ 1-\frac{1}{2}e^{-x}, & 0\leqslant x<1\\ 1, & x\geqslant 1\end{cases}$

7. 若随机变量ξ与η相互独立，且$\xi\sim N(a_1,\sigma_1^2)$，$\eta\sim N(a_2,\sigma_2^2)$，则$Z=\xi+\eta$仍服从正态分布，且有(　　)成立.

A. $Z\sim N(a_1,\sigma_1^2+\sigma_2^2)$　　B. $Z\sim N(a_1+a_2,\sigma_1\sigma_2)$

C. $Z\sim N(a_1+a_2,\sigma_1^2\sigma_2^2)$　　D. $Z\sim N(a_1+a_2,\sigma_1^2+\sigma_2^2)$

8. 设两个相互独立的随机变量X和Y的方差分别是 4 和 2，则随机变量$3X-2Y$的方差是(　　).

A. 8　　B. 16　　C. 28　　D. 44

9. 对于任意随机变量X、Y，若$E(XY)=E(X)E(Y)$，则(　　).

A. $D(XY)=D(X)D(Y)$　　B. $D(X+Y)=D(X)+D(Y)$

C. X、Y一定相互独立　　D. X、Y不相互独立

10. 设X与Y为两个随机变量，则下列等式中正确的是(　　).

A. $E(X+Y)=E(X)+E(Y)$　　B. $D(X+Y)=D(X)+D(Y)$

C. $E(XY)=E(X)E(Y)$　　D. $D(XY)=D(X)D(Y)$

二、填空题

1. 已知$P(A)=\frac{1}{2}$，$P(B|A)=\frac{1}{3}$，$P(A|B)=\frac{1}{2}$，则$P(A\cup B)=$________.

2. 甲、乙两艘轮船都要在某个泊位停靠 6 h，假定它们在一昼夜的时间段随机地到达，则这两艘船中至少有一艘在泊位停靠时必须等待的概率为________.

3. 某种动物由出生算起活到 20 岁以上的概率是 0.8，活到 25 岁以上的概率是 0.4，如果现在有一只 20 岁的这种动物，它能活到 25 岁以上的概率是________.

4. 若随机变量 A、B 相互独立，$P(A)=0.2$，$P(B)=0.4$，则 $P(AB)=$ ________.

5. 若 $P\{X=i\}=\frac{c}{2^i}(i=0,1,2,3,4)$ 为某个随机变量的概率分布，则 $P\left\{\frac{1}{2}<X<\frac{5}{2}\right\}=$ ________.

6. 设随机变量 $X\sim B(n,p)$，已知 $E(X)=1.6$，$D(X)=1.28$，则参数 $n=$ ________，$p=$ ________.

7. 设随机变量 $X\sim N(2,\sigma^2)$，且 $P\{2<X<4\}=0.3$，则 $P\{X<0\}=$ ________.

8. 设随机变量 X 的概率密度 $f(x)=\begin{cases}\frac{1}{2}, & 0\leqslant x\leqslant 2\\ 0, & 其他\end{cases}$，则 $P\{X>0.4\}=$ ________.

9. 设随机变量 $X\sim N(2,4)$，$Y\sim U(3,5)$，则 $E(3X-2Y)=$ ________.

10. 若随机变量 $X\sim N(1,4)$，$Y\sim N(4,9)$，且 X 与 Y 相互独立，则 $E(X+Y)=$ ________，$D(X+Y)=$ ________.

三、解答题

1. 有朋自远方来，他坐火车、坐船、坐汽车和坐飞机的概率分别为 0.3、0.2、0.3、0.2. 若坐火车来，他迟到的概率为 0.25；若坐船来，他迟到的概率为 0.3；若坐汽车来，他迟到的概率为 0.4；若坐飞机来，则不会迟到. 求他最后可能迟到的概率.

2. 某年级有甲、乙、丙 3 个班，各班人数分别占年级总人数的 $\frac{1}{4}$、$\frac{1}{3}$、$\frac{5}{12}$，已知甲、乙、丙 3 个班中集邮人数分别占该班总人数的 $\frac{1}{2}$、$\frac{1}{4}$、$\frac{1}{5}$，试求：

(1) 从该年级中随机地选取一个人，此人为集邮者的概率；

(2) 从该年级中随机地选取一个人，发现此人是集邮者，求此人属于乙班的概率.

3. 发报台分别以概率 0.6 和 0.4 发出信号“*”和“—”. 由于通信系统受到干扰，当发出信号“*”时，收报台未必收到信号“*”，而是分别以概率 0.8 和 0.2 收到信号“*”和“—”；同样，当发出信号“—”时，收报台分别以概率 0.9 和 0.1 收到信号“—”和“*”，求收报台收到信号“*”的概率.

4. 某厂有三条流水线生产同一产品，每条流水线的产品分别占总量的 30%、25%、45%，又这三条流水线的次品率分别为 0.05、0.04、0.02. 现从出厂的产品中任取一件，问恰好取到次品的概率是多少？

5. 从学校乘汽车到火车站的途中有 3 个交通岗，假设在每个交通岗遇到红灯的事件是相互独立的，并且概率都为 $\frac{1}{4}$，设 X 为途中遇到红灯的次数，求随机变量 X 的分布律及至多遇到一次红灯的概率.

6. 设随机变量 X 的概率密度为 $f(x)=\begin{cases}2x, & 0<x<A \\ 0, & \text{其他}\end{cases}$，试求：

(1) 常数 A；

(2) X 的分布函数；

(3) $P\left\{0<X<\dfrac{1}{2}\right\}$.

7. 设连续型随机变量 X 的分布函数为 $F(x)=\begin{cases}0, & x\leqslant -a \\ A+B\arcsin\dfrac{x}{a}, & -a<x\leqslant a. \\ 1, & x>a\end{cases}$

求：(1) 系数 A、B 的值；

(2) $P\left\{-a<X<\dfrac{a}{2}\right\}$；

(3) 随机变量 X 的概率密度.

8. 设随机变量 X 的概率密度为 $f(x)=A\mathrm{e}^{-|x|}$，$-\infty<x<+\infty$，求：

(1) 系数 A；

(2) $P\{0<X<1\}$；

(3) X 的分布函数.

9. 设汽车在开往甲地途中需经过 4 盏信号灯，每盏信号灯独立地以概率 p 允许汽车通过. 设 X 表示首次停下时已通过的信号灯盏数，求 X 的分布律.

10. 设随机变量 X 具有概率密度 $p(x)=\begin{cases}kx, & 0\leqslant x<3 \\ 2-\dfrac{x}{2}, & 3\leqslant x\leqslant 4. \\ 0, & \text{其他}\end{cases}$

(1) 确定常数 k；

(2) 求 X 的分布函数；

(3) 求 $P\left\{1<X\leqslant\dfrac{7}{2}\right\}$.

11. 设顾客在某银行的窗口等待服务的时间(单位：min) 服从 $\lambda=\dfrac{1}{5}$ 的指数分布，其概率密度为 $f(x)=\begin{cases}\dfrac{1}{5}\mathrm{e}^{-\frac{x}{5}}, & x>0 \\ 0, & \text{其他}\end{cases}$. 某顾客在窗口等待服务，若超过 15 min，他就离开.

(1) 设某顾客某天去银行，求他未等到服务就离开的概率；

(2) 设某顾客一个月要去银行 4 次，求他 4 次中至多有 1 次未等到服务而离开的概率.

12. 国际市场每年对我国某种出口商品的需求量 X(单位:t) 是一个随机变量,它在[2 000,4 000] 上服从均匀分布. 若每售出 1 t,可得外汇 3 万美元,若销售不出而积压,则每吨需保养费 1 万美元. 问应组织多少货源,才能使平均收益最大?

13. 某商店经销商品的利润率 X 的概率密度为 $f(x)=\begin{cases}2(1-x), & 0<x<1 \\ 0, & \text{其他}\end{cases}$,求 $E(X)$、$D(X)$.

14. 已知随机变量 $X\sim N(4,9)$,$Y\sim N(1,16)$,X、Y 相互独立,设 $Z=\frac{1}{4}X+\frac{1}{2}Y$,求 Z 的数学期望和方差.

本章习题参考答案

第 6 章

数理统计初步

数理统计(mathematics statistics)作为数学的一个分支,起源于人口统计、数据调查等描述性统计活动,古已有之,其最早可追溯到公元前2250年大禹治水时期,根据山川土质、人力和物力多寡等因素,将全国分为九州的社会实践活动.现在所谈的数理统计多指诞生于19世纪末20世纪初,伴随着概率论的蓬勃发展而逐渐完善起来的数理统计知识,大致可分为描述统计和推断统计.它是以概率论为理论基础,根据试验或观察到的数据,研究大量随机现象的统计规律性的一门学科.

数理统计在自然科学、医疗卫生、工程技术、管理科学及人文社会科学等诸多领域中得到了越来越广泛而深刻的应用,其研究的内容也随着科学技术和政治、经济与社会的不断发展而逐步扩大.例如,在医学研究中,会产生大量实验或观测数据,这些数据背后隐藏着疾病发展变化趋势、药物疗效和生理机制等的复杂规律.数理统计能够借由这些数据帮助人们推断,甚至发现其背后不为人知的规律性,为进行决策、采取行动提供依据或建议.

从理论上讲,如果对随机现象进行足够多次的观察试验,便能揭示其内在规律性.但在工作中,往往很难对随机现象的全体进行研究,而只能抽取总体中的一部分,测量其数据指标,以期对总体进行估计和推断.

本章将重点介绍抽样分布、区间估计和假设检验等数理统计基础知识.

6.1 抽样分布

6.1.1 数理统计的基本概念

1. 总体和个体

一个统计问题总有它明确的研究对象.研究对象的全体称为总体(母体)(population),总体中每个成员称为个体(individuality).然而在统计研究中,人们往往关心每个个体的一项(或几项)数量指标和该数量指标在总体中的分布情况.这时,每个个体具有的数量指标的全体就是总体.由于每个个体的出现带有随机性,即相应的数量指标值的出现带有随机性.从而可把此种数量指标看作随机变量,并用一个随机变量或其分布来描述总体.

通常,利用随机变量的符号(X、Y、Z等)或分布的符号表示总体.每当说到总体,就是指一个具有确定概率分布的随机变量.例如:在研究某种新药的疗效时,人们通常关心的数量指标就是患者的康复时间,那么,此总体就可以用随机变量X表示,或用其分布函数$F(x)$表示.

2. 样本与样本分布

为推断总体的分布及各种特征,按一定的规则从总体中抽取若干个体进行观察试验,以获得有关总体的信息,这一抽取过程称为"抽样",所抽取的部分个体称为样本(sample).通常记为$(X_1,X_2,\cdots,X_n)$,样本中包含的个体数目n称为样本容量(sample size).

容量为n的样本可以看作n维随机变量.但是,一旦取定一组样本,得到的就是n个具体的数$(x_1,x_2,\cdots,x_n)$,称之为样本的一次观察值,简称样本值.

抽取样本的目的是利用样本对总体进行统计推断,这就要求样本能很好地反映总体的特性且便于处理.为此,需对抽样提出一些要求,通常有两条:

(1) 代表性:$X_1,X_2,\cdots,X_n$中每一个与所考察的总体X有相同的分布;

(2) 独立性:$X_1,X_2,\cdots,X_n$是相互独立的随机变量.

满足上述两条性质的样本称为简单随机样本(random sample).获得简单随机样本的抽样方法称为简单随机抽样.

简单随机样本是一种理想化的样本.对于有限总体,若采用有放回的抽样,则得到的是简单随机样本.对于无限总体,若采用的是无放回的抽样,因总体容量无限,此时无放回的抽样和有放回的抽样区别很小,为了便于处理,可将无放回的抽样所得到的样本近似地看成一个简单随机样本.所以一般考虑的都是简单随机样本,简称为样本.

设总体X的分布函数为$F(x)$,则简单随机样本$X_1,X_2,\cdots,X_n$的联合分布函数为$F(x_1,x_2,\cdots,x_n)=\prod_{i=1}^{n}F(x_i)$,称其为样本分布.特别地,若总体$X$为离散型随机变量,其概率分布为$P\{X=x_i\}=p(x_i)$,$x_i$取遍$X$所有可能值,则样本的概率分布为$p(x_1,x_2,\cdots,x_n)=P\{X_1=x_1,X_2=x_2,\cdots,X_n=x_n\}=\prod_{i=1}^{n}p(x_i)$,称$p(x_1,x_2,\cdots,x_n)$为离散样本的概率密度.

若总体X为连续型随机变量,其概率分布为$f(x)$,则样本的概率分布为$f(x_1,x_2,\cdots,x_n)=$

$\prod_{i=1}^{n} f(x_i)$，称 $f(x_1, x_2, \cdots, x_n)$ 为连续样本的概率密度.

例 6-1 设总体 X 服从两点分布 $B(1,p)$，其中 $0 < p < 1$，$X_1, X_2, \cdots, X_n$ 为来自总体 X 的样本，求 $X_1, X_2, \cdots, X_n$ 的概率分布.

解：总体 X 的概率分布为 $P\{X = i\} = p^i (1-p)^{1-i} (i = 0, 1)$，因为 $X_1, X_2, \cdots, X_n$ 相互独立，且与 X 有相同的分布，所以 $X_1, X_2, \cdots, X_n$ 的概率分布为

$$\begin{aligned} P\{X_1 = x_1, X_2 = x_2, \cdots, X_n = x_n\} &= P\{X_1 = x_1\} P\{X_2 = x_2\} \cdots P\{X_n = x_n\} \\ &= p^{\sum_{i=1}^{n} x_i} (1-p)^{n - \sum_{i=1}^{n} x_i}, \end{aligned}$$

其中，$x_1, x_2, \cdots, x_n$ 在集合 $\{0, 1\}$ 中取值.

例 6-2 设总体 X 服从参数为 $\lambda(\lambda > 0)$ 的指数分布，$X_1, X_2, \cdots, X_n$ 为来自总体 X 的样本，求 $X_1, X_2, \cdots, X_n$ 的概率密度.

解：总体 X 的概率密度为 $p(x) = \begin{cases} \lambda e^{-\lambda x}, & x > 0 \\ 0, & x \leqslant 0 \end{cases}$，因为 $X_1, X_2, \cdots, X_n$ 相互独立，且与 X 有相同的分布，所以 $X_1, X_2, \cdots, X_n$ 的概率密度为

$$p_n(x_1, x_2, \cdots, x_n) = \prod_{i=1}^{n} p(x_i) = \begin{cases} \lambda^n e^{-\lambda \sum_{i=1}^{n} x_i}, & x_i > 0 \\ 0, & \text{其他} \end{cases}$$

3. 统计量

为了由样本推断总体，需要构造一些合适的统计量，再由这些统计量来推断未知总体. 由于构造统计量的目的是推断未知总体，所以统计量就不应该包含总体的未知参数，为此引入统计量的定义.

设 $X_1, X_2, \cdots, X_n$ 为来自总体 X 的一个样本，$f(X_1, X_2, \cdots, X_n)$ 是 $X_1, X_2, \cdots, X_n$ 的函数，若 f 中不含未知参数，则 $f(X_1, X_2, \cdots, X_n)$ 是一个统计量(statistic).

设 $x_1, x_2, \cdots, x_n$ 是相应于样本 $X_1, X_2, \cdots, X_n$ 的观察值，则称 $f(x_1, x_2, \cdots, x_n)$ 是 $f(X_1, X_2, \cdots, X_n)$ 的观察值.

例如，设 X_1、X_2、X_3 为来自正态总体 $N(\mu, \sigma^2)$ 的一个样本，其中 μ 为已知量，σ^2 为未知量，可知 $T_1 = X_1$，$T_2 = X_1 + X_2 e^{X_3}$，$T_3 = \frac{1}{3}(X_1 + X_2 + X_3)$，$T_4 = \max\{X_1, X_2, X_3\}$，$T_5 = X_1 + X_2 - 2\mu$ 都是统计量，$T_6 = \frac{1}{\sigma^2}(X_1^2 + X_2^2 + X_3^2)$ 不是统计量.

4. 几个常用统计量(样本矩)的定义

设 $X_1, X_2, \cdots, X_n$ 为来自总体 X 的一个样本，$x_1, x_2, \cdots, x_n$ 是这一样本的观察值.

(1) 样本平均值 $\overline{X} = \frac{1}{n}\sum_{i=1}^{n} X_i$，其观察值 $\overline{x} = \frac{1}{n}\sum_{i=1}^{n} x_i$.

(2) 样本方差 $S_n^2 = \frac{1}{n}\sum_{i=1}^{n} (X_i - \overline{X})^2 = \frac{1}{n}(\sum_{i=1}^{n} X_i^2 - n\overline{X}^2)$，

其观察值 $s_n^2 = \frac{1}{n}\sum_{i=1}^{n} (x_i - \overline{x})^2 = \frac{1}{n}(\sum_{i=1}^{n} x_i^2 - n\overline{x}^2)$.

(3) 样本标准差 $S_n=\sqrt{S_n^2}=\sqrt{\frac{1}{n}\sum_{i=1}^{n}(X_i-\overline{X})^2}$,其观察值 $s_n=\sqrt{\frac{1}{n}\sum_{i=1}^{n}(x_i-\overline{x})^2}$.

(4) 修正的样本方差

$$S_n^{*2}=\frac{1}{n-1}\sum_{i=1}^{n}(X_i-\overline{X})^2=\frac{1}{n-1}\left(\sum_{i=1}^{n}X_i^2-n\overline{X}^2\right);$$

其观察值 $s_n^{*2}=\frac{1}{n-1}\sum_{i=1}^{n}(x_i-\overline{x})^2=\frac{1}{n-1}\left(\sum_{i=1}^{n}x_i^2-n\overline{x}^2\right)$.

(5) 样本 k 阶(原点) 矩

$$A_k=\frac{1}{n}\sum_{i=1}^{n}X_i^k,k=1,2,\cdots$$

其观察值 $a_k=\frac{1}{n}\sum_{i=1}^{n}x_i^k,k=1,2,\cdots$.

(6) 样本 k 阶中心矩

$$B_k=\frac{1}{n}\sum_{i=1}^{n}(X_i-\overline{X})^k,k=2,3,\cdots$$

其观察值 $b_k=\frac{1}{n}\sum_{i=1}^{n}(x_i-\overline{x})^k,k=2,3,\cdots$.

5. 样本矩的性质

设总体 X 的期望 $E(X)=\mu$,方差 $D(X)=\sigma^2$,$X_1,X_2,\cdots,X_n$ 为来自总体 X 的样本,则有:

(1)$E(\overline{X})=\mu$; (2)$D(\overline{X})=\frac{1}{n}\sigma^2$; (3)$E(S_n^2)=\frac{n-1}{n}\sigma^2$; (4)$E(S_n^{*2})=\sigma^2$.

证: (1)$E(\overline{X})=E\left(\frac{1}{n}\sum_{i=1}^{n}X_i\right)=\frac{1}{n}\sum_{i=1}^{n}E(X_i)=\frac{1}{n}\sum_{i=1}^{n}\mu=\mu$;

(2)$D(\overline{X})=D\left(\frac{1}{n}\sum_{i=1}^{n}X_i\right)=\frac{1}{n^2}\sum_{i=1}^{n}D(X_i)=\frac{1}{n^2}\sum_{i=1}^{n}\sigma^2=\frac{1}{n}\sigma^2$;

(3)$E(S_n^2)=E\left[\frac{1}{n}\sum_{i=1}^{n}X_i^2-\overline{X}^2\right]=\frac{1}{n}\sum_{i=1}^{n}E(X_i^2)-E(\overline{X}^2)=\frac{1}{n}\sum_{i=1}^{n}\{D(X_i)+[E(X_i)]^2\}-$
$\{D(\overline{X})+[E(\overline{X})]^2\}=\frac{1}{n}\sum_{i=1}^{n}(\sigma^2+\mu^2)-\left(\frac{1}{n}\sigma^2+\mu^2\right)=\frac{n-1}{n}\sigma^2$;

(4)$E(S_n^{*2})=E\left(\frac{n}{n-1}S_n^2\right)=\frac{n}{n-1}E(S_n^2)=\sigma^2$.

6.1.2 常用的统计分布

1. χ^2 分布(卡方分布)

定义 6-1 $X_1,X_2,\cdots,X_n$ 相互独立,同服从 $N(0,1)$ 分布,则统计量 $\chi_n^2=X_1^2+X_2^2+\cdots+X_n^2$ 服从自由度为 n 的 χ^2 分布,记为 $\chi_n^2\sim\chi^2(n)$. 自由度(degrees of freedom):$\chi_n^2=X_1^2+X_2^2+\cdots+X_n^2$ 中右端包含独立变量的个数.

$\chi^2(n)$ 分布的概率密度为 $f(x)=\begin{cases}\dfrac{1}{2^{n/2}\Gamma\left(\dfrac{n}{2}\right)}x^{\frac{n}{2}-1}\mathrm{e}^{-\frac{x}{2}}, & x>0\\ 0, & x\leqslant 0\end{cases}$. χ^2 分布的概率密度曲线如图 6-1 所示.

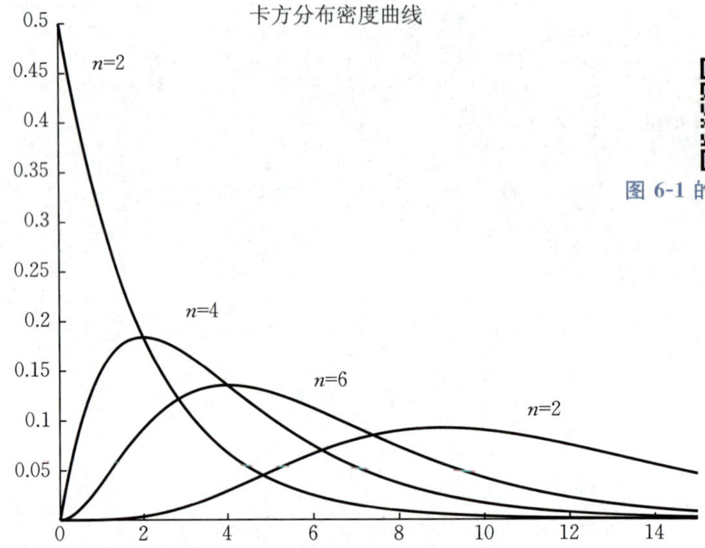

图 6-1 的 Baltamatica 代码

图 6-1

性质(χ^2 分布的可加性)　设 $\chi_1^2\sim\chi^2(n_1)$,$\chi_2^2\sim\chi^2(n_2)$,并且 χ_1^2、χ_2^2 相互独立,则 $\chi_1^2+\chi_2^2\sim\chi^2(n_1+n_2)$.

此性质可以推广到多个随机变量的情形:设 $\chi_i^2\sim\chi^2(n_i)$,并且 $\chi_i^2(i=1,2,\cdots,m)$ 相互独立,则 $\sum\limits_{i=1}^{m}\chi_i^2\sim\chi^2(n_1+n_2+\cdots+n_m)$.

例 6-3　若 $X_1,X_2,\cdots,X_6$ 为来自正态总体 $N(0,1)$ 的一组样本,求 C_1、C_2,使得 $Y=C_1(X_1+X_2)^2+C_2(X_3+X_4+X_5+X_6)^2$ 服从 χ^2 分布.

解:$X_1+X_2\sim N(0,2)$,则 $\dfrac{X_1+X_2}{\sqrt{2}}\sim N(0,1)$;

$X_3+X_4+X_5+X_6\sim N(0,4)$,则 $\dfrac{X_3+X_4+X_5+X_6}{\sqrt{4}}\sim N(0,1)$,且

$\dfrac{X_1+X_2}{\sqrt{2}}$ 与 $\dfrac{X_3+X_4+X_5+X_6}{\sqrt{4}}$ 相互独立,所以

$\left(\dfrac{X_1+X_2}{\sqrt{2}}\right)^2+\left(\dfrac{X_3+X_4+X_5+X_6}{\sqrt{4}}\right)^2\sim\chi^2(2)$. 则 $C_1=1/2$,$C_2=1/4$.

2. t 分布

定义 6-2　设 $X\sim N(0,1)$,$Y\sim\chi^2(n)$,且 X、Y 相互独立,则称随机变量 $T=\dfrac{X}{\sqrt{Y/n}}$

服从自由度为 n 的 t 分布，记为 $T\sim t(n)$. t 分布又称为学生氏分布.

$t(n)$ 分布的概率密度为 $h(t)=\dfrac{\Gamma\left(\dfrac{n+1}{2}\right)}{\sqrt{\pi n}\,\Gamma\left(\dfrac{n}{2}\right)}\left(1+\dfrac{t^2}{n}\right)^{-\frac{n+1}{2}}$, $\quad -\infty<t<+\infty$，当 n 充分大时，其概率密度曲线类似于标准正态分布的概率密度曲线(见图 6-2).

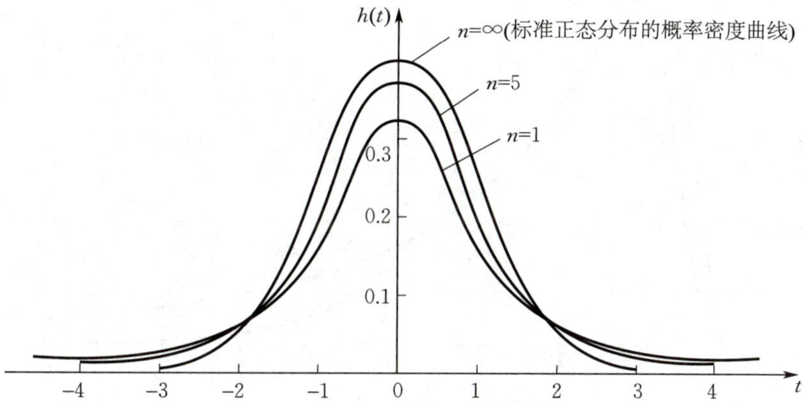

图 6-2

例 6-4 设 $X\sim N(\mu,\sigma^2)$，$\dfrac{Y}{\sigma^2}\sim\chi^2(n)$，且 X、Y 相互独立，求 $T=\dfrac{X-\mu}{\sqrt{Y/n}}$ 的概率分布.

解：因为 $X\sim N(\mu,\sigma^2)$，所以 $\dfrac{X-\mu}{\sigma}\sim N(0,1)$，又 $\dfrac{Y}{\sigma^2}\sim\chi^2(n)$，且 X、Y 相互独立，$\dfrac{X-\mu}{\sigma}$ 与 $\dfrac{Y}{\sigma^2}$ 相互独立，由定理得 $T=\dfrac{X-\mu}{\sqrt{Y/n}}=\dfrac{(X-\mu)/\sigma}{\sqrt{(Y/\sigma^2)/n}}\sim t(n)$，即 $T=\dfrac{X-\mu}{\sqrt{Y/n}}$ 服从自由度为 n 的 t 分布.

3. F 分布

定义 6-3 设 $X\sim\chi^2(n_1)$，$Y\sim\chi^2(n_2)$，且 X、Y 相互独立，则称随机变量 $F=\dfrac{X/n_1}{Y/n_2}$ 服从自由度为(n_1,n_2)的 F 分布，记为 $F\sim F(n_1,n_2)$.

$F(n_1,n_2)$ 分布的概率密度为

$$\psi(y)=\begin{cases}\dfrac{\Gamma\left(\dfrac{n_1+n_2}{2}\right)\left(\dfrac{n_1}{n_2}\right)^{\frac{n_1}{2}}y^{\frac{n_1}{2}-1}}{\Gamma\left(\dfrac{n_1}{2}\right)\Gamma\left(\dfrac{n_2}{2}\right)\left[1+\left(\dfrac{n_1 y}{n_2}\right)\right]^{\frac{n_1+n_2}{2}}}, & y>0\\ 0, & \text{其他}\end{cases}.$$

F 分布有以下性质：若 $F\sim F(n_1,n_2)$，则 $\dfrac{1}{F}\sim F(n_2,n_1)$. F 分布的概率密度曲线如图 6-3 所示.

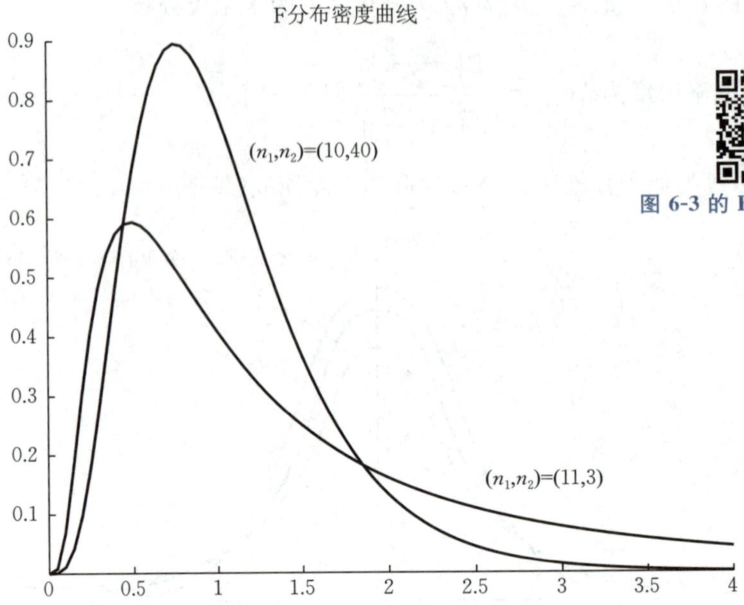

图 6-3

图 6-3 的 Baltamatica 代码

例 6-5 已知 $T \sim t(n)$，试证 $T^2 \sim F(1,n)$.

证：因为 $T \sim t(n)$，由定义有 $T = \dfrac{X}{\sqrt{Y/n}}$，其中 $X \sim N(0,1)$，$Y \sim \chi^2(n)$，且 X、Y 相互独立，那么 $X^2 \sim \chi^2(1)$，且 X^2 与 Y 相互独立，由定义有 $T^2 = \dfrac{X^2}{Y/n} \sim F(1,n)$，由 F 分布的性质知 $\dfrac{1}{T^2} \sim F(n,1)$.

4. 分位数(quantile)

定义 6-4 对于总体 X 和给定的 $\alpha(0<\alpha<1)$，若存在 x_α，使 $P\{X \leqslant x_\alpha\} = \alpha$，则称 x_α 为 X 的分布的 α 分位数(分位点).

1) 正态分布的分位数 u_α

设 X 服从标准正态分布 $N(0,1)$，$N(0,1)$ 的 α 分位数 u_α 满足

$$P\{X \leqslant u_\alpha\} = \frac{1}{\sqrt{2\pi}}\int_{-\infty}^{u_\alpha} e^{-\frac{x^2}{2}}\,dx = P\{X \leqslant u_\alpha\} = \Phi(u_\alpha) = \alpha$$

即
$$\Phi(u_\alpha) = \alpha$$

根据正态分布的对称性知
$$u_{1-\alpha} = -u_\alpha$$

2) t 分布的分位数 $t_\alpha(n)$

对于给定的 $\alpha(0<\alpha<1)$，称满足条件 $P\{t \leqslant t_\alpha(n)\} = \alpha$ 的点 $t_\alpha(n)$ 为 t 分布的 α 分位数.

由 t 分布的对称性知 $t_{1-\alpha}(n) = -t_\alpha(n)$.

3) χ^2 分布的分位数 $\chi^2_\alpha(n)$

对于给定的正数 $\alpha(0<\alpha<1)$，称满足条件 $P\{\chi^2 \leqslant \chi^2_\alpha(n)\} = \alpha$ 的点 $\chi^2_\alpha(n)$ 为 $\chi^2(n)$ 分布的 α 分位数.

4) F 分布的分位数 $F_\alpha(n_1,n_2)$

对于给定的 $\alpha(0<\alpha<1)$，称满足条件 $P\{F\leqslant F_\alpha(n_1,n_2)\}=\alpha$ 的点 $F_\alpha(n_1,n_2)$ 为 $F(n_1,n_2)$ 分布的 α 分位数.

F 分布的 α 分位数具有如下性质：$F_{1-\alpha}(n_1,n_2)=\dfrac{1}{F_\alpha(n_2,n_1)}$.

6.1.3 抽样定理

由于统计量依赖于样本，而样本又是随机变量，故统计量也是随机变量，因而就有一定的分布，称这个分布为“抽样分布”(sampling distribution). 即抽样分布就是统计量的分布. 下面讨论正态总体的抽样分布.

定理 6-1 设随机变量 $X_1,X_2,\cdots,X_n$ 相互独立，且 $X_i\sim N(\mu_i,\sigma_i^2)(i=1,2,\cdots,n)$，则它们的任一确定的线性函数 $\sum\limits_{i=1}^{n}C_iX_i\sim N(\sum\limits_{i=1}^{n}C_i\mu_i,\sum\limits_{i=1}^{n}C_i^2\sigma_i^2)$，其中 $C_1,C_2,\cdots,C_n$ 为不全为零的常数.

1. 单个正态总体的情形

设样本 $X_1,X_2,\cdots,X_n$ 来自总体 X，而 $X\sim N(\mu,\sigma^2)$，则

(1) 样本均值 $\overline{X}=\dfrac{1}{n}\sum\limits_{i=1}^{n}X_i\sim N(\mu,\sigma^2/n)$，或 $U=\dfrac{\overline{X}-\mu}{\sigma}\cdot\sqrt{n}\sim N(0,1)$.

(2) $V=\dfrac{S_n^2}{\frac{\sigma^2}{n}}=\dfrac{nS_n^2}{\sigma^2}=\dfrac{(n-1)S_n^{*2}}{\sigma^2}=\dfrac{1}{\sigma^2}\sum\limits_{i=1}^{n}(X_i-\overline{X})^2\sim\chi^2(n-1)$，其中 S_n^2 是样本方差.

(3) $\overline{X}$ 与 S_n^2 独立.

推论 设 $X_1,X_2,\cdots,X_n$ 为来自总体 X 的样本，$\overline{X}$、S_n^{*2} 分别是样本均值和修正样本方差，则有

$$T=\frac{\overline{X}-\mu}{S_n^*/\sqrt{n}}=\frac{\overline{X}-\mu}{S_n/\sqrt{n-1}}\sim t(n-1)$$

证：因为 $U=\dfrac{\overline{X}-\mu}{\sigma/\sqrt{n}}\sim N(0,1)$，$V=\dfrac{(n-1)S_n^{*2}}{\sigma^2}\sim\chi^2(n-1)$，且两者相互独立，由 t 分布的定义知

$$T=\frac{U}{\sqrt{\frac{V}{n-1}}}=\frac{\overline{X}-\mu}{\sigma/\sqrt{n}}\Big/\sqrt{\frac{(n-1)S_n^{*2}}{\sigma^2(n-1)}}=\frac{\overline{X}-\mu}{S_n/\sqrt{n-1}}\sim t(n-1)$$

2. 两个正态总体的情形

定理 6-2 设总体 $X\sim N(\mu_1,\sigma_1^2)$，$Y\sim N(\mu_2,\sigma_2^2)$，$X$ 与 Y 相互独立，样本 $X_1,X_2,\cdots,X_{n_1}$ 与 $Y_1,Y_2,\cdots,Y_{n_2}$ 分别来自总体 X 和 Y，则

(1) $\overline{X}-\overline{Y}\sim N\left(\mu_1-\mu_2,\dfrac{\sigma_1^2}{n_1}+\dfrac{\sigma_2^2}{n_2}\right)$ 或 $\dfrac{(\overline{X}-\overline{Y})-(\mu_1-\mu_2)}{\sqrt{\sigma_1^2/n_1+\sigma_2^2/n_2}}\sim N(0,1)$；

(2) 当 $\sigma_1^2=\sigma_2^2=\sigma^2$ 时，$T=\dfrac{(\overline{X}-\overline{Y})-(\mu_1-\mu_2)}{S_w\sqrt{\frac{1}{n_1}+\frac{1}{n_2}}}\sim t(n_1+n_2-2)$，

其中，

$$S_w^2=\frac{(n_1-1)S_1^{*2}+(n_2-1)S_2^{*2}}{n_1+n_2-2},S_w=\sqrt{S_w^2}$$

S_1^{*2} 和 S_2^{*2} 分别是来自两个总体样本的修正样本方差；

(3) $F=\dfrac{S_1^{*2}/\sigma_1^2}{S_2^{*2}/\sigma_2^2}\sim F(n_1-1,n_2-1)$.

证：因为

$$\overline{X}-\overline{Y}\sim N\left(\mu_1-\mu_2,\frac{\sigma^2}{n_1}+\frac{\sigma^2}{n_2}\right)$$

所以

$$U=\frac{(\overline{X}-\overline{Y})-(\mu_1-\mu_2)}{\sigma\sqrt{\dfrac{1}{n_1}+\dfrac{1}{n_2}}}\sim N(0,1)$$

由于 $\dfrac{(n_1-1)S_1^{*2}}{\sigma^2}\sim\chi^2(n_1-1)$，$\dfrac{(n_2-1)S_2^{*2}}{\sigma^2}\sim\chi^2(n_2-1)$，且它们相互独立，故根据 χ^2 分布的可加性知

$$V=\frac{(n_1-1)S_1^{*2}}{\sigma^2}+\frac{(n_2-1)S_2^{*2}}{\sigma^2}\sim\chi^2(n_1+n_2-2)$$

由于 U 与 V 相互独立，按 t 分布的定义得

$$T=\frac{U}{\sqrt{V/(n_1+n_2-2)}}=\frac{(\overline{X}-\overline{Y})-(\mu_1-\mu_2)}{S_w\sqrt{\dfrac{1}{n_1}+\dfrac{1}{n_2}}}\sim t(n_1+n_2-2)$$

(3) $\dfrac{(n_1-1)S_1^{*2}}{\sigma_1^2}\sim\chi^2(n_1-1)$，$\dfrac{(n_2-1)S_2^{*2}}{\sigma_2^2}\sim\chi^2(n_2-1)$，又 S_1^{*2}、S_2^{*2} 相互独立，则由 F 分布的定义知

$$\frac{(n_1-1)S_1^{*2}}{(n_1-1)\sigma_1^2}\Bigg/\frac{(n_2-1)S_2^{*2}}{(n_2-1)\sigma_2^2}\sim F(n_1-1,n_2-1)$$

即

$$F=\frac{S_1^{*2}/\sigma_1^2}{S_2^{*2}/\sigma_2^2}\sim F(n_1-1,n_2-1)$$

例 6-6 设 X_1,X_2,X_3,X_4 来自正态总体 $X\sim N(0,\sigma^2)$，求统计量 $T=\dfrac{X_1+X_2}{\sqrt{X_3^2+X_4^2}}$ 的分布.

解：由于 $X_1+X_2\sim N(0,2\sigma^2)$，因此 $\dfrac{X_1+X_2}{\sqrt{2\sigma^2}}\sim N(0,1)$.

因为 $\dfrac{X_3}{\sqrt{\sigma^2}}$ 与 $\dfrac{X_4}{\sqrt{\sigma^2}}$ 相互独立，且服从相同的分布 $N(0,1)$，所以 $\dfrac{X_3^2}{\sigma^2}+\dfrac{X_4^2}{\sigma^2}\sim\chi^2(2)$.

由 t 分布的定义知 $\dfrac{\dfrac{X_1+X_2}{\sqrt{2\sigma^2}}}{\sqrt{\dfrac{X_3^2+X_4^2}{2\sigma^2}}}\sim t(2)$，即 $\dfrac{X_1+X_2}{\sqrt{X_3^2+X_4^2}}\sim t(2)$.

例 6-7 设总体 $X \sim N(0,\sigma^2)$，$X_1, X_2, \cdots X_n, X_{n+1}, \cdots, X_{n+m}$ 为来自总体 X 的容量为 $n+m$ 的一个样本，试求统计量 $T = \dfrac{\sqrt{m}\sum\limits_{i=1}^{n} X_i}{\sqrt{n}\sqrt{\sum\limits_{i=n+1}^{n+m} X_i^2}}$ 的概率分布.

解：由于 $X_1, X_2, \cdots, X_{n+m}$ 相互独立且 $\dfrac{X_i}{\sigma} \sim N(0,1)$，则有 $\sum\limits_{i=1}^{n}\left(\dfrac{X_i}{\sigma}\right) \sim N(0,n)$ 或 $\dfrac{\sum\limits_{i=1}^{n}\left(\dfrac{X_i}{\sigma}\right)}{\sqrt{n}} \sim N(0,1)$，且 $\sum\limits_{i=n+1}^{n+m}\left(\dfrac{X_i}{\sigma}\right)^2 \sim \chi^2(m)$.

又因为 $\sum\limits_{i=1}^{n}\left(\dfrac{X_i}{\sigma}\right)/\sqrt{n}$ 与 $\sum\limits_{i=n+1}^{n+m}\left(\dfrac{X_i}{\sigma}\right)^2$ 相互独立，再由 t 分布的定义得

$$\frac{\sum\limits_{i=1}^{n}(X_i/\sigma)/\sqrt{n}}{\sqrt{\sum\limits_{i=n+1}^{n+m}(X_i/\sigma)^2/m}} \sim t(m)$$

即

$$T = \frac{\sqrt{m}\sum\limits_{i=1}^{n} X_i}{\sqrt{n}\sqrt{\sum\limits_{i=n+1}^{n+m} X_i^2}} \sim t(m)$$

6.2 区间估计

本节讨论参数的区间估计. 在区间估计理论中，被广泛接受的一个概念是在 1934 年由奈曼提出的置信区间. 置信区间给出参数的一个估计区间，从而使得可以较为确信地认为未知参数的真实值被包含在该区间内.

6.2.1 置信区间的概念

1. 置信区间的概念

设总体 X 的分布函数为 $F(x;\theta)$，θ 为未知函数，$X_1, X_2, \cdots, X_n$ 为来自总体 X 的样本，若对于给定值 $\alpha(0<\alpha<1)$，存在两个统计量 $\hat{\theta}_1 = \hat{\theta}_1(X_1, X_2, \cdots, X_n)$ 和 $\hat{\theta}_2 = \hat{\theta}_2(X_1, X_2, \cdots, X_n)$，满足 $P\{\hat{\theta}_1 \leqslant \theta \leqslant \hat{\theta}_2\} = 1-\alpha$，则称区间 $[\hat{\theta}_1, \hat{\theta}_2]$ 是 θ 的置信度为 $1-\alpha$ 的置信区间(confidence interval)，$\hat{\theta}_1$ 和 $\hat{\theta}_2$ 分别称为置信区间的置信下限和置信上限，$1-\alpha$ 称为置信度(confidence level).

被估计的参数 θ 虽然未知，但它是一个常数，没有随机性，而区间 $[\hat{\theta}_1, \hat{\theta}_2]$ 是随机的. 因此定义中表达式 $P\{\hat{\theta}_1 \leqslant \theta \leqslant \hat{\theta}_2\} = 1-\alpha$ 的本质是：区间 $[\hat{\theta}_1, \hat{\theta}_2]$ 以 $1-\alpha$ 的概率包含着参数 θ 的真值.

由置信区间的定义可见，对参数 θ 作区间估计，就是要设法找出两个只依赖于样本的界限 $\hat{\theta}_1 = \hat{\theta}_1(X_1, X_2, \cdots, X_n)$ 和 $\hat{\theta}_2 = \hat{\theta}_2(X_1, X_2, \cdots, X_n)$，一旦有了样本，就可以把 θ 估计在区间 $[\hat{\theta}_1, \hat{\theta}_2]$ 内.

2. 求置信区间的一般步骤(共3步)

(1) 寻求一个样本 $X_1, X_2, \cdots, X_n$ 的函数:$Z = Z(X_1, X_2, \cdots, X_n; \theta)$,其中仅包含待估参数 θ,并且 Z 的分布已知且不依赖于任何未知参数(包括 θ).

(2) 对于给定的置信度 $1-\alpha$,决定出两个常数 a、b,使

$$P\{a \leqslant Z(X_1, X_2, \cdots, X_n; \theta) \leqslant b\} = 1-\alpha$$

(3) 若能从 $a \leqslant Z(X_1, X_2, \cdots, X_n; \theta) \leqslant b$ 得到等价的不等式 $\hat{\theta}_1 \leqslant \theta \leqslant \hat{\theta}_2$,其中 $\hat{\theta}_1 = \hat{\theta}_1(X_1, X_2, \cdots, X_n)$,$\hat{\theta}_2 = \hat{\theta}_2(X_1, X_2, \cdots, X_n)$ 都是统计量,则 $[\hat{\theta}_1, \hat{\theta}_2]$ 就是 θ 的一个置信度为 $1-\alpha$ 的置信区间.

6.2.2 单个正态总体均值与方差的区间估计

设给定置信度 $1-\alpha$,并设 $X_1, X_2, \cdots, X_n$ 为来自总体 $X \sim N(\mu, \sigma^2)$ 的样本,$\overline{X}$、S_n^{*2} 分别是样本均值和修正样本方差.

1. σ^2 已知,均值 μ 的置信区间

μ 的一个置信度为 $1-\alpha$ 的置信区间为 $\left[\overline{X} - \frac{\sigma}{\sqrt{n}} u_{1-\frac{\alpha}{2}}, \overline{X} + \frac{\sigma}{\sqrt{n}} u_{1-\frac{\alpha}{2}}\right]$.

推导过程如下:

因为 $U = \dfrac{\overline{X}-\mu}{\sigma/\sqrt{n}} \sim N(0,1)$,标准正态分布 $N(0,1)$ 中不含任何未知参数,由标准正态分布的 α 分位数的定义知

$$P\left\{\left|\frac{\overline{X}-\mu}{\sigma/\sqrt{n}}\right| \leqslant u_{1-\frac{\alpha}{2}}\right\} = 1-\alpha, \text{即 } P\left\{\overline{X} - \frac{\sigma}{\sqrt{n}} u_{1-\frac{\alpha}{2}} \leqslant \mu \leqslant \overline{X} + \frac{\sigma}{\sqrt{n}} u_{1-\frac{\alpha}{2}}\right\} = 1-\alpha$$

于是得 μ 的一个置信度为 $1-\alpha$ 的置信区间为 $\left[\overline{X} - \frac{\sigma}{\sqrt{n}} u_{1-\alpha/2}, \overline{X} + \frac{\sigma}{\sqrt{n}} u_{1-\alpha/2}\right]$.

这样的置信区间常写成 $\left[\overline{X} \pm \frac{\sigma}{\sqrt{n}} u_{1-\alpha/2}\right]$,其置信区间的长度为 $2 \times \frac{\sigma}{\sqrt{n}} u_{1-\alpha/2}$.

例 6-8 一家制药厂在生产一批新药时,为了检测药品质量,对12瓶药品进行了质量检测(单位:g),得到的质量数据如下:506,500,495,488,504,486,505,513,521,520,512,485. 假设药品质量服从正态分布,且已知方差为 $\sigma^2 = 100$,试求药品的平均质量 μ 的置信度为 $1-\alpha$ 的置信区间(分别取 $\alpha = 0.10$ 和 $\alpha = 0.05$).

解:$\sigma = 10$,$n = 12$,计算得样本均值 $\overline{x} = 502.92$.

(1) 当 $\alpha = 0.10$ 时,$1 - \frac{\alpha}{2} = 0.95$,查表得 $u_{1-\alpha/2} = u_{0.95} = 1.645$,则

$$\overline{x} - \frac{\sigma}{\sqrt{n}} u_{1-\alpha/2} = 502.92 - \frac{10}{\sqrt{12}} \times 1.645 = 498.17$$

$$\overline{x} + \frac{\sigma}{\sqrt{n}} u_{1-\alpha/2} = 502.92 + \frac{10}{\sqrt{12}} \times 1.645 = 507.67$$

即 μ 的置信度为 0.9 的置信区间为 [498.17, 507.67].

(2) 当 $\alpha = 0.05$ 时,$1 - \frac{\alpha}{2} = 0.975$,查表得 $u_{1-\alpha/2} = u_{0.975} = 1.960$,同理可得 μ 的置信度为

0.95 的置信区间为[497.26,508.58].

从上例可以看出，当置信度 $1-\alpha$ 较大时，置信区间也较大；当置信度 $1-\alpha$ 较小时，置信区间也较小.

从以上解题过程还可以看出，求未知参数的区间估计最关键一步是，选择合适的函数并求出它的分布；其次是对给定的实数 α，查分位数表求出分位数，通过不等式变形得到参数的区间估计.

除了查分位数表求分位数，也可以借助数学软件自带的函数包获取分位数. 例如，在 Baltamatica 软件中可以使用函数 norminv(p,mu,sigma) 以获得正态分布分位数. 对于例 6-8，只需在命令窗口分别输入“u1 = norminv(0.95,0,1)”和“u2 = norminv(0.975,0,1)”并按 Enter 键，即可得以下结果：

u1 = 1.644853626951472, u2 = 1.959963984540054

2. σ^2 未知，均值 μ 的置信区间

μ 的置信度为 $1-\alpha$ 的置信区间为 $\left[\overline{X}-\frac{S_n^*}{\sqrt{n}}t_{1-\alpha/2}(n-1),\overline{X}+\frac{S_n^*}{\sqrt{n}}t_{1-\alpha/2}(n-1)\right]$.

推导过程如下：

由于区间 $\left[\overline{X}\pm\frac{\sigma}{\sqrt{n}}u_{1-\alpha/2}\right]$ 中含有未知参数 σ，因此不能直接使用此区间，又知

$\frac{\overline{X}-\mu}{S_n^*/\sqrt{n}}\sim t(n-1)$，故 $P\left\{-t_{1-\alpha/2}(n-1)\leqslant\frac{\overline{X}-\mu}{S_n^*/\sqrt{n}}\leqslant t_{1-\alpha/2}(n-1)\right\}=1-\alpha$，即

$P\left\{\overline{X}-\frac{S_n^*}{\sqrt{n}}t_{1-\alpha/2}(n-1)\leqslant\mu\leqslant\overline{X}+\frac{S_n^*}{\sqrt{n}}t_{1-\alpha/2}(n-1)\right\}=1-\alpha$，于是得 μ 的置信度为 $1-\alpha$ 的置信区间为 $\left[\overline{X}\pm\frac{S_n^*}{\sqrt{n}}t_{1-\alpha/2}(n-1)\right]$.

例 6-9 某厂商生产了一批医疗设备，为估计所有仪器质量的总体均值，现从中随机地取 16 台进行称重(单位:g)

506	508	499	503	504	510	497	512
514	505	493	496	506	502	509	496

设仪器的质量服从正态分布，试求总体均值 μ 的置信度为 0.95 的置信区间.

解: $\alpha=0.05$，$n-1=15$，查 t 分布表可知：$t_{0.975}(15)=2.131\,5$，计算得 $\bar{x}=503.75$，$s_n^*=6.202\,2$，因此 μ 的置信度为 95% 的置信区间为 $\left[503.75\pm\frac{6.202\,2}{\sqrt{16}}\times2.131\,5\right]$，即[500.4,507.1].

即估计仪器质量的均值在 500.4 ~ 507.1 g 之间，这个估计的可信程度为 0.95.

对于例 6-9，在 Baltamatica 软件的命令窗口中输入“t = tinv(0.975,15)”并按 Enter 键，即可得以下结果：

t = 2.131449545559776

3. μ 未知，均值 σ^2 的置信区间

方差 σ^2 的置信度为 $1-\alpha$ 的置信区间为 $\left[\frac{(n-1)S_n^{*2}}{\chi^2_{1-\alpha/2}(n-1)},\frac{(n-1)S_n^{*2}}{\chi^2_{\alpha/2}(n-1)}\right]$.

推导过程如下.

因为 S_n^{*2} 是 σ^2 的无偏估计,所以 $\frac{(n-1)S_n^{*2}}{\sigma^2} \sim \chi^2(n-1)$,

即
$$P\left\{\frac{(n-1)S_n^{*2}}{\chi^2_{1-\alpha/2}(n-1)} < \sigma^2 < \frac{(n-1)S_n^{*2}}{\chi^2_{\alpha/2}(n-1)}\right\} = 1-\alpha$$

故
$$P\left\{\chi^2_{\alpha/2}(n-1) < \frac{(n-1)S_n^{*2}}{\sigma^2} < \chi^2_{1-\alpha/2}(n-1)\right\} = 1-\alpha$$

于是得方差 σ^2 的置信度为 $1-\alpha$ 的置信区间为

$$\left[\frac{(n-1)S_n^{*2}}{\chi^2_{1-\alpha/2}(n-1)}, \frac{(n-1)S_n^{*2}}{\chi^2_{\alpha/2}(n-1)}\right]$$

说明:无偏估计是指由样品得到的总体参数的估计值的期望等于该参数的真值.

例 6-10 求例 6-9 中总体方差 σ^2 的置信度为 0.95 的置信区间.

解: $\frac{\alpha}{2} = 0.025$, $1-\frac{\alpha}{2} = 0.975$, $n-1=15$,查 χ^2 分布表可知:$\chi^2_{0.975}(15) = 27.488$, $\chi^2_{0.025}(15) = 6.262$,计算得 $S_n^* = 6.202\,2$,代入公式得总体方差 σ^2 的置信度为 0.95 的置信区间为[20.98,92.16].

对于例 6-10,在 Baltamatica 软件的命令窗口中输入“c1 = chi2inv(0.025,15)”和“c2 = chi2inv(0.95,15)”并按 Enter 键,即可得以下结果:

c1 = 6.262137795043251,c2 = 27.488392863442979.

6.2.3 两个正态总体均值差的区间估计

给定置信度为$1-\alpha$,并设 $X_1, X_2, \cdots, X_{n_1}$ 为来自第一个总体 $X \sim N(\mu_1, \sigma_1^2)$ 的样本,$Y_1, Y_2, \cdots, Y_{n_2}$ 为来自第二个总体 $Y \sim N(\mu_2, \sigma_2^2)$ 的样本,$\overline{X}$、$\overline{Y}$ 分别是第一、第二个总体的样本均值,S_1^{*2}、S_2^{*2} 分别是第一、第二个总体的修正样本方差. 两总体相互独立.

1. σ_1^2 和 σ_2^2 均为已知,两个总体均值差 $\mu_1-\mu_2$ 的置信区间

$\mu_1-\mu_2$ 的置信度为 $1-\alpha$ 的置信区间为$\left[\overline{X}-\overline{Y} \pm u_{1-\alpha/2}\sqrt{\frac{\sigma_1^2}{n_1}+\frac{\sigma_2^2}{n_2}}\right]$.

推导过程如下:

因为 $\overline{X}$、$\overline{Y}$ 相互独立,且 $\overline{X} \sim N\left(\mu_1, \frac{\sigma_1^2}{n_1}\right)$, $\overline{Y} \sim N\left(\mu_2, \frac{\sigma_2^2}{n_2}\right)$,可知 $\overline{X}-\overline{Y} \sim N\left(\mu_1-\mu_2, \frac{\sigma_1^2}{n_1}+\frac{\sigma_2^2}{n_2}\right)$,或$\frac{(\overline{X}-\overline{Y})-(\mu_1-\mu_2)}{\sqrt{\frac{\sigma_1^2}{n_1}+\frac{\sigma_2^2}{n_2}}} \sim N(0,1)$,于是得 $\mu_1-\mu_2$ 的置信度为 $1-\alpha$ 的置信区间为$\left[\overline{X}-\overline{Y} \pm u_{1-\alpha/2}\sqrt{\frac{\sigma_1^2}{n_1}+\frac{\sigma_2^2}{n_2}}\right]$.

例 6-11 在医学研究中,导线电阻的稳定性和一致性对于许多医疗设备和仪器的性能至关重要. 现从两个批次的导线中分别抽取不同数量的样本来测量其电阻值,甲批导线中抽取 4 根,乙批导线中抽取 5 根,测得电阻值如下:(单位:Ω)

甲：0.143，0.142，0.143，0.1.37

乙：0.140，0.142，0.136，0.138，0.140

设甲乙两批导线电阻分别服从正态分布 $N(\mu_1, 0.002\,5^2)$，$N(\mu_2, 0.002\,5^2)$，并且它们相互独立，但 μ_1、μ_2 未知，求 $\mu_1-\mu_2$ 的置信度为 0.95 的置信区间.

解：$\overline{X} \sim N\left(\mu_1, \frac{0.002\,5^2}{4}\right)$，$\overline{Y} \sim N\left(\mu_2, \frac{0.002\,5^2}{5}\right)$，又 $\overline{X}$、$\overline{Y}$ 相互独立，则

$\overline{X}-\overline{Y} \sim N\left(\mu_1-\mu_2, \frac{0.002\,5^2}{4}+\frac{0.002\,5^2}{5}\right)$，即 $\frac{\overline{X}-\overline{Y}-(\mu_1-\mu_2)}{3\times 0.025/\sqrt{20}} \sim N(0,1)$

又 $\overline{x}=0.141\,25$，$\overline{y}=0.139\,2$，$u_{0.975}=1.96$，所以 $\mu_1-\mu_2$ 的置信度为 0.95 的置信区间为

$$\left(\overline{x}-\overline{y}-1.96\times\frac{3\times 0.025}{\sqrt{20}}, \overline{x}-\overline{y}+1.96\times\frac{3\times 0.025}{\sqrt{20}}\right)=(-0.001, 0.005).$$

2. $\sigma_1^2=\sigma_2^2=\sigma^2$，但 σ^2 未知，两个总体均值差 $\mu_1-\mu_2$ 的置信区间

$\mu_1-\mu_2$ 的置信度为 $1-\alpha$ 的置信区间为 $\left[\overline{X}-\overline{Y}\pm t_{1-\alpha/2}(n_1+n_2-2)S_w\sqrt{\frac{1}{n_1}+\frac{1}{n_2}}\right]$.

其中 $S_w^2=\frac{(n_1-1)S_1^{*2}+(n_2-1)S_2^{*2}}{n_1+n_2-2}$，$S_w=\sqrt{S_w^2}$.

例 6-12 机床厂某日从两台机床加工的零件中，分别抽取若干个样品，测得零件尺寸分别如下（单位：cm）：

第一台机器：6.2，5.7，6.5，6.0，6.3，5.8，5.7，6.0，6.0，5.8，6.0

第二台机器：5.6，5.9，5.6，5.7，5.8，6.0，5.5，5.7，5.5

假设两台机器加工的零件尺寸均服从正态分布，且方差相等，试求两机床加工的零件平均尺寸之差的置信区间（$\alpha=0.05$）.

解：用 X 表示第一台机床加工的零件尺寸，用 Y 表示第二台机床加工的零件尺寸，由题设知 $n_1=11$，$n_2=9$，$\alpha=0.05$，查表得分位数为 $t_{0.975}(18)=2.1009$.

经计算，得

$$\overline{x}=6.0, (n_1-1)S_1^{*2}=\sum_{i=1}^{n_1}x_i^2-n_1\overline{x}^2=0.64, \overline{y}=5.7, (n_2-1)S_2^{*2}=\sum_{i=1}^{n_2}y_i^2-n_2\overline{y}^2=0.24$$

$$S_w=\sqrt{\frac{(n_1-1)S_1^{*2}+(n_2-1)S_2^{*2}}{n_1+n_2-2}}=\sqrt{\frac{0.64+0.24}{11+9-2}}=0.221\,1$$

置信下限为 $\overline{x}-\overline{y}-t_{0.975}(18)S_\omega\sqrt{\frac{1}{n_1}+\frac{1}{n_2}}=0.091\,2$，

置信上限为 $\overline{x}-\overline{y}+t_{0.975}(18)S_\omega\sqrt{\frac{1}{n_1}+\frac{1}{n_2}}=0.508\,8$，

故所求 $\mu_1-\mu_2$ 的置信度为 0.95 的置信区间为 $[0.091\,2, 0.508\,8]$.

6.3 假设检验

假设检验是统计推断的一类重要问题. 在许多实际问题中，往往会遇到总体分布未知或是

知道其类型但是含有未知参数的情况，那么为了推断总体的某些未知的特性，提出某些关于总体的假设．一般会根据样本所提供的信息以及运用适当的统计量，对提出的假设做出接受或拒绝的判断．假设检验就是做出这一判断的过程．假设检验分两种，参数的假设检验和非参数的假设检验．参数的假设检验是针对总体分布函数中的未知参数而提出的假设进行检验．这也是本节讨论的主要内容．

6.3.1　假设检验的基本概念

1. 引例

设一批产品有 200 件，甲说这批产品中有 198 件正品，而乙从这批产品中随意抽取一件，发现是次品，请问甲的说法正确与否？

先做出假设 H_0：这批产品确实有 198 件正品．

如果假设 H_0 正确，那么从这批产品中任意抽取一个是次品的概率为 0.01，这是一个小概率事件．根据小概率事件原理，小概率事件在一次试验中几乎不可能发生．因此，在这次抽取中，出现了次品，这意味着小概率事件发生了，这与小概率事件原理相违背．所以有理由拒绝假设 H_0，即认为甲的说法不正确．

2. 假设检验的基本思想

假设检验思想的实质是带有某种概率性质的反证法．一般来讲，为了检验一个假设是否正确，采取的思路是先假定假设 H_0 是正确的，为了验证某个假设的正确性，根据抽取的样本对假设 H_0 做出拒绝或接受的判断．判断的依据是小概率事件原理．如果根据观察值发现小概率事件发生了，那就拒绝假设 H_0，反之就接受假设 H_0．

假设检验是一种统计推断，它是在参数的区间估计基础上进行的推断，推断的结论与可信度和“小概率事件”的概率相关．“小概率事件”的概率越小，那么否定原假设 H_0 就越有说服力．通常记这个概率值为 $\alpha(0<\alpha<1)$，称其为检验的显著性水平．一般来讲，显著性水平 α，应取较小的值，如 0.1、0.05 或 0.01 等（见图 6-4）．

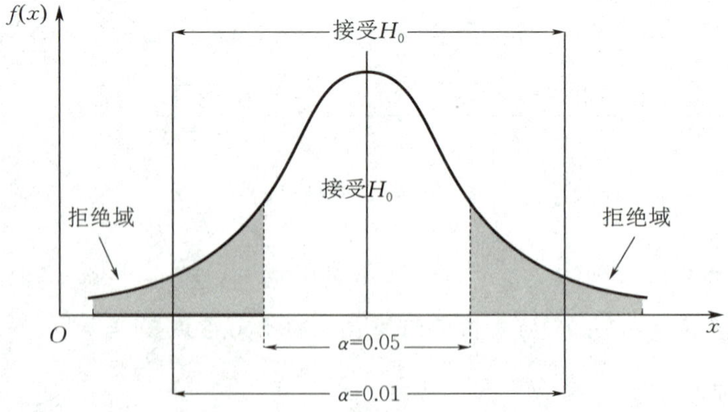

图 6-4

3. 假设检验的相关概念

1）原假设（null hypothesis）与备择假设（significance hypothesis）

假设检验问题通常叙述为：在显著性水平 α 下，提出假设 $H_0:\mu=\mu_0$，$H_1:\mu\neq\mu_0$．H_0 称为原

假设或零假设，H_1 称为备择假设.

2）拒绝域(rejection region) 与临界点(critical point)

当检验统计量取某个区域 W_1 中的值时，拒绝原假设 H_0，则称区域 W_1 为拒绝域，拒绝域的边界点称为临界点.

3）两类错误及记号

假设检验是根据样本的信息并依据小概率事件原理，做出接受还是拒绝 H_0 的判断. 由于样本具有随机性，因而假设检验所做出的判断有可能是错误的. 这种错误有两类：当原假设 H_0 为真，观察值却落入拒绝域，而做出了拒绝 H_0 的判断，称为第一类错误，又称弃真错误. 犯第一类错误的概率是显著性水平 α.

当原假设 H_0 不真，而观察值却落入接受域，而做出了接受 H_0 的判断，称为第二类错误，又称取伪错误.

当样本容量 n 一定时，若减少犯第一类错误的概率 α，则犯第二类错误的概率 β 往往增大，反之亦然. 若要使犯两类错误的概率都减小，除非增加样本容量.

4. 假设检验的一般步骤

(1) 根据实际问题的要求，提出原假设 H_0 及备择假设 H_1；

(2) 选择适当的检验统计量，在 H_0 成立的条件下，确定它的概率分布；

(3) 给定显著性水平 α，确定拒绝域 W_1；

(4) 根据样本观察值计算统计量的值；

(5) 根据统计量值是否落入拒绝域 W_1 中，做出拒绝或者接受 H_0 的判断.

6.3.2 正态总体均值与方差的假设检验

1. 单个正态总体对均值方差的估计

1）方差 σ^2 为已知，关于均值 μ 的检验(U 检验)

设总体 $X \sim N(\mu,\sigma^2)$，其中方差 σ^2 已知，$X_1, X_2, \cdots, X_n$ 为来自总体 X 的一个样本，$\overline{X}$ 为样本均值.

提出假设 $H_0: \mu = \mu_0$，$H_1: \mu \neq \mu_0$，其中 μ_0 为常数.

选择统计量 $U = \dfrac{\overline{X} - \mu_0}{\sigma/\sqrt{n}}$，当 H_0 成立时，$U \sim N(0,1)$.

对于给定的显著性水平 $\alpha(0 < \alpha < 1)$，由标准正态分布分位数的定义可知，$P\{|U| \geqslant u_{1-\alpha/2}\} = \alpha$.

因此，检验的拒绝域为 $W_1 = \{|u| \geqslant u_{1-\alpha/2}\}$，或记为 $W_1 = \{(x_1, x_2, \cdots, x_n): |u| \geqslant u_{1-\alpha/2}\}$，其中，$u$ 为统计量 U 的观察值. 这种利用统计量 U 来检验的方法称为 U 检验法.

例 6-13 某切割机在正常工作时，切割每段金属棒的平均长度为 10.5，标准差是 0.15，今从一批产品中随机的抽取 15 段进行测量，其结果如下：

10.4　10.6　10.1　10.4　10.5　10.3　10.3　10.2

10.9　10.6　10.8　10.5　10.7　10.2　10.7

假定切割的长 X 服从正态分布，且标准差没有变化，取 $\alpha = 0.05$，试问该切割机工作是否正常？

解：(1) 提出假设 $H_0:\mu=\mu_0=10.5, H_1:\mu\neq 10.5$；

(2) 选择统计量 $U=\dfrac{\overline{X}-\mu_0}{\sigma/\sqrt{n}}\sim N(0,1)$；

(3) 对于给定的显著性水平 α，确定 k，使得 $P\{|U|>k\}=\alpha$，查标准正态分布表可得 $k=u_{1-\alpha/2}=u_{0.975}=1.96$，从而拒绝域为 $|u|>1.96$；

(4) 由于 $\overline{x}=10.48, \sigma^2=0.0225$，所以 $|u|=|\dfrac{\overline{x}-\mu_0}{\sigma/\sqrt{n}}|=0.516<u_{0.975}=1.96$，故接受 H_0，认为该切割机工作正常.

2) 方差 σ^2 为未知，关于均值 μ 的检验(t 检验)

设总体 $X\sim N(\mu,\sigma^2)$，其中方差 σ^2 未知，$X_1,X_2,\cdots,X_n$ 为来自总体 X 的一个样本，$\overline{X}$ 为样本均值，S_n^{*2} 为修正样本方差.

提出假设 $H_0:\mu=\mu_0, H_1:\mu\neq\mu_0$，其中 μ_0 为常数.

选择统计量 $T=\dfrac{\overline{X}-\mu_0}{S_n^*/\sqrt{n}}$，当 H_0 成立时，$T\sim t(n-1)$.

对于给定的显著性水平 $\alpha(0<\alpha<1)$，由标准正态分布分位数定义知，$P\{|T|\geqslant t_{1-\alpha/2}(n-1)\}=\alpha$.

因此，检验的拒绝域为 $W_1=\{|t|\geqslant t_{1-\alpha/2}(n-1)\}$，或记为

$$W_1=\{(x_1,x_2,\cdots,x_n):|t|\geqslant t_{1-\alpha/2}(n-1)\}$$

其中，t 为统计量 T 的观察值. 这种利用统计量 T 来检验的方法称为 t 检验法.

例 6-14 已知北方农村儿童前囟门闭合月龄为 14.1 月，某研究人员从东北某县抽取 36 名儿童，得到前囟门闭合月龄均值为 14.3 月，修正样本方差为 25.81，问该县儿童前囟门闭合月龄的均值是否和一般情况相符？($\alpha=0.05$)

解：提出假设 $H_0:\mu=\mu_0=14.1, H_1:\mu\neq 14.1$.

选择统计量 $T=\dfrac{\overline{X}-\mu_0}{S_n^*/\sqrt{n}}\sim t(35)$.

对于给定的显著性水平 α，确定 k，使得 $P\{|T|>k\}=\alpha$，查 t 分布表可得 $k=t_{1-\alpha/2}(n-1)=t_{0.975}(35)=2.0301$，从而拒绝域为 $|t|>2.0301$.

由于 $\overline{x}=14.3, s_n^{*2}=25.81$，所以 $|t|=|\dfrac{\overline{x}-\mu_0}{s_n^*/\sqrt{n}}|=0.236<t_{0.975}(35)=2.0301$，故接受 H_0，即认为和一般情况相符.

3) 均值 μ 为未知，关于方差 σ^2 的检验(χ^2 检验)

设总体 $X\sim N(\mu,\sigma^2)$，其中均值 μ 未知，$X_1,X_2,\cdots,X_n$ 为来自总体 X 的一个样本，S_n^{*2} 为修正样本方差.

提出假设 $H_0:\sigma^2=\sigma_0^2, H_1:\sigma^2\neq\sigma_0^2$，其中 σ_0 为常数.

选择统计量 $\chi^2=\dfrac{(n-1)S_n^{*2}}{\sigma^2}$，当 H_0 成立时，$\chi^2\sim\chi^2(n-1)$.

对于给定的显著性水平 $\alpha(0<\alpha<1)$，由标准正态分布分位数定义知，$P\Big\{\dfrac{(n-1)S_n^{*2}}{\sigma_0^2}\leqslant$

$\chi^2_{\alpha/2}(n-1)\Big\} = \dfrac{\alpha}{2}, P\left\{\dfrac{(n-1)S_n^{*2}}{\sigma_0^2} \geqslant \chi^2_{1-\alpha/2}(n-1)\right\} = \dfrac{\alpha}{2}$,因此,检验的拒绝域为

$$W_1 = \{\chi^2 \leqslant \chi^2_{\alpha/2}(n-1) \text{ 或 } \chi^2 \geqslant \chi^2_{1-\alpha/2}(n-1)\}$$

或记为 $$W_1 = \{(x_1, x_2, \cdots, x_n): \chi^2 \leqslant \chi^2_{\alpha/2}(n-1) \text{ 或 } \chi^2 \geqslant \chi^2_{1-\alpha/2}(n-1)\}$$

其中,χ^2 为统计量 $\chi^2 = \dfrac{(n-1)S_n^{*2}}{\sigma^2}$ 的观察值. 这种利用统计量 χ^2 来检验的方法称为 χ^2 检验法.

例 6-15 某厂生产的某种型号的电池,其寿命长期以来服从方差 $\sigma^2 = 5\ 000$ 的正态分布,现有一批这种电池,从它生产情况来看,寿命的波动性有所变化. 现随机地取 26 只电池,测出其寿命的修正样本方差 $S_n^{*2} = 9\ 200$. 问根据这一数据能否推断这批电池的寿命的波动性较以往有显著的变化?($\alpha = 0.02$)

解:提出假设 $H_0: \sigma^2 = \sigma_0^2 = 5\ 000, H_1: \sigma^2 \neq \sigma_0^2$.

选择统计量 $\chi^2 = \dfrac{(n-1)S_n^{*2}}{\sigma_0^2} \sim \chi^2(25)$.

对于给定的显著性水平 α,查正态分布表可得

$$\chi^2_{1-\alpha/2}(n-1) = \chi^2_{0.99}(25) = 44.314, \quad \chi^2_{\alpha/2}(n-1) = \chi^2_{0.01}(25) = 11.524$$

从而拒绝域为 $\dfrac{(n-1)S_n^{*2}}{\sigma_0^2} \leqslant 11.524$ 或 $\dfrac{(n-1)S_n^{*2}}{\sigma_0^2} \geqslant 44.314$.

因为 $\dfrac{(n-1)S_n^{*2}}{\sigma_0^2} = \dfrac{25 \times 9\ 200}{5\ 000} = 46 > 44.314$,所以拒绝 H_0,可认为这批电池的寿命的波动性较以往有显著的变化.

2. 两个正态总体对均值方差的估计

1) 方差已知时,两正态总体均值的检验

设 $X_1, X_2, \cdots, X_{n_1}$ 为来自正态总体 $X \sim N(\mu_1, \sigma_1^2)$ 的样本,$Y_1, Y_2, \cdots, Y_{n_2}$ 为来自正态总体 $Y \sim N(\mu_2, \sigma_2^2)$ 的样本,两样本相互独立. 又设 μ_1、μ_2 均为未知,σ_1^2、σ_2^2 均为已知,$\overline{X}$ 为 X 的样本均值,$\overline{Y}$ 为 Y 的样本均值.

提出假设 $H_0: \mu_1 = \mu_2, H_1: \mu_1 \neq \mu_2$.

上述假设可等价地变为 $H_0: \mu_1 - \mu_2 = 0, H_1: \mu_1 - \mu_2 \neq 0$.

由于 $\overline{X} \sim N\left(\mu_1, \dfrac{\sigma_1^2}{n_1}\right), \overline{Y} \sim N\left(\mu_2, \dfrac{\sigma_2^2}{n_2}\right)$,且 $\overline{X}$、$\overline{Y}$ 相互独立,故 $\overline{X} - \overline{Y} \sim N\left(\mu_1 - \mu_2, \dfrac{\sigma_1^2}{n_1} + \dfrac{\sigma_2^2}{n_2}\right)$.

选择统计量为 $U = (\overline{X} - \overline{Y}) - (\mu_1 - \mu_2) \Big/ \sqrt{\dfrac{\sigma_1^2}{n_1} + \dfrac{\sigma_2^2}{n_2}}$,当 H_0 成立时,统计量 $U \sim N(0,1)$.

取显著性水平为 α,由标准正态分布分位数的定义知,$P\left\{\left|(\overline{X} - \overline{Y}) \Big/ \sqrt{\dfrac{\sigma_1^2}{n_1} + \dfrac{\sigma_2^2}{n_2}}\right| \geqslant u_{1-\alpha/2}\right\} = \alpha$,故拒绝域为 $\left\{\left|(\overline{x} - \overline{y}) \Big/ \sqrt{\dfrac{\sigma_1^2}{n_1} + \dfrac{\sigma_2^2}{n_2}}\right| \geqslant u_{1-\alpha/2}\right\}$. 这里采用的是 U 检验法.

例 6-16 卷烟厂向化验室送去 A、B 两种烟草,化验尼古丁的含量是否相同,从 A、B 中各随机抽取质量相同的 5 例进行化验,测得尼古丁的含量(单位:mg) 分别为

$$A:\quad 24\quad 27\quad 26\quad 21\quad 24$$
$$B:\quad 27\quad 28\quad 23\quad 31\quad 26$$

据经验知，两种烟草的尼古丁含量均服从正态分布，且相互独立，A 的方差为5，B 的方差为8，取 $\alpha=0.05$，问两种烟草的尼古丁含量是否有显著差异？

解：以 X 和 Y 分别表示 A 和 B 两种烟草的尼古丁含量，则 $X\sim N(\mu_1,\sigma_1^2)$，$Y\sim N(\mu_2,\sigma_2^2)$，且 X、Y 相互独立.

提出假设 $H_0:\mu_1=\mu_2$，$H_1:\mu_1\neq\mu_2$.

选择统计量为 $U=(\overline{X}-\overline{Y})-(\mu_1-\mu_2)\Big/\sqrt{\dfrac{\sigma_1^2}{n_1}+\dfrac{\sigma_2^2}{n_2}}$，当 H_0 成立时，统计量 $U\sim N(0,1)$.

对于给定的显著性水平 α，确定 k，使得 $P\{|U|>k\}=\alpha$，查正态分布表可得 $k=u_{1-\alpha/2}=u_{0.975}=1.96$，从而拒绝域为 $|u|>1.96$.

由于 $\sigma_1^2=5$，$\sigma_2^2=8$，$n_1=n_2=5$，$\overline{x}=24.4$，$\overline{y}=27$，所以

$$|u|=\left|(\overline{x}-\overline{y})\Big/\sqrt{\frac{\sigma_1^2}{n_1}+\frac{\sigma_2^2}{n_2}}\right|=\frac{24.4-27}{\sqrt{\dfrac{5}{5}+\dfrac{8}{5}}}=1.612<1.96$$

故接受 H_0，即认为两种烟草的尼古丁含量无明显差异.

2) 方差未知时，两正态总体均值的检验

设 $X_1,X_2,\cdots,X_{n_1}$ 为来自正态总体 $X\sim N(\mu_1,\sigma^2)$ 的样本，$Y_1,Y_2,\cdots,Y_{n_2}$ 为来自正态总体 $Y\sim N(\mu_2,\sigma^2)$ 的样本，且两样本相互独立，注意两总体的方差相等. $\overline{X}$、$\overline{Y}$ 分别是总体的样本均值，S_1^{*2}、S_2^{*2} 分别是总体的修正样本方差，μ_1、μ_2、σ^2 均为未知.

提出假设 $H_0:\mu_1=\mu_2$，$H_1:\mu_1\neq\mu_2$.

引入统计量 $T=\dfrac{(\overline{X}-\overline{Y})-(\mu_1-\mu_2)}{S_w\sqrt{\dfrac{1}{n_1}+\dfrac{1}{n_2}}}$，其中 $S_w^2=\dfrac{(n_1-1)S_1^{*2}+(n_2-1)S_2^{*2}}{n_1+n_2-2}$.

当 H_0 为真时，$T\sim t(n_1+n_2-2)$.

取显著性水平为 α，对于给定的 α，查 t 分布表可得 $t_{1-\alpha/2}(n_1+n_2-2)$，使得 $P\left\{\left|\dfrac{(\overline{X}-\overline{Y})}{S_w\sqrt{\dfrac{1}{n_1}+\dfrac{1}{n_2}}}\right|\geqslant t_{1-\alpha/2}(n_1+n_2-2)\right\}=\alpha$，故拒绝域为

$$W_1=\left\{\frac{|(\overline{x}-\overline{y})|}{s_w\sqrt{\dfrac{1}{n_1}+\dfrac{1}{n_2}}}\geqslant t_{1-\alpha/2}(n_1+n_2-2)\right\}$$

这里采用的是 t 检验法.

例 6-17 有甲、乙两台机床加工相同的产品，从这两台机床加工的产品中随机地抽取若干件，测得产品直径(单位：mm)为

机床甲：20.5，19.8，19.7，20.4，20.1，20.0，19.0，19.9

机床乙：19.7，20.8，20.5，19.8，19.4，20.6，19.2

试比较甲、乙两台机床加工的产品直径有无显著差异？假定两台机床加工的产品直径都服从正态分布，且总体方差相等.($\alpha=0.05$)

解：依题意，两总体 X 和 Y 分别服从正态分布 $N(\mu_1,\sigma^2)$ 和 $N(\mu_2,\sigma^2)$，
提出假设 $H_0:\mu_1=\mu_2,H_1:\mu_1\neq\mu_2$.

选择统计量 $T=\dfrac{(\overline{X}-\overline{Y})-(\mu_1-\mu_2)}{S_w\sqrt{\dfrac{1}{n_1}+\dfrac{1}{n_2}}}$，当 H_0 为真时，$T\sim t(13)$.

对于给定的显著性水平 α，确定 k，使得 $P\{|T|>k\}=\alpha$，查 t 分布表可得 $k=t_{1-\alpha/2}(n-1)=t_{0.975}(13)=2.160\ 4$，从而拒绝域为 $|t|>2.160\ 4$.

$n_1=8,\overline{x}=19.925,s_1^{*2}=0.216,n_2=7,\overline{y}=20.000,s_2^{*2}=0.397$，且 $s_w^2=\dfrac{(8-1)s_1^{*2}+(7-1)s_2^{*2}}{8+7-2}=0.547,t_{0.975}(13)=2.1604,|t|=\left|\dfrac{\overline{x}-\overline{y}}{s_w\sqrt{\dfrac{1}{8}+\dfrac{1}{7}}}\right|=0.265<2.160\ 4$，

所以接受 H_0，即甲、乙两台机床加工的产品直径无显著差异.

卡尔·皮尔逊

习　题

一、选择题

1. 设 $X\sim N(\mu,\sigma^2)$，其中 μ 已知，σ^2 未知，X_1,X_2,X_3 为来自总体 X 的样本，则下列各项不是统计量的是(　　).

A. $\dfrac{1}{\sigma^2}(X_1^2+X_2^2+X_3^2)$　　B. $X_1+3\mu$

C. $\max\{X_1,X_2,X_3\}$　　D. $\dfrac{1}{3}(X_1+X_2+X_3)$

2. 设 $X_1,X_2,\cdots,X_n$ 为来自总体 X 的简单随机样本，则 $X_1,X_2,\cdots,X_n$ 必然满足(　　).

A. 独立但分布不同　　B. 分布相同但不相互独立

C. 独立同分布　　D. 不能确定

3. 设 $X_1,X_2,\cdots,X_n$ 为来自正态总体 $X\sim N(0,\sigma^2)$ 的样本，则 $\dfrac{1}{\sigma^2}\sum\limits_{i=1}^{n}X_i^2\sim$(　　).

A. $t(n)$　　B. $\chi^2(n)$　　C. $\chi^2(n-1)$　　D. $\chi^2(n+1)$

4. 设 $X_1,X_2,\cdots,X_n$ 为来自正态总体 $X\sim N(0,\sigma^2)$ 的样本，则下列结论中正确的是(　　).

A. $\frac{1}{\sigma^2}\sum_{i=1}^{n}X_i^2 \sim \chi^2(n)$　　B. $\frac{1}{n\sigma^2}(\sum_{i=1}^{n}X_i)^2 \sim \chi^2(n)$

C. $\frac{1}{\sigma^2}\sum_{i=1}^{n}X_i^2 \sim \chi^2(1)$　　D. $\frac{1}{n\sigma^2}(\sum_{i=1}^{n}X_i)^2 \sim \chi^2(n-1)$

5. 设随机变量 $X \sim N(\mu,\sigma^2)$，$Y \sim \chi^2(n)$，且 X 与 Y 相互独立，$T = \frac{X-\mu}{\sigma\sqrt{y}}\sqrt{n}$，则下列结论中正确的是（　　）.

A. T 服从 $t(n-1)$ 分布　　B. T 服从 $t(n)$ 分布

C. T 服从正态分布 $N(0,1)$　　D. T 服从 $F(1,n)$ 分布

6. 设总体 $X \sim N(2,4^2)$，$X_1,X_2,\cdots,X_n$ 为来自总体 X 的样本，则下列结论中正确的是（　　）.

A. $\frac{\overline{X}-2}{4} \sim N(0,1)$　　B. $\frac{\overline{X}-2}{16} \sim N(0,1)$

C. $\frac{\overline{X}-2}{2} \sim N(0,1)$　　D. $\frac{\overline{X}-2}{4/\sqrt{n}} \sim N(0,1)$

7. 设给定置信度为 $1-\alpha$，并设 $X_1,X_2,\cdots,X_n$ 为来自正态总体 $N(\mu,\sigma^2)$ 的样本，$\overline{X}$、S_n^{*2} 分别是其样本均值和修正样本方差，在已知 σ^2 的条件下，下列说法中正确的是（　　）.

A. 均值 μ 的一个置信度为 $1-\alpha$ 的置信区间为 $\left[\overline{X}-\frac{S_n^*}{\sqrt{n}}t_{\frac{\alpha}{2}}(n-1),\overline{X}+\frac{S_n^*}{\sqrt{n}}t_{\frac{\alpha}{2}}(n-1)\right]$

B. 均值 μ 的一个置信度为 $1-\alpha$ 的置信区间为 $\left[\overline{X}-\frac{\sigma}{\sqrt{n}}u_{\frac{\alpha}{2}},\overline{X}+\frac{\sigma}{\sqrt{n}}u_{\frac{\alpha}{2}}\right]$

C. 均值 μ 的一个置信度为 $1-\alpha$ 的置信区间为 $\left[\frac{(n-1)S_n^{*2}}{\chi^2_{\frac{\alpha}{2}}(n-1)},\frac{(n-1)S_n^{*2}}{\chi^2_{1-\frac{\alpha}{2}}(n-1)}\right]$

D. 均值 μ 的一个置信度为 $1-\alpha$ 的置信区间为 $\left[\frac{(n-1)S_n^{*2}}{\chi^2_{1-\frac{\alpha}{2}}(n-1)},\frac{(n-1)S_n^{*2}}{\chi^2_{\frac{\alpha}{2}}(n-1)}\right]$

8. 对正态总体的数学期望进行假设检验，如果在显著性水平 $\alpha=0.05$ 下，接受假设 $H_0:\mu=\mu_0$，则在显著性水平 $\alpha=0.01$ 下，下列结论中正确的是（　　）.

A. 必接受 H_0　　B. 可能接受，也可能拒绝 H_0

C. 必拒绝 H_0　　D. 不接受，也不拒绝 H_0

9. 设总体 $X \sim N(\mu,\sigma^2)$，μ 未知，S_n^{*2} 是其修正样本方差，检验假设 $H_0:\sigma^2=\sigma_0^2$ 所用的统计量为（　　）.

A. $\frac{(n-1)S_n^{*2}}{\sigma_0^2}$　　B. $\frac{\overline{X}-\mu}{\frac{\sigma}{\sqrt{n}}}$　　C. $\frac{\overline{X}-\mu}{\frac{S_n^*}{\sqrt{n}}}$　　D. $\frac{\sum_{i=1}^{n}(X_i-\mu)^2}{\sigma_0^2}$

10. 在对单个正态总体方差的假设检验中，当总体均值未知时，选用（　　）.

A. t 检验法　　B. U 检验法　　C. F 检验法　　D. χ^2 检验法

二、填空题

1. 设 $X_1, X_2 \cdots, X_n$ 为来自正态总体 $X \sim N(0, \sigma^2)$ 的样本，则 $\frac{1}{n\sigma^2}\left(\sum_{i=1}^{n} X_i\right)^2 \sim$ ________.

2. 设 $X_1, X_2, \cdots, X_n$ 为来自正态总体 $X \sim N(\mu, \sigma^2)$ 的样本，则样本均值 $\overline{X} = \frac{1}{n}\sum_{i=1}^{n} X_i \sim$ ________.

3. 设 X_1, X_2, X_3, X_4 为来自正态总体 $X \sim N(0, \sigma^2)$ 的样本，则统计量 $T = \frac{X_1 + X_2}{\sqrt{X_3^2 + X_4^2}}$ 服从的分布为________.

4. 设 $X \sim \chi^2(m)$，$Y \sim \chi^2(n)$，且 X、Y 相互独立，则 $X+Y$ 服从的分布为________.

5. 设总体 $X \sim N(\mu, \sigma^2)$，$X_1, X_2 \cdots, X_n$ 为来自总体 X 的样本. 若 σ^2 已知，参数 μ 的置信度为 $1-\alpha$ 的置信区间为________；若 σ^2 未知，参数 μ 的置信度为 $1-\alpha$ 的置信区间为________.

6. 设总体 $X \sim N(\mu, \sigma^2)$，μ 未知，σ^2 已知，为使总体均值 μ 的置信度为 $1-\alpha$ 的置信区间长度不超过 L，则抽取的样本容量至少为________.

7. 在一个假设检验问题中，当检验最终结果是接受 H_1 时，可能犯第________类错误.

8. 某种产品以往的废品率为 5%，采取某种技术革新措施后，对产品的样本进行检验，判断这种产品的废品率是否有所改变，取显著性水平 $\alpha = 5\%$，则此问题的原假设 H_0：________；备择假设 H_1：________；犯第一类错误的概率为________.

9. U 检验、t 检验都是关于________的假设检验，当________已知时，用 U 检验，当________未知时，用 t 检验.

10. 设总体 $X \sim N(\mu, \sigma^2)$，μ 和 σ^2 未知. 提出假设 $H_0: \mu = \mu_0$；$H_1: \mu \neq \mu_0$，若用 t 检验进行假设检验，则在显著性水平 α 下，拒绝域为________.

三、解答题

1. 设 $X_1, X_2, \cdots, X_n$ 是独立且服从相同分布的随机变量，且每一个 $X_i (i = 1,2,3,4,5)$ 都服从 $N(0,1)$.

(1) 试给出常数 c，使得 $c(X_1^2 + X_2^2)$ 服从 χ^2 分布，并指出它的自由度；

(2) 试给出常数 d，使得 $d\frac{X_1 + X_2}{\sqrt{X_3^2 + X_4^2 + X_5^2}}$ 服从 t 分布，并指出它的自由度.

2. 设 $X_1, X_2, \cdots, X_9$ 为来自正态总体 $N(\mu, \sigma^2)$ 的样本，记 $Y_1 = \frac{1}{6}(X_1 + X_2 + \cdots + X_6)$，$Y_2 = \frac{1}{3}(X_7 + X_8 + X_9)$，$S_2^{*2} = \frac{1}{2}\sum_{i=7}^{9}(X_i - Y_2)^2$，$Z = \frac{\sqrt{2}(Y_1 - Y_2)}{S_2^*}$，证明统计量 Z 服从自由度为 2 的 t 分布.

3. 人的身高服从正态分布，从初一女生中随机抽取 6 名，测得身高如下(单位：cm)：149，158.5，152.5，165，157，142，求初一女生平均身高的置信区间.($\alpha=0.05$)

4. 一批零件的 20 个样品的直径(单位：cm) 为

4.98　5.11　5.20　5.20　5.11　5.00　5.61　4.88　5.27　5.38

5.46　5.27　5.23　4.96　5.35　5.15　5.35　4.77　5.38　5.54

假设零件的直径服从正态分布，求

(1) 零件直径总体均值 μ 的置信度为 0.95 的置信区间；

(2) 零件直径总体方差 σ^2 的置信度为 0.95 的置信区间.

5. 投资的回收利润常常用来衡量投资的风险，随机调查 26 个投资的年回收利润率(%)，得 $S_n^*=15\%$，设回收利润率服从正态分布，求它的方差的置信度为 0.95 的置信区间.

6. 为考察某大学成年男性的胆固醇水平，现抽取了一个样本容量为 25 的样本，并测得样本均值为 $\bar{x}=186$，修正样本方差 $S_n^*=144$. 假定所考察的胆固醇水平 $X\sim N(\mu,\sigma^2)$，μ 和 σ^2 均未知，试分别求出 μ 和 σ^2 的置信度为 0.9 的置信区间.

7. 物理系学生可选择一学期 3 学分没有实验的课，也可以选一学期 4 学分有实验的课，期末考试内容都一样，若上了实验课的 12 个学生平均分数为 84，方差为 16，没有上实验课的 18 个学生平均分数为 77，方差为 36，假设总体均服从正态分布，且其方差相等，求两种课程平均分数差的置信度为 0.99 的置信区间.

8. 某降价盒装饼干，其包装上的广告称每盒质量为 269 g，但有顾客投诉说，该饼干质量不是 269 g，为此质检部门从准备出厂的一批盒装饼干中随机抽取 25 盒，由 25 个质量数据算出样本均值为 $\bar{x}=268$ kg. 假设盒装饼干质量服从正态分布 $N(\mu,2^2)$，以显著性水平 $\alpha=0.05$ 检验该产品广告是否真实?

9. 水泥厂用自动包装机包装水泥，每袋额定质量是 50 kg，某日开工后随机抽查 9 袋，称得质量如下：

49.6　49.3　50.1　50.0　49.2　49.9　49.8　51.0　50.2

设每袋质量服从正态分布，问包装机是否工作正常?($\alpha=0.05$)

10. 按规定，每 100 g 的番茄罐头中维生素 C(VC) 的含量不得少于 21 mg，现从某厂生产的一批罐头中抽取 17 个，得 VC 的含量(单位：mg) 如下：

16　22　21　20　23　21　19　15　13　23　17　20　29　18　22　16　25

已知 VC 的含量服从正态分布，试以显著性水平 0.025 检验该批罐头的 VC 含量是否合格?

11. 某纺织厂生产的维尼纶的纤维强度(用 X 表示)，在生产稳定的情况下，服从正态分布，按照往常的资料 $\sigma=0.048$，今从某批维尼纶中抽测 5 根纤维，得纤维强度数据为

1.32　1.55　1.36　1.40　1.44

这批维尼纶纤维强度的方差 σ^2 有无显著变化?($\alpha=0.10$)

12. 某厂铸造车间为提高缸体的耐磨性而试制了一种镍合金铸件以取代一种铜合金铸件，现从两种铸件中各抽一个样本进行硬度测试，其结果如下：

镍合金铸件硬度 X：72.0　69.5　74.0　70.5　71.8

铜合金铸件硬度 Y：69.8　70.0　72.0　68.5　73.0　70.0

根据以往经验知，硬度 $X \sim N(\mu_1, \sigma_1^2)$，$Y \sim N(\mu_2, \sigma_2^2)$，且 $\sigma_1 = \sigma_2 = 2$，试在 $\alpha = 0.05$ 下比较镍合金铸件硬度有无显著提高.

13. 设甲、乙两厂生产同样的灯泡，其寿命 X、Y 分别服从正态分布 $N(\mu_1, \sigma_1^2)$ 和 $N(\mu_2, \sigma_2^2)$，已知它们寿命的标准差分别为 84 h 和 96 h，现从两厂的灯泡中各取 60 只，测得平均寿命甲厂为 1 295 h，乙厂为 1 230 h，能否认为两厂的灯泡寿命无显著差异($\alpha = 0.05$)？

14. 某地某年高考后随机抽取 15 名男生、12 名女生的物理考试成绩如下：

男生：49　48　47　53　51　43　39　57　56　46　42　44　55　44　40

女生：46　40　47　51　43　36　43　38　48　54　48　34

这 27 名学生的成绩能说明该地区男女生的物理考试成绩不相上下吗(显著性水平 $\alpha = 0.05$)？

本章习题参考答案

第7章 线性代数初步

本章介绍线性代数的一些基本知识.线性代数是代数学中主要处理线性关系问题的一个分支,以向量空间及其线性变换,以及与此相关的矩阵理论基础为中心内容.随着科学技术尤其是计算机技术的普及和发展,线性代数有着广泛且重要的应用,矩阵理论是很多数学软件编程的基础,如国产科学计算软件 Baltamatica、MATLAB 等.线性代数是以后学习数学建模、统计学、多变量分析、模糊数学、生物数学、数量经济学、机器学习等不可缺少的基础知识.

本章分三部分,主要介绍行列式、矩阵理论及线性方程组的解法.

7.1 行列式

7.1.1 行列式的概念和性质

1. 行列式的概念

行列式(determinant)是解线性方程组的一个重要工具.我们在中学已学过二元线性方程组和三元线性方程组,这里从求解二元线性方程组和三元线性方程组入手,先引进2阶和3阶行列式,进而推广到 n 阶行列式.

在中学时常用消元法解二元线性方程组,如

$$\begin{cases} a_{11}x_1 + a_{12}x_2 = b_1 \\ a_{21}x_1 + a_{22}x_2 = b_2 \end{cases} \tag{7-1}$$

假设 $a_{11}a_{22} - a_{12}a_{21} \neq 0$,用消元法得唯一解:

$$x_1 = \frac{b_1 a_{22} - a_{12} b_2}{a_{11}a_{22} - a_{12}a_{21}}; x_2 = \frac{a_{11}b_2 - b_1 a_{21}}{a_{11}a_{22} - a_{12}a_{21}} \tag{7-2}$$

按方程组(7-1)中的位置,将4个系数排成两行两列的数表(横排叫行,竖排叫列),对于数表

$$\begin{matrix} a_{11} & a_{12} \\ a_{21} & a_{22} \end{matrix}$$

引进记号

$$\begin{vmatrix} a_{11} & a_{12} \\ a_{21} & a_{22} \end{vmatrix} = a_{11}a_{22} - a_{12}a_{21} \tag{7-3}$$

表达式 $a_{11}a_{22} - a_{12}a_{21}$ 称为数表 $\begin{matrix} a_{11} & a_{12} \\ a_{21} & a_{22} \end{matrix}$ 所确定的2阶行列式,记作 $\begin{vmatrix} a_{11} & a_{12} \\ a_{21} & a_{22} \end{vmatrix}$.

2阶行列式含有两行两列,a_{ij} $(i=1,2;j=1,2)$ 称为行列式的 (i,j) 元,两个下标分别表示该元素所在行和列的位置.

同理,

$$\begin{vmatrix} b_1 & a_{12} \\ b_2 & a_{22} \end{vmatrix} = b_1 a_{22} - a_{12} b_2, \quad \begin{vmatrix} a_{11} & b_1 \\ a_{21} & b_2 \end{vmatrix} = a_{11}b_2 - b_1 a_{21} \tag{7-4}$$

它们都是2阶行列式.

若记式(7-3)为 D,式(7-4)分别为 D_1、D_2,当 $D \neq 0$ 时,式(7-2)可以分别表示为

$$x_1 = \frac{D_1}{D}, x_2 = \frac{D_2}{D} \tag{7-5}$$

类似地,对于三元线性方程组

$$\begin{cases} a_{11}x_1 + a_{12}x_2 + a_{13}x_3 = b_1 \\ a_{21}x_1 + a_{22}x_2 + a_{23}x_3 = b_2 \\ a_{31}x_1 + a_{32}x_2 + a_{33}x_3 = b_3 \end{cases} \tag{7-6}$$

可引进 4 个 3 阶行列式，分别记作

$$D=\begin{vmatrix}a_{11}&a_{12}&a_{13}\\a_{21}&a_{22}&a_{23}\\a_{31}&a_{32}&a_{33}\end{vmatrix}\quad D_1=\begin{vmatrix}b_1&a_{12}&a_{13}\\b_2&a_{22}&a_{23}\\b_3&a_{32}&a_{33}\end{vmatrix}$$

$$D_3=\begin{vmatrix}a_{11}&b_1&a_{13}\\a_{21}&b_2&a_{23}\\a_{31}&b_3&a_{33}\end{vmatrix}\quad D_4=\begin{vmatrix}a_{11}&a_{12}&b_1\\a_{21}&a_{22}&b_2\\a_{31}&a_{32}&b_3\end{vmatrix}\tag{7-7}$$

其中

$$\begin{vmatrix}a_{11}&a_{12}&a_{13}\\a_{21}&a_{22}&a_{23}\\a_{31}&a_{32}&a_{33}\end{vmatrix}=a_{11}a_{22}a_{33}+a_{12}a_{23}a_{31}+a_{13}a_{21}a_{32}-$$

$$a_{11}a_{23}a_{32}-a_{12}a_{21}a_{33}-a_{13}a_{22}a_{31}\tag{7-8}$$

上述定义表明，3 阶行列式 D 中含有 6 项，每一项均取自不同行不同列的 3 个元素的乘积，符号及乘积规律遵循图 7-1 所示的规律，其中图上平行于主对角线上的 3 条实连线，每条实连线上 3 个元素的乘积取正号；平行于副对角线上的 3 条虚连线，每条虚连线上的 3 个元素的乘积取负号.

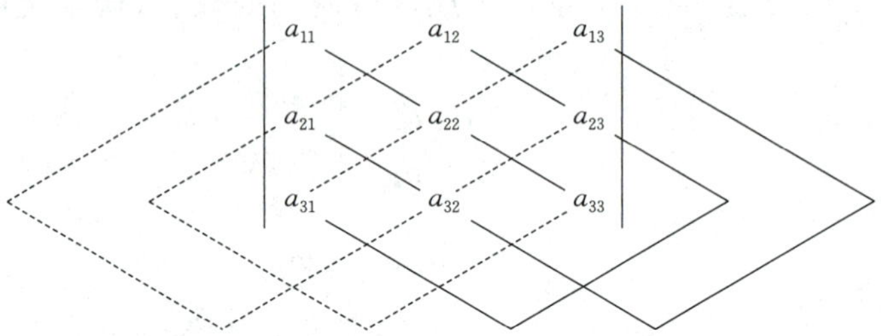

图 7-1

显然从式(7-8) 中容易看出，右端的每一项，若忽略正负号，均可写成 $a_{1j_1}a_{2j_2}a_{3j_3}$. 其中行标按 123 排列，列标可相应地排成 $j_1j_2j_3$，即是 1、2、3 的全排列，这样的排列共有 3! 种. 列标排列为 123、231、312 的取正号，列标排列分别为 132、213、321 的取负号.

自然地，n 个不同的自然数 1、2、3、…、$(n-1)$、n 按某种次序排成一列，称作一个 n **级排列**(permutation). 按从小到大的顺序排列规定为标准次序，但是，n 个不同的自然数不按照标准次序排列的情况很多，如 164523. 为了反映其他排列与标准次序之间的关系，特引入下面的定义.

定义 7-1 对于一个 n 级排列 $p_1p_2\cdots p_n$，考虑元素 p_i，若有较大的数 p_j 排在较小的数 p_i 前面($p_i<p_j$)，就称 p_j 与 p_i 构成一个**逆序**(inverted sequence). 如果元素 p_i 前面有 t_i 个元素比它大，则就称 t_i 是 p_i 的逆序数，一个排列全体元素的逆序数总和称为这个 n 级排列的**逆序数**(inverse number)，记为 $\tau(p_1p_2\cdots p_n)$，即

$$\tau(p_1p_2\cdots p_n)=t_1+t_2+\cdots t_n=\sum_{k=1}^{n}t_k\tag{7-9}$$

定义 7-2 逆序数为奇数的排列称作**奇排列**(odd permutation)，逆序数为偶数的排列称作**偶排列**(even permutation).

例如，$\tau(164523)=8$，$\tau(164532)=9$，所以 6 级排列 164523 是偶排列，164532 是奇排列. 在式(7-8)中，前三项取正号，后三项取负号，均是由列标的逆序数 $\tau(p_1p_2\cdots p_n)$ 决定的.

定义 7-3 n 阶行列式.

$$\begin{vmatrix} a_{11} & a_{12} & \cdots & a_{1n} \\ a_{21} & a_{22} & \cdots & a_{2n} \\ \vdots & \vdots & & \vdots \\ a_{n1} & a_{n2} & \cdots & a_{nn} \end{vmatrix} = \sum_{(j_1j_2\cdots j_n)} (-1)^{\tau(j_1j_2\cdots j_n)} a_{1j_1}a_{2j_2}\cdots a_{nj_n} \tag{7-10}$$

是所有取自不同行不同列的 n 个元素乘积 $a_{1j_1}a_{2j_2}\cdots a_{3j_3}$ 的代数和，其中 $j_1j_2\cdots j_n$ 是 $1,2,\cdots,n$ 的一个排列，$\sum\limits_{(j_1j_2\cdots j_n)}$ 表示对所有 n 级排列求和，共有 $n!$ 项.

n 阶行列式也可简记为 $\det(a_{ij})$，其中 a_{ij} 为行列式的 (i,j) 元，n 为行列式的阶. 按此定义的 2 阶、3 阶行列式，与前面用对角线法则定义的 2 阶、3 阶行列式是一致的. 特别地，当 $n=1$ 时，1 阶行列式 $|a|=a$，切不可与绝对值记号相混淆.

例 7-1 计算 2 阶行列式 $D=\begin{vmatrix} 3 & -1 \\ 2 & -7 \end{vmatrix}$ 的值.

解：由式(7-3)可得 $D=3\cdot(-7)-(-1)\cdot 2=-19$.

例 7-2 计算 $D=\begin{vmatrix} 2 & 5 & 4 \\ 3 & 1 & 2 \\ 5 & 4 & 6 \end{vmatrix}$ 的值.

解：遵循图 7-1 的规律，有

$$D=2\cdot 1\cdot 6+5\cdot 2\cdot 5+4\cdot 4\cdot 3-4\cdot 1\cdot 5-5\cdot 3\cdot 6-2\cdot 4\cdot 2=-16$$

---

2. 行列式的性质

行列式的计算具有较强的科学规律性(即行列式的性质)，利用这些性质，可以把一般行列式化成上、下三角形行列式来计算.

记
$$D=\begin{vmatrix} a_{11} & a_{12} & \cdots & a_{1n} \\ a_{21} & a_{22} & \cdots & a_{2n} \\ \vdots & \vdots & & \vdots \\ a_{n1} & a_{n2} & \cdots & a_{nn} \end{vmatrix},\quad D^T=\begin{vmatrix} a_{11} & a_{21} & \cdots & a_{n1} \\ a_{12} & a_{22} & \cdots & a_{n2} \\ \vdots & \vdots & & \vdots \\ a_{1n} & a_{2n} & \cdots & a_{nn} \end{vmatrix}$$

行列式 D^T 为行列式 D 的转置行列式.

性质 1 行列式与它的转置行列式相等.

性质 1 说明，行列式中的行与列具有同等的地位，行列式的性质凡是对行成立的，对列也成立. 反之亦然.

性质 2 互换行列式的两行(列)，行列式变号.

事实上，把行列式的这两行互换，有 $D=-D$，故 $D=0$.

性质 3 行列式的某一行(列)中所有的元素都乘以同一个数 k，等于用数 k 乘此行列式. 第 i 行(或列)乘以 k，记作 $r_i\times k$(或 $c_i\times k$).

$$D_1 = \begin{vmatrix} a_{11} & a_{12} & \cdots & a_{1n} \\ \vdots & \vdots & & \vdots \\ \boxed{ka_{i1} \quad ka_{i2} \quad \cdots \quad ka_{in}} \\ \vdots & \vdots & & \vdots \\ a_{n1} & a_{n2} & \cdots & a_{nn} \end{vmatrix} = k \begin{vmatrix} a_{11} & a_{12} & \cdots & a_{1n} \\ \vdots & \vdots & & \vdots \\ a_{i1} & a_{i2} & \cdots & a_{in} \\ \vdots & \vdots & & \vdots \\ a_{n1} & a_{n2} & \cdots & a_{nn} \end{vmatrix}$$

推论 行列式中某一行(列)的所有元素的公因子可以提到行列式符号外面.

第 i 行(或列)提出公因子 k,记作 $r_i \div k(c_i \div k)$.

例如 $\begin{vmatrix} 6 & 4 & 2 \\ 1 & -1 & 0 \\ 2 & 3 & 1 \end{vmatrix} \xlongequal{r_1 \div 2} 2\begin{vmatrix} 3 & 2 & 1 \\ 1 & -1 & 0 \\ 2 & 3 & 1 \end{vmatrix}$

性质 4 行列式中如果有两行(列)元素成比例,则此行列式为零.

推论 若行列式中有两行或两列元素对应相等,则此行列式为零.

特别地,若行列式中有一行(列)元素全为零,则此行列式为零.

性质 5 若行列式的某一行(列)的元素都是两数之和,例如第 i 列的元素都是两数之和:

$$D = \begin{vmatrix} a_{11} & a_{12} & \cdots & a_{1i}+b_{1i} & \cdots & a_{1n} \\ a_{21} & a_{22} & \cdots & a_{2i}+b_{2i} & \cdots & a_{2n} \\ \vdots & \vdots & & \vdots & & \vdots \\ a_{n1} & a_{n2} & \cdots & a_{ni}+b_{ni} & \cdots & a_{nn} \end{vmatrix}$$

则此行列式等于下列两个行列式之和,即

$$D = \begin{vmatrix} a_{11} & a_{12} & \cdots & a_{1i} & \cdots & a_{1n} \\ a_{21} & a_{22} & \cdots & a_{2i} & \cdots & a_{2n} \\ \vdots & \vdots & & \vdots & & \vdots \\ a_{n1} & a_{n2} & \cdots & a_{ni} & \cdots & a_{nn} \end{vmatrix} + \begin{vmatrix} a_{11} & a_{12} & \cdots & b_{1i} & \cdots & a_{1n} \\ a_{21} & a_{22} & \cdots & b_{2i} & \cdots & a_{2n} \\ \vdots & \vdots & & \vdots & & \vdots \\ a_{n1} & a_{n2} & \cdots & b_{ni} & \cdots & a_{nn} \end{vmatrix}$$

性质 6 把行列式的某一列(行)的各个元素乘以同一数然后加到另一列(行)对应的元素上去,行列式不变.

例如,以数 k 乘第 j 列加到第 i 列上(记作 $c_i + kc_j$),有

$$\begin{vmatrix} a_{11} & \cdots & a_{1i} & \cdots & a_{1j} & \cdots & a_{1n} \\ a_{21} & \cdots & a_{2i} & \cdots & a_{2j} & \cdots & a_{2n} \\ \vdots & & \vdots & & \vdots & & \vdots \\ a_{n1} & \cdots & a_{ni} & \cdots & a_{nj} & \cdots & a_{nn} \end{vmatrix} \xlongequal{c_i + kc_j} \begin{vmatrix} a_{11} & \cdots & a_{1i}+ka_{1j} & \cdots & a_{1j} & \cdots & a_{1n} \\ a_{21} & \cdots & a_{2i}+ka_{2j} & \cdots & a_{2j} & \cdots & a_{2n} \\ \vdots & & \vdots & & \vdots & & \vdots \\ a_{n1} & \cdots & a_{ni}+ka_{nj} & \cdots & a_{nj} & \cdots & a_{nn} \end{vmatrix}$$

以数 k 乘第 j 行加到第 i 行上,记作 $r_i + kr_j$.

定义 7-4 对于 n 阶行列式,把元素 a_{ij} 所在的第 i 行和第 j 列划掉后,剩下的 $(n-1)^2$ 个元素按照原来顺序排列成的 $(n-1)$ 阶行列式称为**元素 a_{ij} 的余子式**(complement minor),用符号 M_{ij} 表示;M_{ij} 乘 $(-1)^{i+j}$,称为**元素 a_{ij} 的代数余子式**(algebraic complement),用符号 A_{ij} 来表示,记为 $A_{ij} = (-1)^{i+j}M_{ij}$.

如 3 阶行列式

$$D = \begin{vmatrix} 1 & 2 & -5 \\ -2 & 2 & 1 \\ -3 & 4 & -2 \end{vmatrix}$$

中 $a_{11}=1$ 的余子式和代数余子式分别是

$$M_{11}=\begin{vmatrix}2 & 1\\ 4 & -2\end{vmatrix},\quad A_{11}=(-1)^{1+1}M_{11}=M_{11}$$

根据代数余子式的定义,可以把行列式按某一行元素展开,即可把高阶行列式转化为较低阶的行列式,起到简化计算的作用.

性质 7 n 阶行列式等于某一行(列)的各元素与其对应的代数余子式乘积之和.

即

$$D=\begin{vmatrix}a_{11} & a_{12} & \cdots & a_{1n}\\ a_{21} & a_{22} & \cdots & a_{2n}\\ \vdots & \vdots & & \vdots\\ a_{n1} & a_{n2} & \cdots & a_{nn}\end{vmatrix}=a_{i1}A_{i1}+a_{i2}A_{i2}+\cdots+a_{in}A_{in}=\sum_{k=1}^{n}a_{ik}A_{ik},i=1,2,\cdots,n \tag{7-11a}$$

$$D=\begin{vmatrix}a_{11} & a_{12} & \cdots & a_{1n}\\ a_{21} & a_{22} & \cdots & a_{2n}\\ \vdots & \vdots & & \vdots\\ a_{n1} & a_{n2} & \cdots & a_{nn}\end{vmatrix}=a_{1i}A_{2i}+a_{2i}A_{2i}+\cdots+a_{ni}A_{ni}=\sum_{k=1}^{n}a_{ki}A_{ki},i=1,2,\cdots,n \tag{7-11b}$$

推论 行列式某一行(列)的元素与另一行(列)元素对应的代数余子式乘积之和等于零.

由性质 7 及其推论可知:$\sum_{k=1}^{n}a_{ik}A_{jk}=\begin{cases}D, & i=j\\ 0, & i\neq j\end{cases},i,j=1,2,\cdots,n.$

例 7-3 证明下三角形行列式

$$D_n=\begin{vmatrix}a_{11} & 0 & \cdots & 0\\ a_{21} & a_{22} & \cdots & 0\\ \vdots & \vdots & & \vdots\\ a_{n1} & a_{n2} & \cdots & a_{nn}\end{vmatrix}=a_{11}a_{22}\cdots a_{nn}$$

证:根据行列式的性质 7 及其推论,将行列式 D_n 按元素 a_{11} 展开,得

$$D_n=(-1)^{1+1}a_{11}\begin{vmatrix}a_{22} & \cdots & 0\\ \vdots & \vdots & \vdots\\ a_{n2} & \cdots & a_{nn}\end{vmatrix}$$

然后按元素 a_{22} 展开,依此规律,按主对角线上元素依次展开,可得

$$D_n=\begin{vmatrix}a_{11} & 0 & \cdots & 0\\ a_{21} & a_{22} & \cdots & 0\\ \vdots & \vdots & & \vdots\\ a_{n1} & a_{n2} & \cdots & a_{nn}\end{vmatrix}=a_{11}a_{22}\cdots a_{nn}$$

注意:再结合性质 1 可知,下(上)三角形行列式等于其主对角线上元素的乘积.在计算行列式时也可以先将其化简为下(上)三角形行列式,再计算.

7.1.2 行列式的计算

行列式的计算方法有很多,可以根据行列式的定义计算,或按照某一行或某一列展开,按某

一行或某一列展开时可以降低行列式的阶数.但是更多时候会利用行列式的性质进行计算,此时应特别注意观察所求题目的特点,灵活选用方法.

1. 用行列式的定义计算或按某一行或某一列展开

例 7-4 计算行列式 $D=\begin{vmatrix}-5 & 2 & 1\\ 0 & 7 & 0\\ 8 & -3 & -9\end{vmatrix}$.

解: $\begin{vmatrix}-5 & 2 & 1\\ 0 & 7 & 0\\ 8 & -3 & -9\end{vmatrix}=7\times(-1)^{2+2}\begin{vmatrix}-5 & 1\\ 8 & -9\end{vmatrix}=7\times 37=259$(按第 2 行展开).

2. 利用行列式的性质计算

例 7-5 计算行列式 $D=\begin{vmatrix}3 & -9 & 3\\ 2 & -10 & 4\\ 2 & -8 & 4\end{vmatrix}$.

解:方法 1 利用性质 7,得

$$D=\begin{vmatrix}3 & -9 & 3\\ 2 & -10 & 4\\ 2 & -8 & 4\end{vmatrix}\xlongequal{c_3+(-2)c_1}\begin{vmatrix}3 & -9 & -3\\ 2 & -10 & 0\\ 2 & -8 & 0\end{vmatrix}=(-3)\cdot(-1)^{1+3}\begin{vmatrix}2 & -10\\ 2 & -8\end{vmatrix}$$

$$=(-3)\cdot 4=-12$$

方法 2 化为上三角形行列式再计算,即

$$D=\begin{vmatrix}3 & -9 & 3\\ 2 & -10 & 4\\ 2 & -8 & 4\end{vmatrix}\xlongequal{r_1\div 3}3\cdot\begin{vmatrix}1 & -3 & 1\\ 2 & -10 & 4\\ 2 & -8 & 4\end{vmatrix}\xlongequal[r_3+(-2)r_1]{r_2+(-2)r_1}3\cdot\begin{vmatrix}1 & -3 & 1\\ 0 & -4 & 2\\ 0 & -2 & 2\end{vmatrix}$$

$$\xlongequal{r_2\div(-4)}3\cdot(-4)\cdot\begin{vmatrix}1 & -3 & 1\\ 0 & 1 & -1/2\\ 0 & -2 & 2\end{vmatrix}\xlongequal{r_3+2r_2}(-12)\cdot\begin{vmatrix}1 & -3 & 1\\ 0 & 1 & -1/2\\ 0 & 0 & 1\end{vmatrix}$$

$$=(-12)\times 1\times 1\times 1=-12$$

例 7-6 证明范德蒙德(Vandermonde)行列式

$$V_n=\begin{vmatrix}1 & 1 & \cdots & 1\\ x_1 & x_2 & \cdots & x_n\\ x_1^2 & x_2^2 & \cdots & x_n^2\\ \vdots & \vdots & & \vdots\\ x_1^{n-1} & x_2^{n-1} & \cdots & x_n^{n-1}\end{vmatrix}=\prod_{1\leqslant i\leqslant j\leqslant n}(x_j-x_i)$$

解:不难看出

$$V_n=\begin{vmatrix}1&1&\cdots&1&1\\x_1&x_2&\cdots&x_{n-1}&x_n\\x_1^2&x_2^2&\cdots&x_{n-1}^2&x_n^2\\\vdots&\vdots&&\vdots&\vdots\\x_1^{n-1}&x_2^{n-1}&\cdots&x_{n-1}^{n-1}&x_n^{n-1}\end{vmatrix}\triangleq\begin{vmatrix}&V_{n-1}&&1\\&&&\vdots\\x_1^{n-1}&x_2^{n-1}&\cdots&x_n^{n-1}\end{vmatrix}$$

欲建立 V_n 与 V_{n-1} 之间的递推关系，可以利用行列式的性质将某一列消出尽可能多的零元素，然后展开降阶，观察行列式的特点，考虑从最后一行开始，每行都减去上一行的倍数，即

$$V_n\xlongequal[k=n,n-1,\cdots,2]{r_k-r_{k-1}\cdot x_n}\begin{vmatrix}1&1&\cdots&1&1\\x_1-x_n&x_2-x_n&\cdots&x_{n-1}-x_n&0\\x_1^2-x_1x_n&x_2^2-x_2x_n&\cdots&x_{n-1}^2-x_2x_n&0\\\vdots&\vdots&&\vdots&\vdots\\x_1^{n-1}-x_1^{n-2}x_n&x_2^{n-1}-x_2^{n-2}x_n&\cdots&x_{n-1}^{n-1}-x_{n-1}^{n-2}x_n&0\end{vmatrix}$$

按照第 n 列展开，然后提出每一列的公因式，即第 k 列提出 $(x_k-x_n)(k=1,2,\cdots,n-1)$，所以

$$V_n=1\times(-1)^{1+n}(x_1-x_n)(x_2-x_n)\cdots(x_{n-1}-x_n)\begin{vmatrix}1&1&\cdots&1\\x_1&x_2&\cdots&x_{n-1}\\x_1^2&x_2^2&\cdots&x_{n-1}^2\\\vdots&\vdots&&\vdots\\x_1^{n-2}&x_2^{n-2}&\cdots&x_{n-1}^{n-2}\end{vmatrix}$$

$$=(x_n-x_1)(x_n-x_2)\cdots(x_n-x_{n-1})V_{n-1}$$

反复使用递推关系，或者依然让行列式从最后一行开始，每行都减去前一行适当的倍数，继续降阶、提取公因式，直到 2 阶行列式可以直接计算为止. 所以

$$\begin{aligned}V_n&=(x_n-x_1)(x_n-x_2)\cdots(x_n-x_{n-1})V_{n-1}\\&=(x_n-x_1)(x_n-x_2)\cdots(x_n-x_{n-1})(x_{n-1}-x_1)(x_{n-2}-x_2)\cdots(x_{n-1}-x_{n-2})\\&=\cdots\\&=(x_n-x_1)\cdots(x_n-x_{n-1})(x_{n-1}-x_1)\cdots(x_{n-1}-x_{n-2})\cdots(x_3-x_2)(x_2-x_1)=\prod_{1\leqslant i\leqslant j\leqslant n}(x_j-x_i)\end{aligned}$$

注意：该问题也可以采用数学归纳法处理，但所有方法使用到的一个关键技术都是行列式的性质和降阶的思想. 高阶行列式的技术技巧性比较高，同一个舞台往往有多种不同的巧妙解法，这要依赖于读者对行列式性质的熟练程度、经验的积累以及对知识进行综合加工应用的能力.

例 7-7 计算行列式 $D_n=\begin{vmatrix}x_1&a_1&a_2&\cdots&a_n\\b_2&x_2&0&\cdots&0\\b_3&0&x_3&\cdots&0\\\vdots&\vdots&\vdots&&\vdots\\b_n&0&0&\cdots&x_n\end{vmatrix}$，$x_1x_2\cdots x_n\neq0$.

这种行列式称为**箭形行列式**.

解：采用恰当的列变换可以将其化为三角形行列式，

$$D \xlongequal[k=2,3,\cdots,n]{c_1-(b_k/x_k)\cdot c_k} \begin{vmatrix} x_1-\sum\limits_{k=2}^{n}\dfrac{a_kb_k}{x_k} & a_1 & a_2 & \cdots & a_n \\ 0 & x_2 & 0 & \cdots & 0 \\ 0 & 0 & x_3 & \cdots & 0 \\ \vdots & \vdots & \vdots & & \vdots \\ 0 & 0 & 0 & \cdots & x_n \end{vmatrix}$$

$$=\left(x_1-\sum_{k=2}^{n}\frac{a_kb_k}{x_k}\right)x_2x_3\cdots x_n=\left(x_1-\sum_{k=2}^{n}\frac{a_kb_k}{x_k}\right)\cdot\prod_{k=2}^{n}x_k$$

例 7-8 行列式的应用——三角形的面积问题. 试证明以同一平面内的三个点 $A(x_1, y_1)$、$B(x_2, y_2)$、$C(x_3, y_3)$ 为顶点的三角形的面积 S 为

$$S=\frac{1}{2}\begin{vmatrix} x_1 & y_1 & 1 \\ x_2 & y_2 & 1 \\ x_3 & y_3 & 1 \end{vmatrix}$$

证：过点 $B(x_2, y_2)$、$C(x_3, y_3)$ 的直线方程为

$$y-y_2=\frac{y_3-y_2}{x_3-x_2}(x-x_2)$$

即

$$(y_2-y_3)x-(x_2-x_3)y+x_2y_3-x_3y_2=0$$

由点到直线的距离公式可以求得以 BC 为底边的三角形的高，不妨记作 $|AD|$，则有

$$|AD|=\frac{|(y_2-y_3)x_1-(x_2-x_3)y_1+x_2y_3-x_3y_2|}{\sqrt{(x_2-x_3)^2+(y_2-y_3)^2}}$$

而

$$|BC|=\sqrt{(x_2-x_3)^2+(y_2-y_3)^2}$$

所以

$$S=\frac{1}{2}|BC|\cdot|AD|=\frac{1}{2}|(y_2-y_3)x_1-(x_2-x_3)y_1+x_2y_3-x_3y_2|=\frac{1}{2}\begin{vmatrix} x_1 & y_1 & 1 \\ x_2 & y_2 & 1 \\ x_3 & y_3 & 1 \end{vmatrix}.$$

7.1.3 克拉默法则

现在我们来讨论含有 n 方程和 n 个未知数的线性方程组的解的存在唯一性问题.

考虑含有 n 个未知数 $x_1, x_2, \cdots, x_n$ 和 n 个线性方程的方程组

$$\begin{cases} a_{11}x_1+a_{12}x_2+\cdots+a_{1n}x_n=b_1 \\ a_{21}x_1+a_{22}x_2+\cdots+a_{2n}x_n=b_2 \\ \qquad\vdots \\ a_{n1}x_1+a_{n2}x_2+\cdots+a_{nn}x_n=b_n \end{cases} \quad \text{(非齐次线性方程组)} \tag{7-12}$$

其中，$a_{ij}(i,j=1,2,\cdots,n)$ 和 $b_k(k=1,2,\cdots,n)$ 都是常数.

将线性方程组的系数组成的行列式记为 D，即

$$D=\begin{vmatrix} a_{11} & a_{12} & \cdots & a_{1n} \\ a_{21} & a_{22} & \cdots & a_{2n} \\ \vdots & \vdots & & \vdots \\ a_{n1} & a_{n2} & \cdots & a_{nn} \end{vmatrix}$$

用常数项 $b_1,b_2,\cdots,b_n$ 代替 D 中第 j 列，组成的行列式记为 D_j，即

$$D_j=\begin{vmatrix} a_{11} & \cdots & a_{1,j-1} & \boxed{b_1} & a_{1,j+1} & \cdots & a_{1n} \\ a_{21} & \cdots & a_{2,j-1} & b_2 & a_{2,j+1} & \cdots & a_{2n} \\ \vdots & & \vdots & \vdots & \vdots & & \vdots \\ a_{n1} & \cdots & a_{n,j-1} & b_n & a_{n,j+1} & \cdots & a_{nn} \end{vmatrix},j=1,2,\cdots,n$$

第 j 列

定理 7-1（克拉默法则） 若线性方程组的系数行列式

$$D=\begin{vmatrix} a_{11} & a_{12} & \cdots & a_{1n} \\ a_{21} & a_{22} & \cdots & a_{2n} \\ \vdots & \vdots & & \vdots \\ a_{n1} & a_{n2} & \cdots & a_{nn} \end{vmatrix}\neq 0$$

则此方程组有唯一解 $x_1=\dfrac{D_1}{D},x_2=\dfrac{D_2}{D},\cdots,x_n=\dfrac{D_n}{D}$.

例 7-9 解线性方程组 $\begin{cases} 2x_1+x_2-5x_3=-1 \\ x_1-3x_2=-5 \\ 2x_2-3x_3=1 \end{cases}$.

解：因为

$$D=\begin{vmatrix} 2 & 1 & -5 \\ 1 & -3 & 0 \\ 0 & 2 & -3 \end{vmatrix}=11\neq 0$$

故而该方程组有唯一解. 而

$$D_1=\begin{vmatrix} -1 & 1 & -5 \\ -5 & -3 & 0 \\ 1 & 2 & -3 \end{vmatrix}=11,\quad D_2=\begin{vmatrix} 2 & -1 & -5 \\ 1 & -5 & 0 \\ 0 & 1 & -3 \end{vmatrix}=22,\quad D_3=\begin{vmatrix} 2 & 1 & -1 \\ 1 & -3 & -5 \\ 0 & 2 & 1 \end{vmatrix}=11$$

由克拉默法则可得方程组的解如下：

$$x_1=\frac{D_1}{D}=1,\quad x_2=\frac{D_2}{D}=2,\quad x_3=\frac{D_3}{D}=1$$

推论 若齐次线性方程组的系数行列式 $D\neq 0$，则此方程组只有零解.
若齐次线性方程组有非零解，则其系数行列式 D 必等于零.

例 7-10 问 λ 为何值时，齐次线性方程组 $\begin{cases} (1-\lambda)x-2y=0 \\ -3x+(2-\lambda)y=0 \end{cases}$ 只有零解.

解：当 $D\neq 0$ 时，方程组只有零解，由于

$$D=\begin{vmatrix} 1-\lambda & -2 \\ -3 & 2-\lambda \end{vmatrix}=(1-\lambda)(2-\lambda)-6=(\lambda-4)(\lambda+1)$$

故而有$(\lambda-4)(\lambda+1)\neq 0$ 即$\lambda\neq -1$，$\lambda\neq 4$. 所以$\lambda\neq -1$，且$\lambda\neq 4$时，方程组只有零解.

7.2 矩　阵

7.2.1 矩阵的基本概念

矩阵是线性代数的一个重要概念，在各个学科领域和实践中应用非常广泛，如工厂中的产量统计表，市场上的价目表等，都可以用一个数表进行表示，还有一些问题似乎与数据没有直接关系，但只要赋予数据适当的意义，同样也可以恰当地描述研究对象，譬如航空公司开通的航班情况，甚至是人们玩的某些游戏等.

假设某航空公司在国内 5 个不同城市之间开辟了多条航线，为简单起见，5 个城市分别记作 A、B、C、D、E，航班情况如表 7-1 所示.

表 7-1

城市	城市				
	A	B	C	D	E
A	0	4	3	6	1
B	4	0	1	0	1
C	3	1	0	1	5
D	6	0	1	0	2
E	0	1	5	2	0

抽出表格中航班情况的数据并排列成一个 5×5 的矩形数表：

$$\begin{bmatrix} 0 & 4 & 3 & 6 & 1 \\ 4 & 0 & 1 & 0 & 1 \\ 3 & 1 & 0 & 1 & 5 \\ 6 & 0 & 1 & 0 & 2 \\ 0 & 1 & 5 & 2 & 0 \end{bmatrix}$$

这个数表清楚地说明了该航空公司在国内 5 个城市之间开辟的航班情况，这个矩形数表就称为矩阵.

定义 7-5　$m\times n$ 个数排列成一个 m 行 n 列的矩形数表：

$$\begin{bmatrix} a_{11} & a_{12} & \cdots & a_{1n} \\ a_{21} & a_{22} & \cdots & a_{2n} \\ \vdots & \vdots & & \vdots \\ a_{m1} & a_{m2} & \cdots & a_{mn} \end{bmatrix}$$

称为 **m 行 n 列矩阵**，简称 $m\times n$ 矩阵. 矩阵通常用大写字母 $\boldsymbol{A}$、$\boldsymbol{B}$、$\boldsymbol{C}\cdots$ 表示. 记作

$$\boldsymbol{A}=[a_{ij}]_{m\times n}$$

其中，$a_{ij}(i=1,2,\cdots,m,j=1,2,\cdots,n)$ 称为矩阵 $\boldsymbol{A}$ 的第 i 行第 j 列元素.

注意：矩阵的行数 m 与列数 n 可能相等，也可能不等.

特别地，当 $m=1$ 时，

$$\boldsymbol{A}=\begin{bmatrix}a_{11} & a_{12} & \cdots & a_{1n}\end{bmatrix}$$

称为**行矩阵**(row matrix). 当 $n=1$ 时，

$$\boldsymbol{A}=\begin{bmatrix}a_{11}\\a_{21}\\\vdots\\a_{m1}\end{bmatrix}$$

称为**列矩阵**(column matrix). 当 $m=n$ 时，

$$\boldsymbol{A}=\begin{bmatrix}a_{11} & a_{12} & \cdots & a_{1n}\\a_{21} & a_{22} & \cdots & a_{2n}\\\vdots & \vdots & & \vdots\\a_{n1} & a_{n2} & \cdots & a_{nn}\end{bmatrix}$$

称为 **n 阶矩阵**或 **n 阶方阵**，记为 $\boldsymbol{A}(a_{ij})$.

注意：(1) n 阶矩阵 $\boldsymbol{A}$ 与 n 阶行列式是两个不同的概念，n 阶矩阵 $\boldsymbol{A}$ 是一个由 $n\times n$ 个元素构成的表；而 n 阶行列式则代表一个数.

(2) 几种特殊矩阵：所有元素全为零的 $m\times n$ 矩阵，称为**零矩阵**，记作 $\boldsymbol{O}_{m\times n}$ 或 $\boldsymbol{O}$，如

$$\boldsymbol{O}_{2\times 4}=\begin{bmatrix}0 & 0 & 0 & 0\\0 & 0 & 0 & 0\end{bmatrix}$$

在 n 阶矩阵中，从矩阵左上角到右下角的连线称为**主对角线**，从矩阵右上角到左下角的连线称为**副(次)对角线**. 主对角线上的元素是 1，其余元素全部是零的 n 阶矩阵，称为 **n 阶单位矩阵**，记作 $\boldsymbol{E}_n$ 或 $\boldsymbol{E}$. 为简单起见，也常常把单位矩阵中的 0 省略掉.

如

$$\boldsymbol{E}_2=\begin{bmatrix}1 & 0\\0 & 1\end{bmatrix},\quad \boldsymbol{E}_3=\begin{bmatrix}1 & & \\ & 1 & \\ & & 1\end{bmatrix}$$

注意：零矩阵和单位矩阵在矩阵运算中，起着类似于数 0 和数 1 在数的加法和乘法运算中的作用，学习过程中请读者注意对比，充分利用学习的正迁移性以帮助我们学习新的知识.

除主对角线上元素外，矩阵中的其他元素均为零的矩阵，称为**对角矩阵**(diagonal matrix)，如

$$\boldsymbol{A}=\begin{bmatrix}1 & & \\ & 2 & \\ & & 3\end{bmatrix}\triangleq \mathrm{diag}(1,2,3),\quad \boldsymbol{B}=\begin{bmatrix}a_1 & 0 & \cdots & 0\\0 & a_2 & \cdots & 0\\\vdots & \vdots & & 0\\0 & 0 & \cdots & a_n\end{bmatrix}\triangleq \mathrm{diag}(a_1,a_2,\cdots,a_n)$$

形如

$$\boldsymbol{C}=\begin{bmatrix}a_{11} & a_{12} & \cdots & a_{1n}\\0 & a_{22} & \cdots & a_{2n}\\\vdots & \vdots & & \vdots\\0 & 0 & \cdots & a_{nn}\end{bmatrix},\quad \boldsymbol{D}=\begin{bmatrix}a_{11} & 0 & \cdots & 0\\a_{21} & a_{22} & \cdots & 0\\\vdots & \vdots & & \vdots\\a_{n1} & a_{n2} & \cdots & a_{nn}\end{bmatrix}$$

的矩阵分别称作上(下)三角形矩阵.

7.2.2 矩阵的基本运算

对于从实际问题中抽象出来的矩阵,我们需要了解矩阵的运算以及运算的一些性质.

1. 矩阵相等

定义 7-6 如果两个矩阵 $\boldsymbol{A}=[a_{ij}]_{m\times n}$,$\boldsymbol{B}=[b_{ij}]_{s\times p}$,满足:

(1) 行、列数分别对应相等(即矩阵 $\boldsymbol{A}$ 与矩阵 $\boldsymbol{B}$ 是同型矩阵),即 $m=s,n=p$;

(2) 对应元素相等,即 $a_{ij}=b_{ij}(i=1,2,\cdots,m;j=1,2,\cdots,n)$,

则称矩阵 $\boldsymbol{A}$ 与矩阵 $\boldsymbol{B}$ 相等,记作 $\boldsymbol{A}=\boldsymbol{B}$.

由定义 7-6 可知,用等式表示两个 $m\times n$ 矩阵相等,等价于元素之间的 $m\times n$ 个等式成立. 例如,矩阵

$$\boldsymbol{A}=\begin{bmatrix}a_{11} & a_{12} & a_{13}\\ a_{21} & a_{22} & a_{23}\end{bmatrix},\quad \boldsymbol{B}=\begin{bmatrix}3 & 0 & -5\\ -2 & 1 & 4\end{bmatrix}$$

那么 $\boldsymbol{A}=\boldsymbol{B}$,当且仅当

$$a_{11}=3,a_{12}=0,a_{13}=-5,a_{21}=-2,a_{22}=1,a_{23}=4$$

若矩阵 $\boldsymbol{A}$ 与 $\boldsymbol{B}$ 相等,则满足下列运算律:

$$\boldsymbol{A}=\boldsymbol{B}\Leftrightarrow\boldsymbol{B}=\boldsymbol{A}\text{(交换律)}$$

$$\boldsymbol{A}=\boldsymbol{B},\boldsymbol{B}=\boldsymbol{C}\Rightarrow\boldsymbol{A}=\boldsymbol{C}\text{(传递律)}$$

2. 矩阵的加法与数乘

定义 7-7 设 $\boldsymbol{A}=[a_{ij}]_{m\times n}$,$\boldsymbol{B}=[b_{ij}]_{m\times n}$ 是两个 $m\times n$ 矩阵,则称矩阵

$$\boldsymbol{C}=\begin{bmatrix}a_{11}+b_{11} & a_{12}+b_{12} & \cdots & a_{1n}+b_{1n}\\ a_{21}+b_{21} & a_{22}+b_{22} & \cdots & a_{2n}+b_{2n}\\ \vdots & \vdots & & \vdots\\ a_{m1}+b_{m1} & a_{m2}+b_{m2} & \cdots & a_{mn}+b_{mn}\end{bmatrix}$$

为矩阵 $\boldsymbol{A}$ 与矩阵 $\boldsymbol{B}$ 的和,记作

$$\boldsymbol{C}=\boldsymbol{A}+\boldsymbol{B}=[a_{ij}+b_{ij}]_{m\times n}$$

同样,可以定义矩阵的减法:$\boldsymbol{D}=\boldsymbol{A}-\boldsymbol{B}=\boldsymbol{A}+(-\boldsymbol{B})=[a_{ij}-b_{ij}]$,称 $\boldsymbol{D}$ 为矩阵 $\boldsymbol{A}$ 与矩阵 $\boldsymbol{B}$ 的差. 不难看出,只有两个同型矩阵才可以作加减运算.

矩阵的加法运算满足以下运算规则(设 $\boldsymbol{A}$、$\boldsymbol{B}$、$\boldsymbol{C}$、$\boldsymbol{O}$ 都是 $m\times n$ 矩阵)

(1) 交换律:$\boldsymbol{A}+\boldsymbol{B}=\boldsymbol{B}+\boldsymbol{A}$;

(2) 加法结合律:$(\boldsymbol{A}+\boldsymbol{B})+\boldsymbol{C}=\boldsymbol{A}+(\boldsymbol{B}+\boldsymbol{C})$;

(3) 零矩阵满足:$\boldsymbol{A}+\boldsymbol{O}=\boldsymbol{O}+\boldsymbol{A}=\boldsymbol{A}$;

(4) 存在矩阵 $-\boldsymbol{A}$,满足:$\boldsymbol{A}-\boldsymbol{A}=\boldsymbol{A}+(-\boldsymbol{A})=\boldsymbol{O}$;

说明:矩阵的加法运算犹如数的加法运算一样,都满足加法交换律和加法结合律.

定义 7-8 设矩阵 $\boldsymbol{A}=[a_{ij}]_{m\times n}$,$\lambda$ 为任意实数,则称矩阵 $\boldsymbol{C}=[c_{ij}]_{m\times n}$ 为数 λ 与矩阵 $\boldsymbol{A}$ 的数乘矩阵,其中 $c_{ij}=\lambda a_{ij}(i=1,2,\cdots,m;j=1,2,\cdots,n)$,记为 $\boldsymbol{C}=\lambda\boldsymbol{A}=[\lambda a_{ij}]_{m\times n}$.

矩阵的数乘运算满足以下运算规则(k、λ 是数,$\boldsymbol{A}$、$\boldsymbol{B}$ 都是 $m\times n$ 矩阵):

(1) 分配律:$k(\boldsymbol{A}+\boldsymbol{B})=k\boldsymbol{B}+k\boldsymbol{A}$,$(k+\lambda)\boldsymbol{A}=k\boldsymbol{A}+\lambda\boldsymbol{A}$;

(2) 结合律：$\lambda k(\boldsymbol{A}) = \lambda(k\boldsymbol{A}) = k(\lambda\boldsymbol{A})$.

例 7-11 已知矩阵

$$\boldsymbol{A} = \begin{bmatrix} 1 & 2 & 3 & 4 \\ 5 & 6 & 7 & 8 \end{bmatrix}, \boldsymbol{B} = \begin{bmatrix} 0 & 1 & -2 & 2 \\ -1 & 0 & 3 & 9 \end{bmatrix}, \boldsymbol{C} = \begin{bmatrix} 0 & -1 \\ 1 & 0 \\ 3 & 5 \end{bmatrix}$$

求 $\boldsymbol{A}+\boldsymbol{B}, \boldsymbol{A}-\boldsymbol{B}, 2\boldsymbol{A}$.

解：$\boldsymbol{A}+\boldsymbol{B} = \begin{bmatrix} 1+0 & 2+1 & 3+(-2) & 4+2 \\ 5+(-1) & 6+0 & 7+3 & 8+9 \end{bmatrix} = \begin{bmatrix} 1 & 3 & 1 & 6 \\ 4 & 6 & 10 & 17 \end{bmatrix}$

$$\boldsymbol{A}-\boldsymbol{B} = \begin{bmatrix} 1-0 & 2-1 & 3-(-2) & 4-2 \\ 5-(-1) & 6-0 & 7-3 & 8-9 \end{bmatrix} = \begin{bmatrix} 1 & 1 & 5 & 2 \\ 6 & 6 & 4 & -1 \end{bmatrix}$$

$$2\boldsymbol{A} = \begin{bmatrix} 2\times1 & 2\times2 & 2\times3 & 2\times4 \\ 2\times5 & 2\times6 & 2\times7 & 2\times8 \end{bmatrix} = \begin{bmatrix} 2 & 4 & 6 & 8 \\ 10 & 12 & 14 & 16 \end{bmatrix}$$

3. 矩阵的乘法

定义 7-9 设矩阵 $\boldsymbol{A} = [a_{ij}]_{m\times s}$，$\boldsymbol{B} = [b_{ij}]_{s\times n}$，定义矩阵 $\boldsymbol{A}$ 与 $\boldsymbol{B}$ 的乘积是一个 $m\times n$ 矩阵 $\boldsymbol{C} = [c_{ij}]_{m\times n}$，其中

$$c_{ij} = a_{i1}\cdot b_{1j} + a_{i2}\cdot b_{2j} + \cdots + a_{is}\cdot b_{sj} = \sum_{k=1}^{s}(a_{ik}\cdot b_{kj})\ (i=1,2,\cdots,m;j=1,2,\cdots,n)$$

记作 $\boldsymbol{C} = \boldsymbol{AB}$.

关于矩阵的乘法需要注意以下几点：

(1) 只有当左矩阵 $\boldsymbol{A}$ 的列数等于右矩阵 $\boldsymbol{B}$ 的行数时，$\boldsymbol{A}$、$\boldsymbol{B}$ 才能作乘法运算；

(2) 两个矩阵的乘积 $\boldsymbol{AB}$ 亦是矩阵，它的行数等于左矩阵 $\boldsymbol{A}$ 的行数，它的列数等于右矩阵 $\boldsymbol{B}$ 的列数；

(3) 乘积矩阵 $\boldsymbol{AB}$ 中的第 i 行、第 j 列的元素等于矩阵 $\boldsymbol{A}$ 的第 i 行元素与 $\boldsymbol{B}$ 的第 j 列对应元素的乘积之和.

例 7-12 已知矩阵

$$\boldsymbol{A} = \begin{bmatrix} 1 & 2 & 3 \\ 4 & 5 & 6 \end{bmatrix}, \quad \boldsymbol{B} = \begin{bmatrix} 0 & -1 & 2 \\ 1 & 5 & 0 \\ 3 & 0 & -4 \end{bmatrix}$$

利用 Baltamatica 软件完成例 7-12

求 $\boldsymbol{AB}$.

解：$\boldsymbol{AB} = \begin{bmatrix} 1\times0+2\times1+3\times3 & 1\times(-1)+2\times5+3\times0 & 1\times2+2\times0+3\times(-4) \\ 4\times0+5\times1+6\times3 & 4\times(-1)+5\times5+6\times0 & 4\times2+5\times0+6\times(-4) \end{bmatrix}$

$$= \begin{bmatrix} 11 & 9 & -10 \\ 23 & 21 & -16 \end{bmatrix}$$

例 7-13 设矩阵 $\boldsymbol{A}=\begin{bmatrix}2&4\\1&2\end{bmatrix}$,$\boldsymbol{B}=\begin{bmatrix}2&-2\\-1&1\end{bmatrix}$,$\boldsymbol{C}=\begin{bmatrix}1&0\\0&-1\end{bmatrix}$. 求 $\boldsymbol{AB}$、$\boldsymbol{BA}$ 和 $\boldsymbol{CA}$.

解: $\boldsymbol{AB}=\begin{bmatrix}2&4\\1&2\end{bmatrix}\begin{bmatrix}2&-2\\-1&1\end{bmatrix}=\begin{bmatrix}2\times2+4\times(-1)&2\times(-2)+4\times1\\1\times2+2\times(-1)&1\times(-2)+2\times1\end{bmatrix}=\begin{bmatrix}0&0\\0&0\end{bmatrix}$

$\boldsymbol{BA}=\begin{bmatrix}2&-2\\-1&1\end{bmatrix}\begin{bmatrix}2&4\\1&2\end{bmatrix}=\begin{bmatrix}2\times2+(-2)\times1&2\times4+(-2)\times2\\-1\times2+1\times1&-1\times4+1\times2\end{bmatrix}=\begin{bmatrix}2&4\\-1&-2\end{bmatrix}$

$$\boldsymbol{CA}=\begin{bmatrix}1&0\\0&-1\end{bmatrix}\begin{bmatrix}2&4\\1&2\end{bmatrix}=\begin{bmatrix}2&4\\-1&-2\end{bmatrix}$$

由例 7-12、例 7-13 可知,当乘积矩阵 $\boldsymbol{AB}$ 有意义时,$\boldsymbol{BA}$ 不一定有意义;即使乘积矩阵 $\boldsymbol{AB}$ 和 $\boldsymbol{BA}$ 都有意义,$\boldsymbol{AB}$ 和 $\boldsymbol{BA}$ 也不一定相等. 因此,矩阵乘法不满足交换律,在以后进行矩阵乘法时,一定要注意乘法的次序,不能随意改变.

在例 7-13 中,矩阵 $\boldsymbol{A}$ 和 $\boldsymbol{B}$ 都是非零矩阵($\boldsymbol{A}\neq\boldsymbol{O},\boldsymbol{B}\neq\boldsymbol{O}$),但是矩阵 $\boldsymbol{A}$ 和 $\boldsymbol{B}$ 的乘积矩阵 $\boldsymbol{AB}$ 是一个零矩阵($\boldsymbol{AB}=\boldsymbol{O}$),即两个非零矩阵的乘积可能是零矩阵. 因此,当 $\boldsymbol{AB}=\boldsymbol{O}$ 时,不能得出 $\boldsymbol{A}$ 和 $\boldsymbol{B}$ 中至少有一个是零矩阵的结论.

一般地,当乘积矩阵 $\boldsymbol{BA}=\boldsymbol{CA}$ 或 $\boldsymbol{AB}=\boldsymbol{AC}$,且 $\boldsymbol{A}\neq\boldsymbol{O}$ 时,不能消去矩阵 $\boldsymbol{A}$,而得到 $\boldsymbol{B}=\boldsymbol{C}$,如例 7-13. 这说明矩阵乘法也不满足消去律.

矩阵乘法满足以下运算法则(这里假定所有的运算都是有意义的):

(1) 结合律:$(\boldsymbol{AB})\boldsymbol{C}=\boldsymbol{A}(\boldsymbol{BC})$;

(2) 分配律:$\boldsymbol{A}(\boldsymbol{B}+\boldsymbol{C})=\boldsymbol{AB}+\boldsymbol{AC}$,$(\boldsymbol{B}+\boldsymbol{C})\boldsymbol{A}=\boldsymbol{BA}+\boldsymbol{CA}$;

(3) $\lambda(\boldsymbol{AB})=(\lambda\boldsymbol{A})\boldsymbol{B}=\boldsymbol{A}(\lambda\boldsymbol{B})$.

例 7-14 (通路矩阵)矩阵应用的一个例子. 图 7-2 所示是我国 A、B、C 三个不同省份中若干个城市之间开通道路的情况. 其中 A 省的三个城市和 B 省的两个城市之间的通路情况可以表示为 $\boldsymbol{M}_1$:

$$\begin{matrix} & B_1 & B_2 \\ A_1 & 1 & 1 \\ A_2 & 1 & 0 \\ A_3 & 1 & 1 \end{matrix} \quad \begin{bmatrix}1&1\\1&0\\1&1\end{bmatrix}\triangleq\boldsymbol{M}_1$$

其中数字 1 和 0 表示相应的城市之间通路的条数,不妨称该矩阵为**通路矩阵**.

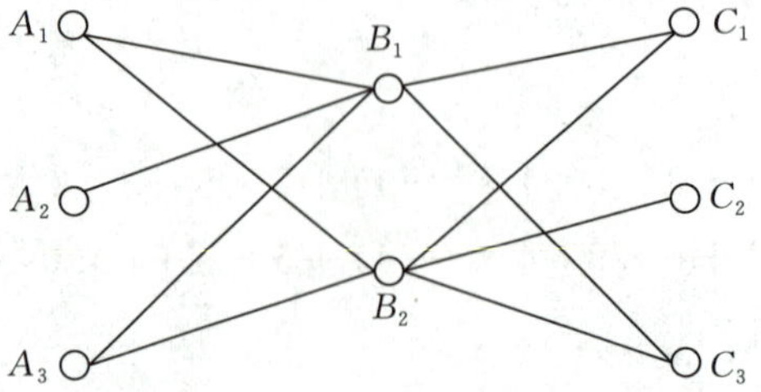

图 7-2

同理，B 省两个城市与 C 省三个城市之间的通路矩阵 $\boldsymbol{M}_2$，以及 A 省三个城市与 C 省三个城市之间的通路矩阵 $\boldsymbol{M}_3$ 分别为

$$\begin{array}{c} \\ B_1 \\ B_2 \end{array}\begin{array}{c} \begin{array}{ccc} C_1 & C_2 & C_3 \end{array} \\ \begin{bmatrix} 1 & 0 & 1 \\ 1 & 1 & 1 \end{bmatrix} \end{array} \triangleq \boldsymbol{M}_2 \qquad \begin{array}{c} \\ A_1 \\ A_2 \\ A_3 \end{array}\begin{array}{c} \begin{array}{ccc} C_1 & C_2 & C_3 \end{array} \\ \begin{bmatrix} 2 & 1 & 2 \\ 1 & 0 & 1 \\ 2 & 1 & 2 \end{bmatrix} \end{array} \triangleq \boldsymbol{M}_3$$

事实上，不难发现 $\boldsymbol{M}_3 = \boldsymbol{M}_1\boldsymbol{M}_2$.

4. 矩阵的转置

定义 7-10 把一个 $m \times n$ 矩阵

$$\boldsymbol{A} = \begin{bmatrix} a_{11} & a_{12} & \cdots & a_{1n} \\ a_{21} & a_{22} & \cdots & a_{2n} \\ \vdots & \vdots & & \vdots \\ a_{m1} & a_{m2} & \cdots & a_{mn} \end{bmatrix}$$

的各行作为相同序号列而得到的一个 $n \times m$ 矩阵，称为 $\boldsymbol{A}$ 的**转置矩阵**(transpose)，记作 A^{T}，即

$$\boldsymbol{A}^{\mathrm{T}} = \begin{bmatrix} a_{11} & a_{21} & \cdots & a_{m1} \\ a_{12} & a_{22} & \cdots & a_{m2} \\ \vdots & \vdots & & \vdots \\ a_{1n} & a_{2n} & \cdots & a_{mn} \end{bmatrix}$$

由定义 7-10 可知，转置矩阵 $\boldsymbol{A}^{\mathrm{T}}$ 的第 i 行第 j 列的元素等于矩阵 $\boldsymbol{A}$ 的第 j 行第 i 列的元素，简记为

$$\boldsymbol{A}^{\mathrm{T}} \text{ 的}(i,j)\text{ 元} = \boldsymbol{A} \text{ 的}(j,i)\text{ 元}$$

矩阵的转置满足下列运算规则(假设这里的运算是有意义的)：

(1) $(\boldsymbol{A}^{\mathrm{T}}) = \boldsymbol{A}$，$(\boldsymbol{A}+\boldsymbol{B})^{\mathrm{T}} = \boldsymbol{A}^{\mathrm{T}} + \boldsymbol{B}^{\mathrm{T}}$，$(\lambda\boldsymbol{A})^{\mathrm{T}} = \lambda\boldsymbol{A}^{\mathrm{T}}$；($\lambda$ 为实数)

(2) $(\boldsymbol{AB})^{\mathrm{T}} = \boldsymbol{B}^{\mathrm{T}}\boldsymbol{A}^{\mathrm{T}}$.

运算规则(1) 容易验证，运算规则(2) 可通过对比 $(\boldsymbol{AB})^{\mathrm{T}}$ 的 (i,j) 元与 $\boldsymbol{B}^{\mathrm{T}}\boldsymbol{A}^{\mathrm{T}}$ 的 (j,i) 元而证明. 此外，运算规则(2) 还可以推广到多个矩阵乘积求转置的情形：$(\boldsymbol{A}_1\boldsymbol{A}_2\cdots\boldsymbol{A}_k)^{\mathrm{T}} = \boldsymbol{A}_k^{\mathrm{T}}\cdots\boldsymbol{A}_2^{\mathrm{T}}\boldsymbol{A}_1^{\mathrm{T}}$，即乘积的转置等于转置的逆序积.

例 7-15 设矩阵 $\boldsymbol{A} = \begin{bmatrix} 4 & -1 \\ 0 & 2 \\ -3 & 2 \end{bmatrix}$，$\boldsymbol{B} = \begin{bmatrix} 2 & 1 \\ 3 & 4 \end{bmatrix}$，验证矩阵 $(\boldsymbol{AB})^{\mathrm{T}} = \boldsymbol{B}^{\mathrm{T}}\boldsymbol{A}^{\mathrm{T}}$.

解：因为 $\boldsymbol{AB} = \begin{bmatrix} 4 & -1 \\ 0 & 2 \\ -3 & 2 \end{bmatrix}\begin{bmatrix} 2 & 1 \\ 3 & 4 \end{bmatrix} = \begin{bmatrix} 5 & 0 \\ 6 & 8 \\ 0 & 5 \end{bmatrix}$，$(\boldsymbol{AB})^{\mathrm{T}} = \begin{bmatrix} 5 & 6 & 0 \\ 0 & 8 & 5 \end{bmatrix}$

且

$$\boldsymbol{A}^{\mathrm{T}} = \begin{bmatrix} 4 & 0 & -3 \\ -1 & 2 & 2 \end{bmatrix},\quad \boldsymbol{B}^{\mathrm{T}} = \begin{bmatrix} 2 & 3 \\ 1 & 4 \end{bmatrix},\quad \boldsymbol{B}^{\mathrm{T}}\boldsymbol{A}^{\mathrm{T}} = \begin{bmatrix} 2 & 3 \\ 1 & 4 \end{bmatrix}\begin{bmatrix} 4 & 0 & -3 \\ -1 & 2 & 2 \end{bmatrix} = \begin{bmatrix} 5 & 6 & 0 \\ 0 & 8 & 5 \end{bmatrix}$$

所以 $(\boldsymbol{AB})^{\mathrm{T}}=\begin{bmatrix}5 & 6 & 0\\0 & 8 & 5\end{bmatrix}=\boldsymbol{B}^{\mathrm{T}}\boldsymbol{A}^{\mathrm{T}}$

5. 分块矩阵

在研究矩阵运算时，根据问题的需要，有时可以将一个大的矩阵用水平线和竖直线分成若干个小块，称为子块或子矩阵(subblock). 例如，对矩阵

$$\boldsymbol{A}=\begin{bmatrix}1 & 0 & 0 & 1\\0 & 1 & 0 & 2\\0 & 0 & 1 & 3\\7 & 6 & 5 & 4\end{bmatrix}$$

可以按以下几种方式进行分块，当然，不止限于以下几种分块方式：

$$\boldsymbol{A}=\left[\begin{array}{cccc}1 & 0 & 0 & 1\\\hdashline 0 & 1 & 0 & 2\\\hdashline 0 & 0 & 1 & 3\\\hdashline 7 & 6 & 5 & 4\end{array}\right],\boldsymbol{A}=\left[\begin{array}{c:c:c:c}1 & 0 & 0 & 1\\0 & 1 & 0 & 2\\0 & 0 & 1 & 3\\7 & 6 & 5 & 4\end{array}\right],\boldsymbol{A}=\left[\begin{array}{ccc:c}1 & 0 & 0 & 1\\0 & 1 & 0 & 2\\0 & 0 & 1 & 3\\\hdashline 7 & 6 & 5 & 4\end{array}\right],\boldsymbol{A}=\left[\begin{array}{cc:cc}1 & 0 & 0 & 1\\0 & 1 & 0 & 2\\\hdashline 0 & 0 & 1 & 3\\7 & 6 & 5 & 4\end{array}\right]$$

以上分块方式可分别记作：$\begin{bmatrix}\boldsymbol{\alpha}_1\\\boldsymbol{\alpha}_2\\\boldsymbol{\alpha}_3\\\boldsymbol{\alpha}_4\end{bmatrix}$，$[\boldsymbol{\beta}_1 \quad \boldsymbol{\beta}_2 \quad \boldsymbol{\beta}_3 \quad \boldsymbol{\beta}_4]$，$\begin{bmatrix}\boldsymbol{E}_3 & \boldsymbol{A}_1\\\boldsymbol{A}_2 & \boldsymbol{A}_3\end{bmatrix}$，$\begin{bmatrix}\boldsymbol{E}_2 & \boldsymbol{A}_{12}\\\boldsymbol{A}_{21} & \boldsymbol{A}_{22}\end{bmatrix}$.

关于分块矩阵的运算可以视作两步运算，首先把每一个子块当作矩阵的元素(数)进行相应的运算，接下来再对每一个子块按照普通矩阵的运算即可. 例如上面的第三种分块方式，要计算 $\lambda\boldsymbol{A}$ 时可以这样做：

第一步计算(形式上计算)：$\lambda\boldsymbol{A}=\begin{bmatrix}\lambda\boldsymbol{E}_3 & \lambda\boldsymbol{A}_1\\\lambda\boldsymbol{A}_2 & \lambda\boldsymbol{A}_3\end{bmatrix}$；

第二步(普通矩阵运算)：

$$\lambda\boldsymbol{E}_3=\begin{bmatrix}\lambda & 0 & 0\\0 & \lambda & 0\\0 & 0 & \lambda\end{bmatrix},\quad \lambda\boldsymbol{A}_1=\lambda\begin{bmatrix}1\\2\\3\end{bmatrix}=\begin{bmatrix}\lambda\\2\lambda\\3\lambda\end{bmatrix}$$

$$\lambda\boldsymbol{A}_2=\lambda[7 \quad 6 \quad 5]=[7\lambda \quad 6\lambda \quad 5\lambda],\lambda\boldsymbol{A}_3=\lambda[4]=[4\lambda]$$

于是

$$\lambda\boldsymbol{A}=\lambda\begin{bmatrix}1 & 0 & 0 & 1\\0 & 1 & 0 & 2\\0 & 0 & 1 & 3\\7 & 6 & 5 & 4\end{bmatrix}=\begin{bmatrix}\lambda & 0 & 0 & \lambda\\0 & \lambda & 0 & 2\lambda\\0 & 0 & \lambda & 3\lambda\\7\lambda & 6\lambda & 5\lambda & 4\lambda\end{bmatrix}$$

又如，分块上(下)三角形矩阵和分块对角矩阵的行列式和逆矩阵可以这样计算[其中 $\boldsymbol{A}_{kk}$ $(k=1,2,\cdots,s)$ 是方阵块]：

$$\boldsymbol{A}=\begin{bmatrix}\boldsymbol{A}_{11} & \boldsymbol{A}_{12} & \cdots & \boldsymbol{A}_{1s}\\ \boldsymbol{O} & \boldsymbol{A}_{22} & \cdots & \boldsymbol{A}_{2s}\\ \vdots & \vdots & & \vdots\\ \boldsymbol{O} & \boldsymbol{O} & \cdots & \boldsymbol{A}_{ss}\end{bmatrix}\Rightarrow|\boldsymbol{A}|=|\boldsymbol{A}_{11}||\boldsymbol{A}_{22}|\cdots|\boldsymbol{A}_{ss}|$$

7.2.3 逆矩阵

定义 7-11 对于 n 阶矩阵 $\boldsymbol{A}$，若存在 n 阶矩阵 $\boldsymbol{B}$ 满足等式 $\boldsymbol{AB}=\boldsymbol{BA}=\boldsymbol{E}$，则称 $\boldsymbol{A}$ 是可逆矩阵，$\boldsymbol{B}$ 是 $\boldsymbol{A}$ 的**逆矩阵**(inverse matrix)，记作 $\boldsymbol{B}=\boldsymbol{A}^{-1}$.

事实上，此时 $\boldsymbol{A}$、$\boldsymbol{B}$ 是互为逆矩阵的，可逆矩阵有以下性质：

(1) 如果 n 阶矩阵 $\boldsymbol{A}$ 可逆，则 $\boldsymbol{A}^{-1}$ 也可逆，且 $(\boldsymbol{A}^{-1})^{-1}=\boldsymbol{A}$，$|\boldsymbol{A}|\neq 0$，$|\boldsymbol{A}^{-1}|=\dfrac{1}{|\boldsymbol{A}|}$；

(2) 如果 n 阶矩阵 $\boldsymbol{A}$ 可逆，数 $k\neq 0$，则 $k\boldsymbol{A}$ 可逆，且 $(k\boldsymbol{A})^{-1}=\dfrac{1}{k}\boldsymbol{A}^{-1}$；

(3) 如果 n 阶矩阵 $\boldsymbol{A}$ 可逆，则 $\boldsymbol{A}^{\mathrm{T}}$ 也可逆，且 $(\boldsymbol{A}^{\mathrm{T}})^{-1}=(\boldsymbol{A}^{-1})^{\mathrm{T}}$.

(4) 如果 n 阶矩阵 $\boldsymbol{A}$、$\boldsymbol{B}$ 都可逆，则 $\boldsymbol{AB}$ 也可逆，且 $(\boldsymbol{AB})^{-1}=\boldsymbol{B}^{-1}\boldsymbol{A}^{-1}$.

第(4)个性质还可以推广到有限个 n 阶可逆矩阵乘积的情况：$(\boldsymbol{A}_1\boldsymbol{A}_2\cdots\boldsymbol{A}_k)^{-1}=\boldsymbol{A}_k^{-1}\cdots\boldsymbol{A}_2^{-1}\boldsymbol{A}_1^{-1}$.

对于分块矩阵，若假定 $\boldsymbol{A}_{kk}(k=1,2,\cdots,s)$ 均可逆，则有

$$\begin{bmatrix}\boldsymbol{A}_{11} & \boldsymbol{O} & \cdots & \boldsymbol{O}\\ \boldsymbol{O} & \boldsymbol{A}_{22} & \cdots & \boldsymbol{O}\\ \vdots & \vdots & & \vdots\\ \boldsymbol{O} & \boldsymbol{O} & \cdots & \boldsymbol{A}_{ss}\end{bmatrix}^{-1}=\begin{bmatrix}\boldsymbol{A}_{11}^{-1} & \boldsymbol{O} & \cdots & \boldsymbol{O}\\ \boldsymbol{O} & \boldsymbol{A}_{22}^{-1} & \cdots & \boldsymbol{O}\\ \vdots & \vdots & & \vdots\\ \boldsymbol{O} & \boldsymbol{O} & \cdots & \boldsymbol{A}_{ss}^{-1}\end{bmatrix}$$

又例如，若矩阵 $\boldsymbol{A}$、$\boldsymbol{B}$ 可逆，则有

$$\begin{bmatrix}\boldsymbol{O} & \boldsymbol{A}\\ \boldsymbol{B} & \boldsymbol{O}\end{bmatrix}^{-1}=\begin{bmatrix}\boldsymbol{O} & \boldsymbol{B}^{-1}\\ \boldsymbol{A}^{-1} & \boldsymbol{O}\end{bmatrix},\quad \begin{bmatrix}\boldsymbol{A} & \boldsymbol{O}\\ \boldsymbol{C} & \boldsymbol{B}\end{bmatrix}^{-1}=\begin{bmatrix}\boldsymbol{A}^{-1} & \boldsymbol{O}\\ -\boldsymbol{B}^{-1}\boldsymbol{C}\boldsymbol{A}^{-1} & \boldsymbol{B}^{-1}\end{bmatrix}$$

更多关于分块矩阵的知识请参阅《线性代数》(袁明生，刘海，唐国平等编著，清华大学出版社出版).

定义 7-12 设 n 阶矩阵 $\boldsymbol{A}=[a_{ij}]$ 的各元素的代数余子式构成的矩阵

$$\boldsymbol{A}^*=\begin{bmatrix}A_{11} & A_{21} & \cdots & A_{n1}\\ A_{12} & A_{22} & \cdots & A_{n2}\\ \vdots & \vdots & & \vdots\\ A_{1n} & A_{2n} & \cdots & A_{nn}\end{bmatrix}$$

称为矩阵 $\boldsymbol{A}$ 的**伴随矩阵**(adjoint matrix).

值得注意的是：$\boldsymbol{A}^*$ 的 (i,j) 元是 $\boldsymbol{A}$ 的 (j,i) 元的代数余子式.

定理 7-2 $\boldsymbol{A}$ 可逆的充要条件是：$\boldsymbol{A}$ 为非奇异矩阵，即 $|\boldsymbol{A}|\neq 0$，且 $\boldsymbol{A}$ 为可逆矩阵时，有

$$\boldsymbol{A}^{-1}=\frac{1}{|\boldsymbol{A}|}\boldsymbol{A}^*$$

由行列式的性质 7 可知

$$\boldsymbol{AA}^*=\boldsymbol{A}^*\boldsymbol{A}=\begin{bmatrix}|\boldsymbol{A}| & & & \\ & |\boldsymbol{A}| & & \\ & & |\boldsymbol{A}| & \\ & & & |\boldsymbol{A}|\end{bmatrix}=|\boldsymbol{A}|\boldsymbol{E}$$

注意:行列式不为零的矩阵又称为非奇异矩阵,从而,非奇异矩阵、可逆矩阵或行列式非零的矩阵,此三种说法是一个含义.

例 7-16 判断矩阵 $\boldsymbol{A}=\begin{bmatrix}2&1&1\\3&1&2\\1&-1&0\end{bmatrix}$ 的可逆性,若可逆,求 $\boldsymbol{A}^{-1}$.

解:因为 $|\boldsymbol{A}|=2\neq 0$,根据定理 7-2 可知矩阵 $\boldsymbol{A}$ 可逆,$|\boldsymbol{A}|$ 各元素的代数余子式如下:

$$A_{11}=2,\quad A_{12}=2,\quad A_{13}=-4,$$
$$A_{21}=-1,\quad A_{22}=-1,\quad A_{23}=3,$$
$$A_{31}=1,\quad A_{32}=-1,\quad A_{33}=-1,$$

所以

$$\boldsymbol{A}^{*}=\begin{bmatrix}A_{11}&A_{21}&A_{31}\\A_{21}&A_{22}&A_{32}\\A_{31}&A_{23}&A_{33}\end{bmatrix}=\begin{bmatrix}2&-1&1\\2&-1&-1\\-4&3&-1\end{bmatrix}$$

利用 Baltamatica 软件完成例 7-16

故而有

$$\boldsymbol{A}^{-1}=\frac{1}{|\boldsymbol{A}|}\boldsymbol{A}^{*}=\frac{1}{2}\begin{bmatrix}2&-1&1\\2&-1&-1\\-4&3&-1\end{bmatrix}=\begin{bmatrix}1&-1/2&1/2\\1&-1/2&-1/2\\-2&3/2&-1/2\end{bmatrix}$$

7.2.4 逆矩阵的应用举例

利用逆矩阵可以证明克拉默法则,即可以解一类线性方程组.

对于线性方程组

$$\begin{cases}a_{11}x_1+a_{12}x_2+\cdots+a_{1n}x_n=b_1\\a_{21}x_1+a_{22}x_2+\cdots+a_{2n}x_n=b_2\\\qquad\vdots\\a_{n1}x_1+a_{n2}x_2+\cdots+a_{mn}x_n=b_n\end{cases}$$

利用矩阵可以写成

$$\boldsymbol{AX}=\boldsymbol{B}\tag{7-13}$$

如果 $|\boldsymbol{A}|\neq 0$,那么 $\boldsymbol{A}$ 可逆.用 $\boldsymbol{X}=\boldsymbol{A}^{-1}\boldsymbol{B}$ 代入式(7-13),得恒等式 $\boldsymbol{A}(\boldsymbol{A}^{-1}\boldsymbol{B})=\boldsymbol{B}$,即 $\boldsymbol{A}^{-1}\boldsymbol{B}$ 是一个解.

如果 $\boldsymbol{X}=\boldsymbol{C}$ 是式(7-13)的另一个解,那么由 $\boldsymbol{AC}=\boldsymbol{B}$,两边同时左乘 $\boldsymbol{A}^{-1}$ 可得 $\boldsymbol{A}^{-1}(\boldsymbol{AC})=\boldsymbol{A}^{-1}\boldsymbol{B}$,即 $\boldsymbol{C}=\boldsymbol{A}^{-1}\boldsymbol{B}$.

从而 $\boldsymbol{X}=\boldsymbol{A}^{-1}\boldsymbol{B}$ 是唯一的解.事实上这就是克拉默法则中给出的结果.

同样,形如 $\boldsymbol{X}_{m\times n}\boldsymbol{A}_n=\boldsymbol{B}_{m\times n}$ 或 $\boldsymbol{A}_m\boldsymbol{X}_{m\times n}=\boldsymbol{B}_{m\times n}$ 的矩阵方程,当 $\boldsymbol{A}$ 可逆时,其解分别为 $\boldsymbol{X}_{m\times n}=\boldsymbol{B}_{m\times n}\boldsymbol{A}_n^{-1}$,$\boldsymbol{X}_{m\times n}=\boldsymbol{A}_m^{-1}\boldsymbol{B}_{m\times n}$.

例 7-17 （**一种信息加密方法——逆矩阵在军事和商业密码学中的应用**）密码法是信息编码与解码的技巧，其中一种就是基于可逆矩阵的方法. 首先给每个字母一个代码，例如将 26 个字母按照顺序依次与数字建立一一对应，即

$$\begin{matrix} A & B & \cdots & Z \\ \updownarrow & \updownarrow & \cdots & \updownarrow \\ 1 & 2 & \cdots & 26 \end{matrix}$$

且规定空格对应数字 0(不是字母的元素可以补上 0)，在待发送的信息矩阵 $\boldsymbol{X}$ 的左边乘上一个双方约定的可逆矩阵 $\boldsymbol{A}$（称 $\boldsymbol{A}$ 为加密矩阵），得到 $\boldsymbol{B}=\boldsymbol{AX}$，则 $\boldsymbol{B}$ 就是传输出去的密码，接收方收到密码后，只要将收到的信息再左乘 $\boldsymbol{A}^{-1}$，即可得到发送的明码信息，$\boldsymbol{X}=\boldsymbol{A}^{-1}\boldsymbol{B}$.

例如，要发送 combat，使用上述代码，则其编码信息是：

$\boldsymbol{X}=\begin{bmatrix} 3 & 2 \\ 15 & 1 \\ 13 & 20 \end{bmatrix}$，约定加密矩阵为 $\boldsymbol{A}=\begin{bmatrix} 2 & 1 & 1 \\ 3 & 1 & 2 \\ 1 & 1 & 2 \end{bmatrix}$，则发出的信息是 $\boldsymbol{B}=\boldsymbol{AX}=\begin{bmatrix} 34 & 25 \\ 50 & 47 \\ 44 & 43 \end{bmatrix}$，接收方收到矩阵 $\boldsymbol{B}$ 后用 $\boldsymbol{A}^{-1}=\begin{bmatrix} 0 & 0.5 & -0.5 \\ 2 & -1.5 & 0.5 \\ -1 & 0.5 & 0.5 \end{bmatrix}$ 解密可得 $\boldsymbol{X}$，再借助使用的代码即可恢复明码信息 combat.

又如，假设现在收到信息 $\boldsymbol{B}_1=\begin{bmatrix} 28 & 36 \\ 41 & 44 \\ 29 & 28 \end{bmatrix}$，则解码后可得

$$\boldsymbol{X}_1=\boldsymbol{A}^{-1}\boldsymbol{B}_1=\begin{bmatrix} 6 & 8 \\ 9 & 20 \\ 7 & 0 \end{bmatrix}$$

利用 Baltamatica 软件求 $\boldsymbol{X}_1$

根据前面编订的代码，这个信息就是 fight.

再如，I love you. 可编码为 $\boldsymbol{X}=\begin{bmatrix} 9 & 15 & 0 & 21 \\ 0 & 22 & 25 & 0 \\ 12 & 5 & 15 & 0 \end{bmatrix}$，则发出的信息是

$$\boldsymbol{B}=\boldsymbol{AX}=\begin{bmatrix} 2 & 1 & 1 \\ 3 & 1 & 2 \\ 1 & 1 & 2 \end{bmatrix}\begin{bmatrix} 9 & 15 & 0 & 21 \\ 0 & 22 & 25 & 0 \\ 12 & 5 & 15 & 0 \end{bmatrix}=\begin{bmatrix} 30 & 57 & 40 & 42 \\ 51 & 77 & 55 & 63 \\ 33 & 47 & 55 & 21 \end{bmatrix}$$

7.3 矩阵的初等变换与线性方程组

7.3.1 矩阵的初等变换与初等矩阵

矩阵的初等变换是一种十分重要的运算方法，它在解线性方程组、求逆矩阵及矩阵理论的探讨中都有重要的作用.

定义 7-13 下列的三种变换称为矩阵的**初等行变换**(elementary transformation)：

(1) 对调 i、j 两行，记作：$r_i \leftrightarrow r_j$；

(2) 以数 $k \neq 0$ 乘以第 i 行，记作：kr_i 或 $k \times r_i$；

(3) 把第 i 行的 k 倍加到第 j 行上去，记作：$r_j + kr_i$.

把上述定义中的"行"换成"列"，相应记号中把"r"换成"c"，可得矩阵的初等列变换的定义.

矩阵的初等行变换与初等列变换，统称为**初等变换**(elementary transformation).

定义 7-14（等价矩阵） 若矩阵 $\boldsymbol{A}$ 经有限次初等行变换变成 $\boldsymbol{B}$，则称 $\boldsymbol{A}$ 与 $\boldsymbol{B}$ 行等价(row equivalent)，记为：$\boldsymbol{A} \overset{r}{\sim} \boldsymbol{B}$；若矩阵 $\boldsymbol{A}$ 经有限次初等列变换变成 $\boldsymbol{B}$，则称 $\boldsymbol{A}$ 与 $\boldsymbol{B}$ 列等价(column equivalent)，记为：$\boldsymbol{A} \overset{c}{\sim} \boldsymbol{B}$；如果矩阵 $\boldsymbol{A}$ 经过有限次初等变换变成 $\boldsymbol{B}$，则称矩阵 $\boldsymbol{A}$ 与 $\boldsymbol{B}$ 等价，记作：$\boldsymbol{A} \sim \boldsymbol{B}$. 有的教材采用 $\boldsymbol{A} \to \boldsymbol{B}$ 表示矩阵间的等价关系.

定义 7-15 由单位矩阵 $\boldsymbol{E}$ 经过一次初等行变换所得到的矩阵称为**初等阵**(elementary matrix).

三种初等变换分别对应着三种初等矩阵：

$$
\boldsymbol{E}(i,j) = \begin{bmatrix}
1 & & & & & & & & \\
& \ddots & & & & & & & \\
& & 1 & & & & & & \\
& & & 0 & \cdots & 1 & & & \\
& & & & 1 & & & & \\
& & & & \ddots & & & & \\
& & & 1 & \cdots & 0 & & & \\
& & & & & & 1 & & \\
& & & & & & & \ddots & \\
& & & & & & & & 1
\end{bmatrix}
\begin{matrix} \\ \\ \\ \leftarrow 第\ i\ 行 \\ \\ \\ \leftarrow 第\ j\ 行 \\ \\ \\ \\ \end{matrix}
$$

第 i 列　第 j 列

$$E(i(k))=\begin{bmatrix}1&&&&&\\&\ddots&&&&\\&&k&&&\\&&&\ddots&&\\&&&&1&\\&&&&&\ddots\\&&&&&&1\end{bmatrix}\begin{matrix}\\\\\leftarrow \text{第 } i \text{ 行}\\\\\\\\\\\end{matrix}$$

$$E(i,j(k))=\begin{bmatrix}1&&&&&&\\&\ddots&&&&&\\&&1&\cdots&k&&\\&&&\ddots&&&\\&&&&1&&\\&&&&&\ddots&\\&&&&&&1\end{bmatrix}\begin{matrix}\\\\\leftarrow \text{第 } i \text{ 行}\\\\\leftarrow \text{第 } j \text{ 行}\\\\\\\end{matrix}$$

说明:初等矩阵都是可逆的,且其逆矩阵依然是初等矩阵,即

$$E(i,j)^{-1}=E(i,j),\quad E(i(k))^{-1}=E\left(i\left(\frac{1}{k}\right)\right),\quad E(i,j(k))^{-1}=E(i,j(-k))$$

初等矩阵在矩阵的初等变换中起着至关重要的作用,主要结论如下.

定理 7-3 设 A 是一个 $m\times n$ 矩阵,对 A 施行一次初等行变换,相当于在 A 的左边乘以相应的 m 阶初等矩阵;对 A 施行一次初等列变换,相当于在 A 的右边乘以相应的 n 阶初等矩阵.

限于篇幅略去证明,事实上,很容易通过普遍意义的计算加以论证.

定理 7-4 设 A 是可逆矩阵,则存在有限个初等矩阵 $P_1,P_2,\cdots,P_l$,使得$A=P_1P_2\cdots P_l$.

证:因为 $A\sim E$,所以 E 经过有限次初等变换可变成 A,即存在有限个初等矩阵 $P_1,P_2,\cdots,P_l$,使得 $P_1P_2\cdots P_rEP_{r+1}\cdots P_l=A$,即 $A=P_1P_2\cdots P_l$. 命题得证.

推论 $m\times n$ 矩阵 $A\sim B$ 的充要条件是:存在 m 阶可逆矩阵 P 及 n 阶可逆矩阵 Q,使得

$$PAQ=B$$

根据此定理,可得到一种求逆矩阵的方法:由 $A=P_1P_2\cdots P_l$,可得

$$P_1^{-1}P_2^{-1}\cdots P_l^{-1}A=E \quad 及 \quad P_1^{-1}P_2^{-1}\cdots P_l^{-1}E=A^{-1}$$

所以

$$P_1^{-1}P_2^{-1}\cdots P_l^{-1}[A\mid E]=[E\mid A^{-1}]$$

即对 $n\times 2n$ 阶矩阵$[A\mid E]$施行初等行变换,把 A 变成 E 时,原来的 E 就变成 A^{-1}.

例 7-18 设 $A=\begin{bmatrix}2&1&1\\3&1&2\\1&1&2\end{bmatrix}$,求 A^{-1}.

解:$$[A\mid E]=\left[\begin{array}{ccc:ccc}2&1&1&1&0&0\\3&1&2&0&1&0\\1&1&2&0&0&1\end{array}\right]\xrightarrow{r_1\leftrightarrow r_3}\left[\begin{array}{ccc:ccc}1&1&2&0&0&1\\3&1&2&0&1&0\\2&1&1&1&0&0\end{array}\right]$$

$$\xrightarrow[r_3-2r_1]{r_2-3r_1}\left[\begin{array}{ccc|ccc}1&1&2&0&0&1\\0&-2&-4&0&1&-3\\0&-1&-3&1&0&-2\end{array}\right]\xrightarrow[r_3+r_2]{(-1/2)r_2}\left[\begin{array}{ccc|ccc}1&1&2&0&0&1\\0&1&2&0&-0.5&1.5\\0&0&-1&1&-0.5&-0.5\end{array}\right]$$

$$\xrightarrow[(-1)r_3]{r_1-r_2}\left[\begin{array}{ccc|ccc}1&0&0&0&0.5&-0.5\\0&1&2&0&-0.5&1.5\\0&0&1&-1&0.5&0.5\end{array}\right]\xrightarrow{r_2-2r_3}\left[\begin{array}{ccc|ccc}1&0&0&0&0.5&-0.5\\0&1&0&2&-1.5&0.5\\0&0&1&-1&0.5&0.5\end{array}\right]$$

注意：(1) 对可逆矩阵 $\boldsymbol{A}$ 也可进行初等列变换来求矩阵的逆. 用初等变换求逆矩阵时，或者仅对行或者只对列实行初等变换，二者不能同时进行.

(2) 利用矩阵的初等行变换也可以判断一个矩阵是否可逆，即分块矩阵 $[A \mid E]$ 经过初等行变换，原来 $\boldsymbol{A}$ 的位置不能变换为单位阵 $\boldsymbol{E}$，那么 $\boldsymbol{A}$ 不可逆.

例 7-19 设 $\boldsymbol{A}=\begin{bmatrix}1&-2&-1&-2\\2&-1&4&5\\4&1&2&1\\1&-1&1&1\end{bmatrix}$，讨论 $\boldsymbol{A}^{-1}$ 是否存在，并说明理由.

解：$$[\boldsymbol{A}\mid\boldsymbol{E}]=\left[\begin{array}{cccc|cccc}1&-2&-1&-2&1&0&0&0\\2&-1&4&5&0&1&0&0\\4&1&2&1&0&0&1&0\\1&-1&1&1&0&0&0&1\end{array}\right]\to\left[\begin{array}{cccc|cccc}1&-2&-1&-2&1&0&0&0\\0&3&6&9&-2&1&0&0\\0&9&6&9&-4&0&1&0\\0&1&2&3&-1&0&0&1\end{array}\right]$$

$$\to\left[\begin{array}{cccc|cccc}1&-2&-1&-2&1&0&0&0\\\boxed{0\quad 0\quad 0\quad 0}&&&&1&1&0&-3\\0&9&6&9&-4&0&1&0\\0&1&2&3&-1&0&0&1\end{array}\right]$$

上面分块矩阵的第一块第二行全为零，它不可能变换为单位矩阵，所以 $\boldsymbol{A}$ 不可逆. 实际上，推导求逆矩阵方法的过程就是求解矩阵方程的过程，因为求 $\boldsymbol{A}^{-1}$ 就是求解矩阵方程 $\boldsymbol{AX}=\boldsymbol{E}$ 的解，而对于一般的矩阵方程 $\boldsymbol{A}_n\boldsymbol{X}_{n\times m}=\boldsymbol{B}_{n\times m}$，只要将 $[\boldsymbol{A}\mid\boldsymbol{E}]$ 中的 $\boldsymbol{E}$ 换成 $\boldsymbol{B}$，然后利用初等行变换，即

$$[\boldsymbol{A}_n\mid\boldsymbol{B}_{n\times m}]\xrightarrow{\text{初等行变换}}[\boldsymbol{E}_n\mid\boldsymbol{A}_n^{-1}\boldsymbol{B}_{n\times m}]\Rightarrow\boldsymbol{X}=\boldsymbol{A}_n^{-1}\boldsymbol{B}_{n\times m}$$

同理，对于形如 $\boldsymbol{Y}_{m\times n}\boldsymbol{A}_n=\boldsymbol{C}_{m\times n}$ 的矩阵方程，则可以这样求解：

$$\left[\frac{\boldsymbol{A}_n}{\boldsymbol{C}_{m\times n}}\right]\xrightarrow{\text{初等列变换}}\left[\frac{\boldsymbol{A}_n}{\boldsymbol{C}_{m\times n}\boldsymbol{A}_n^{-1}}\right]$$

其中的 $\boldsymbol{A}^{-1}\boldsymbol{B}$ 即为所求矩阵方程 $\boldsymbol{AX}=\boldsymbol{B}$ 的解，$\boldsymbol{C}_{m\times n}\boldsymbol{A}^{-1}$ 即为所求矩阵方程 $\boldsymbol{Y}_{m\times n}\boldsymbol{A}_n=\boldsymbol{C}_{m\times n}$ 的解.

例 7-20 设 $\boldsymbol{A}=\begin{bmatrix}1&2&3\\2&2&1\\3&4&3\end{bmatrix}$，$\boldsymbol{B}=\begin{bmatrix}2&5\\3&1\\4&3\end{bmatrix}$，若 $\boldsymbol{AX}=\boldsymbol{B}$，求 $\boldsymbol{X}$.

解：$$[\boldsymbol{A}\mid\boldsymbol{B}]=\left[\begin{array}{ccc|cc}1&2&3&2&5\\2&2&1&3&1\\3&4&3&4&3\end{array}\right]\to\left[\begin{array}{ccc|cc}1&2&3&2&5\\0&-2&-5&-1&-9\\0&-2&-6&-2&-12\end{array}\right]\to\left[\begin{array}{ccc|cc}1&2&3&2&5\\0&-2&-5&-1&-9\\0&-2&-6&-2&-12\end{array}\right]$$

$$\to\left[\begin{array}{ccc:cc}1&0&0&3&2\\0&-2&0&4&6\\0&0&-1&-1&-3\end{array}\right]\to\left[\begin{array}{ccc:cc}1&0&0&3&2\\0&1&0&-2&-3\\0&0&1&1&3\end{array}\right]$$

$$\Rightarrow \boldsymbol{X}=\boldsymbol{A}^{-1}\boldsymbol{B}=\begin{bmatrix}3&2\\-2&-3\\1&3\end{bmatrix}$$

值得关注的是，分块矩阵除了在线性代数计算和优化模型求解中被广泛采用，以提高运算效率，在矩阵特征值计算、求逆矩阵、随机矩阵分析等任务中也是独一无二的宠儿. 分块矩阵的应用场景除了如数学、物理学、工程学等经典应用领域，几乎涵盖了所有和数据有关的领域，如机器学习、统计学、金融学、图形处理等. 在代码编程的过程中，它也是不可忽视的存在，换言之，如果能够基于矩阵运算（矩阵思维）来编写代码，不仅可以给代码瘦身，还可以降低运算复杂度、提高运算效率和准确度. 总之，学好用好分块矩阵，常常会给人们带来意外的惊喜.

7.3.2 矩阵的秩

定义 7-16 在 $m\times n$ 矩阵 $\boldsymbol{A}$ 中，任取 k 个行 k 个列（$k\leqslant m,k\leqslant n$），位于这些行列交叉处的 k^2 个元素，不改变它们在 $\boldsymbol{A}$ 中所处的位置秩序而得的 k 阶行列式，称为 $\boldsymbol{A}$ 的一个 k **阶子式**，记作 $D_k(\boldsymbol{A})$.

$D_k(\boldsymbol{A})$ 共有 $C_m^k\cdot C_n^k$ 个.

例如 $\boldsymbol{A}_{3\times 4}=\begin{bmatrix}a_{11}&a_{12}&a_{13}&a_{14}\\a_{21}&a_{22}&a_{23}&a_{24}\\a_{31}&a_{32}&a_{33}&a_{34}\end{bmatrix}$有 4 个 3 阶子式，18 个 2 阶子式.

定义 7-17 设在矩阵 $\boldsymbol{A}$ 中有一个不等于 0 的 r 阶子式 D，且所有 $r+1$ 阶子式（如果存在的话）全等于 0，那么称 D 为矩阵 $\boldsymbol{A}$ 的最高阶非零子式，数 r 称为矩阵 $\boldsymbol{A}$ 的**秩**(rank)，记作 $r(\boldsymbol{A})$.

定义 7-18 设 $\boldsymbol{A}_{n\times n}$，若 $r(\boldsymbol{A})=n$，则称 $\boldsymbol{A}$ 为**满秩矩阵**(full rank matrix)；若 $r(\boldsymbol{A})<n$，则称 $\boldsymbol{A}$ 为**降秩矩阵**(singular matrix).

易知，$\boldsymbol{A}$ 为满秩矩阵当且仅当 $|\boldsymbol{A}|\neq 0$. 因此，$\boldsymbol{A}$ 可逆当且仅当 $\boldsymbol{A}$ 为满秩矩阵.

注意：(1) $r(\boldsymbol{A})=0\Leftrightarrow \boldsymbol{A}=\boldsymbol{O}$；对于 $\boldsymbol{A}_{m\times n}$，有 $0\leqslant r(\boldsymbol{A})\leqslant \min\{m,n\}$.

(2) 若 $r(\boldsymbol{A})=r$，则 $\boldsymbol{A}$ 中至少有一个 $D_r(\boldsymbol{A})\neq 0$，且所有的 $D_{r+1}(\boldsymbol{A})=0$.

(3) 若矩阵 $\boldsymbol{P}_m$、$\boldsymbol{Q}_n$ 都可逆，则对任意一个矩阵 $\boldsymbol{A}_{m\times n}$，都有 $r(\boldsymbol{A})=r(\boldsymbol{PA})=r(\boldsymbol{AQ})=r(\boldsymbol{PAQ})$.

(4) 若 $\boldsymbol{A}\sim\boldsymbol{B}$，则 $r(\boldsymbol{A})=r(\boldsymbol{B})$（初等变换不改变矩阵的秩）.

例 7-21 求下列矩阵的秩：

$$\boldsymbol{A}=\begin{bmatrix}1&1&0&0\\1&0&1&1\\2&-1&3&3\end{bmatrix},\quad \boldsymbol{B}=\begin{bmatrix}1&0&1&0\\2&1&-1&-3\\1&0&-3&-1\\0&2&-6&3\end{bmatrix}$$

解：$D_2(\boldsymbol{A})=\begin{vmatrix}1&0\\0&1\end{vmatrix}=1\neq 0$，而 $\boldsymbol{A}$ 的所有 3 阶子式（4 个）为

$$\begin{vmatrix}1&1&0\\1&0&1\\2&-1&3\end{vmatrix}=0,\quad \begin{vmatrix}1&1&0\\1&0&1\\2&-1&3\end{vmatrix}=0,\quad \begin{vmatrix}1&0&0\\1&1&1\\2&3&3\end{vmatrix}=0,\quad \begin{vmatrix}1&0&0\\0&1&1\\-1&3&3\end{vmatrix}=0$$

所以
$$r(\boldsymbol{A})=2$$

因为
$$|\boldsymbol{B}|=\begin{vmatrix}1&0&1&0\\2&1&-1&-3\\1&0&-3&-1\\0&2&-6&3\end{vmatrix}\xlongequal{C_3-C_1}\begin{vmatrix}1&0&0&0\\2&1&-3&-3\\1&0&-4&-1\\0&2&-6&3\end{vmatrix}=\begin{vmatrix}1&-3&-3\\0&-4&-1\\2&-6&3\end{vmatrix}$$
$$\xlongequal{r_3-2r_1}\begin{vmatrix}1&-3&-3\\0&-4&-1\\0&0&9\end{vmatrix}=-36\neq 0$$

所以
$$r(\boldsymbol{B})=4.$$

利用 Baltamatica 软件完成例 7-21

例 7-22 求矩阵 $\boldsymbol{A}=\begin{bmatrix}6&1&1&7\\4&0&4&1\\1&2&-9&0\\-1&3&-16&-1\\2&-4&22&3\end{bmatrix}$ 的秩.

解：可对矩阵 $\boldsymbol{A}$ 进行初等变换：

$$\boldsymbol{A}\to\begin{bmatrix}1&2&-9&0\\4&0&4&1\\6&1&1&7\\-1&3&-16&-1\\2&-4&22&3\end{bmatrix}\to\begin{bmatrix}1&2&-9&0\\0&-8&40&1\\0&-11&55&7\\0&5&-25&-1\\0&-8&40&3\end{bmatrix}\to\begin{bmatrix}1&2&-9&0\\0&1&-5&-1/8\\0&1&-5&-7/11\\0&1&-5&-1/5\\0&1&-5&-3/8\end{bmatrix}$$

$$\to\begin{bmatrix}1&2&-9&0\\0&1&-5&-1/8\\0&0&0&-45/88\\0&0&0&-3/40\\0&0&0&-1/4\end{bmatrix}$$

所以 $r(\boldsymbol{A})=3$.

注意：初等变换不改变矩阵的秩.

例 7-23 （矩阵的秩在几何中的应用——空间平面与平面的关系）已知平面 $\pi_1: a_1x+$

$b_1y+c_1z=d_1$ 与 $\pi_2:a_2x+b_2y+c_2z=d_2$,线性方程组

$$\begin{cases}a_1x+b_1y+c_1z=d_1\\a_2x+b_2y+c_2z=d_2\end{cases}$$

的系数矩阵和增广矩阵(增广矩阵的定义见 7.3.3 小节)分别记为

$$\boldsymbol{A}=\begin{bmatrix}a_1 & b_1 & c_1\\a_2 & b_2 & c_2\end{bmatrix},\quad \overline{\boldsymbol{A}}=\left[\begin{array}{ccc:c}a_1 & b_1 & c_1 & d_1\\a_2 & b_2 & c_2 & d_2\end{array}\right]$$

则有以下结论:

(1) 若 $r(\boldsymbol{A})=r(\overline{\boldsymbol{A}})=2$,则两平面相交于一条直线;

(2) 若 $r(\boldsymbol{A})=r(\overline{\boldsymbol{A}})=1$,则两平面重合;

(3) 若 $r(\boldsymbol{A})=1, r(\overline{\boldsymbol{A}})=2$,则两平面平行.

7.3.3 线性方程组的解

关于线性方程组,我们关心的问题主要有:非齐次线性方程组什么时候有解?什么时候无解?有解的时候是有唯一解还是无穷多解?如何求解?现在我们将以矩阵的秩为工具给出解的判定定理.

设线性方程组

$$\begin{cases}a_{11}x_1+a_{12}x_2+\cdots+a_{1n}x_n=b_1\\a_{21}x_1+a_{22}x_2+\cdots+a_{2n}x_n=b_2\\\qquad\vdots\\a_{s1}x_1+a_{s2}x_2+\cdots+a_{sn}x_n=b_s\end{cases}\tag{7-14}$$

当常数项 $b_1,b_2,\cdots,b_s$ 全为零时,方程组(7-14) 称作**齐次线性方程组**(system of linear homogeneous equation);当常数项 $b_1,b_2,\cdots,b_s$ 不全为零时,方程组(7-14) 称作**非齐次线性方程组**(system of linear nonhomogeneous equation).

方程组(7-14) 的系数矩阵为

$$\boldsymbol{A}=\begin{bmatrix}a_{11} & a_{12} & \cdots & a_{1n}\\a_{21} & a_{22} & \cdots & a_{2n}\\\vdots & \vdots & & \vdots\\a_{s1} & a_{s2} & \cdots & a_{sn}\end{bmatrix}_{s\times n}$$

将方程组(7-14) 的常数项添加在矩阵 $\boldsymbol{A}$ 的最右边,构成一个 $s\times(n+1)$ 矩阵:

$$\overline{\boldsymbol{A}}=\begin{bmatrix}a_{11} & a_{12} & \cdots & a_{1n} & b_1\\a_{21} & a_{22} & \cdots & a_{2n} & b_2\\\vdots & \vdots & & \vdots & \vdots\\a_{s1} & a_{s2} & \cdots & a_{sn} & b_s\end{bmatrix}\triangleq[\boldsymbol{A}\ \vdots\ \boldsymbol{b}]$$

矩阵 $\overline{\boldsymbol{A}}$ 称作方程组(7-14) 的**增广矩阵**(augmented matrix),则线性方程组(7-14) 和增广矩阵以及方程组(7-14) 所对应的齐次线性方程组可分别表示为

$$\boldsymbol{A}_{s\times n}\boldsymbol{X}_{n\times 1}=\boldsymbol{b}_{s\times 1},\quad \overline{\boldsymbol{A}}=[\boldsymbol{A}\ \vdots\ \boldsymbol{b}]_{s\times(n+1)}\quad \boldsymbol{A}_{s\times n}\boldsymbol{X}_{n\times 1}=\boldsymbol{O}_{s\times 1}$$

1. 线性方程组有解的判定

定理 7-5 线性方程组(7-14) 有解的充要条件是:$r(\boldsymbol{A})=r(\overline{\boldsymbol{A}})$.

证明略.

例 7-24 解线性方程组$\begin{cases} x_1+2x_2-x_3=2 \\ 2x_1-3x_2+x_3=3 \\ 4x_1+x_2-x_3=5 \end{cases}$.

解:用两种方法判断.

方法 1 用系数矩阵、增广矩阵的 3 阶子式来判断

因为 $|\mathbf{A}|=\begin{vmatrix} 1 & 2 & -1 \\ 2 & -3 & 1 \\ 4 & 1 & -1 \end{vmatrix}=0$,而$\begin{vmatrix} 1 & 2 & 2 \\ 2 & -3 & 3 \\ 4 & 1 & 5 \end{vmatrix}\neq 0$,

所以 $r(\mathbf{A})=2<r(\overline{\mathbf{A}})=3$,原方程组无解.

方法 2 对 $\overline{\mathbf{A}}$ 用初等行变换化为行阶梯形矩阵来判断.

$$\overline{\mathbf{A}}=\begin{bmatrix} 1 & 2 & -1 & 2 \\ 2 & -3 & 1 & 3 \\ 4 & 1 & -1 & 5 \end{bmatrix}\xrightarrow[r_3+r_1\times(-4)]{r_2+r_1\times(-2)}\begin{bmatrix} 1 & 2 & -1 & 2 \\ 0 & -7 & 3 & 1 \\ 0 & -7 & 3 & -3 \end{bmatrix}\xrightarrow{r_3+r_2\times(-1)}\begin{bmatrix} 1 & 2 & -1 & 2 \\ 0 & -7 & 3 & 1 \\ 0 & 0 & 0 & -4 \end{bmatrix}$$

所以 $r(\mathbf{A})=2$,$r(\overline{\mathbf{A}})=3$,原方程组无解.

例 7-25 判断下面线性方程组是否有解.有解时,求出方程组的解.

$$\begin{cases} x_1-2x_2+3x_3-4x_4=4 \\ x_2-x_3+x_4=-3 \\ x_1+3x_2+x_4=1 \\ -7x_2+3x_3+x_4=-3 \end{cases}$$

解:对其增广矩阵 $\overline{\mathbf{A}}$ 作初等行变换:

$$\overline{\mathbf{A}}=\begin{bmatrix} 1 & -2 & 3 & -4 & 4 \\ 0 & 1 & -1 & 1 & 3 \\ 1 & 3 & 0 & 1 & 1 \\ 0 & -7 & 3 & 1 & -3 \end{bmatrix}\xrightarrow{r_3+r_1\times(-1)}\begin{bmatrix} 1 & -2 & 3 & -4 & 4 \\ 0 & 1 & -1 & 1 & -3 \\ 0 & 5 & -3 & 5 & -3 \\ 0 & -7 & 3 & 1 & -3 \end{bmatrix}\xrightarrow[r_4+r_2\times 7]{\substack{r_3+r_2\times(-5) \\ r_1+r_2\times 2}}$$

$$\begin{bmatrix} 1 & 0 & 1 & -2 & -2 \\ 0 & 1 & -1 & 1 & -3 \\ 0 & 0 & 2 & 0 & 12 \\ 0 & 0 & -4 & 8 & -24 \end{bmatrix}\xrightarrow[\substack{r_2+r_3\times\frac{1}{2} \\ r_1+r_3\times\left(-\frac{1}{2}\right)}]{r_4+r_3\times 2}\begin{bmatrix} 1 & 0 & 0 & -2 & -8 \\ 0 & 1 & 0 & 1 & 3 \\ 0 & 0 & 1 & 0 & 6 \\ 0 & 0 & 0 & 8 & 0 \end{bmatrix}\xrightarrow[r_1+r_4\times 2]{r_4\times\frac{1}{8}}\begin{bmatrix} 1 & 0 & 0 & 0 & -8 \\ 0 & 1 & 0 & 0 & 3 \\ 0 & 0 & 1 & 0 & 6 \\ 0 & 0 & 0 & 1 & 0 \end{bmatrix}$$

因为 $r(\mathbf{A})=r(\overline{\mathbf{A}})=4$,所以方程组有唯一解$(-8,3,6,0)$.

注意:增广矩阵与线性方程组唯一相互确定.解线性方程组时只能对增广矩阵实行初等行变换,不能进行初等列变换.

2. 方程组解的个数的判定及一般解法

定理 7-6 若线性方程组(7-14)有解,且其系数矩阵 $\mathbf{A}$ 的秩为 r,那么:

(1) 当 $r=n$ 时,方程组有唯一解;

(2) 当 $r<n$ 时，方程组有无穷多个解.

证：不失一般性，不妨假设方程(7-14)的增广矩阵 $\bar{A}$ 的左上角的 r 阶子式 $D_r\neq 0$. $\bar{A}$ 通过一系列初等变换可化为阶梯形矩阵：

$$\begin{bmatrix} 1 & 0 & \cdots & 0 & c_{1,r+1} & \cdots & c_{1n} & d_1 \\ 0 & 1 & \cdots & 0 & c_{2,r+1} & \cdots & c_{2n} & d_2 \\ \vdots & \vdots & & \vdots & \vdots & & \vdots & \vdots \\ 0 & 0 & \cdots & 1 & c_{r,r+1} & \cdots & c_{rn} & d_r \\ 0 & 0 & \cdots & 0 & 0 & \cdots & 0 & 0 \\ \vdots & \vdots & & \vdots & \vdots & & \vdots & \vdots \\ 0 & 0 & \cdots & 0 & 0 & \cdots & 0 & 0 \end{bmatrix}$$

与它对应的同解方程组为
$$\begin{cases} x_1+c_{1,r+1}x_{r+1}+\cdots+c_{1n}x_n=d_1 \\ \quad x_2+c_{2,r+1}x_{r+1}+\cdots+c_{2n}x_n=d_2 \\ \qquad \ddots \\ \qquad\quad x_r+c_{r,r+1}x_{r+1}+\cdots+c_{rn}x_n=d_r \end{cases}$$

于是，可解得一般解为

$$\begin{cases} x_1=d_1-c_{1,r+1}x_{r+1}-\cdots-c_{1n}x_n \\ x_2=d_2-c_{2,r+1}x_{r+1}-\cdots-c_{2n}x_n \\ \qquad\vdots \\ x_r=d_r-c_{r,r+1}x_{r+1}-\cdots-c_{rn}x_n \end{cases}$$

称 $x_{r+1},x_{r+2},\cdots,x_n$ 为**自由未知量**(free variable).

从以上式子可以看出：

(1) 当 $r=n$ 时，方程组有唯一解 $(d_1,d_2,\cdots,d_n)$；

(2) 当 $r<n$ 时，方程组有无穷多个解.(证毕)

例 7-26 解方程组

$$\begin{cases} x_1+x_2-3x_3-x_4+5x_5=1 \\ 3x_1-x_2-3x_3+4x_4-x_5=0 \\ x_1-7x_2+9x_3+13x_4-27x_5=-5 \end{cases}$$

解：对其增广矩阵 $\boldsymbol{B}$ 进行初等行变换，化为简化阶梯形矩阵：

$$\bar{A}=\begin{bmatrix} 1 & 1 & -3 & -1 & 5 & 1 \\ 3 & -1 & -3 & 4 & -1 & 0 \\ 1 & -7 & 9 & 13 & -27 & -5 \end{bmatrix} \xrightarrow[r_3+r_1\times(-1)]{r_2+r_1\times(-3)} \begin{bmatrix} 1 & 1 & -3 & -1 & 5 & 1 \\ 0 & -4 & 6 & 7 & -16 & -3 \\ 0 & -8 & 12 & 14 & -32 & -6 \end{bmatrix}$$

$$\xrightarrow[r_2\times\left(-\frac{1}{4}\right)]{r_3-r_2\times 2} \begin{bmatrix} 1 & 1 & -3 & -1 & 5 & 1 \\ 0 & 1 & -\frac{3}{2} & -\frac{7}{4} & 4 & \frac{3}{4} \\ 0 & 0 & 0 & 0 & 0 & 0 \end{bmatrix} \xrightarrow{r_1+r_2\times(-1)} \begin{bmatrix} 1 & 0 & -\frac{3}{2} & \frac{3}{4} & 1 & \frac{1}{4} \\ 0 & 1 & -\frac{3}{2} & -\frac{7}{4} & 4 & \frac{3}{4} \\ 0 & 0 & 0 & 0 & 0 & 0 \end{bmatrix}$$

可得一般解为

$$\begin{cases} x_1=\frac{1}{4}+\frac{3}{2}x_3-\frac{3}{4}x_4-x_5 \\ x_2=\frac{3}{4}+\frac{3}{2}x_3+\frac{7}{4}x_4-4x_5 \end{cases} \quad (x_3,x_4,x_5\text{ 是自由未知量}) \qquad (7\text{-}15)$$

所以方程组有无穷多个解.

$$一般解的向量表示:\boldsymbol{x}=\begin{bmatrix}3/2\\3/2\\1\\0\\0\end{bmatrix}\cdot x_3+\begin{bmatrix}-3/4\\7/4\\0\\1\\0\end{bmatrix}\cdot x_4+\begin{bmatrix}-1\\-4\\0\\0\\1\end{bmatrix}\cdot x_5+\begin{bmatrix}1/4\\3/4\\0\\0\\0\end{bmatrix}$$

由行最简形矩阵就可以写出与原方程组等价的线性方程组(7-15),进而写出方程组的通解.

利用 Baltamatica 软件完成例 7-26

由例 7-26 不难发现,用消元法解线性方程组(7-14)的一般步骤为:

(1) 对增广矩阵 $\overline{\mathbf{A}}$ 进行初等行变换,将 $\overline{\mathbf{A}}$ 化为行阶梯形矩阵;

(2) 若 $r(\mathbf{A})<r(\overline{\mathbf{A}})$,则方程组无解,否则方程组有解;

(3) 在方程组有解的情况下,写出方程组的解(唯一解或一般解).

例 7-27 λ 取何值时,以下线性方程组有解?

$$\begin{cases}\lambda x_1+x_2+2x_3-3x_4=2\\ \lambda^2x_1-3x_2+2x_3+x_4=-1\\ \lambda^3x_1-x_2+2x_3-x_4=-1\end{cases}$$

解:对该方程组的增广矩阵作初等变换:

$$\overline{\mathbf{A}}=\begin{bmatrix}\lambda&1&2&-3&2\\ \lambda^2&-3&2&1&-1\\ \lambda^3&-1&2&-1&-1\end{bmatrix}\xrightarrow[r_3+r_1]{r_2+r_1\times 3}\begin{bmatrix}\lambda&1&2&-3&2\\ \lambda^2+3\lambda&0&8&-8&5\\ \lambda^3+\lambda&0&4&-4&1\end{bmatrix}\xrightarrow[r_3+r_2\times(-2)]{r_2\leftrightarrow r_3}$$

$$\begin{bmatrix}\lambda&1&2&-3&2\\ \lambda^3+\lambda&0&4&-4&1\\ -2\lambda^3+\lambda^2+\lambda&0&0&0&3\end{bmatrix}\xrightarrow[c_2\leftrightarrow c_3]{c_1\leftrightarrow c_2}\begin{bmatrix}1&2&\lambda&-3&2\\0&4&\lambda^3+\lambda&-4&1\\0&0&-2\lambda^3+\lambda^2+\lambda&0&3\end{bmatrix}$$

容易看出 $r(\overline{\mathbf{A}})=3$,要使 $r(\mathbf{A})=3$,必须 $-2\lambda^3+\lambda^2+\lambda\neq 0$.

所以当 $\lambda\neq 0,\lambda\neq 1$ 且 $\lambda\neq-\dfrac{1}{2}$ 时,原方程组有解.

例 7-28 λ 取何值时,方程组 $\begin{cases}\lambda x_1+x_2+x_3=1\\ x_1+\lambda x_2+x_3=\lambda\\ x_1+x_2+\lambda x_3=\lambda^2\end{cases}$ 有解?有解时,求出解.

(提示:可利用系数行列式是不是零来讨论)

解:

$$\begin{vmatrix}\lambda&1&1\\1&\lambda&1\\1&1&\lambda\end{vmatrix}=(\lambda-1)^2(\lambda+2)$$

当 $\lambda \neq 1$ 且 $\lambda \neq -2$ 时，对增广矩阵作初等行变换

$$\overline{\mathbf{A}} = \begin{bmatrix} \lambda & 1 & 1 & 1 \\ 1 & \lambda & 1 & \lambda \\ 1 & 1 & \lambda & \lambda^2 \end{bmatrix} \xrightarrow{r_1 \leftrightarrow r_2} \begin{bmatrix} 1 & \lambda & 1 & \lambda \\ \lambda & 1 & 1 & 1 \\ 1 & 1 & \lambda & \lambda^2 \end{bmatrix} \xrightarrow[r_3 + r_1 \times (-1)]{r_2 + r_1 \times (-\lambda)} \begin{bmatrix} 1 & \lambda & 1 & \lambda \\ 0 & 1-\lambda^2 & 1-\lambda & 1-\lambda^2 \\ 0 & 1-\lambda & \lambda-1 & \lambda^2-\lambda \end{bmatrix}$$

$$\xrightarrow[r_3 \times \frac{1}{1-\lambda}]{r_2 \times \frac{1}{1-\lambda}} \begin{bmatrix} 1 & \lambda & 1 & \lambda \\ 0 & 1+\lambda & 1 & 1+\lambda \\ 0 & 1 & -1 & -\lambda \end{bmatrix} \xrightarrow[r_2 + r_3]{r_1 + r_3} \begin{bmatrix} 1 & \lambda+1 & 0 & 0 \\ 0 & 2+\lambda & 0 & 1 \\ 0 & 1 & -1 & -\lambda \end{bmatrix} \xrightarrow{r_2 \times \frac{1}{2+\lambda}}$$

$$\begin{bmatrix} 1 & \lambda+1 & 0 & 0 \\ 0 & 1 & 0 & \frac{1}{2+\lambda} \\ 0 & -1 & 1 & \lambda \end{bmatrix} \xrightarrow[r_1 + r_2 \times (-\lambda-1)]{r_3 + r_2} \begin{bmatrix} 1 & 0 & 0 & \frac{-\lambda-1}{2+\lambda} \\ 0 & 1 & 0 & \frac{1}{2+\lambda} \\ 0 & 0 & 1 & \frac{(\lambda+1)^2}{2+\lambda} \end{bmatrix} \Rightarrow \begin{cases} x_1 = \dfrac{-\lambda-1}{2+\lambda} \\ x_2 = \dfrac{1}{2+\lambda} \\ x_3 = \dfrac{(\lambda+1)^2}{2+\lambda} \end{cases}$$

当 $\lambda = 1$ 时，原方程组有无穷多解，一般解为 $x_1 = 1 - x_2 - x_3$.

当 $\lambda = -2$ 时，原方程组无解.

注意：解含有未知参数的方程组时，当未知量个数等于方程个数时，常用系数行列式来讨论；当未知量的个数不等于方程的个数时，常对增广矩阵作初等行变换化为行阶梯形矩阵来讨论.

对于齐次线性方程组

$$\begin{cases} a_{11}x_1 + a_{12}x_2 + \cdots + a_{1n}x_n = 0 \\ a_{21}x_1 + a_{22}x_2 + \cdots + a_{2n}x_n = 0 \\ \qquad \vdots \\ a_{s1}x_1 + a_{s2}x_2 + \cdots + a_{sn}x_n = 0 \end{cases} \tag{7-16}$$

由于其系数矩阵 $\mathbf{A}$ 与增广矩阵 $\overline{\mathbf{A}}$ 的秩总是相等的，即 $r(\mathbf{A}) = r(\overline{\mathbf{A}})$ 总是成立的，因此齐次线性方程组(7-16) 总是有解的，由定理 7-5 可得：

(1) 若 $r(\mathbf{A}) = n$，方程组(7-16) 有唯一解，即只有零解($x_1 = 0, x_2 = 0, \cdots, x_n = 0$)；

(2) 若 $r(\mathbf{A}) < n$，方程组(7-16) 有无穷多个解，即齐次线性方程组有非零解的充要条件为 $r(\mathbf{A}) < n$.

例 7-29 解齐次线性方程组 $\begin{cases} x_1 + 2x_2 + 2x_3 + x_4 = 0 \\ 2x_1 + x_2 - 2x_3 - 2x_4 = 0 \\ x_1 - x_2 - 4x_3 - 3x_4 = 0 \end{cases}$.

解：对系数矩阵 $\mathbf{A}$ 施行初等行变换，化为行最简形矩阵：

$$\mathbf{A} = \begin{bmatrix} 1 & 2 & 2 & 1 \\ 2 & 1 & -2 & -2 \\ 1 & -1 & -4 & -3 \end{bmatrix} \to \begin{bmatrix} 1 & 2 & 2 & 1 \\ 0 & -3 & -4 & -6 \\ 0 & -3 & -4 & -6 \end{bmatrix} \to \begin{bmatrix} 1 & 2 & 2 & 1 \\ 0 & 1 & 2 & 4/3 \\ 0 & 0 & 0 & 0 \end{bmatrix} \to \begin{bmatrix} 1 & 0 & -2 & -5/3 \\ 0 & 1 & 2 & 4/3 \\ 0 & 0 & 0 & 0 \end{bmatrix}$$

由此可得与原方程组同解的方程组

$$\begin{cases} x_1 = 2x_3 + \dfrac{5}{3}x_4 \\ x_2 = -2x_3 - \dfrac{4}{3}x_4 \end{cases} \quad (x_3, x_4 \text{ 可任意取值})$$

令 $x_3 = c_1, x_4 = c_2$，即得

$$\begin{cases} x_1 = 2c_1 + \dfrac{5}{3}c_2 \\ x_2 = -2c_1 - \dfrac{4}{3}c_2 \\ x_3 = c_1 \\ x_4 = c_2 \end{cases}$$

利用 Baltamatica 软件完成例 7-29

其中 c_1、c_2 为任意常数，写成向量形式即为

$$\begin{bmatrix} x_1 \\ x_2 \\ x_3 \\ x_4 \end{bmatrix} = \begin{bmatrix} 2c_1 + \dfrac{5}{3}c_2 \\ -2c_1 - \dfrac{4}{3}c_2 \\ c_1 \\ c_2 \end{bmatrix} = c_1\begin{bmatrix} 2 \\ -2 \\ 1 \\ 0 \end{bmatrix} + c_2\begin{bmatrix} \dfrac{5}{3} \\ -\dfrac{4}{3} \\ 0 \\ 1 \end{bmatrix}$$

中国剩余定理

习　题

一、判断题

1. 若 $\boldsymbol{A}$、$\boldsymbol{B}$ 均为 n 阶非零矩阵，且 $\boldsymbol{AB} = \boldsymbol{O}$，则 $\boldsymbol{A}$、$\boldsymbol{B}$ 的秩都小于 n.　(　)
2. 行列式定义中的元素 $a_{25}a_{12}a_{33}a_{54}a_{42}$ 的逆序数之和为 5.　(　)
3. 矩阵相乘不满足交换律，也不满足消去律.　(　)
4. 如果 $\boldsymbol{A}$、$\boldsymbol{B}$ 为同阶、可逆矩阵，则 $(\boldsymbol{B}^{-1}\boldsymbol{A}^{-1})^{\mathrm{T}}(\boldsymbol{B}^{\mathrm{T}}\boldsymbol{A}^{\mathrm{T}}) = \boldsymbol{E}$.　(　)
5. 等价矩阵的秩数不一定相等.　(　)
6. 若 n 阶矩阵 $\boldsymbol{A}$、$\boldsymbol{B}$ 均可逆，则 $r(\boldsymbol{A}) = r(\boldsymbol{AB})$.　(　)

二、选择题

1. 设 $\boldsymbol{A}$ 为 $m \times n$ 矩阵，$\boldsymbol{C}$ 为 n 阶可逆矩阵，$r(\boldsymbol{A}) = r_1$，矩阵 $\boldsymbol{B} = \boldsymbol{AC}$，$r(\boldsymbol{B}) = r$，则(　).

A. $r > r_1$　　B. $r < r_1$

C. $r = r_1$　　D. r 与 r_1 的关系依 $\boldsymbol{C}$ 而定

2. 设矩阵 $\boldsymbol{A}_{m\times n}$ 的秩为 $r(\boldsymbol{A})=m<n$，$\boldsymbol{E}_m$ 为 m 阶单位矩阵，下列结论中正确的是(　　).

A. $\boldsymbol{A}$ 的任意 m 个列向量必线性无关

B. $\boldsymbol{A}$ 的任意一个 m 阶子式不等于零

C. 若矩阵 $\boldsymbol{B}$ 满足 $\boldsymbol{BA}=\boldsymbol{O}$，则 $\boldsymbol{B}=\boldsymbol{O}$

D. $\boldsymbol{A}$ 通过行初等变换，必可以化为 $[\boldsymbol{E}_m \mid \boldsymbol{O}]$ 的形式

3. 设 A,B 是 n 阶矩阵，且 $R(A)=R(B)$，则(　　).

A. $r(\boldsymbol{A}-\boldsymbol{B})=0$　　B. $r(\boldsymbol{A}+\boldsymbol{B})=2r(\boldsymbol{A})$

C. $r(\boldsymbol{A}-\boldsymbol{B})=2r(\boldsymbol{A})$　　D. $r(\boldsymbol{A}+\boldsymbol{B})\leqslant r(\boldsymbol{A})+r(\boldsymbol{B})$

三、填空题

1. 已知 $\boldsymbol{A}=\begin{bmatrix}x & 3\\4 & -2\end{bmatrix}$，$\boldsymbol{B}=\begin{bmatrix}1 & y\\z & -2\end{bmatrix}$，若 $\boldsymbol{A}=\boldsymbol{B}$，则 $x=$________，$y=$________，$z=$________.

2. “两个矩阵的行数和列数相等”是“两个矩阵相等”的________条件.

3. 设 $\boldsymbol{A}$ 为 4×3 矩阵，秩 $r(\boldsymbol{AB})=2$，且 $\boldsymbol{B}=\begin{bmatrix}2 & 0 & 1\\0 & 1 & 0\\-2 & 0 & 1\end{bmatrix}$，则 $r(\boldsymbol{A})=$________.

4. 设 3 阶矩阵 $\boldsymbol{A}$ 的标准形为 $\begin{bmatrix}1 & 0 & 0\\0 & 0 & 0\\0 & 0 & 0\end{bmatrix}$，则 $r(\boldsymbol{A}^*)=$________.

5. 设矩阵 $\boldsymbol{A}=\begin{bmatrix}0 & 1 & 0 & 0\\0 & 0 & 1 & 0\\0 & 0 & 0 & 1\\0 & 0 & 0 & 0\end{bmatrix}$，则 $r(\boldsymbol{A}^3)=$________.

6. $\boldsymbol{A}=\begin{bmatrix}1 & 0 & -1 & -1 & 2\\0 & -1 & 2 & 3 & 1\\1 & -1 & 1 & 2 & 3\\1 & 2 & -5 & -7 & 0\end{bmatrix}$，则 $r(\boldsymbol{A})=$________.

四、解答题

1. 计算下列各行列式的值.

(1) $\begin{bmatrix}4 & 1 & 2 & 4\\1 & 2 & 0 & 2\\10 & 5 & 2 & 0\\0 & 1 & 1 & 7\end{bmatrix}$；　　(2) $\begin{bmatrix}2 & 1 & 4 & 1\\3 & -1 & 2 & 1\\1 & 2 & 3 & 2\\5 & 0 & 6 & 2\end{bmatrix}$；

(3) $\begin{bmatrix}1 & 1 & 1\\a & b & c\\a^2 & b^2 & c^2\end{bmatrix}$；　　(4) $\begin{bmatrix}a & 1 & 0 & 0\\-1 & b & 1 & 0\\0 & -1 & c & 1\\0 & 0 & -1 & d\end{bmatrix}$.

2. λ 为何值时，齐次线性方程组 $\begin{cases}(1-\lambda)x_1-2x_2+4x_3=0\\2x_1+(3-\lambda)x_2+x_3=0\\x_1+x_2+(1-\lambda)x_3=0\end{cases}$ 只有零解？

3. 已知 $\boldsymbol{A}=\begin{bmatrix}a & 3\\d & 2b+c\end{bmatrix}$，$\boldsymbol{B}=\begin{bmatrix}5 & b+c\\4 & a+2d\end{bmatrix}$，若 $\boldsymbol{A}=\boldsymbol{B}$，求 a、b、c、d.

4. 求解矩阵 $\boldsymbol{AB}$ 的逆矩阵：

(1) $\boldsymbol{A}=\begin{bmatrix}4 & 0\\0 & 1\end{bmatrix}$，$\boldsymbol{B}=\begin{bmatrix}1 & 0\\0 & \frac{1}{2}\end{bmatrix}$；　　(2) $\boldsymbol{A}=\begin{bmatrix}-1 & 0\\0 & -1\end{bmatrix}$，$\boldsymbol{B}=\begin{bmatrix}\frac{1}{2} & -\frac{\sqrt{3}}{2}\\\frac{\sqrt{3}}{2} & \frac{1}{2}\end{bmatrix}$.

5. 已知向量 $\boldsymbol{\alpha}_1=(1,2,3,4)$，$\boldsymbol{\alpha}_2=(2,3,4,5)$，$\boldsymbol{\alpha}_3=(3,4,5,6)$，$\boldsymbol{\alpha}_4=(4,5,6,t)$，且 $r(\boldsymbol{\alpha}_1,\boldsymbol{\alpha}_2,\boldsymbol{\alpha}_3,\boldsymbol{\alpha}_4)=2$，则 $t=$ ________.

6. 设矩阵 $\boldsymbol{A}=\begin{pmatrix}1 & 0 & 1\\2 & 1 & 0\\-3 & 2 & -5\end{pmatrix}$，求逆矩阵 $\boldsymbol{A}^{-1}$

7. 设 3 阶矩阵 $\boldsymbol{A}=\begin{pmatrix}1 & 2 & -2\\4 & t & 3\\3 & -1 & 1\end{pmatrix}$，$\boldsymbol{B}$ 为 3 阶非零矩阵，且 $\boldsymbol{AB}=\boldsymbol{O}$，求 t 的值.

8. 设 $\boldsymbol{A}$ 为 n 阶矩阵，且 $\boldsymbol{A}^2=\boldsymbol{A}$，证明：若 $r(\boldsymbol{A})=r$，则 $r(\boldsymbol{A}-\boldsymbol{E})=n-r$，其中 $\boldsymbol{E}$ 是 n 阶单位矩阵.

*9. 证明：(1) 若 $\boldsymbol{A}$ 为 n 阶矩阵，且 $\boldsymbol{A}^2=\boldsymbol{E}$，则 $r(\boldsymbol{A}+\boldsymbol{E})+r(\boldsymbol{A}-\boldsymbol{E})=n$；

(2) 设 $\boldsymbol{A}=(a_{ij})_{s\times n}$，$\boldsymbol{B}=(b_{ij})_{n\times m}$，则 $r(\boldsymbol{AB})=r(\boldsymbol{A})+r(\boldsymbol{B})-n$.

*10. 设 3 阶矩阵 $\boldsymbol{A}$ 满足 $\boldsymbol{A}^2=\boldsymbol{E}$（$\boldsymbol{E}$ 为单位矩阵），但 $\boldsymbol{A}\neq\pm\boldsymbol{E}$，试证明：

$$[r(\boldsymbol{A}+\boldsymbol{E})-1][r(\boldsymbol{A}-\boldsymbol{E})-1]=0$$

11. 设 $\boldsymbol{\alpha}$、$\boldsymbol{\beta}$ 都是 n 维非零列向量，$\boldsymbol{A}=\boldsymbol{\alpha\beta}^{\mathrm{T}}$，求证 $r(\boldsymbol{A})=1$.

本章习题参考答案

第 8 章

微分方程初步

在科学技术、现代经济管理与医学的研究中，常常需要寻求某些变量之间的函数关系. 这种函数关系有的可从实际问题的本身直接得到，但更多的是通过建立数学模型，并通过求解才能得到. 在这些数学模型中，有一类是描述连续变量及其导数之间的关系的，称其为微分方程模型；而另一类是描述离散变量及其增量之间的关系的，称其为差分方程模型.

本章主要介绍一阶微分方程、二阶常系数微分方程的有关概念及求解方法，并通过介绍医学中的几个建模实例来了解微分方程的建模方法及其应用，读者可以体会到其中的奥妙和乐趣.

8.1 微分方程的基本概念

为了方便阐述微分方程的相关概念，下面先来讨论几个问题.

例 8-1 物体从空中自由下落，若不考虑空气阻力，则下落的位移 s 与下落时间 t 之间满足关系式：

$$\frac{d^2 s}{dt^2} = g \quad (g = 9.8\ \text{m/s}^2\text{，重力加速度}) \tag{8-1}$$

解： 由导数的意义知道式(8-1) 是一个加速度为常量的方程，两端积分一次可得

$$v = \frac{ds}{dt} = \int g\,dt = gt + C_1 \tag{8-2}$$

再积分一次，得

$$s = \int (gt + c_1)\,dt = \frac{1}{2}gt^2 + C_1 t + C_2 \tag{8-3}$$

其中，C_1、C_2 为任意常数.

又假设运动开始时，物体的初始速度为 v_0，初始位移为零，则 $s(t)$ 还应满足条件：

$$v\big|_{t=0} = \left.\frac{ds}{dt}\right|_{t=0} = v_0 \tag{8-4}$$

$$s\big|_{t=0} = 0 \tag{8-5}$$

于是把式(8-4) 代入式(8-2) 可得，$C_1 = v_0$，把式(8-5) 代入式(8-3) 可得，$C_2 = 0$，故而有下落位移与时间 t 的关系式：

$$s = \frac{1}{2}gt^2 + v_0 t \tag{8-6}$$

例 8-2 已知镭的衰变速度与当时镭的质量成正比(比例常数 $k > 0$)，求任意时刻 t 镭的质量.

解： 设时刻 t 镭的质量为 $M(t)$，则由题意可知

$$\frac{dM(t)}{dt} = -kM(t) \tag{8-7}$$

其中负号表示 $M(t)$ 随时间 t 的增加而逐渐减少.

可以验证：

$$M(t) = Ce^{-kt} \tag{8-8}$$

其中，C 为任意常数.

若又假设开始时镭的质量为 M_0，即 $M(t)\big|_{t=0} = M_0$，则有 $C = M_0$，在时刻 t 就有

$$M(t) = M_0 e^{-kt} \tag{8-9}$$

例 8-3 一曲线通过点(4,3)，且在该曲线上任意一点 $P(x, y)$ 处的切线斜率为 $2x$，求这个曲线的方程.

解：设所求曲线方程为 $y=y(t)$，由导数的意义可知，$y=y(t)$ 应满足方程：

$$\frac{\mathrm{d}y}{\mathrm{d}x}=2x \quad 或 \quad \mathrm{d}y=2x\mathrm{d}x \tag{8-10}$$

对方程两端积分可得

$$y=\int 2x\mathrm{d}x=x^2+C \tag{8-11}$$

又已知曲线过点(4,3)，即 $y|_{x=4}=3$，代入式(8-11) 可得 $C=-13$，故所求方程为

$$y=x^2-13 \tag{8-12}$$

例 8-4 对公共场所进行灭菌消毒处理时喷洒了一种易挥发的药物，设空间某处(x,y,z)在时刻 t 的药物浓度为 $U(x,y,z,t)$，药物挥发扩散系数为常数 γ，空气中药物浓度 U 随时间 t 改变的速率为

$$\frac{\partial U}{\partial t}=\gamma\left(\frac{\partial^2 U}{\partial x^2}+\frac{\partial^2 U}{\partial y^2}+\frac{\partial^2 U}{\partial z^2}\right) \tag{8-13}$$

微分方程的基本概念概述如下.

1. 微分方程

一般地，把含有未知函数的导数(或微分) 的方程，称为**微分方程**(differential equation). 未知函数是一元函数的微分方程称为**常微分方程**(ordinary differential equation). 未知函数是多元函数的微分方程称为**偏微分方程**(partial differential equation).

如上述例子中，式(8-1)、式(8-7)、式(8-10)、式(8-13) 都是微分方程，其中式(8-1)、式(8-7)、式(8-10) 是常微分方程，而式(8-13) 是偏微分方程，本章仅讨论常微分方程，以下简称微分方程或方程.

2. 微分方程的阶

微分方程中所含未知函数的导数(或微分) 的最高阶数称为**微分方程的阶**(order). 如式(8-7)、式(8-10) 是一阶微分方程，式(8-1) 是二阶微分方程.

一般地，形如

$$F(x,y',y'',\cdots,y^{(n)})=0 \tag{8-14}$$

的方程称为 n 阶微分方程. 在式(8-14) 中，$y^{(n)}$ 必须出现，而 $x,y',y'',\cdots,y^{(n-1)}$ 则未必出现. 例如

$$y^{(n)}=0,\quad y^{(n)}=kx-y^2$$

都是 n 阶微分方程，而方程

$$x^2y''+(y')^2+y^3-2x=0$$

是二阶微分方程.

3. 微分方程的解

如果把某个函数及其导数(或微分) 代入微分方程后，能使方程成为恒等式，那么称这个函数是微分方程的**解**(solution). 确切地说，设 $y=\varphi(x)$ 在区间 I 上具有 n 阶连续导数，如果在区间 I 上，$F[x,\varphi(x),\varphi'(x),\cdots,\varphi^{(n)}(x)]\equiv 0$，那么函数 $y=\varphi(x)$ 就叫作微分方程(8-14) 在区间 I 上的解. 可以验证式(8-3) 和式(8-6) 都是方程(8-1) 的解，式(8-8) 和式(8-9) 都是方程(8-7) 的解；式(8-11) 和式(8-12) 都是方程(8-10) 的解.

以上解中，有的含有任意常数，而有的不含有任意常数，因此，把含有独立的任意常数，且任

意常数的个数与微分方程的阶数相同的解,称为微分方程的**通解**(general solution). 如式(8-3)是方程(8-1)的通解;式(8-8)是方程(8-7)的通解;式(8-11)是方程(8-10)的通解. 这里所说的独立任意常数是指它们不能合并起来用较少的任意常数来代替. 如式(8-3)中的两个任意常数 C_1 和 C_2 就不能用一个常数 C 来代替. 不含有任意常数的解,称为微分方程的**特解**(particular solution). 如式(8-6)是方程(8-1)的特解;式(8-9)是方程(8-7)的特解;式(8-12)是方程(8-10)的特解. 事实上,通解中的任意常数确定之后,就得到了方程的特解.

注意:通解未必包含方程的全部解.

例 8-5 解方程 $\dfrac{\mathrm{d}y}{\mathrm{d}x}=2\sqrt{y}$.

解:当 $y\neq 0$ 时,方程可化为 $\dfrac{\mathrm{d}y}{2\sqrt{y}}=\mathrm{d}x$,等式两端积分得

$$\int\frac{\mathrm{d}y}{2\sqrt{y}}=\int\mathrm{d}x$$

故通解为

$$\sqrt{y}=x+C \quad 或 \quad y=(x+C)^2$$

另外,$y=0$ 也是方程的解,但显然不包括在通解中.

4. 初值问题

一般地,用来确定通解中任意常数的条件称为**初始条件**(intial condition). 如式(8-4)、式(8-5)均称为初始条件. 求微分方程 $F(x,y,y')=0$ 满足初始条件 $y|_{x=x_0}=y_0$ 的特解的问题,叫作一阶微分方程的**初值问题**(initial value problem),记作 $\begin{cases}F(x,y,y')=0\\ y|_{x=x_0}=y_0\end{cases}$.

注意:微分方程的通解一般是一族曲线,叫作微分方程的积分曲线(integral curve). 初值问题的几何意义是求微分方程通过点 (x_0,y_0) 的积分曲线. 因此,前例中

$$\begin{cases}\dfrac{\mathrm{d}M(t)}{\mathrm{d}t}=-kM(t)\\ M(t)|_{t=t_0}=M_0\end{cases} \quad 和 \quad \begin{cases}\mathrm{d}y=2x\mathrm{d}x\\ y|_{x=4}=3\end{cases}$$

都是一阶微分方程的初值问题. 同理

$$\begin{cases}\dfrac{\mathrm{d}^2s}{\mathrm{d}t^2}=9\\ \left.\dfrac{\mathrm{d}s}{\mathrm{d}t}\right|_{t=0}=v_0\\ s|_{t=0}=0\end{cases}$$

是二阶微分方程的初值问题,其特解是 $s=\dfrac{1}{2}gt^2+v_0t$.

5. 解微分方程

寻求微分方程解的过程称为**解微分方程**(find solution).

8.2 可分离变量的微分方程

8.2.1 可分离变量的微分方程的定义

定义 8-1 如果一阶微分方程 $F(x,y,y')=0$ 可化为形如

$$g(y)\mathrm{d}y=f(x)\mathrm{d}x \tag{8-15}$$

的方程，则称它为**可分离变量的微分方程**(variable separable differential equation).

注意：可分离变量其实就是能把方程一端写成只含有 y 的函数和 $\mathrm{d}y$，而另一端只含有 x 的函数和 $\mathrm{d}x$.

假定 $g(y)$ 和 $f(x)$ 都是连续的，且 $G(y)$ 和 $F(x)$ 分别是 $g(y)$ 和 $f(x)$ 的原函数，于是对式(8-15) 两端同时积分，有

$$\int g(y)\mathrm{d}y=\int f(x)\mathrm{d}x$$

可得

$$G(y)=F(x)+C \tag{8-16}$$

由式(8-16) 所确定的隐函数 $y=y(x)$ 即是方程(8-15) 的解.

例 8-6 求微分方程

$$(1+\mathrm{e}^x)yy'=\mathrm{e}^x \tag{8-17}$$

的通解.

解：方程(8-17) 是可分离变量方程，分离变量后可得

$$y\mathrm{d}y=\frac{\mathrm{e}^x}{1+\mathrm{e}^x}\mathrm{d}x$$

两端同时积分，

$$\int y\mathrm{d}y=\int\frac{\mathrm{e}^x}{1+\mathrm{e}^x}\mathrm{d}x$$

得原方程的通解为 $y^2=2\ln(1+\mathrm{e}^x)+C$.

例 8-7 求例 8-2 中初值问题的解：

$$\begin{cases}\dfrac{\mathrm{d}M(t)}{\mathrm{d}t}=-kM(t)(k>0)\\ M(t)\big|_{t=0}=M_0\end{cases} \tag{8-18}$$

解：两端同时积分，有

$$\int\frac{\mathrm{d}M(t)}{M(t)}=\int(-k)\mathrm{d}t$$

以 $\ln C$ 表示任意常数，且考虑到 $M(t)>0$，得

$$\ln M(t)=-kt+\ln C$$

即

$$M(t)=C\mathrm{e}^{-kt}$$

将初始条件代入上式，得

$$M_0 = Ce^0 = C$$

所以该初值问题的解为

$$M(t) = M_0 e^{-kt}$$

这就是镭元素的衰变规律. 由此可见，镭的含量随时间的增加而按指数规律衰减.

例 8-8 求 $\frac{dy}{dx} = 2xy$ 的通解.

解：分离变量后得

$$\frac{dy}{y} = 2x dx \tag{8-19}$$

两端同时积分，有

$$\int \frac{dy}{y} = \int 2x dx$$

可得

$$\ln|y| = x^2 + C_1$$

从而

$$y = \pm e^{x^2+C_1} = \pm e^{C_1} e^{x^2}$$

因 $\pm e^{C_1}$ 是任意非零常数，而 $y = 0$ 也是该方程的解，令 $C = \pm e^{C_1}$，故通解可写为 $y = Ce^{x^2}$.

例 8-9 （肿瘤生长模型）设 $V(t)$ 是肿瘤体积，免疫系统非常脆弱时，V 呈指数增长，但 V 长大到一定程度后，因获取的营养不足使其生长受限，描述 V 的一种指数模型为

$$\begin{cases} \frac{dV}{dt} = aV\ln\frac{\bar{V}}{V} \\ V(0) = V_0 \end{cases} \tag{8-20}$$

其中，$\bar{V} = V_0 e^{\frac{k}{a}}$ 是肿瘤可能长到的最大体积；k 和 a 是大于零的常数. 试确定肿瘤的生长规律.

解：将方程(8-20)分离变量并积分，得

$$\int \frac{dV}{V(\ln \bar{V} - \ln V)} = \int a dt \tag{8-21}$$

所以有

$$\ln(\ln \bar{V} - \ln V) = -at + \ln C$$

即

$$\ln\frac{\bar{V}}{V} = Ce^{-at}$$

将初始条件代入上式，可得

$$C = \ln\frac{\bar{V}}{V_0} = \ln e^{\frac{k}{a}} = \frac{k}{a}$$

故特解为

$$\ln\frac{\bar{V}}{V} = \frac{k}{a}e^{-at}$$

即

$$V = V_0 e^{\frac{k}{a}(1-e^{-at})}$$

此函数是 Gompertz 函数.

8.2.2 一阶齐次微分方程

有些微分方程,看上去并不是可分离变量方程,但是若根据方程自身的特点,通过适当的变量代换,便可将其化为可分离变量的微分方程.

定义 8-2 形如$\frac{\mathrm{d}y}{\mathrm{d}x}=\varphi\left(\frac{y}{x}\right)$的方程

$$\frac{\mathrm{d}y}{\mathrm{d}x}=\varphi\left(\frac{y}{x}\right) \tag{8-22}$$

称为**一阶齐次微分方程**(first-order homogeneous differential equation). 例如

$$(xy-y^2)\mathrm{d}x-(x^2-2xy)\mathrm{d}y=0$$

是一阶齐次微分方程,因为它可化为

$$\frac{\mathrm{d}y}{\mathrm{d}x}=\frac{\frac{y}{x}-\left(\frac{y}{x}\right)^2}{1-2\left(\frac{y}{x}\right)^2}$$

在方程(8-22)中引入新的变量 $u=\frac{y}{x}$,则有

$$y=ux,\quad \frac{\mathrm{d}y}{\mathrm{d}x}=u+x\frac{\mathrm{d}u}{\mathrm{d}x}$$

将上式代入方程(8-22),便得

$$u+x\frac{\mathrm{d}u}{\mathrm{d}x}=\varphi(u)$$

即

$$\frac{\mathrm{d}u}{\varphi(u)-u}=\frac{\mathrm{d}x}{x} \tag{8-23}$$

求方程(2-23)的通解,而后将通解中的 u 以$\frac{y}{x}$代回,就得到了原方程的通解.

例 8-10 解方程$\frac{\mathrm{d}y}{\mathrm{d}x}=\frac{y}{x}+\tan\frac{y}{x}$.

解:该方程显然是齐次方程. 令 $u=\frac{y}{x}$,则有

$$y=ux,\frac{\mathrm{d}y}{\mathrm{d}x}=x\frac{\mathrm{d}u}{\mathrm{d}x}+u$$

于是原方程可化为

$$u+x\frac{\mathrm{d}u}{\mathrm{d}x}=u+\tan u$$

即

$$x\frac{\mathrm{d}u}{\mathrm{d}x}=\tan u$$

分离变量,然后两端同时积分,有

$$\int\frac{\mathrm{d}u}{\tan u}=\int\frac{1}{x}\mathrm{d}x$$

$$\ln|\sin u|=\ln|x|+\ln C$$

即

$$\sin u = Cx$$

以$\frac{y}{x}$代换上式中的u，可得原方程的通解为

$$\sin \frac{y}{x} = Cx$$

例 8-11 解方程 $y^2 + x^2 \frac{\mathrm{d}y}{\mathrm{d}x} = xy \frac{\mathrm{d}y}{\mathrm{d}x}$.

解：原方程可写成

$$\frac{\mathrm{d}y}{\mathrm{d}x} = \frac{y^2}{xy - x^2} = \frac{\left(\frac{y}{x}\right)^2}{\frac{y}{x} - 1}$$

令 $u = \frac{y}{x}$，则

$$y = ux, \quad \frac{\mathrm{d}y}{\mathrm{d}x} = u + x\frac{\mathrm{d}u}{\mathrm{d}x}$$

于是原方程可化为

$$u + x\frac{\mathrm{d}u}{\mathrm{d}x} = \frac{u^2}{u-1}$$

即

$$x\frac{\mathrm{d}u}{\mathrm{d}x} = \frac{u}{u-1}$$

分离变量得

$$\left(1 - \frac{1}{u}\right)\mathrm{d}u = \frac{1}{x}\mathrm{d}x$$

两端同时积分可得

$$u - \ln|u| + C = \ln|x|$$

即

$$\ln|xu| = u + C$$

以$\frac{y}{x}$代上式中的u，得所给方程的通解为

$$\ln|y| = \frac{y}{x} + C$$

2. 形如$\frac{\mathrm{d}y}{\mathrm{d}x} = f(ax + by + c)$的方程

此方程的特点是：方程的一端是关于自变量与未知函数的线性函数的函数. 令

$$u = ax + by + c$$

则有

$$\frac{\mathrm{d}u}{\mathrm{d}x} = a + b\frac{\mathrm{d}y}{\mathrm{d}x} = a + bf(u)$$

分离变量可得

$$\frac{du}{a+bf(u)}=dx$$

可求此方程的通解，再将通解中的 u 用 $ax+by+c$ 替换即可得原方程的通解.

例 8-12 解方程 $\frac{dy}{dx}=\frac{1}{2x+y+1}-1$.

解：令 $u=2x+y+1$，则有 $\frac{du}{dx}=2+\frac{dy}{dx}$.

于是原方程可变形为

$$\frac{du}{dx}=\frac{1}{u}+1$$

分离变量得

$$\left(1-\frac{1}{u+1}\right)du=dx$$

两端同时积分可得

$$u-\ln|u+1|+C_1=x$$

将 $u=2x+y+1$ 代入上式，得原方程的通解为

$$\ln|2x+y+2|=x+y+C(C=C_1+1)$$

8.3 一阶线性微分方程

定义 8-3 如果微分方程中仅含未知函数 y 的一阶导数(或微分)，且未知函数 y 及其导数 y' 都是一次幂，这类方程称为**一阶线性微分方程**(first-order linear differential equation).

一阶线性微分方程的一般形式是

$$\frac{dy}{dx}+p(x)y=Q(x) \tag{8-24}$$

其中，$p(x)$、$Q(x)$ 是关于自变量 x 的已知函数. 如果 $Q(x)\equiv 0$，则方程(8-24) 称为**一阶齐次线性微分方程**(first-order linear homogeneous differential equation)；如果 $Q(x)\not\equiv 0$，则方程(8-24) 称为**一阶非齐次线性微分方程**(first-order linear inhomogeneous differential equation).

8.3.1 一阶齐次线性微分方程的求解

显然，齐次线性微分方程

$$\frac{dy}{dx}+p(x)y=0 \tag{8-25}$$

是可分离变量方程. 分离变量后可得

$$\frac{dy}{y}=-p(x)dx$$

两端同时积分得

$$\ln|y|=-\int p(x)dx+C_1$$

或

$$y = Ce^{-\int p(x)\mathrm{d}x} \quad (C = \pm e^{C_1}) \tag{8-26}$$

这是对应的齐次线性微分方程(8-25)的通解. $\int p(x)\mathrm{d}x$ 表示 $p(x)$ 的一个原函数.

8.3.2 一阶非齐次线性微分方程的求解

将方程(8-24)改写为

$$\frac{\mathrm{d}y}{y} = \frac{Q(x)}{y}\mathrm{d}x - p(x)\mathrm{d}x$$

两端同时积分得

$$\ln|y| = \int \frac{Q(x)}{y}\mathrm{d}x - \int p(x)\mathrm{d}x \tag{8-27}$$

上式右端第一式中含有未知函数 y,因此这个积分还不能计算,但 y 也是 x 的函数,所以 $\frac{Q(x)}{y}$ 仍是 x 的函数,从而不定积分 $\int \frac{Q(x)}{y}$ 也应该是 x 的函数,记为 $u(x)$,于是式(8-27)可写为

$$\ln|y| = u(x) - \int p(x)\mathrm{d}x$$

即

$$y = \pm e^{u(x)} \cdot e^{-\int p(x)\mathrm{d}x}$$

再令 $C(x) = \pm e^{u(x)}$,其为待定函数,则有

$$y = C(x)e^{-\int p(x)\mathrm{d}x} \tag{8-28}$$

至此,非齐次线性微分方程的解虽然没有具体求出,但解的形式已经知道了. 比较式(8-26)和式(8-28)还会发现:在对应的齐次线性微分方程的通解中,将常数 C 换成 x 的函数 $C(x)$,便得到了式(8-28). 这种把对应的齐次线性微分方程通解中的任意常数变易为待定函数以确定非齐次线性微分方程通解的方法,称为**常数变易法**(method of variation of constants).

这里 $C(x)$ 究竟是什么呢?下面就来确定 $C(x)$.

对式(8-28)两端关于 x 求导,可得

$$\frac{\mathrm{d}y}{\mathrm{d}x} = C'(x)e^{-\int p(x)\mathrm{d}x} - C(x)p(x)e^{-\int p(x)\mathrm{d}x} \tag{8-29}$$

将式(8-28)与式(8-29)代入式(8-24),可得

$$C'(x)e^{-\int p(x)\mathrm{d}x} = Q(x)$$

$$C'(x) = Q(x)e^{\int p(x)\mathrm{d}x}$$

积分得

$$C(x) = \int Q(x)e^{\int p(x)\mathrm{d}x} + C \tag{8-30}$$

其中,C 是任意常数. 把式(8-30)代入式(8-28),可得

$$y = e^{-\int p(x)\mathrm{d}x}\left(\int Q(x)e^{\int p(x)\mathrm{d}x}\mathrm{d}x + C\right) \tag{8-31}$$

即

$$y = Ce^{-\int p(x)\mathrm{d}x} + e^{-\int p(x)\mathrm{d}x}\int Q(x)e^{\int p(x)\mathrm{d}x}\mathrm{d}x \tag{8-32}$$

由式(8-32)易知，一阶非齐次线性微分方程的通解由两部分组成：第一部分是对应的齐次线性微分方程的通解；第二部分 $e^{-\int p(x)dx}\int Q(x)e^{\int p(x)dx}dx$ 是原方程(8-24)的一个特解.(在通解中令 $C=0$ 便可得此特解)

今后解一阶非齐次线性微分方程(8-24)时，可直接利用式(8-31)，或按以下步骤进行：

(1) 求出对应于方程(8-24)的齐次方程(8-25)的通解 $y=Ce^{-\int p(x)dx}$；

(2) 设 $y=C(x)e^{-\int p(x)dx}$，求 y'；

(3) 将上面的 y 和 y' 代回方程(8-24)，解得 $C(x)=\int Q(x)e^{\int p(x)dx}dx+C$；

(4) 将求得的 $C(x)$ 代入齐次方程(8-25)中 y 的表达式，便可得方程(8-24)的通解.

例 8-13 用常数变易法求下列一阶线性方程的通解

$$\frac{dy}{dx}+y\cos x=e^{-\sin x}$$

解：方法 1 先求对应的齐次方程 $\frac{dy}{dx}+y\cos x=0$ 的通解

$$y=Ce^{-\int p(x)dx}=Ce^{-\sin x}$$

然后将其中的任意常数变易为任意函数，可设

$$y=C(x)e^{-\sin x}$$

于是

$$y'=C'(x)e^{-\sin x}-\cos x\cdot C(x)e^{-\sin x}$$

将 y 与 y' 一同代入原方程得

$$C'(x)e^{-\sin x}=e^{-\sin x}$$

从而

$$C(x)=x+C$$

故原方程的通解为

$$y=(x+C)e^{-\sin x}$$

方法 2 由于 $p(x)=\cos x, Q(x)=e^{-\sin x}$，直接代入式(8-31)，可得通解为

$$\begin{aligned}y&=e^{-\int\cos x dx}\left[\int e^{-\sin x}e^{\int\cos x dx}dx+C\right]\\&=e^{-\sin x}\left[\int e^{-\sin x}\cdot e^{\sin x}dx+C\right]\\&=e^{-\sin x}(x+C)\end{aligned}$$

例 8-14 (细菌繁殖模型)假定所讨论的系统满足三个条件：① 除系统本身的繁殖外，有细菌向外迁出，但没有系统外的细菌迁入，其迁移速率为时间 t 的线性函数，即 $At+B$；② 系统本身的繁殖不受温度和湿度等的影响；③ 系统本身的繁殖不受空间、营养不足和代谢物毒性等因素影响. 实验证明，该系统下细菌的繁殖率与细菌的数目成正比；再假设 $t=0$ 时，测得的细菌数目是 $x(0)$，求系统的细菌繁殖规律.

解： 设 $x(t)$ 为 t 时刻细菌的数目，依题意有一阶线性方程的初值问题：

$$\begin{cases}\frac{dy}{dt}=kx(t)+At+B\\ x|_{t=0}=x_0\end{cases}$$

这里 $p(t)=-k$， $Q(t)=At+B$，代入式(8-31)可得

$$\begin{aligned} x(t) &= e^{\int k dt}\left[\int (At+B)e^{-\int k dt}dt+C\right] \\ &= e^{kt}\left[-\frac{B}{k}e^{-kt}+\frac{A}{k^2}\int(-kt)e^{-kt}d(-kt)+C\right] \\ &= e^{kt}\left[-\frac{B}{k}e^{-kt}+\frac{A}{k^2}(-kt e^{-kt}-e^{-kt})+C\right] \\ &= -\frac{B}{k}-\frac{A}{k^2}-\frac{At}{k}+Ce^{kt} \\ &= Ce^{kt}-\frac{At+B}{k}-\frac{A}{k^2} \end{aligned}$$

由 $x|_{t=0}=x_0$ 可得 $C=x_0+\frac{B}{k}+\frac{A}{k^2}$，因此有

$$x(t)=\left(x_0+\frac{B}{k}+\frac{A}{k^2}\right)e^{kt}-\frac{At+B}{k}-\frac{A}{k^2}$$

*8.3.3 伯努利方程

定义 8-4 形如

$$y'+p(x)y=Q(x)y^n \quad (n\neq 0,1) \tag{8-33}$$

的方程称为 **n 阶伯努利方程**(n-order Bernoulli equation).

注意：当 $n=0$ 或 $n=1$ 时，这是线性方程，当 $n\neq 0,1$ 时，这方程不是线性的，但是通过变量代换，便可把它化为线性的.

以 y^n 去除式(8-33)的两端，得

$$y^{-n}\frac{dy}{dx}+p(x)y^{1-n}=Q(x) \tag{8-34}$$

容易看出，上式左端第一项与 $\frac{d}{dx}(y^{1-n})$ 只差一个常数因子 $1-n$，因此，引入新的函数变量，令 $z=y^{1-n}$，则有

$$\frac{dz}{dx}=(1-n)y^{-n}\frac{dy}{dx} \tag{8-35}$$

将式(8-34)两端同时乘 $(1-n)$，并将式(8-35)代入，可得

$$\frac{dz}{dx}+(1-n)p(x)z=(1-n)Q(x) \tag{8-36}$$

式(8-36)便是一阶线性微分方程，利用常数变易法求出其通解后，再以 y^{1-n} 代换 z 便得到了伯努利方程的通解.

例 8-15 解方程 $\frac{dy}{dx}-y=xy^5$.

解：方程两端同时除以 y^5，可得

$$y^{-5}\frac{dy}{dx}-y^{-4}=x$$

即

$$-\frac{1}{4}\frac{d(y^{-4})}{dx}-y^{-4}=x$$

令 $z = y^{-4}$，则上述方程可化为

$$\frac{dz}{dx} + 4z = -4x$$

这是一阶线性微分方程，且 $p(x) = 4, Q(x) = -4x$，所以它的通解为

$$\begin{aligned} z &= e^{-\int 4dx}[\int(-4x)e^{\int 4dx}dx + C] \\ &= e^{-4x}\left[\frac{1}{-4}\int(4x)e^{4x}d(4x) + C\right] \\ &= e^{-4x}\left[e^{4x} \cdot \frac{1-4x}{4} + C\right] \\ &= Ce^{-4x} - x + \frac{1}{4} \end{aligned}$$

以 y^{-4} 代换上式中的 z，便可得到所求方程的通解为

$$\frac{1}{y^4} = Ce^{-4x} - x + \frac{1}{4}$$

8.4 可降阶的高阶微分方程

把二阶及二阶以上的微分方程称为**高阶微分方程**(high order differential equation).

对于有些高阶微分方程，可以通过变量代换将它化为较低阶的方程来求解.以二阶微分方程 $y'' = f(x,y,y')$ 而论，若能通过某种代换使之从二阶变为一阶，那么就有可能用前面所讨论的方法来求解它. 本节主要介绍三种易降阶的高阶微分方程的解法.

8.4.1 $y^{(n)} = f(x)$ 型微分方程

微分方程

$$y^{(n)} = f(x) \tag{8-37}$$

的右端仅含有自变量 x，容易看出，只要把 $y^{(n-1)}$ 作为新的未知函数，式(8-37) 就是新未知函数的一阶微分方程，两边积分，便得到一个 $n-1$ 阶的微分方程：

$$y^{(n-1)} = \int f(x)dx + C_1$$

同理可得

$$y^{(n-2)} = \int[\int f(x)dx + C_1]dx + C_2$$

依此法继续下去，连续积分 n 次，便可得方程(8-37) 的含有 n 个任意独立常数的通解.

例 8-16 求微分方程 $y''' = e^{2x} - \sin x$ 的通解.

解：对所给方程连续积分三次，得

$$y'' = \int(e^{2x} - \sin x)dx = \frac{1}{2}e^{2x} + \cos x + C$$

$$y' = \int\left[\frac{1}{2}e^{2x} + \cos x + C\right]dx = \frac{1}{4}e^{2x} + \sin x + Cx + C_2$$

$$y = \int\left[\frac{1}{4}e^{2x} + \sin x + Cx + C_2\right]dx$$

$$= \frac{1}{8}e^{2x} - \cos x + C_1x^2 + C_2x + C_3 \quad \left(C_1 = \frac{1}{2}C\right)$$

例 8-17 求微分方程 $y^{(n)} = \cos x$ 的通解.

解: 连续积分 n 次,可得

$$y^{(n-1)} = \int \cos x dx = \sin x + C_1 = \cos\left(x - \frac{\pi}{2}\right) + C_1$$

$$y^{(n-2)} = \int\left[\cos\left(x - \frac{\pi}{2}\right) + C_1\right]dx$$

$$= \sin\left(x - \frac{\pi}{2}\right) + C_1x + C_2 = \cos\left(x - \frac{2}{2}\pi\right) + C_1x + C_2$$

$$y^{(n-3)} = \int\left[\cos\left(x - \frac{2}{2}\pi\right) + C_1x + C_2\right]dx$$

$$= \sin\left(x - \frac{2}{2}\pi\right) + \frac{1}{2}C_1x^2 + C_2x + C_3$$

$$= \cos\left(x - \frac{3}{2}\pi\right) + C_1x^2 + C_2x + C_3$$

上式中 $\frac{C_1}{2}$ 与 C_1 实质上并无区别,都代表任意常数,因此不妨仍记作 C_1,最后有

$$y = \cos\left(x - \frac{n}{2}\pi\right) + C_1x^{n-1} + \cdots + C_{n-1}x + C_n$$

8.4.2 $y'' = f(x, y')$ 型微分方程

方程

$$y'' = f(x, y') \tag{8-38}$$

的右端不显含未知函数 y,但 $y'' = (y')'$,且二者都是 x 的函数,因此,设 $y' = p$,就有

$$y'' = \frac{dp}{dx} = p' = f(x, p)$$

上式便是关于变量 x 和 p 的一阶微分方程,设其通解为

$$p = \varphi(x, C_1)$$

但 $p = \frac{dy}{dx}$,进而又可得到一个一阶微分方程

$$\frac{dy}{dx} = \varphi(x, C_1)$$

对它进行积分,便可得方程(8-38)的通解

$$y = \int \varphi(x, C_1)dx + C_2$$

例 8-18 求微分方程

$$(1+x^2)y''=2xy'$$

满足初始条件

$$y|_{x=0}=2,\quad y'|_{x=0}=3$$

的特解.

解:所给方程是 $y''=f(x,y')$ 型的,设 $y'=p$,代入方程并分离变量后可得

$$\frac{\mathrm{d}p}{p}=\frac{2x}{1+x^2}\mathrm{d}x$$

上式两端同时积分,得

$$\ln|p|=\ln(1+x^2)+C_1$$

即

$$y'=p=C_2(1+x^2)\qquad(C_2=\pm\mathrm{e}^{C_1})$$

由条件 $y'|_{x=0}=3$ 可得 $C_2=3$,于是有

$$y'=3(1+x^2)$$

上式两端同时积分,可得

$$y=x^3+3x+C_3$$

再由条件 $y|_{x=0}=2$ 可得 $C_3=2$,故而所求特解为

$$y=x^3+3x+2$$

例 8-19 求微分方程 $y''-\frac{1}{x}y'=x$ 的通解.

解:令 $y'=u$,则方程可化为

$$u'-\frac{1}{x}u=x$$

上式是一阶线性微分方程,且 $p(x)=-\frac{1}{x}$,$Q(x)=x$,所以通解为

$$\begin{aligned}u&=\mathrm{e}^{\int\frac{1}{x}\mathrm{d}x}\left[\int x\mathrm{e}^{-\int\frac{1}{x}\mathrm{d}x}\mathrm{d}x+C_1\right]\\&=\mathrm{e}^{\ln x}\left[\int x\mathrm{e}^{\ln\frac{1}{x}}\mathrm{d}x+C_1\right]\\&=x^2+C_1x\end{aligned}$$

而 $u=y'$,于是有

$$y'=x^2+C_1x$$

对上式两端积分可得通解为

$$y=\frac{1}{3}x^3+C_1x^2+C_2\quad(C_1 与 \frac{1}{2}C_1 无本质区别)$$

8.4.3 $y''=f(y,y')$ 型微分方程

方程

$$y''=f(y,y')\tag{8-39}$$

中不显含自变量 x,为了求出它的解,不妨令 $y'=p$,视 y 为中间变量,利用复合函数求导法则,把 y'' 化为对 y 的导数,即

$$y''=\frac{\mathrm{d}p}{\mathrm{d}x}=\frac{\mathrm{d}p}{\mathrm{d}y}\cdot\frac{\mathrm{d}y}{\mathrm{d}x}=p\cdot\frac{\mathrm{d}p}{\mathrm{d}y}$$

于是方程(8-39)就可化为

$$p\frac{\mathrm{d}p}{\mathrm{d}y}=f(y,p)$$

上式是一个关于变量 y 和 p 的一阶线性微分方程.设它的通解为

$$y'=p=\varphi(y,C_1)$$

$y''=f(y,y')$ 型微分方程常见问题

分离变量后积分,可得方程(8-39)的通解为

$$\int\frac{\mathrm{d}y}{\varphi(y,C_1)}=x+C_2$$

例 8-20 求微分方程 $y''=(y')^3+y'$ 的通解.

解: 令 $y'=p$,则 $y''=p\dfrac{\mathrm{d}p}{\mathrm{d}y}$,从而原方程可化为

$$p\frac{\mathrm{d}p}{\mathrm{d}y}=p^3+p$$

当 $p\neq 0$ 时,上式即是

$$\frac{\mathrm{d}p}{p^2+1}=\mathrm{d}y$$

两边积分得
$$\arctan p=y+C_1$$
即
$$y'=\tan(y+C_1)$$
分离变量并积分
$$\int\frac{\mathrm{d}y}{\tan(y+C_1)}=\int\mathrm{d}x$$
得
$$\ln|\sin(y+C_1)|=x+C_2$$
所以

$$\sin(y+C_1)=C\mathrm{e}^x\quad(C=\pm\mathrm{e}^{C_2})\tag{8-40}$$

当 $p=0$ 时,$y'=0$,$y=C_3$[由于 $\tan(y+C_1)=0$],而这种形式的解显然可以通过令式(8-40)中的 $C=0$ 来得到.故所求通解为 $\sin(y+C_1)=C\mathrm{e}^x$.

例 8-21 求微分方程 $y''=3\sqrt{y}$ 满足初始条件 $y|_{x=0}=1$,$y'|_{x=0}=2$ 的特解.

解: 显然方程是 $y''=f(y,y')$ 型的,令 $p=y'$,则有 $y''=\dfrac{\mathrm{d}p}{\mathrm{d}x}=p\dfrac{\mathrm{d}p}{\mathrm{d}y}$.于是原方程可化为

$$p\frac{\mathrm{d}p}{\mathrm{d}y}=3\sqrt{y}$$

分离变量得

$$p\mathrm{d}p=3\sqrt{y}\mathrm{d}y$$

对上式两端积分可得

$$\frac{1}{2}p^2=2y^{\frac{3}{2}}+\frac{1}{2}C_1$$

即

$$p^2=4y^{\frac{3}{2}}+C_1\tag{8-41}$$

由条件 $y'|_{x=0}=2$,$y|_{x=0}=1$ 知 $C_1=0$,从而有

$$\frac{dy}{dx}=\pm 2\sqrt{y^{\frac{3}{2}}}=\pm 2y^{\frac{3}{4}}$$

对上式分离变量后积分可得

$$\pm 2y^{\frac{1}{4}}=x+C$$

所以

$$y=\left(\frac{x+C}{2}\right)^4$$

又$y|_{x=0}=1$,代入上式可得$C=2$.故所求特解为

$$y=\left(\frac{x}{2}+1\right)^4$$

注意:(1) 在求解第二、第三类型的二阶微分方程时,虽然所用变量代换都是$p=y'$,但二者又有所不同.在$y''=f(x,y')$型微分方程中,p视为x的函数,即有$y''=p'=\frac{dp}{dx}$;而在$y''=f(y,y')$型微分方程中,p视为y的函数,须用复合函数求导法则,即有$y''=p'=p\frac{dp}{dy}$.

(2) 至于$y''=f(y')$型微分方程,既属于第二类,也属于第三类,此时须视方程的具体情况来选择,以使降阶后的方程容易求解,如例8-2.

在例8-20中,若令$p=y',y''=p'=\frac{dp}{dx}$,则方程$y''=(y')^3+y'$可化为

$$p'=p^3+p$$

当$p\neq 0$时,分离变量得

$$\frac{dp}{p^3+p}=dx$$

对上式两端积分,有

$$\int\left(\frac{1}{p}-\frac{p}{p^2+1}\right)dp=\int dx$$

可得
$$\ln\frac{|p|}{\sqrt{p^2+1}}=x+C_1$$

即
$$\frac{p}{\sqrt{p^2+1}}=Ce^x \qquad (C=\pm e^{C_1})$$

于是可得一阶微分方程
$$\frac{y'}{\sqrt{y'^2+1}}=Ce^x$$

上式是一阶非线性微分方程,求解较麻烦(不在本教材讨论范围).由此可见,对于$y''=f(y')$型方程,须谨慎选取变量代换方可简化计算.

8.5 二阶线性微分方程

定义 8-5 形如

$$y''+P(x)y'+Q(x)y=f(x) \tag{8-42}$$

的微分方程称为**二阶线性微分方程**(second-order linear differential equation). 其中 $p(x)$、$Q(x)$、$f(x)$ 均为自变量 x 的已知函数,若 $f(x)=0$,则称

$$y''+P(x)y'+Q(x)y=0 \tag{8-43}$$

为**二阶齐次线性微分方程**.

否则称为**二阶非齐次线性微分方程**.

若式(8-42)中的 $P(x)$、$Q(x)$ 均为常数,则称方程

$$y''+py'+qy=f(x) \tag{8-44}$$

为**二阶常系数线性微分方程**. 其中 p、q 是常数,若 $f(x)\equiv 0$,则称

$$y''+py'+qy=0 \tag{8-45}$$

为二阶常系数齐次线性微分方程.

本节主要讨论形如式(8-45)的二阶常系数齐次线性微分方程的解法. 为此先讨论二阶线性微分方程解的结构.

8.5.1 二阶齐次线性微分方程解的结构

定理 8-1 设 $y_1(x)$ 与 $y_2(x)$ 都是式(8-43)的两个解,那么

$$y=C_1y_1(x)+C_2y_2(x) \tag{8-46}$$

也是式(8-43)的解. 其中 C_1、C_2 是任意常数.

二阶线性微分方程解的结构

证:由题设条件知

$$y''_1+P(x)y'_1+Q(x)y_1=0$$

$$y''_2+P(x)y'_2+Q(x)y_2=0$$

于是将 $y=C_1y_1(x)+C_2y_2(x)$ 代入方程(8-43),有

$$\begin{aligned}&[C_1y_1+C_2y_2]''+P(x)[C_1y_1+C_2y_2]'+Q(x)[C_1y_1+C_2y_2]\\&=C_1y''_1+C_2y''_2+P(x)C_1y'_1+P(x)C_2y'_2+Q(x)C_1y_1+Q(x)C_2y_2\\&=C_1[y''_1+P(x)y'_1+Q(x)y_1]+C_2[y''_2+P(x)y'_2+Q(x)y_2]=0\end{aligned}$$

上式即证明了 $y=C_1y_1(x)+C_2y_2(x)$ 是方程(8-43)的解.

注意:这个性质是齐次方程的解所特有的性质,常称为**叠加原理**(principle of superposition). 叠加后的解中有两个任意常数,那么,是否就是齐次方程(8-43)的通解呢?不一定!例如 $y_1=2y_2$ 时,式(8-46)显然不是方程(8-43)的通解,那是因为 $\dfrac{y_1(x)}{y_2(x)}\equiv$ 常数,由此可见,若 $\dfrac{y_1(x)}{y_2(x)}\neq$ 常数,则式(8-46)就是方程(8-43)的通解,为此引入线性相关的概念.

设函数 $y_1(x)$ 及 $y_2(x)$ 满足 $\dfrac{y_1(x)}{y_2(x)}\neq$ 常数,则称 $y_1(x)$ 与 $y_2(x)$ **线性无关**(linearly independent),否则称它们**线性相关**(linearly dependent). 例如函数 $\sin x$ 与 $\cos x$、e^x 与 e^{2x} 都是线性无关的,而 e^x 与 $3e^x$ 是线性相关的,因此,有以下定理.

定理 8-2 设 $y_1(x)$ 与 $y_2(x)$ 是方程(8-43)的两个线性无关的解,那么 $y=C_1y_1(x)+C_2y_2(x)$ 是方程(8-43)的通解,其中 C_1、C_2 是任意常数.

定理 8-2 表明,如果能找到齐次方程的两个线性无关的特解,那么齐次方程的通解也就找到了. 例如,容易验证 $y_1(x)=e^{-2x}$ 与 $y_2(x)=e^x$ 是二阶齐次方程 $y''+y'-2y=0$ 的两个特解,且 y_1 与 y_2 线性无关. 因此方程的通解为 $y=C_1e^{-2x}+C_2e^x$.

定理 8-3 设 y^* 是非齐次方程(8-42)的一个特解,$\bar{y}$ 是对应的齐次方程(8-43)的通解,则 $y = y^* + \bar{y}$ 是方程(8-42)的通解.

直接将 $y = y^* + \bar{y}$ 代入方程(8-42)即可证明.

注意: 定理 8-3 明确告诉了人们非齐次方程解的结构,一阶非齐次线性微分方程有类似结果,详见 8.3 节式(8-32).

8.5.2 二阶常系数齐次线性微分方程的解法

以上定理对二阶常系数线性微分方程亦成立.下面来讨论,如何寻求二阶常系数齐次线性微分方程(8-45)的两个线性无关解的问题.

仔细观察方程(8-45)不难发现:若 $y = \varphi(x)$ 是方程(8-45)的解,则 y''、y' 与 y 分别乘常数后其和为零,这就要求这三个函数必须有相同的形式,满足这个要求的只有 $y = e^{rx}$ 这类函数.

于是,不妨将 $y = e^{rx}$ 代入方程(8-45),可得

$$(e^{rx})'' + p(e^{rx})' + qe^{rx} = 0$$

即

$$e^{rx}(r^2 + pr + q) = 0$$

由于 $e^{rx} \neq 0$,所以必有

$$r^2 + pr + q = 0 \tag{8-47}$$

由此可见,只要 r 满足方程(8-47),$y = e^{rx}$ 就是方程(8-45)的解,常称代数方程(8-47)为微分方程(8-45)的**特征方程**(characteristic equation).

注意: 方程(8-47)中,r^2、r 的系数分别是方程(8-45)中 y''、y' 的系数,常数项不变.

特征方程(8-47)的两个根称为方程(8-45)的**特征根**(characteristic root).找到了方程(8-45)的一个特征根,便找到了它的一个特解,于是,微分方程的求解问题就转化为求某个代数方程根的问题.

方程(8-47)的特征根,可由公式 $r = \dfrac{-p \pm \sqrt{p^2 - 4q}}{2}$ 求出.下面根据判别式,$p^2 - 4q$ 的不同情况分别讨论如下.

(1) 当 $p^2 - 4q > 0$ 时,方程(8-47)有两个不同的根 r_1、r_2:

$$r_1 = \frac{-p + \sqrt{p^2 - 4q}}{2}, r_2 = \frac{-p - \sqrt{p^2 - 4q}}{2}$$

此时就有,$y_1 = e^{r_1 x}$ 和 $y_2 = e^{r_2 x}$ 是方程(8-45)的两个特解,且 $\dfrac{y_1}{y_2} = e^{(r_1 - r_2)x} \neq$ 常数,所以方程(8-45)的通解为

$$y = C_1 e^{r_1 x} + C_2 e^{r_2 x} \tag{8-48}$$

(2) 当 $p^2 - 4q = 0$ 时,特征方程有两个相等的实根 $r_1 = r_2 = r$,此时只能得到方程(8-45)的一个特解 $y_1 = e^{rx}$,为了得到方程(8-45)的通解,还需找到另一个特解 y_2,且与 y_1 线性无关.

不妨设 $y_2(x)/y_1(x) = u(x)$ 不恒为常数,即 $y_2(x) = u(x)y_1(x)$,下面来求 $u(x)$,由于

$$y_2' = (ue^{rx})' = e^{rx}(u' + ru)$$
$$y_2'' = e^{rx}(u'' + 2ru' + r^2 u)$$

将 y_2、y_2' 及 y_2'' 代入方程(8-45),得

$$e^{rx}[(u'' + 2ru' + r^2 u) + p(u' + ru) + qu] = 0$$

由于 $e^{rx} \neq 0$,于是必有

$$u'' + (p + 2r)u' + (r^2 + pr + q)u = 0$$

又注意到 $r^2 + pr + q = 0, r = \frac{-p}{2}$，即 $p + 2r = 0$，进而就有

$$u'' = 0$$

对上式积分两次可得

$$u = Ax + B$$

其中 A、B 是任意常数，因此不妨取 $u = x$，由此得到方程(8-45)的另一个特解 $y_2(x) = xe^{rx}$，故而此时方程(8-45)的通解为

$$y = (C_1 + C_2 x)e^{rx} \tag{8-49}$$

(3) 当 $p^2 - 4q < 0$ 时，特征方程(8-46)有一对共轭复根 $r = \alpha \pm i\beta(\beta \neq 0)$，此时有 $y_1 = e^{(\alpha+i\beta)x}$，$y_2 = e^{(\alpha+i\beta)x}$ 是方程(8-45)的两个特解.

注意：$i = \sqrt{-1}, \alpha = -\frac{p}{2}, \beta = \frac{\sqrt{4q - p^2}}{2}$.

由于以上得到的是复数形式的解，不便应用，为了得到实数解，利用欧拉公式

$$e^{\pm i\theta} = \cos\theta \pm i\sin\theta$$

把 y_1、y_2 改写成

$$y_1 = e^{(\alpha+i\beta)x} = e^{\alpha x}(\cos\beta x + i\sin\beta x)$$
$$y_2 = e^{(\alpha-i\beta)x} = e^{\alpha x}(\cos\beta x - i\sin\beta x)$$

根据定理 8-1

$$\bar{y}_1 = \frac{1}{2}y_1 + \frac{1}{2}y_2 = e^{\alpha x}\cos\beta x$$

$$\bar{y}_2 = \frac{1}{2i}y_1 - \frac{1}{2i}y_2 = e^{\alpha x}\sin\beta x$$

仍是方程(8-45)的解，且 $\bar{y}_1/\bar{y}_2 \equiv$ 常数，故而方程(8-45)的通解为

$$y = e^{\alpha x}(C_1\cos\beta x + C_2\sin\beta x) \tag{8-50}$$

其中，C_1、C_2 为任意常数.

由上面的讨论可知，为求解二阶常系数齐次线性微分方程(8-45)的通解，可以按以下步骤进行：

(1) 写出方程(8-45)的特征方程(8-47)；

(2) 求出方程(8-47)的根，即方程(8-45)的特征根；

(3) 根据特征根的情况，参照表 8-1 写出方程(8-45)的通解.

表 8-1

特征方程 $r^2 + pr + q = 0$	微分方程 $y'' + py' + q = 0$ 的通解
不相等实根 r_1、r_2	$y = C_1e^{r_1x} + C_2e^{r_2x}$
相等实根 $r_1 = r_2 = -\frac{p}{2}$	$y = (C_1 + C_2x)e^{-\frac{p}{2}x}$
共轭复根 $r_{1,2} = \alpha \pm i\beta \quad (\beta \neq 0)$	$y = e^{\alpha x}(C_1\cos\beta x + C_2\sin\beta x)$

例 8-22 求微分方程 $y'' - 5y' + 6y = 0$ 的通解.

解：特征方程为

$$r^2-5r+6=0$$

即
$$(r-2)(r-3)=0$$

特征方程有两个不相等实根
$$r_1=2, r_2=3$$

故所求微分方程的通解为
$$y=C_1\mathrm{e}^{2x}+C_2\mathrm{e}^{3x}$$

例 8-23 求解初值问题

$$\begin{cases}2y''-2y'+\dfrac{1}{2}y=0\\ y(0)=1, y'(0)=\dfrac{5}{2}\end{cases}$$

解:特征方程为

$$2r^2-2r+\frac{1}{2}=0$$

即
$$\left(r-\frac{1}{2}\right)^2=0$$

特征方程有两个相等实根
$$r_1=r_2=\frac{1}{2}$$

故所求微分方程的通解为
$$y=(C_1+C_2x)\mathrm{e}^{\frac{x}{2}}$$

求导得

$$y'=\mathrm{e}^{\frac{x}{2}}\left(\frac{1}{2}C_1+C_2+\frac{1}{2}C_2x\right)$$

将初始条件 $y(0)=1, y'(0)=\dfrac{5}{2}$ 分别代入上面两式可得

$$C_1=1, C_2=2$$

因此,该初值问题的解为

$$y=(1+2x)\mathrm{e}^{\frac{x}{2}}$$

例 8-24 求微分方程 $y''-2y'+3y=0$ 的通解.

解:特征方程为

$$r^2-2\gamma+3=0$$

特征方程有一对共轭复根

$$r_1=1+\sqrt{2}\mathrm{i}, r_2=1-\sqrt{2}\mathrm{i}$$

故所求微分方程的通解为

$$y=\mathrm{e}^x(C_1\cos\sqrt{2}x+C_2\sin\sqrt{2}x)$$

*8.5.3 二阶常系数非齐次线性微分方程的解法

二阶常系数非齐次线性微分方程的一般形式是式(8-44)

由定理 8-3 可知:求二阶常系数非齐次线性微分方程[式(8-44)]的通解 y,就归结为求对应的齐次微分方程(8-45)的通解和二阶常系数非齐次线性微分方程[式(8-44)]本身的一个特解 y^* 的问题,而齐次方程(8-45)的通解已经讨论清楚了,所以下面只要讨论求二阶常系数非

齐次线性微分方程的一个特解的问题，这样就可以得到二阶常系数非齐次线性微分方程[式(8-44)]的通解 $y=\bar{y}+y^*$.

本节只介绍当式(8-44)中 $f(x)$ 具有如下形式时，如何求式(8-44)的特解，即 $f(x)=P_m(x)e^{\lambda x}$，其中 λ 是常数，$P_m(x)$ 是一个 m 次多项式：

$$P_m(x)=a_0x^m+a_1x^{m-1}+\cdots+a_{m-1}x+a_m$$

显然知道式(8-44)的特解 y^* 是使得式(8-44)成为恒等式的函数，人们自然要思考这样一个问题：究竟什么样的函数会使式(8-44)式变成恒等式？由于式(8-44)右端是多项式函数与指数函数的乘积，而多项式函数与指数函数乘积的倒数仍然是多项式函数与指数函数的乘积，因此，不难想到 $y^*=Q(x)e^{\lambda x}$[其中 $Q(x)$ 是某个多项式]可能是式(8-44)的特解. 于是把 y^*、$y^{*\prime}$、$y^{*\prime\prime}$ 代入式(8-44)，而后考虑能否找到合适的多项式 $Q(x)$ 使之满足要求. 把

$$y^*=Q(x)e^{\lambda x}$$

$$y^{*\prime}=e^{\lambda x}[\lambda Q(x)+Q'(x)]$$

$$y^{*\prime\prime}=e^{\lambda x}[\lambda^2Q(x)+2\lambda Q'(x)+Q''(x)]$$

代入式(8-44)并消去 $e^{\lambda x}$ 可得

$$Q''(x)+(2\lambda+p)Q'(x)+(\lambda^2+p\lambda+q)Q(x)=P_m(x) \tag{8-51}$$

(1) 如果 λ 不是方程(8-45)的特征方程 $r^2+pr+q=0$ 的根，即 $\lambda^2+p\lambda+q\neq0$，那么欲使式(8-51)变成恒等式，不妨设 $Q(x)$ 是另一个 m 次的多项式 $Q_m(x)$：

$$Q_m(x)=b_0x^m+b_1x^{m-1}+\cdots+b_{m-1}x+b_m \tag{8-52}$$

将上式代入式(8-51)，通过待定系数法求出系数 $b_i(i=0,1,\cdots,m)$，进而求得特解 $y^*=Q_m(x)e^{\lambda x}$.

(2) 如果 λ 是方程(8-45)的特征方程 $r^2+pr+q=0$ 的根，即 $\lambda^2+p\lambda+q=0$，但 $2\lambda+p\neq0$，要使得式(8-51)成为恒等式，必须有 $Q'(x)$ 是 m 次多项式，从而可令

$$Q(x)=xQ_m(x)$$

并用待定系数法求得 $Q_m(x)$ 的系数 $b_i(i=0,1,\cdots,m)$.

(3) 如果 λ 是方程(8-45)的特征方程 $r^2+pr+q=0$ 的二重根，即 $\lambda^2+p\lambda+q=0$，且 $2\lambda+p=0$，要使得式(8-51)成为恒等式，必须有 $Q''(x)$ 是 m 次多项式，从而可令

$$Q(x)=x^2Q_m(x)$$

并依然用待定系数法求得 $Q_m(x)$ 的系数 $b_i(i=0,1,\cdots,m)$.

综上所述，可得如下结论：二阶常系数非齐次线性微分方程(8-44)具有形如

$$y^*=x^kQ_m(x)e^{\lambda x}$$

的特解，其中 $Q_m(x)$ 是与 $P_m(x)$ 同次(m 次)的多项式，而 k 按 λ 不是对应齐次方程的特征根、是对应齐次方程的单特征根或是二重特征根依次取值 0、1 或 2.

注意： 上述结论可以推广到 n 阶常系数非齐次线性微分方程，但要注意 k 是对应的齐次方程的根 λ 重复的次数.

例 8-25 求微分方程的 $y''-2y'+y=3x+2$ 一个特解.

解： 该方程是二阶常系数非齐次线性微分方程，$f(x)$ 是 $P_m(x)e^{\lambda x}$ 型的，且

$$P_m(x)=3x+2, \lambda=0$$

与所给方程对应的齐次方程是 $y''-2y'+y=0$

它的特征方程为

$$r^2-2r+1=0$$

由于 $\lambda=0$ 不是特征方程的根，所以应该设 $y^*=b_0x+b_1$，把它代入所给方程中，得

$$b_0x-2b_0+b_1=3x+2$$

比较两端同次幂的系数，得

$$\begin{cases}b_0=3\\-2b_0+b_1=2\end{cases}\Rightarrow\begin{cases}b_0=3\\b_1=8\end{cases}$$

所以所求特解是

$$y^*=3x+8$$

例 8-26 求微分方程 $y''-3y'+2y=xe^{2x}$ 的通解.

解：所给方程是二阶常系数非齐次线性微分方程，$f(x)$ 是 $P_m(x)e^{\lambda x}$ 型的，且 $P_m(x)=x$，$\lambda=2$，与所给方程对应的齐次方程是

$$y''-3y'+2y=0$$

它的特征方程为

$$r^2-3r+2=0$$

两个实根 $r_1=1,r_2=2$. 于是与所给方程对应的齐次方程的通解是

$$\bar{y}=C_1e^x+C_2e^{2x}$$

由于 $\lambda=2$ 是特征方程的单根，所以应该设 $y^*=x(b_0x+b_1)e^{2x}$

把它代入所给方程中，得

$$2b_0x+2b_0+b_1=x$$

比较两端同次幂的系数，得

$$\begin{cases}2b_0=1\\2b_0+b_1=0\end{cases}\Rightarrow\begin{cases}b_0=\dfrac{1}{2}\\b_1=-1\end{cases}$$

因此求得一个特解：

$$y^*=x\left(\frac{1}{2}x-1\right)e^{2x}$$

故所求方程的通解是

$$y=C_1e^x+C_2e^{2x}+\left(\frac{1}{2}x^2-x\right)e^{2x}$$

8.6 微分方程模型简介

在科学技术的各个领域，譬如物理学、天文学、化学、经济学、生物学等，都经常要通过对相关的数学模型进行讨论，从而使该学科的理论知识得以发展与完善. 医学也不例外，有效地利用数学模型，揭示医学中的数量规律性，也成为当今医学研究的重要课题. 微分方程模型是一类重要的数学模型，也是建立医学数学模型最为普遍的工具之一，本节略作介绍，以揭示数学方法与医学实践之间的密切联系.

8.6.1 药物动力学模型

药物动力学是一门研究药物、毒物及其代谢物在机体内的吸收、分布、代谢和排泄过程的定量规律的科学. 这里仅以最简单的一室模型为例,说明微分方程在这一方面的应用.

例 8-27 假定药物以恒定的速率 k_0 进行静脉滴注,试求体内的药量随时间变化的规律.

解:把机体设想为一同质单元来处理. 并假定药物在体内按一级速率过程消除,消除速率为常数 k. 这种药物动力学模型称为一室模型.

设静脉滴注 t 时刻体内的药量为 $x(t)$,则有以下数学模型:

$$\frac{\mathrm{d}x}{\mathrm{d}t} = k_0 - kx \tag{8-53}$$

这是一个可分离变量的一阶微分方程,利用初始条件 $t = 0$ 时,$x = 0$,不难求得其解为

$$x = \frac{k_0}{k}(1 - \mathrm{e}^{-kt}) \tag{8-54}$$

考察式(8-54)可知,体内的药物量在静脉滴注后随时间持续上升. 经过相当长的一段时间后,体内的药量将趋于一个稳定的水平. 用极限表示为

$$\lim_{t\to\infty} x(t) = \frac{k_0}{k} \tag{8-55}$$

式(8-55)表明:静脉滴注的速率 k_0 越大,最后体内药量的稳定水平就越高.

8.6.2 流行病数学模型

这里只列举最简单的一类流行病模型 —— 无移除的流行病数学模型.

例 8-28 假定某地出现流行病并符合下列条件:

(1) 感染通过一个群体内成员之间的接触而传播,感染者不因死亡、痊愈或隔离而被移除;

(2) 该群体是封闭性的,其总人数为 N,开始时不妨假定有 I_0 个感染者;

(3) 群体中各成员之间接触机会均等,因此易感者转为感染者的变化率与当时的易感人数和感染人数的乘积成正比.

求易感人数随时间的变化规律.

解:记时刻 t 的易感人数为 S,感染人数为 I,根据以上假设即可建立如下微分方程:

$$\frac{\mathrm{d}S}{\mathrm{d}t} = -\beta SI \tag{8-56}$$

其中,β 称为感染系数(β 可以理解为每个病人每天有效接触的平均人数). 并且

$$S + I = N \tag{8-57}$$

$$I(0) = I_0 \tag{8-58}$$

将式(8-57)代入式(8-56),得

$$\frac{\mathrm{d}S}{\mathrm{d}t} = -\beta S(N - S) \tag{8-59}$$

解上述微分方程可得

$$\frac{1}{N}\ln\frac{S}{N-S}=-\beta t+C \tag{8-60}$$

根据初始条件式(8-58)，可计算出

$$C=\frac{1}{N}\ln\frac{N-I_0}{I_0}$$

把上式代入式(8-60)，整理后得

$$S=\frac{N\left(\frac{N}{I_0}-1\right)}{e^{\beta Nt}+\left(\frac{N}{I_0}-1\right)} \tag{8-61}$$

式(8-61)描述了易感人数随时间变化的动态关系.

8.6.3 冷却定律在法医学中的应用

牛顿冷却定律(Newton's cooling law)指出：物体温度下降的速度与它对环境的温度之差成正比，用如下微分方程表示：

$$\frac{dT}{dt}=-k(T-T_0)$$

其中，T 为物体的即时温度；T_0 为环境温度；k 为常数. 这个规律被法医用来鉴定命案中死者的死亡时间. 因为人体温度受大脑神经中枢调节，人死后这种调节功能也就随之消失，其遗体温度大致按冷却定律而下降.

例 8-29 某地发生一宗凶案，法医于上午 8 时到达案发现场，测得受害者体温为 32.6 ℃. 1 h 后，在尸体被抬走前再度检测其体温，为 31.4 ℃. 假定案发现场温度一直保持在 21.1 ℃，试推算被害者的死亡时间.

解：根据牛顿冷却定律列出关于温度 T 的方程：

$$\frac{dT}{dt}=-k(T-21.1)$$

其中，k 为常数. 这是一个一阶可分离变量的微分方程，其通解为

$$T(t)=21.1+Ce^{-kt}$$

因为 $T(0)=21.1+C=32.6$，所以 $C=11.5$.

又因为 $T(1)=21.1+11.5e^{-k}=31.4$，所以 $k=\ln\frac{115}{103}=0.11$. 于是

$$T(t)=21.1+Ce^{-0.11t}$$

设受害者死亡时其体温为 $T=37$ ℃，此时有 $21.1+11.5e^{-0.11t}=37$，所以 $t\approx-2.95$ 小时 ≈-2 小时 57 分. 根据题设，被害者死亡时间约为

$$T_d=8\text{ 时}-2\text{ 时 }57\text{ 分}=5\text{ 时 }3\text{ 分}$$

微分方程是对自然科学和工程技术中各种不同系统的数学描述，是解决实际问题的重要工具，是数学理论联系实际的一个重要桥梁，促使学生深刻领会数学建模思想方法，提高解决问题的能力. 在求解初值问题的过程当中，当求出了微分方程的通解之后，必须把初始条件代入通解当中，进而得到满足题意的特解. 如果摈弃了初始条件，就得不到正确的结果. 这恰好印证了一句话：不忘初心，方得始终.

习　题

一、判断题

1. 微分方程中独立常数的个数完全由微分方程的阶确定.　(　　)

2. 微分方程 $y' = y^2$ 的通解是 $y = \dfrac{-1}{x+C}$，$y = 0$ 是解，且不含在通解中.　(　　)

3. 微分方程的通解包括了该方程所有的解.　(　　)

4. $y = \pm 1$ 是方程 $y' = -\sqrt{1-y^2}$ 的解，且包含在通解之中.　(　　)

5. 设 y_1、y_2 是方程 $y' + p(x)y = q(x)$ 的两个解，则 $\dfrac{1}{2}y_1 + \dfrac{1}{2}y_2$ 也是该方程的解.　(　　)

6. $(y')^2 + 2y - 3 = 0$ 是二阶微分方程.　(　　)

7. 设 y_1、y_2 是方程 $y' + p(x)y = 0$ 的两个解，则 $C_1y_1 + C_2y_2$ 是该方程的通解.　(　　)

8. 设 $\dfrac{\partial^2 z}{\partial x^2} = y$ 是常微分方程.　(　　)

二、选择题

1. 下列方程中属于一阶线性微分方程的是(　　).

A. $xy = x^2y' + 3$　　B. $xy^2 = y'$

C. $y\sin x = (y')^2 + e^x$　　D. $y' = x\tan y - 1$

2. 下列以 x 为未知函数的方程中，不属于线性微分方程的是(　　).

A. $x'' = xt + 3$　　B. $x' = \dfrac{t^2}{x} + \dfrac{x}{t}$

C. $x''' = xt^2 + \ln t$　　D. $x' = \sqrt{t} - 1$

3. 方程 $xy' = 3y$ 的通解是(　　).

A. $y = x^3 + C$　　B. $y = Cx^3$

C. $y = x^3$　　D. $y = Cx^2$

4. 满足微分方程 $y'' + 3y' + 2y = e^{-x}$ 的一个解是(　　).

A. $y = e^{-x}$　　B. $y = e^{-x}(x+3)$

C. $y = xe^{-x}$　　D. $y = x^2e^{-x}$

5. 下列命题中正确的是(　　).

A. 设 y_1 和 y_2 是方程 $y'' + P(x)y' + Q(x)y = f(x)$ 的两个解，则 $C_1y_1 + C_2y_2$ 也是该方程的解

B. 设 y_1 和 y_2 是方程 $y'' + P(x)y' + Q(x)y = 0$ 的两个解，则 $C_1y_1 + C_2y_2$ 是该方程的通解

C. $y\sin x=(y')^2+e^x$ 是一阶线性微分方程

D. $y''=x\tan y-1$ 是二阶线性微分方程

6. 微分方程 $y''+9y=x+\frac{1}{2}$ 的解是(　　).

A. $y=5\cos x+\frac{x}{9}+C$　　B. $y=5\cos 3y+\frac{x}{9}$

C. $x=5\cos 3y+\frac{y}{9}+C$　　D. $y=5\cos 3x+\frac{x}{9}+C$

7. 设 y_1 和 y_2 是方程 $y'+P(x)y=Q(x)(Q(x)\neq 0)$ 的两个解,则下列说法中正确的是(　　).

A. $C_1y_1+C_2y_2$是方程的通解

B. $C_1y_1-C_2y_2$是相应的齐次方程 $y'+P(x)y=0$ 的通解

C. y_1、y_2线性无关

D. $C(y_1-y_2)$ 是相应的齐次方程 $y'+P(x)y=0$ 的通解

三、填空题

1. 已知方程 $y'-y=0$ 的积分曲线在点(0,1)处与直线 $y=x+1$ 相切,则该积分曲线的方程是________.

2. 方程 $y''-(\lambda_1+\lambda_2)y'+\lambda_1\lambda_2y=0$ 的通解是________.

3. 方程$\frac{dy}{dx}=\frac{1}{xy+e^{\frac{1}{2}y^2}}$ 的通解是________.

4. 设某种气体的压强 p 对温度 T 的变化率与压强成正比,与温度的平方成反比,则该命题用微分方程可表示为________.

5. 设 y_1、y_2 是非齐次线性微分方程 $y''-p(x)y'+q(x)y=f(x)$ 的两个解,则对应的齐次方程 $y''-p(x)y'+q(x)y=0$ 的一个解是________.

四、解答题

1. 下列等式是不是微分方程,如果是微分方程,请对该微分方程是不是常系数、齐次线性、非齐次线性等特点加以判断.

(1) $y'=\ln\frac{x-1}{x+1}$;　　(2) $y=2x^3-x+9$;

(3) $y'''+2y''-3y+7=x$;　　(4) $y''+y=0$;

(5) $\int_0^x y(t)\sin t\mathrm{d}t=y(x)$;　　(6) $\sin x\mathrm{d}y=\cos y\mathrm{d}x$;

(7) $3y''=y'-2y$;　　(8) $e^{x+1}y''-e^{x+2}y'+3e^xy=0$.

2. 求下列一阶微分方程的通解或特解.

(1) $y'=e^{x-y}$;　　(2) $e^x\mathrm{d}x+\mathrm{d}x=\sin 2y\mathrm{d}y$;

(3) $xy'=2y$;　　(4) $xy'=y\ln y$;

(5) $\frac{dy}{dx}=\frac{1}{x+y+3}-1$;　　(6) $y'(e^{x+y}+e^y)=e^{x+y}-e^x$;

(7) $e^x\cos y\mathrm{d}x+(1+e^x)\sin y\mathrm{d}y=0$；　(8) $\frac{\mathrm{d}y}{\mathrm{d}x}=\frac{y}{x}+\cot\frac{y}{x}$；

(9) $y'=\frac{1}{x-y}+1,y|_{x=0}=2$；

(10) $(y^2-2x^2)\mathrm{d}y+2xy\mathrm{d}x=0,y|_{x=0}=e^2$；

(11) $y'+2xy=6x$；　(12) $(x^2-1)y'+2xy-\cos x=0$；

(13) $y'+y\cot x=\csc x$；　(14) $y'+y\tan x=\sin 2x$；

(15) $xy'+y=x^2+2x+3$；　(16) $y'+3y=8,y|_{x=0}=3$；

*(17) $y'-xy=\frac{1}{2}xy^3$；　*(18) $y'+y=y^2(\cos x-\sin x)$.

3. 求下列二阶微分方程的通解或特解.

(1) $y'''=xe^x$；　(2) $y''=x+y'$；

(3) $y^{(4)}=\cos x$；　(4) $y''+\frac{1}{y^3}=0$；

(5) $xy''+y'=0$；　(6) $y''-\frac{1}{x}y'=x$；

(7) $y'''=e^{ax},y|_{x=1}=y'|_{x=1}=y''|_{x=1}=0$；

(8) $(1+x^2)y''=2xy',y|_{x=0}=3,y'|_{x=0}=1$；

(9) $1+yy''+(y')^2=0,y|_{x=0}=1,y'|_{x=0}=0$；

(10) $y''+1=y''',y|_{x=0}=y'|_{x=0}=y''|_{x=0}=1$.

*4. 求下列伯努利方程的通解.

(1) $y'+\frac{1}{3}y=\frac{1}{3}(1-2x)y^4$；　(2) $y'=y+xy^3$.

5. 求下列二阶常系数微分方程的通解或特解.

(1) $y''+y'-2y=0$；　(2) $y''+6y'+9y=0$；

(3) $y''+y=0$；　(4) $y''+2y'+3y=0$；

*(5) $y''+y'=\sin x$；　*(6) $y''-2y'+y=xe^{3x}$；

*(7) $y''+y'=e^{ix}$；

(8) $y''+4y'+29y=0,y|_{x=0}=0,y'|_{x=0}=15$；

(9) $4y''+4y'+y=0,y|_{x=0}=2,y'|_{x=0}=0$.

6. 已知细菌的繁殖速率正比于当时存在的细菌数目. 如果 2 h 后细菌的数目是原来的 3 倍，问多长时间后细菌数目是原来的 5 倍？

7. 静脉输入葡萄糖是一种重要的治疗手段. 设以每分钟 k g 的固定速率将葡萄糖输入血液中，与此同时，血液中的葡萄糖还会转化为其他物质或者转移到其他地方，其速率与血液中葡萄糖含量成正比，比例常数为 $a(a>0)$，假设初始时刻血液中葡萄糖含量为 M_0，试求血液中葡萄糖含量的变化规律和确定达到平衡时，血液中葡萄糖的含量.

8.[无移除的流行病模型 SI(susceptible and infective)]设某种流行病通过一易感性相同的封闭性团体内 n 个成员之间的接触而传播，并假定任何个体一旦被染上此病，便在整个过程中保持传染性而不被消除，由于个体间的频繁接触致使疾病传播开来. 假定开始时有一个传染者进入该团体，即 $t=0$ 时 $x(t)=1$，并设 t 时刻被感染者的个体数是 $x=x(t)$，则易感者的个体数是 $n+1-x$. 被感染疾病的个体增加的速度 $\frac{\mathrm{d}x}{\mathrm{d}t}$ 与感染者及易感者的个体数的乘积成正比，比例系数设为 $\lambda(\lambda>0)$. 试求感染者个体数与时间 t 之间的关系.

本章习题参考答案

附录 1　三角函数公式

1. $\sin\alpha+\sin\beta=2\sin\frac{\alpha+\beta}{2}\cos\frac{\alpha-\beta}{2}$

2. $\sin\alpha-\sin\beta=2\cos\frac{\alpha+\beta}{2}\sin\frac{\alpha-\beta}{2}$

3. $\cos\alpha+\cos\beta=2\cos\frac{\alpha+\beta}{2}\cos\frac{\alpha-\beta}{2}$

4. $\cos\alpha-\cos\beta=-2\sin\frac{\alpha+\beta}{2}\sin\frac{\alpha-\beta}{2}$

5. $\sin\alpha\cdot\sin\beta=-\frac{1}{2}[\cos(\alpha+\beta)-\cos(\alpha-\beta)]$

6. $\cos\alpha\cdot\cos\beta=\frac{1}{2}[\cos(\alpha+\beta)+\cos(\alpha-\beta)]$

7. $\sin\alpha\cdot\cos\beta=\frac{1}{2}[\sin(\alpha+\beta)+\sin(\alpha-\beta)]$

8. $\sin(\alpha\pm\beta)=\sin\alpha\cos\beta\pm\cos\alpha\sin\beta$

9. $\cos(\alpha\pm\beta)=\cos\alpha\cos\beta\mp\sin\alpha\sin\beta$

10. $\sin 2\alpha=2\sin\alpha\cdot\cos\alpha$

11. $\cos 2\alpha=\cos^2\alpha-\sin^2\alpha=2\cos^2\alpha-1=1-2\sin^2\alpha$

12. $\tan 2\alpha=\frac{2\tan\alpha}{1-\tan^2\alpha}$

13. $\sec x=\frac{1}{\cos x}$

14. $\csc x=\frac{1}{\sin x}$

15. $\tan^2 x+1=\sec^2 x=\frac{1}{\cos^2 x}$

16. $\cot^2 x+1=\csc^2 x=\frac{1}{\sin^2 x}$

17. $\sin\left(\frac{\pi}{2}\pm\alpha\right)=\cos\alpha$

18. $\cos\left(\frac{\pi}{2}\pm\alpha\right)=\sin\alpha$

附录 2　标准正态分布表和泊松分布表

附表 1　泊松分布表

$$P\{X=k\}=e^{-\lambda}\cdot\frac{\lambda^k}{k!}$$

k	λ				
	0.1	0.2	0.3	0.4	0.5
0	0.904 837	0.818 731	0.740 818	0.670 320	0.606 531
1	0.090 484	0.163 746	0.222 245	0.268 128	0.303 265
2	0.004 524	0.016 375	0.033 337	0.053 626	0.075 816
3	0.000 151	0.001 092	0.003 334	0.007 150	0.012 636
4	0.000 004	0.000 055	0.000 250	0.000 715	0.001 580
5	0	0.000 002	0.000 015	0.000 057	0.000 158
6	0	0	0.000 001	0.000 004	0.000 013
7	0	0	0	0	0.000 001

k	λ				
	0.7	0.8	0.9	1.0	1.5
0	0.496 585	0.449 329	0.406 570	0.367 879	0.223 130
1	0.347 610	0.359 463	0.365 913	0.367 879	0.334 695
2	0.121 663	0.143 785	0.164 661	0.183 940	0.251 021
3	0.028 388	0.038 343	0.049 398	0.061 313	0.125 511
4	0.004 968	0.007 669	0.011 115	0.015 328	0.047 067
5	0.000 696	0.001 227	0.002 001	0.003 066	0.014 120
6	0.000 081	0.000 164	0.000 300	0.000 511	0.003 530
7	0.000 008	0.000 019	0.000 039	0.000 073	0.000 756
8	0.000 001	0.000 002	0.000 004	0.000 009	0.000 142
9	0	0	0	0.000 001	0.000 024
10	0	0	0	0	0.000 004
11	0	0	0	0	0
12	0	0	0	0	0

k	λ				
	2.5	3.0	3.5	4.0	4.5
0	0.082 085	0.049 787	0.030 197	0.018 316	0.011 109
1	0.205 212	0.149 361	0.105 691	0.073 263	0.049 990
2	0.256 516	0.224 042	0.184 959	0.146 525	0.112 479
3	0.213 763	0.224 042	0.215 785	0.195 367	0.168 718
4	0.133 602	0.168 031	0.188 812	0.195 367	0.189 808
5	0.066 801	0.100 819	0.132 169	0.156 293	0.170 827
6	0.027 834	0.050 409	0.077 098	0.104 196	0.128 120
7	0.009 941	0.021 604	0.038 549	0.059 540	0.082 363
8	0.003 106	0.008 102	0.016 865	0.029 770	0.046 329
9	0.000 863	0.002 701	0.006 559	0.013 231	0.023 165
10	0.000 216	0.000 810	0.002 296	0.005 292	0.010 424
11	0.000 049	0.000 221	0.000 730	0.001 925	0.004 264
12	0.000 010	0.000 055	0.000 213	0.000 642	0.001 599
13	0.000 002	0.000 013	0.000 057	0.000 197	0.000 554
14	0	0.000 003	0.000 014	0.000 056	0.000 178
15	0	0.000 001	0.000 003	0.000 015	0.000 053
16	0	0	0.000 001	0.000 004	0.000 015
17	0	0	0	0.000 001	0.000 004
18	0	0	0	0	0.000 001
19	0	0	0	0	0

续表

k	λ				
	6.0	7.0	8.0	9.0	10.0
0	0.002 479	0.000 912	0.000 335	0.000 123	0.000 045
1	0.014 873	0.006 383	0.002 684	0.001 111	0.000 454
2	0.044 618	0.022 341	0.010 735	0.004 998	0.002 270
3	0.089 235	0.052 129	0.028 626	0.014 994	0.007 567
4	0.133 853	0.091 226	0.057 252	0.033 737	0.018 917
5	0.160 623	0.127 717	0.091 604	0.060 727	0.037 833
6	0.160 623	0.149 003	0.122 138	0.091 090	0.063 055
7	0.137 677	0.149 003	0.139 587	0.117 116	0.090 079
8	0.103 258	0.130 377	0.139 587	0.131 756	0.112 599
9	0.068 838	0.101 405	0.124 077	0.131 756	0.125 110
10	0.041 303	0.070 983	0.099 262	0.118 580	0.125 110
11	0.022 529	0.045 171	0.072 190	0.097 020	0.113 736
12	0.011 264	0.026 350	0.048 127	0.072 765	0.094 780
13	0.005 199	0.014 188	0.029 616	0.050 376	0.072 908
14	0.002 228	0.007 094	0.016 924	0.032 384	0.052 077
15	0.000 891	0.003 311	0.009 026	0.019 431	0.034 718
16	0.000 334	0.001 448	0.004 513	0.010 930	0.021 699
17	0.000 118	0.000 596	0.002 124	0.005 786	0.012 764
18	0.000 039	0.000 232	0.000 944	0.002 893	0.007 091
19	0.000 012	0.000 085	0.000 397	0.001 370	0.003 732
20	0.000 004	0.000 030	0.000 159	0.000 617	0.001 866
21	0.000 001	0.000 010	0.000 061	0.000 264	0.000 889
22	0	0.000 003	0.000 022	0.000 108	0.000 404
23	0	0.000 001	0.000 008	0.000 042	0.000 176
24	0	0	0.000 003	0.000 016	0.000 073
25	0	0	0.000 001	0.000 006	0.000 029
26	0	0	0	0.000 002	0.000 011
27	0	0	0	0.000 001	0.000 004
28	0	0	0	0	0.000 001
29	0	0	0	0	0.000 001

附表2 标准正态分布表

$$\Phi(z)=\frac{1}{\sqrt{2\pi}}\int_{-\infty}^{z}e^{-\frac{x^2}{2}}dx=P\{Z\leqslant z\}$$

z	0.00	0.01	0.02	0.03	0.04	0.05	0.06	0.07	0.08	0.09
0.0	0.500 0	0.504 0	0.508 0	0.512 0	0.516 0	0.519 9	0.523 9	0.527 9	0.531 9	0.535 9
0.1	0.539 8	0.543 8	0.547 8	0.551 7	0.555 7	0.559 6	0.563 6	0.567 5	0.571 4	0.575 3
0.2	0.579 3	0.583 2	0.587 1	0.591 0	0.594 8	0.598 7	0.602 6	0.606 4	0.610 3	0.614 1
0.3	0.617 9	0.621 7	0.625 5	0.629 3	0.633 1	0.636 8	0.640 6	0.644 3	0.648 0	0.651 7
0.4	0.655 4	0.659 1	0.662 8	0.666 4	0.670 0	0.673 6	0.677 2	0.680 8	0.684 4	0.687 9
0.5	0.691 5	0.695 0	0.698 5	0.701 9	0.705 4	0.708 8	0.712 3	0.715 7	0.719 0	0.722 4
0.6	0.725 7	0.729 1	0.732 4	0.735 7	0.738 9	0.742 2	0.745 4	0.748 6	0.751 7	0.754 9
0.7	0.758 0	0.761 1	0.764 2	0.767 3	0.770 4	0.773 4	0.776 4	0.779 4	0.782 3	0.785 2
0.8	0.788 1	0.791 0	0.793 9	0.796 7	0.799 5	0.802 3	0.805 1	0.807 8	0.810 6	0.813 3
0.9	0.815 9	0.818 6	0.821 2	0.823 8	0.826 4	0.828 9	0.831 5	0.834 0	0.836 5	0.838 9
1.0	0.841 3	0.843 8	0.846 1	0.848 5	0.850 8	0.853 1	0.855 4	0.857 7	0.859 9	0.862 1
1.1	0.864 3	0.866 5	0.868 6	0.870 8	0.872 9	0.874 9	0.877 0	0.879 0	0.881 0	0.883 0
1.2	0.884 9	0.886 9	0.888 8	0.890 7	0.892 5	0.894 4	0.896 2	0.898 0	0.899 7	0.901 5
1.3	0.903 2	0.904 9	0.906 6	0.908 2	0.909 9	0.911 5	0.913 1	0.914 7	0.916 2	0.917 7
1.4	0.919 2	0.920 7	0.922 2	0.923 6	0.925 1	0.926 5	0.927 9	0.929 2	0.930 6	0.931 9
1.5	0.933 2	0.934 5	0.935 7	0.937 0	0.938 2	0.939 4	0.940 6	0.941 8	0.942 9	0.944 1
1.6	0.945 2	0.946 3	0.947 4	0.948 4	0.949 5	0.950 5	0.951 5	0.952 5	0.953 5	0.954 5
1.7	0.955 4	0.956 4	0.957 3	0.958 2	0.959 1	0.959 9	0.960 8	0.961 6	0.962 5	0.963 3
1.8	0.964 1	0.964 9	0.965 6	0.966 4	0.967 1	0.967 8	0.968 6	0.969 3	0.969 9	0.970 6
1.9	0.971 3	0.971 9	0.972 6	0.973 2	0.973 8	0.974 4	0.975 0	0.975 6	0.976 1	0.976 7
2.0	0.977 2	0.977 8	0.978 3	0.978 8	0.979 3	0.979 8	0.980 3	0.980 8	0.981 2	0.981 7
2.1	0.982 1	0.982 6	0.983 0	0.983 4	0.983 8	0.984 2	0.984 6	0.985 0	0.985 4	0.985 7
2.2	0.986 1	0.986 4	0.986 8	0.987 1	0.987 5	0.987 8	0.988 1	0.988 4	0.988 7	0.989 0
2.3	0.989 3	0.989 6	0.989 8	0.990 1	0.990 4	0.990 6	0.990 9	0.991 1	0.991 3	0.991 6
2.4	0.991 8	0.992 0	0.992 2	0.992 5	0.992 7	0.992 9	0.993 1	0.993 2	0.993 4	0.993 6
2.5	0.993 8	0.994 0	0.994 1	0.994 3	0.994 5	0.994 6	0.994 8	0.994 9	0.995 1	0.995 2
2.6	0.995 3	0.995 5	0.995 6	0.995 7	0.995 9	0.996 0	0.996 1	0.996 2	0.996 3	0.996 4
2.7	0.996 5	0.996 6	0.996 7	0.996 8	0.996 9	0.997 0	0.997 1	0.997 2	0.997 3	0.997 4
2.8	0.997 4	0.997 5	0.997 6	0.997 7	0.997 7	0.997 8	0.997 9	0.997 9	0.998 0	0.998 1
2.9	0.998 1	0.998 2	0.998 2	0.998 3	0.998 4	0.998 4	0.998 5	0.998 5	0.998 6	0.998 6
3.0	0.998 7	0.998 7	0.998 7	0.998 8	0.998 8	0.998 9	0.998 9	0.998 9	0.999 0	0.999 0

附表 3 χ^2 分布表

$$P\{\chi^2(n) \leqslant \chi^2_\alpha(n)\} = \alpha$$

n	α									
	0.005	0.010	0.025	0.050	0.100	0.900	0.950	0.975	0.990	0.995
1	0.000	0.000	0.001	0.004	0.016	2.706	3.841	5.024	6.635	7.879
2	0.010	0.020	0.051	0.103	0.211	4.605	5.991	7.378	9.210	10.597
3	0.072	0.115	0.216	0.352	0.584	6.251	7.815	9.348	11.345	12.838
4	0.207	0.297	0.484	0.711	1.064	7.779	9.488	11.143	13.277	14.860
5	0.412	0.554	0.831	1.145	1.610	9.236	11.070	12.833	15.086	16.750
6	0.676	0.872	1.237	1.635	2.204	10.645	12.592	14.449	16.812	18.548
7	0.989	1.239	1.690	2.167	2.833	12.017	14.067	16.013	18.475	20.278
8	1.344	1.646	2.180	2.733	3.490	13.362	15.507	17.535	20.090	21.955
9	1.735	2.088	2.700	3.325	4.168	14.684	16.919	19.023	21.666	23.589
10	2.156	2.558	3.247	3.940	4.865	15.987	18.307	20.483	23.209	25.188
11	2.603	3.053	3.816	4.575	5.578	17.275	19.675	21.920	24.725	26.757
12	3.074	3.571	4.404	5.226	6.304	18.549	21.026	23.337	26.217	28.300
13	3.565	4.107	5.009	5.892	7.042	19.812	22.362	24.736	27.688	29.819
14	4.075	4.660	5.629	6.571	7.790	21.064	23.685	26.119	29.141	31.319
15	4.601	5.229	6.262	7.261	8.547	22.307	24.996	27.488	30.578	32.801
16	5.142	5.812	6.908	7.962	9.312	23.542	26.296	28.845	32.000	34.267
17	5.697	6.408	7.564	8.672	10.085	24.769	27.587	30.191	33.409	35.718
18	6.265	7.015	8.231	9.390	10.865	25.989	28.869	31.526	34.805	37.156
19	6.844	7.633	8.907	10.117	11.651	27.204	30.144	32.852	36.191	38.582
20	7.434	8.260	9.591	10.851	12.443	28.412	31.410	34.170	37.566	39.997
21	8.034	8.897	10.283	11.591	13.240	29.615	32.671	35.479	38.932	41.401
22	8.643	9.542	10.982	12.338	14.041	30.813	33.924	36.781	40.289	42.796
23	9.260	10.196	11.689	13.091	14.848	32.007	35.172	38.076	41.638	44.181
24	9.886	10.856	12.401	13.848	15.659	33.196	36.415	39.364	42.980	45.559
25	10.520	11.524	13.120	14.611	16.473	34.382	37.652	40.646	44.314	46.928
26	11.160	12.198	13.844	15.379	17.292	35.563	38.885	41.923	45.642	48.290
27	11.808	12.879	14.573	16.151	18.114	36.741	40.113	43.195	46.963	49.645
28	12.461	13.565	15.308	16.928	18.939	37.916	41.337	44.461	48.278	50.993
29	13.121	14.256	16.047	17.708	19.768	39.087	42.557	45.722	49.588	52.336
30	13.787	14.953	16.791	18.493	20.599	40.256	43.773	46.979	50.892	53.672
31	14.458	15.655	17.539	19.281	21.434	41.422	44.985	48.232	52.191	55.003
32	15.134	16.362	18.291	20.072	22.271	42.585	46.194	49.480	53.486	56.328
33	15.815	17.074	19.047	20.867	23.110	43.745	47.400	50.725	54.776	57.648
34	16.501	17.789	19.806	21.664	23.952	44.903	48.602	51.966	56.061	58.964
35	17.192	18.509	20.569	22.465	24.797	46.059	49.802	53.203	57.342	60.275
36	17.887	19.233	21.336	23.269	25.643	47.212	50.998	54.437	58.619	61.581
37	18.586	19.960	22.106	24.075	26.492	48.363	52.192	55.668	59.893	62.883
38	19.289	20.691	22.878	24.884	27.343	49.513	53.384	56.896	61.162	64.181
39	19.996	21.426	23.654	25.695	28.196	50.660	54.572	58.120	62.428	65.476
40	20.707	22.164	24.433	26.509	29.051	51.805	55.758	59.342	63.691	66.766
41	21.421	22.906	25.215	27.326	29.907	52.949	56.942	60.561	64.950	68.053
42	22.138	23.650	25.999	28.144	30.765	54.090	58.124	61.777	66.206	69.336
43	22.859	24.398	26.785	28.965	31.625	55.230	59.304	62.990	67.459	70.616
44	23.584	25.148	27.575	29.787	32.487	56.369	60.481	64.201	68.710	71.893
45	24.311	25.901	28.366	30.612	33.350	57.505	61.656	65.410	69.957	73.166

附表 4 t分布表

$P\{t(n) \leqslant t_\alpha(n)\} = \alpha$

n	α				
	0.90	0.95	0.975	0.99	0.995
1	3.077 7	6.313 8	12.706 2	31.820 5	63.656 7
2	1.885 6	2.920 0	4.302 7	6.964 6	9.924 8
3	1.637 7	2.353 4	3.182 4	4.540 7	5.840 9
4	1.533 2	2.131 8	2.776 4	3.746 9	4.604 1
5	1.475 9	2.015 0	2.570 6	3.364 9	4.032 1
6	1.439 8	1.943 2	2.446 9	3.142 7	3.707 4
7	1.414 9	1.894 6	2.364 6	2.998 0	3.499 5
8	1.396 8	1.859 5	2.306 0	2.896 5	3.355 4
9	1.383 0	1.833 1	2.262 2	2.821 4	3.249 8
10	1.372 2	1.812 5	2.228 1	2.763 8	3.169 3
11	1.363 4	1.795 9	2.201 0	2.718 1	3.105 8
12	1.356 2	1.782 3	2.178 8	2.681 0	3.054 5
13	1.350 2	1.770 9	2.160 4	2.650 3	3.012 3
14	1.345 0	1.761 3	2.144 8	2.624 5	2.976 8
15	1.340 6	1.753 1	2.131 4	2.602 5	2.946 7
16	1.336 8	1.745 9	2.119 9	2.583 5	2.920 8
17	1.333 4	1.739 6	2.109 8	2.566 9	2.898 2
18	1.330 4	1.734 1	2.100 9	2.552 4	2.878 4
19	1.327 7	1.729 1	2.093 0	2.539 5	2.860 9
20	1.325 3	1.724 7	2.086 0	2.528 0	2.845 3
21	1.323 2	1.720 7	2.079 6	2.517 6	2.831 4
22	1.321 2	1.717 1	2.073 9	2.508 3	2.818 8
23	1.319 5	1.713 9	2.068 7	2.499 9	2.807 3
24	1.317 8	1.710 9	2.063 9	2.492 2	2.796 9
25	1.316 3	1.708 1	2.059 5	2.485 1	2.787 4
26	1.315 0	1.705 6	2.055 5	2.478 6	2.778 7
27	1.313 7	1.703 3	2.051 8	2.472 7	2.770 7
28	1.312 5	1.701 1	2.048 4	2.467 1	2.763 3
29	1.311 4	1.699 1	2.045 2	2.462 0	2.756 4
30	1.310 4	1.697 3	2.042 3	2.457 3	2.750 0
31	1.309 5	1.695 5	2.039 5	2.452 8	2.744 0
32	1.308 6	1.693 9	2.036 9	2.448 7	2.738 5
33	1.307 7	1.692 4	2.034 5	2.444 8	2.733 3
34	1.307 0	1.690 9	2.032 2	2.441 1	2.728 4
35	1.306 2	1.689 6	2.030 1	2.437 7	2.723 8
36	1.305 5	1.688 3	2.028 1	2.434 5	2.719 5
37	1.304 9	1.687 1	2.026 2	2.431 4	2.715 4
38	1.304 2	1.686 0	2.024 4	2.428 6	2.711 6
39	1.303 6	1.684 9	2.022 7	2.425 8	2.707 9
40	1.303 1	1.683 9	2.021 1	2.423 3	2.704 5
41	1.302 5	1.682 9	2.019 5	2.420 8	2.701 2
42	1.302 0	1.682 0	2.018 1	2.418 5	2.698 1
43	1.301 6	1.681 1	2.016 7	2.416 3	2.695 1
44	1.301 1	1.680 2	2.015 4	2.414 1	2.692 3
45	1.300 6	1.679 4	2.014 1	2.412 1	2.689 6

参考文献

[1] 华罗庚.大哉数学之为用:华罗庚科普著作选集[M].上海:上海教育出版社,2019.
[2] 周木良,尹玲,唐国平,等.医学高等数学教程[M].长春:东北师范大学出版社,2011.
[3] 唐国平,蔡洁,尹玲.医学高等数学[M].哈尔滨:哈尔滨工业大学出版社,2020.
[4] 袁明生,刘海,唐国平.线性代数[M].2 版.北京:清华大学出版社,2020.
[5] 姜启源,谢金星,叶俊.数学模型[M].5 版.北京:高等教育出版社,2018.
[6] 司守奎,孙兆亮.数学建模算法与应用[M].北京:国防工业出版社,2015.
[7] 张景中,彭翕成.数学哲学[M].北京:北京师范大学出版社,2017.
[8] 谈祥柏.数学不了情[M].北京:科学出版社,2010.
[9] 张奠宙,丁传松,柴俊.情真意切话数学[M].北京:科学出版社,2011.
[10] 李尚志.数学的神韵[M].北京:科学出版社,2010.
[11] 林群.微积分快餐[M].北京:高等教育出版社,2013.
[12] 李尚志.数学大观[M].北京:科学出版社,2015.
[13] 蒂莫西·高尔斯.数学[M].刘熙,译.南京:译林出版社,2014.
[14] 叶其孝.大学生数学建模竞赛辅导教材[M].5 版.长沙:湖南教育出版社,2008.
[15] 萧树铁.大学数学:数学实验[M].2 版.北京:高等教育出版社,2006.
[16] 孙玺菁,司守奎.MATLAB 的工程数学应用[M].北京:国防工业出版社,2017.
[17] 丘成桐,杨乐,季理真.数学与人文[M].北京:高等教育出版社,2010.
[18] 盛骤,谢式千,潘承毅.概率论与数理统计[M].4 版.北京:高等教育出版社,2008.
[19] 莫里斯·克莱因.古今数学思想[M].张理京,张锦炎,江泽涵,等译.上海:上海科学技术出版社,2009.
[20] 湖南大学数学学院.大学数学系列教材:大学数学 1[M].4 版.北京:高等数学出版社,2022.
[21] 同济大学数学系.高等数学(上册)[M].7 版.北京:高等教育出版社,2014.
[22] 天明教育考研研究组.2025 全国硕士研究生入学统一考试 20 年历年试题详解:数学二[M].郑州:郑州大学出版社,2023.